住院医师规范化培训推荐用书

模拟医学　儿科分册

Comprehensive Healthcare Simulation: Pediatrics

原　　著　Vincent J. Grant　Adam Cheng

主　　审　胡鸿毅　姜冠潮

主　　译　陈怡绮

副 主 译　刘继海

翻译秘书　李　力　王胜军

人民卫生出版社
·北　京·

版权所有，侵权必究！

图书在版编目（CIP）数据

模拟医学. 儿科分册 /（加）文森特·J. 格兰特
（Vincent J. Grant）原著；陈怡绮主译. —北京：人
民卫生出版社，2021.3

　　ISBN 978-7-117-31023-9

　　Ⅰ. ①模…　Ⅱ. ①文… ②陈… 　Ⅲ. ①儿科学－医学
教育－教学模型－职业培训－教材　　Ⅳ. ①R-4②R72

中国版本图书馆 CIP 数据核字（2021）第 002077 号

| 人卫智网 | www.ipmph.com | 医学教育、学术、考试、健康，购书智慧智能综合服务平台 |
| 人卫官网 | www.pmph.com | 人卫官方资讯发布平台 |

图字：01-2018-4110 号

模拟医学　　儿科分册

Moni Yixue：Erke Fence

主　　译：陈怡绮
出版发行：人民卫生出版社（中继线 010-59780011）
地　　址：北京市朝阳区潘家园南里 19 号
邮　　编：100021
E - mail：pmph @ pmph.com
购书热线：010-59787592　010-59787584　010-65264830
印　　刷：北京顶佳世纪印刷有限公司
经　　销：新华书店
开　　本：889×1194　1/16　　印张：20
字　　数：692 千字
版　　次：2021 年 3 月第 1 版
印　　次：2021 年 6 月第 1 次印刷
标准书号：ISBN 978-7-117-31023-9
定　　价：128.00 元
打击盗版举报电话：010-59787491　E-mail：WQ @ pmph.com
质量问题联系电话：010-59787234　E-mail：zhiliang @ pmph.com

译　者

于流洋　北京大学人民医院

王胜军　国家儿童医学中心　上海交通大学医学院附属上海儿童医学中心

方利群　四川大学华西医院

冯　艺　北京大学人民医院

刘　芳　同济大学附属东方医院

刘　萍　中南大学湘雅二医院

刘小娥　美敦力上海创新中心

刘继海　中国医学科学院北京协和医院

关　烁　北京大学人民医院

安海燕　北京大学人民医院

孙小丽　广东省妇幼保健院

李　力　吴阶平医学基金会

李　波　国家儿童医学中心　上海交通大学医学院附属上海儿童医学中心

李　崎　四川大学华西医院

李　瑛　中南大学湘雅二医院

李杏芳　中南大学湘雅二医院

李璧如　国家儿童医学中心　上海交通大学医学院附属上海儿童医学中心

杨　希　四川大学华西医院

肖　娟　中国医学科学院北京协和医院

张　文　华中科技大学同济医学院附属同济医院

张乐嘉　中国医学科学院北京协和医院

张建敏　国家儿童医学中心　首都医科大学附属北京儿童医院

张雯澜　国家儿童医学中心　上海交通大学医学院附属上海儿童医学中心

陆梅华　国家儿童医学中心　上海交通大学医学院附属上海儿童医学中心

陈　瑜　华中科技大学同济医学院附属同济医院

陈志桥　武汉大学中南医院

陈怡绮　上海交通大学医学院

林轶群　加拿大艾伯塔儿童医院KidSIM模拟培训中心

周　莹　华中科技大学同济医学院附属同济医院

屈双权　湖南省儿童医院

赵宇华　同济大学附属东方医院

费爱华　上海交通大学医学院附属新华医院

贺漫青　四川大学华西临床医学院

容志惠　华中科技大学同济医学院附属同济医院

崔晓环　国家儿童医学中心　首都医科大学附属北京儿童医院

简　珊　中国医学科学院北京协和医院

颜璐璐　湖南省儿童医院

译 者 序

进入 21 世纪以来，医学模拟技术得到快速发展，在临床医学人才培养中起到越来越重要的作用。实践证明，医学模拟培训能够提升各类人员的临床能力，缩短学习曲线，进而保障医疗安全，提高医疗质量。医学模拟教学作为理论教学与实践教学的桥梁，成为现代临床医学教育过程中不可或缺的一个环节。

我国的模拟医学在近十年发展迅猛，广大师生充分认识到模拟教学的重要性，各地建设了大量模拟教学中心，开设各类课程，模拟医学逐渐覆盖各个学科与专业，广泛用于院校教育、毕业后教育和继续医学教育。然而，虽然模拟医学在我国普及较广、规模较大，但各个地区之间开展的水平仍存在较大差异。同质化和内涵建设是目前我国模拟医学发展的重点。由于现代模拟医学是一项新兴技术，缺少成熟经验，更缺少权威的专著和参考资料，这影响到模拟医学的规范开展和教学效果，成为限制模拟医学进一步发展的瓶颈。在这个背景下，《模拟医学 儿科分册》中文版的面世，为广大师生提供了一本非常好的参考书。

本书由多名国际著名儿科模拟教学专家集体编写而成，集目前模拟医学之大成，是模拟医学领域较为全面、系统的专著。全书的 31 个章节覆盖模拟医学各个领域，从模拟教学的理论基础、基本理念与概念、主要教学方法、常见教学情境的设计、在各个亚专科应用、医学模拟的研究等多个方面，详细介绍了医学模拟在儿科中的应用。本书内容全面实用、重点突出，每个章节都有亮点。不仅为从事儿科模拟教学的师生提供了很好的指南，也为所有从事医学模拟的师生提供参考，是一部难得的好书，仔细阅读此书，受益匪浅。

在此，向编译此书的作者致敬，感谢他们的辛勤付出。相信这本著作会对我国模拟医学的规范发展起到很好的帮助。

姜冠潮

北京大学人民医院教育处

2019 年 11 月

编 者 名 单

Anne Ades, MD   Department of Pediatrics, Perelman School of Medicine, University of Pennsylvania, Philadelphia, PA, USA

Department of Pediatrics, Neonatology Division, The Children's Hospital of Philadelphia, Philadelphia, PA, USA

Mark Adler, MD   Department of Pediatrics and Medical Education, Northwestern University Feinberg School of Medicine, Chicago, IL, USA

Department of Pediatrics, Ann & Robert H. Lurie Children's Hospital of Chicago, Chicago, IL, USA

Dominic Allain, MD, FRCPC   Department of Emergency Medicine, Dalhousie University, Halifax, NS, Canada

Jennifer L. Arnold, MSc, MD   Simulation Center at Texas Children's Hospital, Houston, TX, USA

Division of Neonatology, Baylor College of Medicine, Houston, TX, USA

Marc Auerbach, MD, MSci   Department of Pediatrics, Section of Emergency Medicine, Yale University School of Medicine, New Haven, CT, USA

Farhan Bhanji, MD, MSc (Ed), FRCPC, FAHA   Department of Pediatrics, Centre for Medical Education, McGill University, Royal College of Physicians and Surgeons of Canada, Montreal, QC, Canada

Zia Bismilla, MD, Med, FRCPC, FAAP   Department of Paediatrics, University of Toronto, Toronto, ON, Canada

Choon Looi Bong, MBChB, FRCA   Department of Paediatric Anaesthesia, KK Women's and Children's Hospital, Duke-NUS Graduate Medical School, Yong Loo Lin School of Medicine, Singapore, Singapore

Matthew S. Braga, MD   Geisel School of Medicine at Dartmouth, Department of Pediatric Critical Care Medicine, Children's Hospital at Dartmouth, Lebanon, NH, USA

Guy F. Brisseau, MD, MEd, FAAP, FACS, FRCS(C)   Department of Pediatric Surgery, Sidra Medical & Research Center, Doha, Qatar

Linda L. Brown, MD, MSCE   Department of Pediatrics and Emergency Medicine, Alpert Medical School of Brown University, Hasbro Children's Hospital, Providence, RI, USA

Rebekah Burns, MD   Department of Pediatrics, Division of Emergency Medicine, University of Washington School of Medicine, Seattle, WA, USA

Aaron William Calhoun, MD Department of Pediatrics, Division of Critical Care, University of Louisville School of Medicine, Kosair Children's Hospital, Louisville, KY, USA

Douglas Campbell, MSc, MD, FRCPC Department of Pediatrics, University of Toronto, Toronto, ON, Canada

Todd P. Chang, MD, MAcM Department of Pediatrics, Division of Emergency Medicine & Transport, University of Southern California Keck School of Medicine, Children's Hospital Los Angeles, Los Angeles, CA, USA

Adam Cheng, MD, FRCPC Department of Pediatrics, Cumming School of Medicine, University of Calgary, Calgary, AB, Canada

KidSIM Pediatric Simulation Program, Alberta Children's Hospital, Calgary, AB, Canada

Kevin Ching, MD Department of Pediatrics, Weill Cornell Medical College, New York Presbyterian Hospital – Weill Cornell Medical Center, New York, NY, USA

Asst. Prof. Mark X. Cicero, MD Department of Pediatrics, Yale University School of Medicine, Yale-New Haven's Children's Hospital, New Haven, CT, USA

Suzette Cooke, MSc, MD, PhD(c) Department of Pediatrics, University of Calgary, Calgary, AB, Canada

Ellen S. Deutsch, MD, MS Department of Anesthesiology, Department of Critical Care Medicine, The Children's Hospital of Philadelphia, Philadelphia, PA, USA

Pennsylvania Patient Safety Authority, Plymouth Meeting, PA, USA

Maria Carmen G. Diaz, MD, FAAP, FACEP Department of Pediatrics and Emergency Medicine, Sidney Kimmel Medical College at Thomas Jefferson University, Phliadelphia, PA, USA

Division of Emergency Medicine, Nemours Institute for Clinical Excellence, Nemours/Afred I. duPont Hospital for Children, Wilmington, DE, USA

Aaron Donoghue, MD, MSCE Department of Pediatrics and Critical Care Medicine, Department of Emergency Medicine and Critical Care Medicine, Perelman School of Medicine of the University of Pennsylvania, Children's Hospital of Philadelphia, Philadelphia, PA, USA

Adam Dubrowski, PhD Emergency Medicine and Pediatrics, Memorial University, Newfoundland and Labrador, Canada

Jonathan P. Duff, MD, MEd Department of Pediatrics, Department of Pediatric Critical Care, University of Alberta, Stollery Children's Hospital, Edmonton, AB, Canada

Jordan M. Duval-Arnould, MPH, DrPHc Department of Anesthesiology & Critical Care Medicine, Division of Health Sciences Informatics, Johns Hopkins University School of Medicine, Baltimore, MD, USA

M. Dylan Bould, MB, ChB, MRCP, FRCA, MEd Department of Anesthesiology, University of Ottawa, Children's Hospital of Eastern Ontario, Ottawa, Canada

Walter J. Eppich, MD, MEd Departments of Pediatrics and Medical Education, Department of Pediatric Emergency Medicine, Northwestern University Feinberg School of Medicine, Ann & Robert H. Lurie Children's Hospital of Chicago, Chicago, IL, USA

Tobias Everett, MBChB, FRCA   Department of Anesthesia, Department of Anesthesia and Pain Medicine, The Hospital for Sick Children, University of Toronto, Toronto, ON, Canada

Marino Festa, MBBS, MRCP (UK), FCICM, MD (Res)   Kids Simulation Australia & Paediatric Intensive Care, Sydney Children's Hospitals Network, Sydney, NSW, Australia

Marisa Brett Fleegler, MD   Department of Pediatrics, Division of Emergency Medicine, Harvard Medical School, Boston Children's Hospital, Boston, MA, USA

Kristin Fraser, MD   Department of Medicine, Division of Respirology, Cummings School of Medicine, Alberta Health Services, Calgary, AB, Canada

James Gerard, MD   Department of Pediatrics, Division of Emergency Medicine, Saint Louis University School of Medicine, SSM Cardinal Glennon Children's Medical Center, St. Louis, MO, USA

Elaine Gilfoyle, MSc (Hons), MD, MMEd, FRCPC   Department of Pediatrics, Department of Critical Care, University of Calgary, Alberta Children's Hospital, Calgary, AB, Canada

Ronald D. Gottesman, MD   Department of Pediatrics, Department of Pediatric Critical Care, McGill University, Montreal Children's Hospital/McGill University Health Center, Montreal, QC, Canada

David J. Grant, MBChB, MRCPCH   Bristol Royal Hospital for Children, University Hospitals Bristol NHS Foundation Trust, Bristol, UK

Bristol Paediatric Simulation Programme, Bristol Medical Simulation Centre, Bristol, UK

Vincent J. Grant, MD, FRCPC   Department of Pediatrics, Cumming School of Medicine, University of Calgary, Calgary, AB, Canada

KidSIM Pediatric Simulation Program, Alberta Children's Hospital, Calgary, AB, Canada

Melinda Fiedor Hamilton, MD, MSc   Department of Critical Care Medicine, Children's Hospital of Pittsburgh of UPMC, Pittsburgh, PA, USA

Ellen Heimberg, MD   Department of Pediatric Cardiology, Pulmology, Intensive Care Medicine, University Children's Hospital, Tuebingen, Germany

Lennox Huang, MD   Department of Pediatrics, McMaster University, McMaster Children's Hospital, Hamilton, ON, Canada

James L. Huffman, BSc, MD, FRCPC   Department of Emergency Medicine, University of Calgary, Calgary, AB, Canada

Elizabeth A. Hunt, MD, MPH, PhD   Department of Anesthesiology & Critical Care Medicine, Pediatrics & Health Informatics, Pediatric Intensive Care Unit, Johns Hopkins University School of Medicine, Johns Hopkins Hospital, Baltimore, MD, USA

Lindsay Callahan Johnston, MD   Department of Pediatrics, Yale School of Medicine, New Haven, CT, USA

Liana Kappus, MEd   SYN:APSE Center for Learning, Transformation and Innovation, Yale New Haven Health System, New Haven, CT, USA

David O. Kessler, MD, MSc   Department of Pediatrics, Columbia University College of Physicians and Surgeons, New York Presbyterian Hospital, Columbia University Medical Center, New York, NY, USA

Susanne Kost, MD, FAAP, FACEP　Department of Pediatrics, Sidney Kimmel Medical College, Thomas Jefferson University, Philadelphia, PA, USA

Department of Anesthesia, Nemours/A.I.duPont Hospital for Children, Wilmington, DE, USA

Afrothite Kotsakis, MD, MEd, FRCPC　Department of Pediatrics, Department of Critical Care Medicine, University of Toronto, The Hospital for Sick Children, Toronto, ON, Canada

Anita Lai, MD　Department of Emergency Medicine, University of Calgary, Calgary, AB, Canada

Arielle Levy, MD, MEd, FRCPC　Department of Pediatrics Emergency, Department of Pediatrics, University of Montreal, Sainte-Justine Hospital University Centre, Montreal, QC, Canada

Yiqun Lin, MD, MHSc　Department of Community Health Science, Faculty of Medicine, KidSIM Simulation Education and Research Program, University of Calgary, Alberta's Children's Hospital, Calgary, AB, Canada

Lindsay Long, MD, FRCPC　Department of Pediatrics, University of Calgary, Calgary, AB, Canada

Joseph O. Lopreiato, MD, MPH　Val G. Hemming Simulation Center, Department of Pediatrics, Uniformed Services University of the Health Sciences, Bethesda, MD, USA

Steven R. Lopushinsky, MD, MSc, FRCSC　Section of Pediatric Surgery, Cumming School of Medicine, University of Calgary, Alberta Children's Hospital, Calgary, AB, Canada

Tensing Maa, MD　Department of Pediatrics, Department of Critical Care Medicine, Ohio State University College of Medicine, Nationwide Children's Hospital, Columbus, OH, USA

Ralph James MacKinnon, BSc (Hons), MBChB, FRCA　Faculty of Health, Psychology & Social Change, Department of Paediatric Anaesthesia & Paediatric Intensive Care, Manchester Metropolitan University, Royal Manchester Children's Hospital, North West & North Wales Paediatric Transport Service, Manchester, UK

Mary E. Mancini, RN, PhD　College of Nursing and Health Innovation, The University of Texas at Arlington, Arlington, TX, USA

Deepak Manhas, MD, FAAP, FRCP(C)　Department of Pediatrics, Department of Neonatal Intensive Care, University of British Columbia, British Columbia Children's & Women's Hospital, Vancouver, BC, Canada

Gord McNeil, MD, FRCP(C)　Department of Emergency Medicine, University of Calgary, Foothills Medical Centre and Alberta Children's Hospital, Calgary, AB, Canada

Peter A. Meaney, MD, MPH　Department of Anesthesia and Critical Care, University of Pennsylvania School of Medicine Children's Hospital of Philadelphia, Philadelphia, PA, USA

Garth D. Meckler, MD, MSHS　Department of Pediatrics and Emergency Medicine, University of British Columbia, BC Children's Hospital, Vancouver, BC, Canada

Elaine C. Meyer, PhD, RN　Department of Psychiatry, Institute for Professionalism and Ethical Practice, Harvard Medical School, Boston Children's Hospital, Boston, MA, USA

Michael Moyer, EMT-P, MS, PhD　Center for Simulation & Education, TriHealth, Cincinnati, OH, USA

Elaine Ng, MD, FRCPC, MHPE　Department of Anesthesia, Department of Anesthesia and Pain Medicine, University of Toronto, Hospital for Sick Children, Toronto, ON, Canada

Akira Nishisaki, MD, MSCE　Department of Anesthesiology and Critical Care Medicine, The Children's Hospital of Philadelphia, Philadelphia, PA, USA

Denis Oriot, MD, PhD　Simulation Laboratory, Department of Emergency Medicine, University of Poitiers, University Hospital, Poitiers, France

Frank L. Overly, MD　Department of Emergency Medicine and Pediatrics, Alpert Medical School of Brown University, Hasbro Children's Hospital, Providence, RI, USA

Janice C. Palaganas, PhD, RN, NP　Department of Anesthesia, Critical Care & Pain Medicine, Harvard University, Massachusetts General Hospital, Boston, MA, USA

Mary D. Patterson, MD, MEd　Department of Pediatrics, Northeast Ohio Medical University, Rootstown, OH, USA

Simulation Center for Safety and Reliability, Akron children's Hospital, Akron, OH, USA

Dawn Taylor Peterson, PhD　Office of Interprofessional Simulation, Department of Medical Education, University of Alabama at Birmingham, Birmingham, AL, USA

Jonathan Pirie, MD, MEd　Department of Medicine, Department of Paediatrics, University of Toronto, The Hospital for Sick Children, Toronto, ON, Canada

Martin V. Pusic, MD, PhD　Department of Emergency Medicine, New York University School of Medicine, New York, NY, USA

Jennifer R. Reid, MD　Department of Pediatrics, Division of Emergency Medicine, University of Washington School of Medicine, Seattle Children's Hospital, Seattle, WA, USA

Nicola Peiris, BSc　KidSIM Pediatric Simulation Program, University of Calgary, Alberta Children's Hospital, Calgary, AB, Canada

Traci Robinson　KidSIM Pediatric Simulation Program, Alberta Children's Hospital, Calgary, AB, Canada

Taylor Sawyer, DO, MEd　Department of Pediatrics, University of Washington School of Medicine, Seattle Children's Hospital, Seattle, WA, USA

Ella Scott, RN, RSCN, MA　Department of Simulation, Sidra Medical & Research Center, Doha, Qatar

Allan Evan Shefrin, MD, FRCPC (pediatrics, PEM)　Department of Pediatrics, Division of Pediatric Emergency Medicine, University of Ottawa, Children's Hospital of Eastern Ontario, Ottawa, ON, Canada

Yuko Shiima, MD　Center for Simulation, Advanced Education and Innovation, The Children's Hospital of Philadelphia, Philadelphia, PA, USA

Nicole Ann Shilkofski, MD, MEd　Departments of Pediatrics and Anesthesiology/Critical Care Medicine, Johns Hopkins University School of Medicine, Baltimore, Maryland, USA

Elaine Sigalet, RN, BSN, MN, PhD　Department of Education, Sidra Research and Medical Center, Doha, Qatar

Kimberly P. Stone, MD, MS, MA　Department of Pediatrics, Division of Emergency Medicine, University of Washington School of Medicine, Seattle Children's Hospital, Seattle, WA, USA

Glenn Stryjewski, MD, MPH   Department of Pediatrics, Jefferson Medical College, Philadelphia, PA, USA

Division of Pediatric Critical Care, Nemours/Alfred I. duPont Hospital for Children, Wilmington, DE, USA

Stephanie N. Sudikoff, MD   SYN:APSE Center for Learning, Transformation and Innovation, Yale New Haven Health System, New Haven, CT, USA

Pediatric Critical Care, Yale School of Medicine, New Haven, CT, USA

Nancy M. Tofil, MD, MEd   Department of Pediatrics, University of Alabama at Birmingham, Children's of Alabama, Birmingham, AL, USA

Terry Varshney, MD, FRCPC   Department of Pediatric Emergency, Children Hospital of Eastern Ontario, University of Ottawa, Ottawa, ON, Canada

Debra L. Weiner, MD, PhD   Department of Pediatrics, Department of Emergency Medicine, Harvard Medical School, Boston Children's Hospital, Boston, MA, USA

Marjorie Lee White, MD, MPPM, MA   Department of Pediatrics, Office of Interprofessional Simulation, Pediatric Simulation Center, University of Alabama at Birmingham, Children's of Alabama, Birmingham, AL, USA

John Zhong, MD   Department of Anesthesiology and Pain Management, UTSW Medical Center, Children's Medical Center of Dallas, Dallas, TX, USA

译 者 前 言

最近十年，模拟医学在中国大地上飞速发展，很多学校、医院已经拥有了成规模的模拟中心和昂贵的模拟设备，并已经开展了一些模拟课程、培训和考试。与硬件设备迅猛发展不匹配的是模拟师资和课程的相对缺乏，尤其在儿科领域。因此当得知有机会参与翻译《模拟医学　儿科分册》一书，我无比兴奋，这无疑是久旱逢甘霖。

《模拟医学　儿科分册》尽管冠以儿科，但仍然是一本关于模拟医学基础知识、教学原理、教学方法和实践应用的参考书。模拟是医学领域中的一个较新的领域，某些理念和专业词汇在中文中并无一一对应的翻译，通过本书的阅读和学习，能够使用中文母语认识和理解医学模拟，有助于我国医务工作者对模拟医学的合理应用和拓展。

从接手翻译任务到校对完成，经历了近2年，在我的电脑里留下了初稿、互校、信、达、雅5个文件夹。尽管如此，我们并没有觉得浪费了太多的时间，在反复的语言琢磨、表述推敲过程中，在对模拟这个概念渐行渐深的认识理解过程中，译文的准确性提高了，中文的可接受度也提高了。比如对于"debriefing"这个词的争议，从开始的赞成不翻译，到逐渐接受且必须翻译；从"引导性反馈""反思讨论""复盘"的游移不定，到逐步聚焦于"复盘"这个词；从不确定到广泛探讨，从自我认可到说服别人；我们走过了很多路。这个过程显示了专家们严谨的治学态度，学术争论增进了对问题的透彻理解。与此同时，我在讲授模拟导师课、组织模拟工作坊时的自信心提高了，理论基础扎实了，感觉到了从未有过的"自由"。

《模拟医学　儿科分册》中文版出版在即，回想过往点滴，我们要对所有付出辛劳的译者和后期校对者表示感谢，你们的工作会为我国模拟医学，特别是儿科领域，铺垫下一块块铺路石，也会成为模拟医学路上的一盏盏路灯。

最后要感谢我的家人，没有你们的支持，我无法专心工作，将身心交付给我喜爱的教育事业。

陈怡绮

上海交通大学医学院儿科学院

2020 年 1 月 己亥岁末

致我的妻子 Estée，感谢你绵绵无尽的爱和支持。感谢我的孩子们 Everett、Maëlle 和 Callum，感谢你们鼓舞我，为你们，甚至你们的孩子创造更安全、美好的未来。

Vincent J. Grant

致我的妻子 Natalie，和我的两个孩子 Kaeden 和 Chloe，感谢你们永恒不变的支持和爱。

Adam Cheng

原 版 序

　　"儿科"一词涵盖范围从孕龄 22～23 周，出生体重 500g 到 21 岁的青年，身高可以达到 2m，体重可达 100kg。由于解剖、生理、发育和精神心理的不同，对儿科医务人员来说，挑战巨大；培训合格的、富有同情心，且能够提供符合患儿发育医疗照护的儿科医务人员同样困难重重。这与另外一些问题共同成为儿科模拟背后重要的驱动力。

　　《模拟医学　儿科分册》由这个领域的领军人物撰写，涵盖多领域儿科模拟。本书的前面几章关注情境设计和复盘（debriefing[1]）的重要性，复盘是模拟教学方法论的关键要素。将这些核心问题置于模拟技术之前讨论，可见其不容忽视的重要性。事实上，除非恰当应用模拟教学方法论，否则根本无法呈现相关的模拟技术。本书涵盖不同儿科专业模拟教学细节，为在相关领域开展模拟教学提供有效的指导，也关注了其他一些问题，如模拟导师团队建设和基于模拟的研究，同时一些关键主题如患者安全和人的行为表现也贯穿交织于文章中。

　　本书的作者有志于提高儿童医疗质量，其中不少专家是国际儿科模拟协会（International Pediatric Simulation Society，IPSS）和 / 或儿童模拟创新、研究和教育国际组织（International Network for Simulation-based Pediatric Innovation，Research，and Education，INSPIRE）的成员（有些是协会组建者）。IPSS 主办国际儿童模拟研讨会和工作坊（International Pediatric Simulation Symposia and Workshops，IPSSW，这是一个儿科模拟领域临床、研究和教学年度论坛），每月主办在线网络论坛并发行季度简报。为提高全球儿童医疗质量，INSPIRE 网络传播模拟研究，特别是多中心研究。总之，无论是这本书还是 IPSS 和 INSPIRE，无不体现着儿科教育专家在模拟教育领域的激情和奉献。

　　正如本著作所体现，在相当短的时间内儿科模拟领域有了巨大的进展。然而挑战仍然存在，我们不能满足于现有的知识和专业成就。一些高风险工业的安全与效率级别相当高，远远领先于我们医疗行业，这是我们所羡慕的。从人类的角度来看，我们需要有更多的、关于人体工程学 /人的因素和影响我们在医疗中能力发挥问题的知识；从专业的角度来看，我们需要更高仿真水平的高智能模拟人，对干预措施的反应更加真实。总之，对虚拟现实工具和复合设备（生理 + 虚拟组件）应更重视，能更灵活地满足医务人员个体化学习需求。此外，模拟研究应与最相关和最重要的临床问题相一致，确保研究能获得资助，真正改善临床医疗质量。虽然本书中提到的作者可能已经在小儿模拟医学领域处于引领地位，但我们还需要更多的合作以推动这个领域向前发展。

　　我期待这一进步在未来几年更明显，也期待下一版组织更严谨、更实用。

Louis Patrick Halamek，M.D.，F.A.A.P.
新生儿与发育行为
儿科
斯坦福大学医学院
高级儿科和围产医学教育发展中心
斯坦福帕卡德儿童医院

（译者　陈怡绮）

---

[1] 译者注：debriefing 是模拟体验重要的一部分，是促进学习必不可少的环节。对于 debriefing 的翻译，业界曾经有过很多讨论，如"反思讨论""引导性反馈"或"分析总结"等，均不能精准表达 debriefing 的意义。近年来，"复盘"逐渐进入视野，这是围棋中的一种学习方法，指的是在下完一盘棋之后，再重新摆一遍，看看哪里下得好，哪里下得不好。对下得好和不好的，都要进行分析和推演；"复盘"所表达的环节、过程与意义类似于模拟教学的 debriefing，这个词也已经用于军事、商业、竞技球类等领域的相似环节。尽管"复盘"一词并不为所有使用中文的模拟教学导师所接受与认可，但它确能作为一个表达 debriefing 意义的符号为我们所用。

原 版 前 言

在过去的数十年里儿科模拟有了巨大的发展。世界各地从新生儿、急诊、麻醉、重症医疗和转运开始小范围发展，目前已经在大医院和综合性大学建立了儿科模拟发展计划并形成国内、国际的儿科模拟网络。儿科模拟从情境化模拟发展到了精细化教育、患者安全以及研究项目，包括正式的教师培养课程和儿科模拟进修计划。现在，全世界超过 25 个国家拥有 125 个以上的模拟中心。国家级组织如加拿大儿童模拟网络（Canadian Pediatric Simulation Network，CPSN）建立经验、资源共享模式，以促进全国范围内课程标准化以及儿科教学和研究项目的发展[1]。全球范围 IPSS 的建立是全世界模拟教育工作者共同努力的成果，这包含了那些资源有限地区教育者的努力。IPSS 的建立支持和促进所有为婴幼儿和青少年提供医疗服务的临床专家和教授的跨专业和多学科教学和研究。IPSS 每年组织会议，使儿童模拟领域的带头人汇聚一堂。2015 年是 IPSSW 第七年举办大型国际会议，为跨国合作和国际间互利共赢提供平台，大大促进了模拟教育的发展和研究进程[2]。

无论是模拟研究的总量还是所观察到的对患者效果的影响，都提示着儿童模拟专业在过去十年里的迅猛发展[3-4]。最初的研究主要着眼于学员是否对模拟教学有参与感，是否提高学员自信心，而不是短期和长期的临床和行为改变、患者转归以及对于不同设计结构的模拟教学（simulation-based education，SBE）的客观评价。最近一个关于 57 个研究、超过 3 500 名学员以 SBE 方式学习儿科学的荟萃分析指出，使用 SBE 方式的学员在模拟环境中的知识、行为、病人转归和完成任务的时间效果更显著[5]。作者建议进一步的研究包括最佳教学方法的确认（如对 SBE 和其他教学方法进行比较）和基于模拟的儿童专业问题的教学。

其他领域正在进行的工作包括人为因素、患者安全、跨专业教学、家庭和患者教育、创新设备和系统干预[6-19]。儿科模拟中心的相互合作促进了儿科模拟研究[20-21]。INSPIRE 代表着一项重要的进步，即能够进行有效的研究去解决许多 SBE 发展与结果中的基础性问题（www.inspiresim.com）。到 2014 年 3 月，INSPIRE 活跃的成员超过 500 名模拟教育工作者，研究人员横跨 26 个国家[22]。

模拟教学的艺术也已经超越了打开模拟人、运行情境教案或者在任务训练器上练习的层次。当今，模拟有了新的用途：对专业人员和学员进行困难谈话的教学。例如，如何告知家属坏消息、公开医疗差错、公开非意外性创伤（虐待儿童）、讨论临终关怀和器官捐献；患儿的父母或其他护理人员（包括学校教师和员工）医疗须知（例如，癫痫状态、气管切开护理、过敏或其他）的教育，可能会对出院率和床位使用率有影响；以及帮助学习和复盘医院范围内的系统问题（例如，患者安全、足够的临床空间、足够的响应团队、建造和配备新的空间、测试医院对大规模灾难或绑架 / 遗弃儿童的反应）。您会在本书中阅读到相关内容以及其他新应用的模拟[23]。医疗界，无论培训或评估，似乎没有不能使用模拟的元素。

正是如此巨大的发展和进步推动着《模拟医学 儿科分册》的编写。本书作为模拟医学丛书（丛书编辑：Levine 和 DeMaria）新系列的首批分册之一，发展与补充了 *The Comprehensive Textbook of Healthcare Simulation*《模拟医学》，2013）[24]，使之结构更趋完整、内容更趋完美。本书的编撰标志着国际儿童模拟团体在协调工作中取得令人震惊的成就，继续保持在模拟医疗培训的"前沿"地位。本教材的作者是儿科模拟领域的专家，我们对他们为这一分册所做的贡献表示由衷的敬意。我们希望本书对所有模拟教育工作者和研究人员来说都是一份宝贵资源，并不仅限于儿科专家。无论对于模拟项目的设计、模拟培训教师和学员的招募、教案设计、基金申请/捐赠资助，或试图理解和测量对工作的影响，我们希望本书的资源能够满足与模拟有关的需求。虽然有些内容在本质上不是特别"儿科"，但是所有信息均适用于开发、成长、应用和评估模拟培训的安全性和有效性。第一部分涵盖了儿科模拟基础原理，包括所有与发展、组织和应用模拟进行培训和评估相关的内容。第二部分涵盖儿科模拟的形式、技术与环境，并介绍了现有的各种医疗教育模拟类型。第三部分涵盖专业培训的儿科模拟，包括继续教育、基于胜任力的教育和跨专业教育。第四部分全面回顾了各不同领域以及儿科专科模拟，包括模拟在基层条件下、资源有限环境下和家庭看护中心的新应用。第五部分致力于儿科模拟项目开发，包括手术、管理以及教育和研究项目的开发。第六部分回顾了儿科模拟研究，第七部分概述了儿科模拟的未来。

我们感谢所有的编著者，感谢他们的奉献和辛勤工作为本书的编写提供了高质量的内容支撑。很荣幸，能与各位一起工作。我们要感谢我们自己的模拟中心（KidSIM 儿童模拟中心，加拿大艾伯塔儿童医院），当地医院和卫生行政管理部门（加拿大艾伯塔儿童医院和 eSIM 省立艾伯塔健康服务厅模拟中心），以及系（卡尔加里大学卡明医学院儿科系）里的每个人和系里对我们所做学术工作的支持。我们有幸代表临床医务人员、教育工作者、研究人员和领导者致谢。最后，也是最重要的，我们感谢我们的家人，他们牺牲了很多，才使得我们能够致力于全球儿科模拟的发展。我们坚信，儿童模拟领域的集体工作正在为孩子们创造一个更安全的成长环境。

最后我们祝愿大家在模拟的旅途中好运常伴，畅享本书！

Vincent J. Grant, M.D., FRCPC

Adam Cheng, M.D., FRCPC

（译者　陈怡绮）

参考文献

中文版前言

模拟教育代表着医学教育的未来，而未来就是现在！这些年来，亚洲地区的医院及大学已经接受了模拟医学教育，将其作为支持下一代医师、护士及其他医务人员培训的工具。近一段时间在亚洲成立的有关协会与在亚太地区举办的各种模拟医学会议见证了中国模拟医学的迅速成长。作为家长、儿科急诊医师以及热衷模拟医学教育的人，我们很荣幸地得知本教材被翻译成中文，并将成为模拟医学教学人员的一项资源，帮助其通过自身努力提升中国儿童与婴儿的医疗质量。

我们在此想表达对于本教材中文版译者们的感激之情，他们花了数不尽的时间逐字逐句翻译成中文。这绝非易事！作为医疗行业中相对比较新的领域，模拟中诸多英文词汇并无中文进行对应。当这种情况发生时，译者们通过发掘潜在合适的中文词汇，与中国模拟医学界的人员一起审视合适的翻译，并通过集体投票确定最终的翻译方法。这种对于细节精益求精的态度使得本教材成为真正意义上独一无二的。我们很荣幸能够有机会与在中国的朋友与同行一起合作和努力，并期待将该著作与全世界充满激情的模拟医学教育人员一同分享。

最热烈的问候

Adam Cheng

（译者 李 力）

目　　录

第二部分　儿科模拟的形式、技术与环境

第三部分　专业培训的儿科模拟

第四部分　儿科专科模拟

第五部分　儿科模拟项目开发

第六部分　儿科模拟研究

第七部分　儿科模拟的未来

第一部分
儿科模拟基础原理

第1章

模拟中的认知负荷和压力

本章要点

1. 模拟培训能在学员中产生显著的生物性压力反应和心理性压力反应,这些反应能通过客观指标和主观指标来衡量。

2. 模拟中压力对学习和成绩的影响随着任务的难易程度、学习者的有效性、团队的动力、个体性格特点、处理方式,以及来自同行、观察者及导师的感知评价等社会评价因素变化。

3. 从临床角度来说,与模拟事件目的相关的特定压力,在模拟设计中发挥作用。然而压力也能导致外来的认知负荷,过量的认知负荷影响工作记忆的功能,增加认知超载的风险和较差的学习结局。

4. 对于学习和表现来说,最佳的压力量是由具体的学习人员、任务和场景决定的。当模拟试图增加压力来增强真实感或者学习的参与度时,应该考虑到工作记忆的有限性。在模拟教学的任何阶段,都应该考虑到非必要的压力源的影响。

没有压力,便没有生活。(Hans Selye)

压力反应

压力是我们日常对话中的常用词语,但是在科学术语中却是一个很难定义的概念。在物理学中,压力指施加在一个实物表面的压力或者张力。在医学或者生物学背景中,它指的是导致身体或者精神紧张的生理性、精神性或者情感性因素。在心理学术语中,压力是指当遇到威胁时,当事者可能没有能够应对威胁的资源时,他/她感觉到的生物反应和情感反应。压力是一种高度个体化的经历,取决于能够激发压力反应的具体的心理因素[1]。

生物压力反应

Hans Selye 在 1936 年最早描述了生物压力反应。

他将压力定义为"身体对于任何应变需求的非特异性反应"[2],并且显示一系列生理压力源,如饥饿、极度寒冷、手术创伤都可以导致机体产生相似的生理变化,如肾上腺的增大、胸腺萎缩和胃溃疡。如今我们已经认识到这些压力反应的生物学基础。当情境被认为是有压力的,它将激活交感神经系统(sympathetic nervous system, SNS),交感神经系统产生肾上腺素和去甲肾上腺素;激活下丘脑-垂体-肾上腺(hypothalamic-pituitary-adrenal, HPA)轴,通过下丘脑的神经元释放促肾上腺皮质素释放激素,后者激发垂体中促肾上腺皮质激素(adenocorticotrophin hormone, ACTH)的释放,ACTH 又激发了肾上腺中皮质醇激素的释放。这些激素作用于机体,产生了战斗还是逃跑反应,表现为心率(heart rate, HR),血压(blood pressure, BP)和呼吸频率的增加等(图 1.1)。

心理压力反应

除了生理压力外,心理压力反应亦可被一系列心理状态激发,个体面对各类应激反应的结果。压力被描述成三个要素间的相互作用,对个体的感知需求,个体处理问题的感知能力,对有能力处理需求的重要性的感知[3]。当他/她认为自己的资源足以应对需求时,这种情境被评估为挑战,产生的是积极的心理状态即良性应激反应。当他/她认为需求超过了资源,这种情境被评估为威胁,产生的是消极的心理反应即抑郁[4],导致一系列的情感状态,其中最常见的是焦虑。

20 世纪 60 年代的研究[5]测量了在各种潜在压力情况下个体的压力激素水平,描述了能够诱导压力反应的三种主要心理因素。为了能够诱导压力反应,情境需要更加推陈出新,难以预估和情况复杂的设计。随后,又增加了第 4 个要素,即对自我的威胁。模拟培训包含了以上所有 4 项要素,并且确实能够诱导可测量的生理压力反应出现[6-7]。

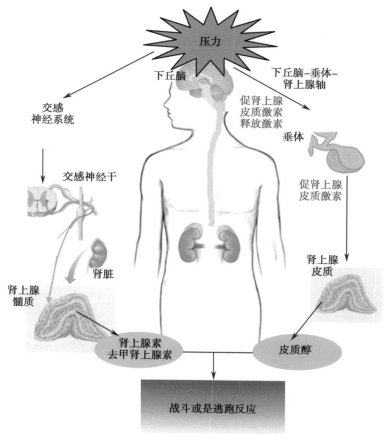

图 1.1 生物性压力反应

模拟中压力反应的测量

没有哪种单一的方法能够直接测量压力。压力水平只能通过测量它的效应来估算,如通过实验对象的自我感知(主观测量)或者通过他们的生理状态(客观测量)来测量评估[8]。

主观测量

目前已经开发了各种各样的问卷来评估压力相关的心理因素。许多问卷被用于在模拟研究中实验对象对压力的自我报告。状态特质焦虑量表(State Trait Anxiety Inventory, STAI)是一项已被认证的压力测量指标,在模拟研究中被广泛应用[9]。其他的例子包括抑郁 - 焦虑 - 压力量表(Depression, Anxiety, Stress Scale, DASS),以及短版本的 DASS-21[10-11],视觉模拟评分法(Visual Analogue Scale, VAS)[12]和各种李克特量表(Likert Scales)[13]。

客观测量

生理状态

- 心率(heart rate, HR):内源性儿茶酚胺释放导致心率增加,在许多研究中被用于压力的间接测定[6-7, 14]。
- 心率变异性(heart rate variability, HRV):连续心跳间隔时间的变化,是压力下交感 - 迷走神经平衡的指标。HRV 随着压力或者自主活动而变化,通常在有压力时会增加[15]。
- 血压(blood pressure, BP):血压的上升是交感神经系统激发的另一间接指标,但是可能在模拟培训中难以被测量。
- 皮肤传导水平(skin conductance level, SCL):测量皮肤的电传导性。压力水平的增加导致了交感神经系统活动的增加,随后增加了汗腺的活动和皮肤湿润度,因此增加了皮肤的传导性[16]。

- 眼动电图：它利用人体工程学工作站来计算外科手术培训中的眼睛眨眼次数。压力水平的增加导致了眼睛眨眼次数的增加[17]。

激素水平

- 唾液皮质醇（salivary cortisol，SC）：HPA 轴激活后，皮质醇被分泌，唾液皮质醇的测定是血浆中皮质醇水平的非侵入性测量方法。SC 是已经公认的压力的生物指标，在过去的几十年中被许多临床研究和行为研究使用。SC 在 24 小时内[18]与血皮质醇浓度同步，并且可以通过简单的酶标免疫测定法检测[19]。皮质醇水平在压力源出现后的 30～40 分钟达到高峰[20]。SC 浓度接近血皮质醇浓度，延迟时间约为 15 分钟。SC 浓度表现为昼夜变异，最高值在早上，白天一直下降至下午和晚上[21]。皮质醇对压力情境的反应性随着一天中的时间而变化[21-22]，因此测定 SC 的研究应该理论上在一天的相似时间进行，以避免皮质醇分泌的昼夜模式产生的个体间差异和个体内差异带来的潜在混杂效应。
- 唾液淀粉酶（salivary alpha-amylase，sAA）：sAA 是一种由唾液腺合成的消化酶，当应对 SNS 激活反应时被释放[23]。在当今生物行为研究中，sAA 越来越多地被用于 SNS 活动的替代指标。在心理性压力源时，sAA 的增加比 SC 更迅速，与血浆中去甲肾上腺素的增加显著相关[24-25]。如同 SC 一样，sAA 活动也表现出昼夜节律，但是范围更小，在唤醒后 60 分钟内显著下降，在白天则稳步升高[26]。

联合测量

关于压力效应在基于模拟的教育（simulation-based education，SBE）中的研究，缺乏压力测量方法的统一[8]。各种不同的生理指标如 HR、SCL、眨眼、SC 都曾被用于量化压力。在不同的研究中使用不同的压力指标，导致很难比较和归纳结果。许多研究仅使用一种客观压力测量指标，很难评估其信度和效度。此外，在学习者认为的压力水平和他们的生理压力水平存在不一致性。例如，STAI 评分和 sAA 水平间有显著的相关性[25]，但 SC 水平则无相关性[27]。在认定的压力（研究对象自我报告）和同步的生理压力反应（HR、呼吸性窦性心律不齐和 SC）间，以及 HR 反应性和随后的压力评估的反向联系间也存在显著差异[28]。因此，联合使用认定的压力指标和生理性压力指标可能比单一指标更能可靠地评估压力反应中的个体差异性。

皇家压力评估工具（Imperial Stress Assessment Tool，ISAT）包括 HR、SC 和短版本的 STAI，是一种在手术室评估压力的非侵入式的、可靠的方法，涵盖了主观和客观测量方法[29]。使用这种联合主观和客观压力测量的复合工具，可能促进我们对压力在临床行为和患者转归的效果的理解。

模拟中压力反应的研究

在可预计时间的课程中，模拟培训和可测量的压力反应相关

许多研究已经表明高仿真的 SBE 培训，在特点时间的课程中，与一些可测量的压力反应相关[7-8, 30]。参与 SBE 的医师人员经历了可测量的压力反应，其证据包括在可预计的范围内，HR 和 SC 从模拟活动开始前的基线开始增加，在模拟活动结束时达到高峰，并开始下降，但是在复盘结束时仍然高于基线水平。相反的是，参与传统教程培训的医师人员并没有出现压力反应。另一项关于医师的人员发现，接受两种不同类型 SBE 的 32 名重症监护人员的压力反应均表现为在测试环节后即刻出现 SC 和 sAA 水平的显著升高[8]；模拟活动的 15 分钟后，sAA 降至基线水平，但是 SC 水平仍然维持在升高的水平。

无论角色如何，模拟环节中的所有主动参与者均表现出压力反应

医师，护士和技师均在 SBE 中表现出压力反应[7]。对困难气道情境中的住院医师和医学生的压力和学习的测定发现，无论他们的角色是团队领导者，操作主管或者团队成员，他们的压力和学习均呈现出相似的结果[31]。压力反应和学习结果间没有相关性。

模拟培训可比真实情境更有压力

模拟可以是非常有压力的经历。有作者研究了 31 名医学生受试参加 SBE（模拟医学危机），实验室危机（公开演讲）和其他情境下的压力反应[32]。从介入开始前 15 分钟至结束后 60 分钟，每 15 分钟评估 SC 和心理反应（VAS）。研究发现 SBE 是一个显著的压力源。SBE 和公开演讲间的 SC 反应相似，但是 SBE 时心理压力比公开演讲更大。相似的是，将高级创伤生命支持（Advanced Trauma Life Support，ATLS）课程的实践测试，与急诊室的真实临床护理中测定的 HR 和 BP 值相比较发现，模拟环节中的压力值高于真实案例中的测定值[33]。在麻醉护理学生的研究中，SBE 时 SC 水平较基线水平升高了 3 倍，而手术室的真实临床经历并没有出现这种改变[34]。

压力和学习

认知负荷理论

　　与压力一词相似的是，认知负荷这一术语被各种学科用于描述相关的，但是有些不同的概念[35-36]。认知负荷理论（cognitive load theory，CLT）是一个关于教学设计的特定理论。它起源于 20 世纪 50 年代 Miller 的开创性工作，当时他建立的认识是，人类工作记忆在特定时间内仅能处理有限数量的新鲜的信息元[37]。当超出工作记忆的容量时，学习将受损，这一看法也得到公认。在 20 世纪 80 年代的晚些时候，John Sweller 在上述人类认知构造模型的基础上建立了 CLT，以解释为什么尽管有些类型的学习教材的内容很出色，但是却不怎么有效[38]。应用这一理念的认知负荷研究者们自此得出，在开发教材时需考虑到许多作用因素[39]。举分散注意效应来说，当关键信息以一种分开的形式传递给学习者时，一个片段的信息需要被储存在工作记忆中，同时等待第二个片段信息，认知负荷随之增加，学习能力削弱。当以非分散的形式教授时（例如将内容整合到示意图中，而不是将其放到示意图外的图例中），学习结局得到改善，报告的认知负荷下降[40]。尽管该理念描述的许多效应是在传统的教室内得出的，将这些发现应用到更复杂的环境如 SBE 中同样合理，因为不管什么专业，我们的工作记忆资源是有限的。下文简单描述了 CLT，有兴趣的读者可以更深入回顾该理论在医学教育中的应用[41]。非常重要的，要强调一点的是 CLT 仅仅和学习相关，而不是和表现相关。下一章将谈到，工作记忆的有限性对表现的影响。

认知负荷的类型

　　CLT 描述了两种认知负荷：任务内在的（难度取决于学习者的专业性）和任务外在的（低效率的教学方法）。这些负荷是累加的，而且不能超过工作记忆的限度。

内在负荷

　　当即将被学习的材料相对简单，且很少互动元素，内在的认知负荷较低，不太可能出现认知负荷问题。然而，大量互动元素导致高的认知负荷，因为他们必须同时在工作记忆中被考虑到[42]。医学模拟的内在负荷必然是高的，因为医学实践的复杂性，此时多个信息源同时呈现需要加工。但是，复杂问题也可以通过将既往加工，组织和存储的信息从长期记忆中，以单一纲要或者大块的形式转移至工作记忆中[43]。这些元素不占有宝贵的工作记忆资源，因为它们已经被学习过，可以自动被应用。

　　在模拟中减少内在负荷　CLT 描述了许多降低内在负荷的策略，通常的方法是将任务减少到可管理的模块数量，对每一模块进行分别训练，直至它能有效地储存在长期记忆中。因此，大量的信息最终可以在工作记忆中，以这种模块形式取用，而不会使工作记忆的资源超载。举模拟的例子来说，如在一项巨大的整合了高级心脏生命支持（advanced cardiac life support，ACLS）法则的模拟教学之前，需要分别学习气管插管和除颤。在模拟培训中，保证开放气道的时间压力是必要的，是内在的认知负荷，需要以模块的形式搭建入培训中，避免工作记忆超负荷。

外在负荷

　　CLT 框架的多数工作已经探究了由于不恰当的教学方法导致外在认知负荷而产生不良结局，例如上述讨论的分散注意力。在将 CLT 原则应用到模拟情境中时，需要考虑在学习环节中为学习者设计信息流程，使得重要的患者信息在患者病历中得到强化，而不是让学员从多种来源中寻找所需的数据如患者病史，病历回顾或者家庭访问。这种形式明显减少了工作记忆的负荷，对于学习新手们来说是一个非常好的策略，因为医学内容本身就已经有很高的内在负荷了。同样的，如果模拟的其他特点（例如沟通）需要许多精神资源，那么就降低搜索其他信息需求的外在负荷。然而，以这么低的外在负荷形式来呈现信息可能并不是：①现实的，由于减少了参与者的投入，削弱了学习效果；②可能的，考虑到学员在模拟中实际做法经常是不可预计的；③可取的，如果呈现出关于可获得资源的知识是模拟教学特定的学习目标的话。可能的情况下，指导老师需要预测这些潜在的负荷，如果它们是学习目标以外的，尝试减少。模拟中的外在负荷通常是非故意产生的，产生的因素包括劣质模型的结果，过分情绪化的演员，对于模拟环境规则的不确定。许多情形可以通过详尽的场景计划和预先告知学习者来预防。表 1.1 列举出一些减少 SBE 中压力和认知负荷的策略。这些策略尤其在指导学习新手时非常有用，当指导专家型学习者时也可根据需要来调整。

减少模拟中的外来负荷：优化教学设计

　　示范效果　证据表明，当学习新手们遇到难题或者面临目标时，他们通常使用问题 - 解决策略，这些策略需要高水平的脑力，使适用于实际学习的认知资源不足[44]。以示范的形式，向学生提供解决途径被证实是比单独的问题 - 解决更好的教学策略[45]。这些示范是一种构架的形式，也被描述为在近侧发展区间内教学[46]。例如，在 SBT 中提供一个示范即"寻求帮助"，通常作为一个时机融入到学生有效资源管理学习中。当教师进入模拟场景中，提出恰当的问题 - 结局策略，学习者尝试解决问题带来的高认知负荷下降，工作记忆资源被重新分配到学习中。

专业知识逆转效应　这个术语表述的是由于不同的知识水平带来的认知负荷效应，意味着一个对于新手学习者有益的教学设计，可能对更有经验的学习者来说是有害的，而不仅仅是中性的，反之亦然[47]。例如，教师可能希望帮助正努力解决过敏反应的低年级学生，向其提供了肾上腺素肌注剂量的来源，目的是减少脑力负荷，释放认知资源以进行实际学习。矛盾的是，如果在同一模拟情境中向一个高年级学生提供同样的信息，如果他 / 她对该信息已经有预先存在的思维模块，事实上对学习有害。在这个例子中，提供多余的信息实际上强加了额外的脑力处理，以决定如何以及是否使用该数据（即外在负荷效应）。模拟医学教师应该理解，不仅是信息呈现给学生的方式影响了完成所需练习可用的脑力资源，而且预期的效应会随着学习者的既往经历而出现显著变化。

减少模拟中的外来负荷：管理非必需的压力源

如果模拟环境（而不是案例内容）相关的信息可能是医学学习者高认知负荷的可能来源，那么遵循实践中的常规，详细预先说明模拟环境应作为每次学习的一部分，这样能创建思维模块，因此解放用于学习的工作记忆资源。预先环境说明应该包括回顾模拟器的功能，能模拟什么，以及正常发现（学员亲手尝试），减少学生的脑力负荷，减少他们尝试回忆既往学习中的类似细节或者猜测这些结果可能意味着什么（例如这个声音像是"胸膜摩擦"，那么这个模拟病人是患有胸膜疾病，还是这个声音来自于模拟器的机械摩擦？）。应该给学员列出模拟培训的计划，包括情境模拟分配的时间（相对于复盘）、这个案例最终将如何结束以及可能的患者结局（例如让低年级学习者提前知道模拟器心脏是否会停跳）。关于学生，演员和指导医师的角色若不明确时，模拟前说明应包括真实身份认同。与同行评估和可能用于学术评估相关的情绪和压力，应在保密协议下处理，并讨论这种学习定势错误的价值。一个优秀的模拟情境前说明，对减少学员的外在负荷大有帮助（表 1.1）。

测量认知负荷

多数涉及认知负荷效应的实验使用的是经过验证的 Paas 9 分利克特量表（9-point Likert scale of Paas）[48-49]，该量表要求学员自我审视完成任务所需要的脑力水平。也有许多其他的测量方法被提出，包括双任务法[50]、

HRV[51]、脑电图反应[52]、瞳孔扩大[53]、功能磁共振成像以及眼动追踪等[54]。截至目前，没有发现哪种方法比主观量表更加可靠和有鉴别能力[55]，但这一研究领域还处于发展的早期阶段。理想的模拟情境中的测量工具需要提供与被验证的主观量表相关的客观数据，不干扰模拟练习本身，并能在模拟培训的不同阶段，连续监测认知负荷的详细评估。

压力对记忆和学习的影响

压力对记忆和学习的影响，通常根据经历压力时的学习过程所处的记忆时期而分类[56]。应激反应和皮质醇水平的增加差异性地影响 4 个独特的记忆过程：感觉记忆、工作记忆、记忆巩固和从长期记忆中提取信息。

感觉记忆　是最短的记忆元素，除非我们有意注意这些信息，并将其转移至工作记忆中处理，否则此时许多进入我们五个感官的输入仅能停留几毫秒。应激肯定能够将注意力聚焦在某个特定的重要输入上，可导致强化学习。然而应激诱导的注意力同样能够占据脑力资源，此时重要的外周信息可能被忽略[57]。

工作记忆　包括短暂存储和操作信息，例如团队领导者同时记录多种来源（临床观察者，其他团队成员）汇集的信息，以记住之前学习的信息（患者药物过敏史），并且处理这一信息来做出临床决策。研究表明，应激和 SC 水平的上升将削弱工作记忆的容量[58]。CLT 的焦点是在设计教学时，尊重工作记忆的限制。主要的涵义是在医学模拟的应激性环境中，必须特别警惕地限制全新的、相互作用的要素的数量，以便将外在负荷缩减到最小。然而，如果任务对学员的水平来说是合适的，且没有外在负荷，那么工作记忆的应激效应可能不会导致超载的状况。在这种情形下，通过压力对记忆巩固的影响，压力事实上对学习是有益的。

记忆巩固　是新的、脆弱的记忆传递到更加稳定和永久记忆的过程。应激反应上升，尤其是如果他们导致皮质醇水平升高时，通过杏仁核的基底外侧区域的皮质醇和去甲肾上腺素激活效应，与记忆巩固的增强相关[58]，这被认为是医师通常能够回忆起特别有压力或者令人动情的某个患者或关键事件的机制。只有数据被处理，并在工作记忆中被规划了，信息的巩固才能变成可能，因此如果工作记忆超载，减少压力对记忆的学习益处不一定能显示出来。

记忆提取　是记忆需要考虑的最后阶段。这一过程同样会被高水平应激相关的皮质醇削弱[59]，可能导致应激相关的行为表现受损（图 1.2）。

表 1.1　模拟中管理压力和认知负荷的策略

策略 / 描述	考虑点	范例
减少内在负荷		
根据学员的熟练程度，设置相应的任务难度水平	学员认为他们缺乏处理挑战的资源 / 能力，这种认知带来压力	对于初学者学习气管插管来说，选择一个典型的，简单的插管案例，并选择干扰最少的背景，使学员能够专注于手头的任务
	增加熟练学员的任务难度系数，使其能够更好地参与	对于熟练学员来说，可以通过恶化喉镜下的视野，增加时间压力（需要紧急插管）和 / 或需要处理焦急的父母（教学同伴）来增加任务的难度系数
将任务减少至可管理的模块	练习每一个模块直至它被有效地存储在长期记忆中，以便随后能够熟练使用所有信息，而不增加工作记忆的负担	在整合了 ACLS 法则和多学科团队的模拟教学活动之前，先分别教授技术性技能如插管或除颤
减少外在负荷		
提供实用样例	向学员提供问题的部分解决办法，能降低认知负荷以及强化学习	在情境中提供寻求帮助的机会：指导老师进入到情境中，提供合适的问题解决策略，减少学习者尝试解决问题带来的高认知负荷，使工作记忆资源能够被重新分配至学习
遵守 CLT 的专业知识逆转效应	初学者的有用的教学策略，对于经验丰富的学员来说，可能是没有帮助的，甚至是有害的（反之亦然）	对于一个过敏反应案例中的初级学员来说，提供包括肾上腺素剂量的计算方法，可以减少脑力工作负荷，使他们更集中在其他目标如有效复苏上。然而，如果在该案例中，给予一个有经验的重症监护医师相同的信息，该医师将要花费一些脑力劳动去评估该信息，并且很有可能认为它是多余信息而排斥它。因此，同一资源对于不同水平的学员，产生极其不同的认知效应
期待学员像现实中一样表现	让学员假装成不同水平或不同专业的做法，并未被证实有效，而且可能增加学员个人和小组的压力	让高年资医师以护士的角色参加学习，可能会产生种种困难如真实性、学员参与度和团队动力。这些因素使学习偏离模拟案例的真实目标。此外，除了专业内团队中已经存在的压力外，学习者可能经历同行评估和团队动力相关的压力
减少环境压力源	对于真实性抑或压力，考虑注意力分散因素（如警报，其他噪音）的相对重要性	减少噪音，在生理环境中保证合适的体温和灯光
避免技术性 / 设备问题		试运行模拟情境，保证模拟人是功能完全的，有关的临床体征是存在的，必需的设备也是可用的
减少不必要的观察者的出现	在观察者的需求，与表现焦虑和同行评估带来的潜在压力增加之间做出权衡	若观察者不是模拟教学的积极参与者，那么该观察者的出现可能对学习者的心理产生无法预计的影响 为了维持心理安全，观察者必须同意保密协议
减少情绪压力	模拟前介绍时设定明确的期望值	1. 保证学员的心理安全。提出教师或者同行评估的问题，并且就保密性做出保证 2. 清晰阐述学习目标，以及学习者、教师、导师和教学同伴的角色 3. 使学员适应模拟环境包括：模拟人的能力和临床体征，如何给药或静脉输液，如何实施操作，以及如何请求检查或寻求帮助
	避免对学员情绪不必要的激活	1. 向演员和教学同伴提供详细的剧本，以免过度情绪激动或过分地分散注意力；跟演员进行排练 2. 避免模拟人死亡，除非关于死亡的讨论是模拟教学的目的之一（例如，内在负荷），同时要为复盘留有充分的时间和资源
	根据焦虑 / 人格特点考虑压力	在模拟教学后提供压力管理策略 可设计压力预防训练，为本次模拟中问题和今后的压力性情境处理发展控制压力的技巧。这包括，学员反复参与模拟教学以及向学员提供控制压力策略，使之能够构建个体化的应对方案

　　SBE：simulation-based education，基于模拟的教育；ACLS：advanced cardiac life support，高级心脏生命支持；CLT：cognitive load theory，认知负荷。

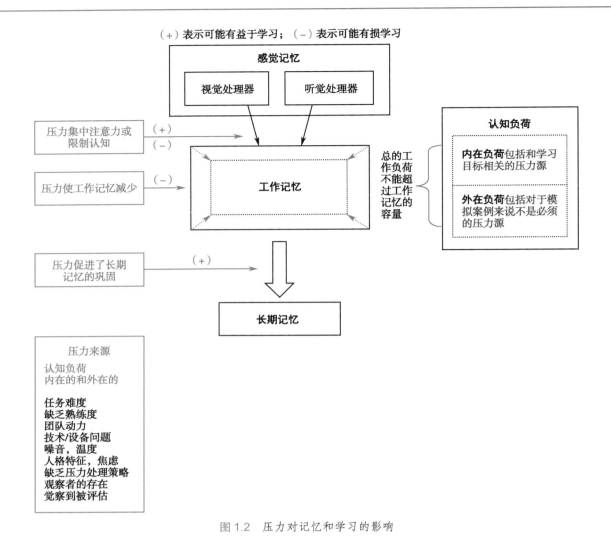

图 1.2　压力对记忆和学习的影响

应激和表现

Yerkes-Dodson 法则

压力和表现的关系理论上可通过倒 U 形的曲线来描述[60]。Yerkes-Dodson 法则[61]起源于激发理论[62-63]，提出当压力水平很低时，行为表现很差；压力水平增加导致激发增加，表现改善直至到了分界点，此后表现下降，在极高的压力水平下，表现也严重受损（图 1.3）。

Yerkes-Dodson 法则对压力的静态理解（尽管在心理学中仍然被广泛接受）可能在某些情况下被认为是简单，甚至是有争议的，此时情绪、环境或者不同的压力源改变了激发、压力和行为表现之间的关系[64]。在复杂的模拟环境中，学员既往的知识、技能以及感知能力决定了模拟中他们的压力反应，而他们对自己在模拟中表现的感知可能也改变了他们的压力反应。例如，新手可能没有认识到他们知识的差距或者表现的差距，因此可能不会在 SBT 中像熟练的学习者那样经历压力。熟练的学习者可能在 SBT 开始时更有压力，

因为他们感受到他们在知识或者技能上的差距，但是他们的压力反应可能在 SBT 情境中改变，因为在模拟情境中他们感知到自己表现得好或者差。

压力对表现的影响

临床情境中的压力和行为表现

有报道压力影响多种临床情境中的技术性技能表现和非技术性技能表现。不同的压力源已经被确认包括中断、分心、时间因素、技术因素、设备问题、预计资源的不可获得、团队作业问题、患者因素（例如不可预计的恶化）、个人问题以及环境因素[65-70]。压力损害的非技术性技能与领导能力、决策制定和沟通相关[71-75]。临床研究已经显示有经验的手术医师经历更低的压力水平（HR、HRV、SCL、自我报告和眨眼），在技术任务上比新手表现更好[17, 76-79]。

模拟中的压力和表现

模拟中压力对技术性技能的影响　对于技术性技能来说，Yerkes-Dodson 法则是适用的。例如在外

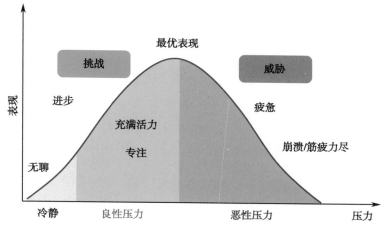

图 1.3　Yerkes-Dodson 曲线人的表现和压力的曲线

科住院医师中，中等程度的考试压力使基本技术性技能的表现得到改善[79]。在医学生中，在高仿真度的 SBE 中，压力（sAA）和表现（欧洲复苏委员会 European Resuscitation Council，ERC 指南）间存在正相关[32]。然而，最新的系统回顾显示，过多的压力影响医师的技术性表现[8]。许多研究表明模拟中压力水平升高后，手术任务的表现下降。在 SBE 中，腹腔镜手术（技术性来说更复杂）与开腹手术相比显得更有压力，且表现更差[17]。其他腹腔镜的 SBE 研究显示，当医学生被指导老师直接观察（近身观察）时比在控制室[80]被观察时经历更多的压力（HR、BP、STAI），这种情况也出现在有时间压力或者多个任务时[81]。手术医师在危机模拟中，高压力水平（SC、HR、HRV）与差的行为表现相关［技术性技能的客观结构化评估（objective structured assessment of technical skills，OSATS）][82]。同样的是，在沉浸式的 SBE 情境中，经历高压力（HR、BP、SC、sAA）的军队护士表现更差（分诊和治疗）[83]。

任务难度　技术表现随着感知的任务难易程度而变化。在低水平的任务难度下，高水平的压力提供动力，促使达到最佳表现。高水平的任务难度下，低水平的压力促使注意力集中，产生最佳表现。无论任务难度如何，极高水平的压力削弱了表现。

学习者的熟练程度　压力对技术表现的影响同样也随着学习者的熟练程度而变化。在模拟的腹腔镜手术中，学员的熟练程度决定了不同的压力反应模式。首先，在熟练的学员和新学者间的压力指标的基线测量值不同。熟练地学员预计到任务的难易程度，压力指标（SC，Holter）迅速升高。其次，对于模拟中同样水平的压力而言，熟练学员的表现显著优于新学者的表现（McGill 无生命的腹腔镜技能培训和评估系统，McGill Inanimate System for Training and Evaluation of Laparoscopic Skills，MISTELS）[84]。因此，经验不足的临床医师可能更容易受到压力的影响[85]。

在模拟中压力对非技术性技能的影响　非技术性技能指的是构成有效团队作业基础的认知技能和人际间技能，通常包括 5 项危机资源管理（crisis resource management，CRM）原则：角色明确、沟通、相互支持、资源利用和形式认知[86]。在一项模拟教学中，可以通过多个评估量表来评估这些非技术性技能。很少有研究报告非技术性技能中压力 - 行为表现的关系。多数研究评估了在模拟情境中的压力反应。模拟的告知坏消息为医学生［HR、心输出量（cardiac output，CO）、STAI、VAS][87]以及医师（HR、SCL）[88]带来了显著的压力反应，但这些研究缺乏对行为表现的测定。另一项研究发现在模拟人上进行有压力的模拟情境后，护理人员计算药物剂量的表现明显变差[89]。最近的系统回顾描述了压力对行为表现的影响，包括注意力、记忆力、决策制定和小组表现，以及这些表现在医务人员教育中的意义[90]。

压力对注意力的影响　随着压力水平的增加，注意力变得越来越有选择性，越来越多的排除信息导致视野狭隘和提前关闭（倾向于停止考虑其他可能的选择）。这种现象对行为表现产生多种影响，取决于外周信息对行为表现的相关性。

压力对记忆的影响　压力对记忆的影响已经在以上章节提到。

压力对决策制定的影响　随着压力水平的增加，人们越来越倾向用草率的决策（以冲动的、无组织的决策制定形式，包括非系统性的、选择性的信息搜索、有限考虑下选择、快速的数据评估、没有再评价的情况下选择解决方案）来取代谨慎的决策（使用系统的、有组织的信息搜索、深入考虑各种选择、有充足的时间去评估和回顾数据以做出最优形式的决策制定。）

压力对小组表现的影响　过多的压力导致个体在压力下出现注意力缩窄，团队领导者主权的集中化（对其他团队成员的输入难以接受），导致团队观点的丢失，共享心智模型的丢失，最终导致团队表现的下降。

技术性技能和非技术性技能的区别　对技术性技

能的培训与非技术性技能的培训是不同的，主要是因为对表现的评估并非一致。尽管存在差异，技术性技能和非技术性技能的行为表现是相关的，主要是因为两者都会受到压力的损害，亦可通过 SBE 而提升[91]。

重复模拟对压力和行为表现的影响

目前，关于重复模拟培训的研究已经出现了不一致的结果。然而，一项研究表明重症监护室医务人员的临床表现，以及非技术性技能（麻醉医师非技术性技能，Anesthetists Nontechnical Skills，ANTS）可以通过一天的模拟培训得到改善，并且伴随着 sAA 水平的下降[7]。重复培训模拟使手术表现（OSATS）和处理技能提升以及压力水平降低（HRV）[92]。相比之下，3 周内反复进行 SBE，尽管非技术性行为表现得到改善，却没有导致生理性压力反应变迟钝[93]。研究中压力反应间的差异可能反映出重复培训时间安排的差异（小时相对于周），以及压力暴露后高峰皮质醇浓度的比较与高峰 sAA 活动的比较。

学习——行为表现的矛盾

学习是掌握新技能和加深理解一个主题的连续过程，而行为表现则是一个目标，有需求时方产生，是通过学习可以达到的。行为表现是可触知的，可以测量的，而学习则是一个不可触知的过程。此外，学习可能不会在所有个体中产生相同的行为表现水平。然而，医疗能力不是一个完成，更是一个有前后关联的、不停发展的终生学习习惯[85]。模拟教学中评估的学员表现可预测现实生活中的真实表现。然而测量个体在模拟中的行为表现并不一定能给予我们学员个体学习的信息。SBE 可能因此被认为是在一个长期学习过程中，

一系列连续的短期的情感表现，其最终目的是改善真实的临床表现（图 1.4）。表 1.2 总结了压力对行为表现的影响。

表 1.2　压力对表现影响的总结

序号	总结
1	适度的压力提升表现，但是过量的压力削弱表现
2	最优表现的最佳压力量是由具体的学习人员，任务和情境决定的
3	经历的压力和随后的表现随着任务难度变化而变化。越多难的任务可能激发越多的压力，有可能产生更差的表现
4	压力和表现的关系受以下因素影响如团队动力，心理 - 评估因素如同行评估，观察者的存在，个体的人格特征和处理方式等
5	当专业知识增加时，压力降低伴随表现提升
6	重复模拟训练能够优化表现，但它对压力反应的影响尚未被充分探究

在模拟中管理压力

医学模拟中压力的控制是可被导向的，是评估行为表现还是确保学习，很大程度上由模拟的目的决定。在本章，我们已经分别讨论了学习和表现，以尝试从多种水平中梳理出什么样的压力影响模拟，包括压力对学习者结局似乎矛盾性的影响。但这是片面的，因为表现和学习在多种水平上互相影响。类似的是，许多模拟项目从严格的教育目标，更多地转变至临床表现实验室，在此他们的发现告知组织者下一步的决策制

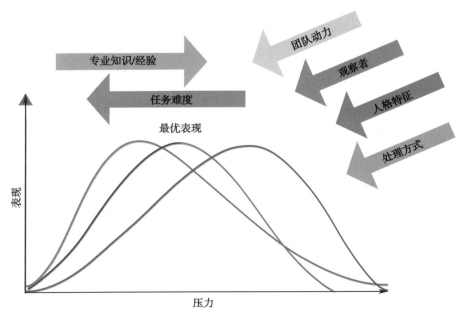

图 1.4　模拟中的压力和表现

定。至此，我们讨论了一些通用的医学模拟的压力管理策略，但是导师需要基于自己的项目，学员和学习目标来应用这些原则。

关于纳入相关的临床压力源的争论

有人提出，由于更加符合真实临床环境（被假定更有压力），医学模拟中的压力增加了培训的真实性。压力对 SBE 中产生的学员表现的损害，与临床实践中的表现是平行的，因此 SBE 对学员当前的熟练程度以及进一步的培训需求，提供了更加准确的评估。真实可信的 SBE 为教授学员压力管理技术，在学习环境下提供了框架，相应地帮助他们在临床情境中更加有效地管理压力[80]。此外，压力的记忆巩固效应已得到公认，当压力遇上高激发性的学习材料时，如同 SBE，这种效应特别有效[94]。急性压力通过增加记忆巩固，提供了学习机会，但必须是学习内容和压力没有超过工作记忆资源的负荷。

减少潜在的外在认知负荷

模拟情境前简介的作用

尽管复盘的作用已经广受关注，向学习者介绍模拟环境可能是减少学习者压力最重要的机会。有效的模拟前简介的要素包括在医学模拟中复盘的评价工具（Debriefing Assessment for Simulation in Healthcare instrument，DASH）[95]，通过公开讨论心理安全，同行评估和评价，主要目的是减少学生的压力反应。这些建议的实践，从理论上来说，通过减少压力而使工作记忆受损减少，故而增强了学习效果。类似的是，简报信息如资源位置、模拟器功能、学习者的期望值均需要在模拟中，由工作记忆处理。因此，在一系列模拟过程中，常规、坚持模拟前简介能解释模拟规则（例如，决定实时推注所有药物抑或仅仅描述这一动作），使学习者构建能储存在长期记忆中的模块，在需要的时候能提取，这样在模拟实施过程中能够释放认知资源。

减少情绪和压力的影响

尽管激发学习者的情绪，模仿真实的临床环境是值得肯定的目标，但随之带来的压力对于一些学员来说可能是巨大的。对参加模拟学习的医学生来说，情绪激发的增加与认知负荷升高有关[96]。认知负荷最高的学生的行为表现，并不如其在教学活动 1 小时后的测试中好，这意味着认知超载导致了学习效果下降。在随后的一项随机对照研究中，当毕业年级的医学生经历模拟患者死亡时，他们出现了比经历患者存活的医学生更多消极情绪[97]。受消极影响的学生也汇报了更高的认知负荷，且在 3 个月后的客观测试中表现更差。这些研究表明，情绪状态增加带来的认知负荷，对模拟教学中的学习产生负面影响。患者死亡是激活情绪的极端事件。在实践中，模拟培训中激发的情绪反应可能很微妙，例如一个沮丧的家庭成员或一个不配合的患者。做出增加这些细节的决策应取决于学习目标，即情绪反应在本次学习中相对重要，如果超越了工作记忆的限度，将无法达成学习目标。

减少外来压力：以观察者的视角学习

在外场观摩模拟情境的观察者，而不是模拟情境的主动参与者，似乎在模拟培训中经历了较少的压力。然而，他们随后的表现与模拟情境中实际参与学员的表现相当，提示旁观者尽管在模拟培训中没有经历过多的压力，也能学习[93]。这对模拟培训中减少压力，课程计划和资源分配均有意义。另一方面，旁观者的存在可能影响模拟中实际参与学员的压力反应，可能对他们的学习和表现带来负面影响。

复盘的作用

复盘可以说是模拟中最重要的阶段，此时学习者有机会从压力和情绪中恢复，弄清模拟经历的意义，反思他们的行为表现并强化学习[98]。第 3 章详细阐述了复盘的组成和实施。模拟教学者应该充分利用复盘阶段来减少压力，以利于引导学习。

精确调节压力和认知负荷，强化学习和表现

我们已经在模拟培训中见证：纳入能强化学习、临床相关的压力源非常重要，同时要排斥那些学习目标外的，将削弱学习的压力源。对于最佳学习和行为表现来说，正确的压力量取决于特定的学员、特定的任务和特定的场景。当一个人刚好位于舒适区外，此时能够达到最好的学习[99]。在模拟中常说，要想刚好超出学员的专业水平的界限是具有挑战的。通过认识导致内在和外在认知负荷的各种因素，模拟导师可以有意识地为各种学员、任务和情境量身定制模拟经历，以达到最优的学习和表现。

（译者 孙小丽 李 力）

参考文献

第2章

模拟教案设计精要

2

本章要点

1. 使用模拟教案设计流程。很多模拟导师以一种随意的方式设计模拟教案,造成非计划、不均一的学习结果。本章列举的流程尽管不是唯一,但是很全面,经过作者多年的使用已证实有效。

2. 设计教案时,需要考虑哪些方面的技术或者心理的仿真度对课程的学习目标以及目标学员最为重要。需要认识到高仿真并不总是意味着学习效果更好。

3. 明智地使用干扰技巧。使用干扰技巧能改善和确保达到特定的学习目标,因此很有价值。然而,使用不当时,会使学员感到沮丧,影响其他更重要学习目标的学习。

4. 在全面运行前应有时间试运行模拟教案。模拟教案设计的早期,重要的细节常常还没有考虑完善,在将模拟教学作为课程的一部分,让学员正式参与前,必须试运行并加强考虑。

引言

模拟教案设计是模拟教学的基本部分。每个模拟情境教案是一个事件或状况,使学员们应用和展示他们的知识,技术性技能,临床技能,和/或非技术性(团队合作)技能[1]。有效的模拟教案设计为教育工作者提供基础以达到既定学习目标,为学员提供有意义的学习体验。

本章节分为两个主要部分。第一部分为模拟教案设计过程提供了理论和依据,并讨论了在教案设计过程中应该记住的一些重要考量因素。本章第二部分为教案设计过程提供了实用的方法,涉及六个主要步骤。

总之,本章阐述了对教案设计过程重要性的理解,而且为艰难的设计选择提供理论依据,提供适用于导师和学员需求的模拟教案设计方法。

本章节学习目标

模拟教学范围很广,尽管讨论的许多概念可以应用于从低仿真任务训练器到标准化病人的模拟教学,本章主要关注高仿真沉浸式的模拟教学。这里讨论的模拟教案设计原则,对于设计的教育干预措施不管是低利害关系练习、高利害关系评价还是模拟教学的研究都很重要。这些理论应用的程度、情境设计的严谨和标准化程度会因情境的不同而有所不同。

模拟教案设计流程的理论基础

对于教育干预的权衡需求来自于多种不同的促发因素,包括课程开发的通用方法,以及所认识到的特定的知识或技能缺口的需求。尽管模拟教学是满足这些需求的有效方法,然而设计有效的模拟教案的方法令人生畏。通过使用结构化的流程,创建一个路径来确定具体的教学目标,设置使学员进行学习的情境,同时也可以很容易地被其他导师复制和应用。根据我们的经验,一个设计优良,结构化的,兼灵活性的模拟教案有助于达到更高层次的体验式学习。

思考与理论基础

模拟教案可为很多学习目的而设计,可以用于提高效率或患者安全来教授和培训个人或团队,可以用于系统测试,回答研究问题,以及评估[2]。模拟教案的设计应反映预期学习目的。例如,若模拟教案用于研究或高利害关系评价中,教案的设计应具体、可重复,并考虑到教案中所有可能影响到研究或评估效度(或标准化)的潜在风险[3]。在本节中,我们将探讨在设计模拟教案时应考虑的一些附加事项。

模拟教学的课程和教案设计

模拟教学教案可以呈现为单一事件;然而,在一个更大的课程[4-6]中结合模拟教学教案越来越普遍。重要的是要认识到,在课程中每个模拟教案的配置和学习目的将影响其设计。具体而言，模拟教案的目标和宗旨应与总课程的目标和宗旨一致。总体课程也将影响到每一个模拟教案所需的时间、学员和导师数量，以及可能的资金、人员和物理（空间）资源。

设计模拟教案时，最重要的是确定哪些学习目标最适合通过模拟来实现，以及哪种模拟形式最合适（例如，任务训练器与高仿真模型等）[7-9]。模拟教学应用于那些学习目标最适合通过模拟来实现的学习过程，且这些学习目标不能通过使用其他的，资源密集的教育方式来合理实现。

教案设计，尽管只是模拟教学的一部分，但为其他组成部分提供基础并为学员探讨学习目标提供契机。有效的模拟教案设计能可靠地呈现既定学习目标。从模拟教案里获得的经验作为一个立足点在复盘环节帮助学员识别出学习问题和弥补在知识和表现上的差距[10]。

仿真度 / 现实

模拟教案设计过程中的另一个考量是相关模拟人的仿真程度[11]。仿真度是衡量模拟逼真的程度，是一个有活跃研究和讨论的领域。我们对仿真的理解，尤其是在模拟教学领域，已经通过先驱们狄克曼（Dieckmann）和鲁道夫（Rudolph）[12-13]的工作大大加强了。最重要的进展之一是认识到为了让学员深度参与模拟教学，至少应在三个维度考虑仿真度：①物理；②概念；③情感（表 2.1）[13]。

表 2.1　仿真的维度

物理仿真	概念仿真	情感仿真
环境（原位模拟或模拟中心）	涉及理论、意义、概念和关系	场景的整体经验
模拟人（大小、性别、性能等）	逻辑顺序（如果 - 然后关系）	情境的复杂度 / 难度级别
临床设备（输注泵、静脉输液、抢救车、监护仪等）	对临床变化产生适当的生理反应	适当增加的干扰和压力
化妆（伤口、体液、气味等）	有适当的诊断（以常见的形式）	活跃程度和感觉（愉快或不愉快的感觉）
	有常见的资源（人员和设备）（如无则提供说明）	

物理仿真指的是模拟看上去是否逼真[9, 13]。它涉及模拟人本身，无论是形式和性能，以及周围的环境和设备。概念仿真涉及理论、意义、概念和关系。它体现在假设关系中，例如，"如果有明显出血，则血压会下降"[13]。最后，情感仿真关注行为与某种情绪的关系。这些方面可能与参与的学员互动的程度相关，以及他们的情绪体验即愉快（或厌恶）相关[13]。

历史上有一种流行的观念：即模拟体验和结果随着真实世界的复制精度提高而提高[9, 12, 14]。明确地说，这种假设在一段时间内都存在，仿真是唯一的决定性因素，仿真度越高，学员能更好地学以致用。但这一概念最近受到质疑[9, 12, 15]。当比较高仿真度模拟教学的学习结果与低仿真模拟的学习结果时，获益有限（在 1%～2% 的范围内），一般来说没有统计学意义[9, 14]。在此方面，领域内领先的模拟专家呼吁重新定义仿真概念，根据它的基本定义，为物理相似性和功能任务一致性[15]。我们认为，根据上述不同的类型来考虑仿真度，能帮助我们了解如何通过修改教案设计的不同方面，来改善相似性和一致性，从而达到增强知识传播、学员参与和搁置不真实的目的。

在设计一个模拟教案时，仍然需要考虑其仿真程度，以权衡增加物理相似性和 / 或增加功能性任务一致性的潜在获益，及这种增加对于资源利用率和增加认知负荷的影响。模型类型以及利用教学演员等方面的选择十分重要。例如，在优化临床转化、学员参与及搁置不真实时，必须考虑模型的选择，使用高仿真模拟人、低仿真模拟人，甚至是一个能同样满足学习目标的任务训练器。同样，进行模拟教学的场所是另一个重要考虑因素。模拟中心方便有效，但可能不如在学员日常工作场所（原位）进行模拟逼真（见第 12 章）。一般来说，使用模拟实训室进行学习比较合理，但如果学习目标与学员日常工作或将要工作的环境密切相关，那么模拟情境就可以设在原位。

当选择教案的模拟人时，需考虑学习目标以及模拟人的哪些功能有助于达成这些目标（见第 10 章）。例如，眼睛的开合，准确呈现患者身材，准确呈现患者气道以创造困难气管插管条件，准确呈现心肺听诊音，或能根据学员的行为模拟人能实时产生生理改变（可能无法做到）。类似的思路应该适用于此前列出的其他物理仿真。有时，模拟情境需要高度物理仿真来达到最大限度的心理仿真，使学员身临其境（即搁置怀疑）。但有时刻意提高某些方面的仿真度可能会成为完成学习目标的妨碍。（例如，导师忙于操作一个复杂的模拟人，而来不及聆听学员所说的话，或者，学员们被他们所看到的一切干扰而不知所措。）

增加概念和心理仿真度的方法包括编写很好的模拟教案，让学员觉得符合临床，让模拟人的反应符合生理逻辑，给出恰当的常见检查结果（放射学检查结果、实验室检查结果、心电图等），以及其他可用资源[设备、参考资料和人员（即资深医师）]。

心理和概念上的仿真比物理上的仿真对学习更重要[9, 12]，但尚未在文献中得到明确验证。一项关于心理仿真度的研究显示，更真实的心理仿真有明显优势[16]。如狄克曼（Dieckmann）所说，"当学习成为重点，完美重现现实并不那么重要。有必要找出有助于学员学习的情境，而不是那些完全模仿临床的情境[12]。

团队合作

模拟教案设计流程中要考虑两个与团队合作相关的问题，一是在设计中包含跨学科和团队合作目标的重要性；其次，在模拟教案设计过程中植入跨学科的价值。

模拟教学的主要用途之一是培训团队合作和跨专业技能（见本书的第4章和第15章）[17-19]。这些目标有时被忽视，人们更热衷于关注特定的临床知识和技能。虽然教授临床知识和技能是模拟教学的一个重要组成部分，但促进团队培训和发展跨专业团队技能是模拟教学另一重要价值。因此，在设计过程中，包含跨专业技能和团队相关目标的重要性（等同于高阶临床技能）不可低估[5, 20]。

模拟教案的开发可在教案设计阶段通过跨专业的协作策略来优化。通过在设计过程中涉及不同的医疗专业人员，有关跨专业目标的潜在问题可以更容易被预测。此外，因为涉及每个人的专业，模拟教案的真实性也将被优化。这种方法间接地提高了各专业学员的参与度。同样教案的设计不仅医务人员参与，还应让教育工作者、模拟操作员/工程师/技术人员等其他人员参与。虽然没有直接的证据表明这种方法在模拟教育设计阶段是有益的，但是工程学和临床医学方面有类似的尝试[21-22]。

当设计的模拟教案涉及团队合作相关的学习目标，有许多方法可以采用以便最大限度地触发团队合作问题[23]。一种方法是通过多任务/问题来挑战团队（如低血糖，抽搐，低血压，以及呼吸骤停），另外一种方法被称之为波浪效应（wave effect）。这是团队成员按照次序介绍入模拟场景（如护士，接着是住院医师，然后是进修医师等）。这种方法的好处是，每次介绍团队成员时，新成员和现有团队成员之间都有某种沟通。其他方法还包括（但不限于）介绍低年资的团队成员，介绍父母或者介绍即将干扰或出错的、教学演员扮演的团队成员，使用电话，团队人员不足[23]。

干扰的使用

模拟教案设计的一个常用元素是干扰，指的是与所呈现的临床材料间接相关或相关度不大，但其目的是为教案增加复杂性。干扰的总体目标是将医务人员的注意力从当前任务中转移出来。干扰通常以人员问题的形式呈现（例如，焦虑/痛苦的父母或照顾者，好争论的资深医师，电话里出乎意料的化验结果），或设备的问题（例如，气管插管的套囊有问题或气管插管堵塞，抢救车中丢失一件设备或设备无法正常工作等），

或环境问题[例如，大规模伤亡事件（多个患者）、手术室火灾等]。

干扰可以成为一个强大的工具，引出特定的学习目标。当教案中特定的学习目标没有自然出现时，这些技巧能确保学习目标的出现。例如，某一模拟教案的学习目标是管理复苏时的混乱环境，那么加入一个教学演员扮演紧张的家庭成员角色（即剧本演员）将确保至少有一些混乱状况需要管理。另一例子，模拟教案的主要学习目标是管理呼吸骤停，次要学习目标是管理气管插管患者缺氧的系统方法。因此，可以通过放置一个有问题的气管导管来达到这个目的。在这些例子中，干扰的使用能确保学员都会遇到迫使他们处理既定学习目标的情况。

一些设计还利用干扰来增加资深学员参与时的教案难度。例如，当更熟练的学习小组参与到这个教案时，一位教学演员扮演患者的看护人，表现得紧张，很难平静下来。同样，一名资深医师可能强烈地（或更强烈地，基于学员的技能水平）建议一个不恰当的医嘱。然而，干扰的使用应非常小心，必须明确学习目标。干扰也会导致团队脱离轨道，无法达到其他重要的学习目标，因为他们会被干扰问题/目标所困扰，甚至不知所措。认知负荷理论与模拟教案设计中干扰的使用极为相关（参见第1章）[24-26]。这些干扰会增加学员的内在认知负荷，有可能妨碍主要学习目标的达成。我们的经验是，早期许多教育者低估了他们正在开发的模拟教案的难度，因此计划添加一个或多个干扰使模拟教案对学员挑战更大，而最终创造出的模拟教案让学员感觉困难和混乱。这也是模拟教案需要试运行的另一个原因，干扰必须恰当、有益。

儿科特定模拟教案设计问题总结

儿科病模拟教案的设计有几个独特的元素。由于儿科跨越多个年龄段以及体型大小，使用合适大小的模拟人以增加模拟患者年龄的真实性很重要。例如，在幼儿模拟人上进行新生儿复苏，或者在婴儿大小的模拟人上做青少年的情境模拟对学员来说是一项挑战。确保有适合年龄的临床用品也很重要，包括合适的气道管理设备，静脉导管和除颤电击片等。这些辅助用品能增强真实性，减少学员由于在情境中使用了所提供的不当的材料而使其产生的未做充分准备的挫败感。更常见的是，与成人患者相比，儿科模拟教案中重病患儿的本身，导致学员更严重的应激反应。在设计儿科教案时，应预期学员更激烈的情绪反应，设计的教案使学员可以承受。认识到参与儿童模拟的学员有较高的焦虑表现也有助于预测复盘的方法（参见第3章）。

考虑到儿科的性质，患儿照看者在儿科模拟情境

中是一个经常使用的教学演员,不仅仅体现为计划的干扰项。如果使用得当,教学演员可给学员提供必要的病史和体格检查结果,同时与照看者和患儿打交道是典型的干扰项,特别当教案中的患儿还不会说话、不能自己回答问题时。在模拟教案中加入一个教学演员需要有很好的剧本,教学演员必须完全了解模拟教案的学习目标[27],否则无法聚焦主要学习目标,提供不正确或不及时的信息甚至遗漏重要信息,从而阻碍学员在模拟教案中成功。

模拟教案设计流程

介绍

设计高质量的模拟教案涉及许多不同的方面。目标是了解学员的教育需求,并通过模拟环境产生真实的经验,在物理空间、时间、资金和可用资源的范围内最大限度地实现特定的学习目标。为了帮助设计和开发高质量的模拟教案,有六个关键步骤,使教案设计过程更有效率而且教案更有效(表 2.2)[1]。

表 2.2　六步法模拟教案设计流程

步骤	流程
1	目标学员、学习目标和模拟器的形式
2	病例描述和场景环境
3	场景需要:设备、化妆、教学演员和辅助用品
4	脚本:模拟教案框架和分步阶段
5	模拟教案预编程
6	试运行模拟教案

目标学员、学习目标和模拟器形式

设计模拟教案的第一步是确认学员及其教育需求,这是编写与学员水平相关的学习目标的基础。模拟教案常跳过这个关键步骤,尝试不适合学员水平的学习目标。例如,设计适合经验丰富的医疗团队涉及复杂复苏技能的学习目标,但不适合于本科生,而且会使导师和学员产生挫败感。针对学员群体的需求而不是导师的需求是模拟教案设计中的一个关键要素。好的教案设计,花费时间识别学习者的需求是至关重要的。有时,这些信息可以从既定课程中获得,也可以对学员群体进行正式的需求评估。设计适当的模拟学习目标还帮助其他导师更容易检查模拟教案,确定模拟教案是否也符合其他学员群体的教学需求。

由于模拟教案设计是一个动态过程,在编写学习目标时可能存在几个层次。确定主要学习目标非常重要,这是进行模拟的精华所在。主要目标将传达主要的复盘要点以及课后学习信息。虽然次要学习目标也很重要,但并不是需要传递的关键信息。例如,主要学习目标是教医学生婴儿气管插管,次要目标是讨论不同镇静药物在插管时如何实现镇静。次要学习目标可以在复盘时复习和讨论,但原本设计在模拟教案里的主要学习目标应模拟时涉及并在复盘时讨论到。虽然明确的学习目标是必要的,导师还必须足够灵活,教授学员在复盘阶段识别出来的问题。一次成功的情境模拟及复盘将涵盖所有的主要学习目标,且仍有机会讨论学员其他的特殊学习需求。

学习目标编写的一个容易忽略的问题是过度热切、内容包含过度。太多的学习目标导致教学计划里设计的模拟和复盘无法在规定时间内实现。教案的长度和复杂性将有助于确定学习目标的数量。总的来说,一个模拟教案可能有 2 到 4 个导师认为对教学至关重要的主要学习目标,可能再涉及几个次要学习目标。应该记住的是,在许多情况下,并非所有次要学习目标都涵盖;而主要学习目标的清单将有助于确保最重要的教学材料不会被遗漏。

编写学习目标的另一个重要问题是没有通过试运行或根据运行教案后发现的问题来改良学习目标。有时,一个模拟教案运行多次而学员会重复出现问题,这个问题在初始学习目标设计中没有涉及。这种情况下,设计编写的教案可能突出了不同的学习目标,因此应该重新检查最初的学习目标,以确定是否将新问题添加为新学习目标或者替换未被认可的学习目标。

总体而言,学习目标可以细分为知识、技能(操作或技术)以及行为或团队(沟通、任务分配、资源利用、形势认知等)。有些模拟教案更侧重于某个领域,但一般来说,所有三类目标的组合通常形成一个全面的、结构良好的教案。一旦确定学习目标,模拟形式就可选择。在选择模拟形式时有几个因素必须考虑。学习目标对于教案的最适模拟形式有指导意义。一般情况下,高仿真模拟最适合于以复杂临床知识为基础的学习目标以及团队合作技巧的练习。低仿真模拟通常适用于练习操作或技能,以及不复杂的模拟教案,尤其是不涉及团队。仿真等级的需求有助于决定模拟形式。原位高仿真模拟加上辅助诊断(如实验室结果、心电图、影像诊断)对某些寻求经验学习的学员所要求的真实情境是必需的。但对于其他教案的学习目标,这种高仿真模拟和真实性实际上会分散学员注意力,而且高仿真与学习目标无关,反而低仿真可能是最好的选择。

案例描述和场景环境

教案摘要描述患者的初始临床表现,并提供诸如既往病史、过敏和生命体征等详细信息。这是模拟教案开始时学员接收到的教案简介，还包含详细的情境发生地点，可用的资源和学员的角色（例如，一位三级医院急诊科工作的医师或一位乡村医院诊室的护理学生）。此元素是必需的，为教案的其余部分展开设置了舞台。

模拟教案通常是从真实病例中发展而来的，或者是以典型教案的方式全新开发出来。每种方法都有它的优缺点。实际临床的案例基于场景的准确性，包含临床表现的重要细节，增强了真实性。这种真实性能让学员更快地接受教案，同时，感觉刚刚经历过真实的情境，对未来自己工作中可能发生的危机事件能做好更充分的准备。一个真实的教案往往更容易设计，因为案件的辅助检查（实验室结果，心电图，影像学诊断）是现成的，但整体获益是有限的，尤其是罕见病例。此外，在模拟教案中决定选择哪一些真实的辅助检查资料极为重要。有时，真实病例有一些信息在模拟教案中并不那么重要，太多的信息使学员认知负荷过重。虽然这些信息在病史中是正确的，但会困扰学员，分散他们的注意力，尤其模拟教案运行时间短。

典型教案是常见病例的最好选择，几乎不需要临床信息。对于医学生来说，一个简短的发热惊厥模拟教案通常不需要真实病例的所有信息。然而，如果教案中有具体而重要的临床信息，典型教案的不足是可能缺失这些细节，使教案显得不真实。典型教案也适合于罕见病例，因为让学员接触真实临床病例前先接触模拟教案，是模拟教学的初衷。关注细节是这些模拟教案的关键，从而不会误导或出错。通常需要使用其他来源（如网络）的辅助诊断结果，应仔细关注这些辅助检查的具体细节。例如，右侧肺炎患者的胸片应与模拟教案中的体格检查结果相匹配。提供给学员一个插管患者的胸片，而模拟教案中并未涉及，或心电图上的心率明显不同于学员在监护仪上看到的心率，会干扰学员，导致真实性缺乏。

结合真实病例和典型教案的设计通常取得不错的效果。用真实病例修改一些细节以适应教学目标，结合真实性与临床准确性，同时满足学员的特定学习需求。例如，有一个现成的 5 岁儿童的癫痫病例，初始教案简介虚构颅内肿瘤等临床特征（例如呕吐和头痛），形成一个新的不常见的病例。

当使用真实病例时，必须始终保护患者的隐私，必须征得患者或家属的同意才能用于教学。实验室检查、心电图和影像学检查中任何带患者身份的信息都必须清除。在模拟教案中模拟人的名字不应该反映实际患者的名字（或可能引起学员联想的名字）。必须关注真实病例的背景，因为当前医务人员可能亲身经历过了该病例，仍然对此保持情感关注。如果使用典型

教案，可从网络获得大量的临床图片、视频、心电图和影像学诊断，应避免侵犯版权，至少应该确定这些资料的来源。

舞台需求：设备、化妆、教学演员和辅助资料

设备

关于如何通过设备、化妆、教学演员和其他辅助资料等具体细节来提高学员的学习体验是模拟教案设计的下一步。使用常规临床中实际使用的设备能增强模拟教案的真实性，还使学员更准确地练习设备相关的细微技能，并能更自信地将这些技能转化到未来的临床实践中。例如，在模拟培训中学员使用与实际工作同类型的除颤仪，当实际工作需要除颤的情况下，他们会更迅速、自信地执行除颤操作。相反，使用过时的或不太可能被学员在未来工作中使用的设备，则会让学员感到所学的内容与临床实践无关。例如，护理学员按要求使用临床不用的静脉泵，这会困扰他们，认为模拟教案与临床需求脱节。此外，虽然不是预先计划的学习目标，学员通过模拟教案使用临床设备，从而获得了宝贵的经验。例如，虽然模拟教案的学习目的不是讨论除颤电击片的应用和与机器的连接，但学员往往强调这一重要学习经历如果没有合适的设备，这将被遗漏。但应避免使用需要长时间准备的设备，除非此设备的使用是模拟教案中特定的学习目标。

完整的模拟教案清单，包括所有设备和用品，对确保模拟环境的充分准备是必需的。这份清单应该包括使用的或仅用于显示的监护仪类型、静脉输液、静脉管路和泵、学员可能要求的具体药物、典型的药物来源、病例记录、和其他临床常用的辅助设备（例如血糖仪、耳镜、手电筒等）。有些模拟培训中心收集空的药瓶或过期的药物，重新装满水，让学员能像真实情况那样抽药和给药。在做原位模拟时，必须非常小心，确保不能把模拟药物误认为真药混入为真实患者提供的药源。有的培训中心给药物贴上仅作模拟或教学使用的标签，有的中心不允许在为真实患者提供医疗的区域使用过期药物。

化妆

化妆是模拟教案设计时增加仿真度的一个重要考量，为患者病例生理状况提供线索。化妆可以采取许多不同的和复杂的形式。一些简单例子：给女患者戴假长发，用红色染料浸泡过的绷带绑于前额模拟创伤；腿部用纱布包扎模拟骨折；打开指甲卸妆油瓶盖模拟糖尿病酮症酸中毒酮症的气味。化妆箱里的油彩和凝胶等可组合应用制造伤口、皮疹、烧伤等。化妆很费时间，使用照片和视频可以与复杂的化妆技术同样有效。复杂的化妆可明显增强仿真程度，但应平衡每次模拟

所花费的时间、精力和费用（包括人力资源）（图2.1）。

教学演员

　　教学演员是模拟教案设计相当有用的辅助工具。根据可用的资源，教学演员可以模拟工作人员或志愿者也可以是受过训练的演员。教学演员在儿科模拟教案中特别有用，因为幼儿身边总有一名照顾者。教学演员可以透露重要的病人信息，并确认难以模拟出来的病理生理特征。例如，教学演员母亲陪护过敏的孩子，她会说觉得孩子肿胀的嘴唇逐渐恶化（或改善），或者荨麻疹似乎正在蔓延。添加教学演员这个重要元素大大增加了教案仿真度。同时，也是教案中干扰的重要来源。如果教学演员的参与增加仿真度，或者学习目标是处理患儿同时管理情绪焦虑的父母，那么这种干扰是有用的。教学演员必须有专门的脚本，不能游离于教案之外，而且过度表演或不适当的戏剧化会有损模拟和学习目标。只有当教学演员增强教案的仿真度并支持学习目标的情况下，才考虑使用。此外，一个教学演员应该只有一个角色，如果他在教案开始时是院前急救人员，后来又变为父亲会使学员产生困扰。

其他辅助资料

　　根据学员的水平和期望的学习目标，可以将其他辅助资料添加到模拟教案设计过程中。实验室检查结果、影像学诊断、心电图、视频剪辑、照片、病历、护理流程单都可以预先收集作为教学材料。照片和视频是特别有说服力的辅助资料，能让学员沉浸其中，尤其是皮疹或癫痫等情形。学员越资深，或模拟教案越复杂，对真实性和完整的辅助资料要求就越高。但是要预估学员在模拟教案中可能想要的每一个辅助资料并不容易。选择最能支持学习目标的辅助资料，而非包罗万象。试运行模拟教案后重新评估教案设计将有助于确定需要添加或删除哪些辅助资料。如前所述，所有真实患者的辅助资料必须删除患者的身份信息，从网络途径获得的任何图像或视频应获许可，避免侵犯版权。

脚本：模拟教案的框架和阶段

　　模拟教案设计的下一步是决定模拟教案的流程应该如何进行。模拟教案通常分为各个阶段或构架。每个阶段或构架通常包括一个关键事件或病人病情的变化（表2.3）。基于教案简介，第一阶段是患者初始生命体征，和学员必须解决可识别的问题。例如，面对缺氧和精神状态改变的患儿要求学员能掌握相关的病史和体格检查、治疗缺氧、并处理造成意识水平改变的可能原因。这一阶段的长度根据学员的水平而变化，但这些问题需要在进行到下一阶段之前解决。一旦学员已经处理并解决问题，就可以进入下一个阶段。例如，一旦学员解决上述患儿的缺氧问题，精神状态改变，下一个关键事件将让患儿强直阵挛性发作。新的关键事件

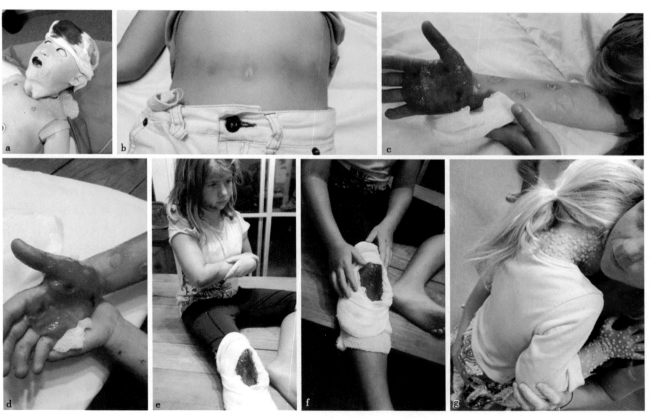

图2.1　化妆的照片（a～g）（照片获得James Huffman许可使用）

表 2.3 一例 4 岁儿童上呼吸道异物阻塞的模拟教案示例

情境转换 / 病人参数	有效的管理	无效管理的结果	备注
1．初步评估：患儿坐直位，明显痛苦状。静息时可闻及间歇喘鸣音，尤其当医务人员靠近时 T: 37.2 HR: 142 RR: 32 SAO$_2$: 98%, RA BP: 90/62 Resp: 无呼吸困难 呼吸音清 喘鸣音 CNS: 断断续续地哭 CVS: CRT 3 秒 其余检查：正常	学员应认识到呼吸道通畅性受损的征象 初始监测：脉搏血氧饱和度 生命体征监测完成，但开放静脉补液时患儿烦躁，脉搏血氧饱和度下降，流口水 保持患儿舒适体位，不强迫给予氧气面罩 耳鼻喉科医师会诊，准备手术室内硬支气管镜检 通知麻醉科医师		耳鼻喉科和麻醉科医师将在 20 分钟后赶来
2．患儿喘鸣恶化，流涎，发绀	学员应考虑开放气道并做好准备 平稳患儿的最佳选择：等待耳鼻喉医师会诊，但准备好 2 套方案。（使用氯胺酮经口气管插管和外科气道、环甲膜切开） 学员可要求拍胸片和颈部软组织侧位片 实验室检查和心电图无法获取	试图让病人躺下会立即引起发绀和心动过缓	讨论镇静药物的使用 讨论外科环甲膜切开

　　T: temperature, 体温；HR: heart rate, 心率；RR: respiratory rate, 呼吸频率；SAO$_2$: oxygen saturations, 氧饱和度；RA: room air, 室内空气；Resp: respiration, 呼吸；CNS: central nervous system, 中枢神经系统；CVS: cardiovascular system, 心血管系统；CRT: capillary refill time, 毛细血管再充盈时间。

将促使学员继续处理。然而，在规定时间内，有些学员可能连第一阶段都无法通过。无论如何，学习要点将会在模拟结束后复盘环节中重点强调。这些阶段将继续进行，伴随每一个关键事件或病人病情变化，呈现确定的学习目标。为每个阶段定义学习目标通常会使模拟教案运行更顺畅。在某些教案中，不管学员采取什么行动，关键事件都会发生，但应留给学员足够时间在本阶段对参数变化产生反应。

　　在上文提到的框架中，还可以为导师添加一列教学提示。例如，在病人意识水平改变的情况下提醒床旁检测血糖（低血糖是否是该模拟教案的核心因素）。这一列应该包括任何类似检查的结果，以便导师将这些临床信息反馈给到学员。

电脑预编程

　　根据不同模拟人的平台，预编程的程度不同。有的导师无论学员的行为如何，预先设计模拟教案运行，通常是针对相对简单的模拟教案（如，简短的高级生命支持课程教案）或需要标准化的教案（如，科研教案、考试教案）。例如，运行标准的无脉室性心动过速教案，不管学员的表现如何，可预先编程成 5 分钟恶化成心脏停搏。这些教案有利于导师专注于学员的行为，不会被电脑操作分心。这种方法的缺点是导师对于学员的医疗行为的反应缺乏灵活性。

　　进一阶的预编程，导师可预先规划每个特殊阶段。第一阶段，电脑显示模拟教案初始的生命体征及其他生理参数，作为起始状态，但教案不会进行到下一阶段直到导师的进一步操作。一旦导师认为是模拟教案的恰当时机，即可推进到下一阶段的预先设定的生命体征及其他生理参数。这样导师能够控制教案运行的进程，并根据学员的行为作相应改变。当导师事先完全没有预料到学员会采取的行为时，这种方式缺乏充分的灵活性。

　　再进一阶的编程是从初始的生命体征和生理参数开始，但没有进一步的程序。导师可以根据学员的行动而改变电脑参数，体现最大的灵活性。通常这是最可行的方法，尤其是在复杂的教案中，因为在每一次模拟中学员行为都会不一样。这种方法的缺点是同时操作电脑并观察和分析学员的反应为复盘做准备。

　　虽然这是反应最敏捷的、动态的方法，但成功运行通常需要一个有经验的导师、两个辅助导师或者一个导师和一位计算机编程人员 / 模拟技术人员。预编程和即时更改两种方法的结合对学员行为的反应最灵活（无论是教案设计者预期的或未预期的），同时减少需要由导师同时执行的任务量。

表 2.4　模拟教案设计阶段的关于模拟和潜在解决方案的常见问题

常见的问题	解决方案
学习目标几乎无法达成	限制学习目标的数量，设计模拟教案只解决既定的学习目标
	在确定合理数量的学习目标时要考虑的因素包括 时间资源 真实性 过去接受的培训（学员的水平）
教学演员有损于学习或在模拟情境中引起学员困扰	精心设计简单的教学演员角色，以确保能达成预期的学习目标
	提前与教学员讨论教案及他们的角色
模拟教案设计不能满足学员的医疗行为（即学员要求教案未计划提供的、合理的资源）	跨专业的设计团队将有助于预测更多学员可能的行为
	确保课程实施前模拟教案至少有一次试运行（在高利害关系评价/研究的模拟时可能需要更多）
学员抱怨模拟不真实	在设计模拟教案时要仔细考虑有关真实性的所有方面
	在模拟前介绍中讨论已知的有关真实性的问题
模拟教案没有按计划进行（在运行时发现）	导师调整患者的病情或指导教学演员提供线索来引导模拟进程达成预期学习目标
模拟教案的辅助资料/音频视频资料未及时提供	跨专业设计团队和试运行有助于提前创建所需资源的清单

试运行模拟教案

　　模拟教案设计的最后阶段是试运行。通常情况下，教案最初设计时未考虑的方面在试运行中变得非常明显。当学员同意参与一个模拟教案并期望教案顺利运行时，学员通常会投入大量的时间和精力。如果模拟教案缺少重要的关键要素时，学员会感到困惑并感觉被欺骗。确保所有必要的设备、实验室结果、影像诊断和其他辅助设备都适合模拟教案。如果模拟教案包含教学演员，确保这些角色预先练习，且脚本进行过相应的调整。回顾模拟教案以确保其呈现的方式能满足学员的教学目标。这一步骤很容易被忽略，特别是对于经验丰富的模拟教案设计者。强烈建议在真正教学之前先试运行。表 2.4 列出了几个常见问题以及可能的解决办法。

结论

　　教案设计虽然复杂，但也是模拟教学开展的前提条件。对于每个步骤都应花时间思考以确保教案适合于学员，并达成学习目标。此外为确保将高质量的模拟教案呈现给学员，建议模拟教案都应遵循本章第二节中概述的教案编写六步法。

（译者　刘小娥）

参考文献

第 3 章

复盘与反馈的要点

3

本章要点

1. 复盘是模拟体验至关重要的一个环节,对于促进学习必不可少。

2. 并没有太多证据表明某一个指导复盘所采用的框架与方法一定比其他的更优。尽管有指南表明某些复盘的方法更有用、有效,但教育者们应该根据学习的内容与目的,采用自己最擅长、他们认为对学员最有益的方式与方法。

3. 营造一个支持性的学习环境对于有效的复盘十分必要。协同引导复盘、照本讨论与视频辅助讨论都可以增强复盘体验。

引言

> "模拟只是进行复盘的一个借口。"
>
> ——佚名

复盘是模拟教学一个必须的部分。本章中,我们为儿科模拟教育者们介绍关于复盘的概况,提供指导复盘的几个框架,强调营造心理安全是深刻反思的先决条件,探索复盘中基于儿科专业需要特别注意的问题,考虑师资培训模拟中正式与非正式的方法,及评估复盘质量的方法。

复盘的起源与重要性

复盘从诞生伊始就是医疗模拟中十分重要的一环。近几十年,模拟与复盘在医疗教育领域得到巨大的发展,从开创性地引入基于模拟人的模拟到当前的应用,从技能学习到团队协作与行为学习[1]。模拟教学在航空及军事中的应用被完整复制到了医疗教育领域,而复盘也同样起源于军事领域的行动后回顾(after-action review,ARRs)与航空领域的飞行后回顾(post-flight reviews),进一步从商业交流与心理学等其他领域中得到重要的补充[2]。医疗中进行复盘有助于临床与行为学习[3-4]。航空领域的机组资源管理课程围绕交流、领导力的因素进行复盘,特别针对导致事故的人的因素[2]。这是医疗领域里关于危机资源管理培训复盘的雏形,主要针对导致医疗错误的人的因素[5]。自从1999 年美国医学会刊发了《是人就会犯错》(*To Err is Human*)令大家认识到人的因素在医疗错误中的作用,人的因素的重要性得到了极大的重视[6]。

所谓的"复盘"(debriefing)与"反馈"(feedback)有时可以互换使用。尽管两者含义有部分重叠,但也有显著区别。反馈常被理解为"针对学员行为的单向交流"[7],其包含"学员被观察到的表现与标准之间对比的特殊信息,给予反馈是为了改进学员的表现"[8]。而复盘是"双向的、反思的讨论"[7]。复盘的定义可以阐述为"经验学习环(experiential learning circle)中,在协助与引导下进行的反思。这种反思有助于学员对其所学形成深刻理解,并能将这些理解整合到今后的行动中"[9]。表 3.1 给出了复盘与反馈间的比较。医学模拟教学中复盘与反馈都可以根据想达到的教学目的而合理选择使用,并无高下之分。复盘在模拟教学中有广泛的应用,主要适合多学科多专业培训有一定临床经验的学员,以及更复杂的教学目的。更多直接反馈与引导下的反思可能对直接的操作性的任务或初级学员有益的,但如何选择取决于教学目的、教学时间及导师的偏好。

表 3.1 **复盘与反馈比较**

项目	复盘	反馈
目的	回顾事件并解释、分析与合成信息	解释或阐明学习要点
内容交流的方向性	学员为中心的对话形式模拟导师与学员间的双向交流	导师为中心的教授单向交流,导师向学员灌输信息

医学模拟中复盘的重要地位得到了广泛认同。模拟教学中广为流传的一句话就是"模拟只是进行复

盘的一个借口"，这句话体现了针对"学习经验"进行讨论与反思的复盘的核心地位，这是成人学习理论与经验学习理论的核心原理[10]。Kolb 的"经验学习环"包含四个步骤：具体经验（concrete experience）、反思观察（reflective observation）、抽象概念化（abstract conceptualization）、主动实践（active experimentation）[11]（图 3.1）。模拟的病人照护可以提供主动实践的机会，而复盘为反思提供了协助与引导的机会。最终，Kolb 构建了这样一个学习螺旋环，每一次经验与反思的重复都加深了学习。

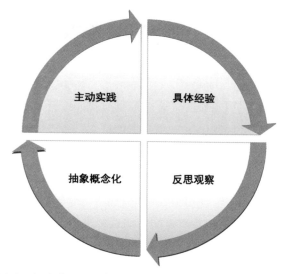

图 3.1　经验学习环（改编自 Kolb 和 Kolb 所著 *The Learning Way*, *Simulation Gaming*, 2009[11]）

复盘的价值也得到经验证据的支持。最佳证据医学教育协作组织（Best Evidence Medical Education, BEME）回顾了能实现有效学习的高仿真医学模拟的特点，认为反馈是最重要的因素[12]。特别指出的是，反馈借助不同的影响因素，包括反馈的时机与类型，使得学员能进行自我评估、进步并维持技能。虽然目前的研究还不能明确针对各种类型的模拟教学的最佳复盘的策略与方法[7]，但如果在模拟中采用复盘能被熟知和认可，那么现实生活中每天的临床实践里使用复盘的可能性就会增大。

医学模拟中复盘的框架与方法

尽管复盘常被描述成一个不确定、动态的过程，还是有一些复盘的框架有助于组织这个过程，特别适用于那些经验有限的导师。这些相互重叠，但也存在区别的策略依赖一个支持性的学习环境以实现众多的教学目标，包括专业性目标与非专业性目标。理解复盘与反馈的各种框架与方法才能让模拟教育者们依据学员的受训水平、模拟中分配给复盘的时间、特定课程的特定教学目标选择恰当的复盘策略，不同策略的优点取决于不同的适用条件[13]。

莱德曼（Lederman）描述了复盘过程通常有 7 个构成要素[14]。包括：①复盘引导者；②学员；③模拟体验；④模拟体验产生的影响；⑤重新回顾整理体验；⑥汇报模拟体验的深层次原因；⑦推进复盘的时间。过去的三十年里，出现了几种实施复盘的框架和协助复盘的方法。很多这些复盘的框架遵循莱德曼提出的基本要素，能为复盘对话提供特殊的构架以促进学习。但是，一些由莱德曼方法学延伸的模式如学员自我引导讨论、模拟中讨论为复盘提供了新方法。

无论复盘的结构，其基本目的是一致的，即：让接受了模拟体验的学员进行反思与讨论，分析他们的体验及其意义[14]。如果进行了有效协助，通过帮助学员发现、探索并弥合其表现中的"不足"，复盘的过程就是一种形成性评估的手段。其目的是让学员改进不足，而在今后的模拟与实际临床环境下维持良好表现[9]。

复盘的框架

建立一个展开复盘对话的内容框架对学员与导师均有好处。当讨论对话按照既定的分期推进时，有助于提高时间使用效率，维持讨论的方向并集中在重要的话题上。这些框架依据参与复盘的引导者（导师引导或学员引导）与复盘处在模拟环节的时段（模拟后或模拟中）来分类。

导师引导的模拟后复盘

模拟教育中最为常见的复盘模式是一个或一小群受过培训的协助者或导师，协助模拟的参与者们对话，讨论在模拟情境中发生的事件（图 3.2）。复盘中常常可以采用一种"三期"模式的框架，这种模式中复盘对话按照顺序分期推进，每一期有各自重要的目的。另外一些框架包含不止三个"分期"。不论分期的数目、每一分期的目的，所有这些框架的目的是为了回答三个基本问题：发生了什么，模拟体验对参与者的作用，这种作用有何意义[15]。

三期模式

模拟教育复盘中最为大家所熟知的三期模式框架包含反应（reaction），分析（analysis）与总结（summary）三期[9, 16]。这种模式中的第一期（反应）需要导师与学员探寻针对模拟体验的最初反应，包括情绪的反应。学员们能在进行复盘的余下的部分前先"释放情

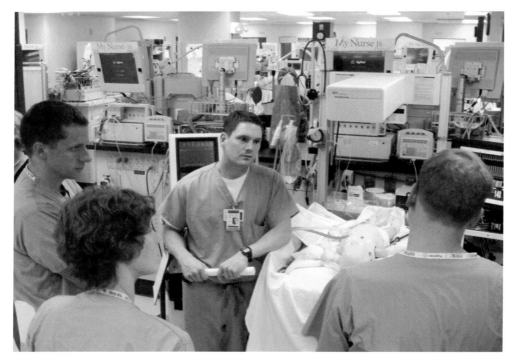

图 3.2   重症监护室原位模拟后导师辅助现场复盘（照片由 Taylaor Sawyer 提供）

绪"。在第一期，讨论对话的常用开场白是"你感觉怎样？"另外，对案例的相关事实加以澄清。复盘的第二期（分析），集中在模拟中发生了什么以及为什么学员会那样做。这一期可以进一步被分为四个步骤，包括：①明确表现的差距（performance gap）；②针对差距给予反馈；③探讨导致差距的根本原因；④通过进一步讨论与教学弥合差距[9]。应当注意的是，表现的差距也可以是需要学员强化的或是在模拟情境中学员们并没有意识到的正确的决定或行为。第三期（总结）用于提炼学到的经验教训并整理从分析期中获得的相关深刻理解。

另一种"三期"方法即所谓的 GAS 法，包括收集（gather）、分析（analyze）与总结（summarize）[17]。在这种方法中，第一期（收集）由团队领导描述模拟事件，并由团队其他成员补充。第二期（分析）专注于以学员为中心，针对模拟中的行动进行反思与分析。这一期中，用直截了当的提问激发反思并揭示学员的思考过程。最后一期（总结）确保所有重要的学习目标与教学要点都已覆盖，并回顾学到的经验教训。GAS 讨论框架被描述为一种"结构化的"与"有支持的"模拟后复盘格式[17]。这个"结构"通过复盘特定分期所对应目的、行为与预计时间得以体现。而"支持"体现在贯穿于复盘中的人际间的支持，诊疗规范、流程以及最佳证据的应用。美国心脏协会（American Heart Association，AHA）应用 GAS 格式进行模拟后复盘，并将其整合在儿童高级生命支持（pediatric advanced life support，PALS）课程中[18-20]。

多期模式

有一种模拟后复盘的多期模式是基于美国军方的行动后回顾（after-action review，ARR）[21]。在这种模式中，讨论对话按照七个分期进行，包括：明确（define）复盘的规则，解释（explaining）学习目标，制定行动准则（benchmarking），回顾（reviewing）在模拟中期望的行动，确定（identifying）发生了什么，审视（examine）为什么会像那样发生，以及归纳（formalize）所学。7 个首字母构成的 DEBRIEF 可用于记忆 7 个步骤。值得注意的是这个多期模式中的 7 个步骤与前述的三期模式之间有重叠，比如，让小组讨论发生了什么，为什么发生，下一次怎样改进。但是，AAR 模式的独特之处在于明晰的学习要点，依赖明确的行动准则，以及明确地表明导师 / 讨论协助者期望在模拟中发生什么[21]。在复盘对话中引入这些分期可以确保讨论中形成共享心智模式。它可以使参与者能清晰地理解培训力图达到的学习目标，并提供一个机会将其行为与已知标准进行客观对比。AAR 模式在展开探明发生了什么与为什么发生之前，就明确了模拟情境中所期望的行动，这对参与者来讲避免了模拟教学目的模糊不清。

有另一种多期复盘的模式，即 TeamGAINS[22]。在这种模式中，讨论协助者通过下列 6 个顺序步骤引导复盘对话：

1. 学员的反应，开始的提问是"你感觉怎样？"
2. 针对情境的临床医学部分进行复盘。
3. 将模拟中的所学转移到现实的工作中。

4. 讨论行为技能（译者注：behavioral skills，非技术性技能）与临床结果的关系。

5. 总结学习体验。

6. 如有必要，在督导下练习临床技能。

TeamGAINS 的框架整合了几种方法针对模拟小组进行复盘，包括引导团队进行自我更正（guided team self-correction）、主张-探询（advocacy-inquiry）、及系统构建（systemic-constructivist, GAINS），这部分将在本章的后面讨论。在复盘中采用 TeamGAINS 的模式在复盘的应用、心理安全、团队领导的参与度等方面都得到了好评[22]。新手老师要掌握 TeamGAINS 模式中包含的很多方法是一种挑战，但是像迂回提问（circular question）这些源自于系统构建的方法对复盘的老手来讲则增加了另一种复盘的工具[23]。

医疗模拟中复盘的经验证据基础很有限[24]。因此，目前教育家们并没有指南建议某一讨论框架就优于其他方法，或更差。表 3.2 给出了不同的模拟后协助者引导的复盘模式的总结。对于接受过很好培训、从事模拟的导师来讲，上述框架只要使用得当，都是有效的。总的来讲，我们所提供的这些框架都有一个共用的结构框架，有助于导师们引导复盘对话、充分利用分配的时间并着眼于重点教学目标。

导师引导模拟中复盘

为了达到用于主动和刻意练习重要技能的时间最大化[25]，最近的报道描述了在模拟情境过程中进行复盘的方法，即所谓模拟中复盘。模拟中复盘是指在模拟情境中进行复盘与给予反馈，而不是等到模拟病例或情境结束以后。这种类型的复盘是通过一系列简短、高度针对性的复盘与反馈而实现，可以在任何需要的时候给予反馈与更正。一个例子就是将中断动作进行复盘与反复练习技能的难点相结合，即快循环刻意练习（rapid-cycle deliberate practice, RCDP）[20]。RCDP 主要是实时纠正错误。使用 RCDP，任何时候学员发生错误时，导师中断学员的动作，采用"暂停，回放 10 秒，再试"的方法，导师给予纠正性的反馈之后，让学员重做情境中的那部分。复盘/反馈的主要目的是帮助学员能把实际工作做到最好。RCDP 的基本原则包括：①学员在模拟中用于刻意练习的时间最大化；②让导师能采用高效的方法教授特殊的循证医疗方法；③营造心理安全的模拟环境[20]。在模拟儿童心博骤停的情境中，与采用传统模拟后复盘方法的历史对照相对比，RCDP 提高了儿科住院医师的表现[20]。

学员引导复盘

一种与上述导师引导复盘截然不同的方法是没有导师领导或引导复盘，即学员引导复盘。这种模式中，个别学员或团队内自我复盘。这种学员引导的复盘指个别学员自我进行复盘[26]，或是团队内自行复盘[27]。

表 3.2　导师引导的模拟后复盘不同框架间的比较

框架	分期	分期的目的
开诚布公（Good judgement）[9, 16]	反应	探寻感受，并分享情绪体验（释放情绪）
	分析	明确表现的差距，针对表现的差距给予反馈，探讨导致差距的根本原因，融入到针对性的讨论与教学中
	总结	提炼学到的经验教训，并整理从分析期中获得的相关深刻理解
GAS.[17]	收集	团队领导描述事件，团队成员补充
	分析	直截了当地提问激发反思并揭示学员的思考过程
	总结	确保所有重要的学习目标与教学要点都已覆盖，并回顾学到的经验教训
行动后回顾（AAR）[21]	明确	明确复盘的规则
	解释	解释学习目标
	行动准则	解释已评估的行动准则，如有需要
	回顾	回顾模拟中期望的行动
	确定	确定模拟中发生了什么
	审视	审视为什么会像那样发生，并对表现的差距给予反馈
	归纳	重点归纳什么地方做得好，哪些地方下次可以改进
TeamGAIN[22]	反应	学员的反应，以"你感觉怎样"开始提问
	讨论医学部分	针对情境中的临床医学部分进行复盘
	转移	将模拟中的所学转移到现实的工作中
	讨论行为技能	讨论行为技能与临床结果的关系
	总结	总结学习体验
	重复练习	如有必要，在督导下练习临床技能

关于学员引导复盘的报告中描述了采用团队评估工具作为反思与形成性自我评估的框架。在学员引导复盘中学员们使用这些团队评估工具引导他们自己进行反思与讨论。

有证据表明学员引导复盘与导师引导的讨论一样有效。有一项研究对麻醉住院医师管理术中心跳骤停采用学员引导与导师引导复盘进行对比[26]。住院医师们被随机分入了使用行为评估工具（麻醉非技术性技能评估工具）的自我讨论组与传统的导师引导讨论组。与训练前考试比，训练后考试中两组成绩都有提高。两组成绩提高的程度无显著差异。一项随访研究对比了采用渥太华总体评估量表（Ottawa Global Rating Scale）作为工具的学员引导讨论与导师引导讨论对团队表现的有效性，也发现同样的结果，两组成绩均有提高，两组间没有显著区别[27]。这些结果提示有效地学习非技术性技能在没有导师帮助下也能实现，这提高了资源利用度，以及团队模拟的课程可行性[27]。

实际上，重点强调的是复盘的模式并没有复盘本身重要。与不做复盘相比，任何一种复盘模式对于操作的改进都是更有益的。

复盘的方法

在上面阐述的框架中可以实施好几种方法用以辅助与优化复盘。我们定义复盘的方法（approach）指复盘中使用的特定的方法与对话技巧，其目的是为了优化信息给予和把复盘的影响最大化。这些方法与前面提到的复盘框架不同，框架指复盘展开和/或给出对话流程提纲的先后内容的组织结构。下面回顾几种已经发表的辅助讨论与学员融入的复盘方法。

也许最为大家熟知的复盘的方法是"开诚布公地复盘"（debriefing with good judgement）[16]。这种方法的包括：①反思练习的概念模式，即设法将在模拟环节中驱使学员行动的心理思维框架展示出来；②鼓励模拟导师分享他们的观点，与此同时也让学员分享他们的独到见解（所谓"开诚布公"的方法）；③使用源自商业与组织行为学文献中所谓的主张 - 探询（我认为 - 你怎么想）对话技巧。当使用主张 - 探询的技巧时，导师针对模拟中某一事件表明他们的观点和个人的看法，然后探询学员关于该事件的心理思维框架[16]。采用"开诚布公"的方法使得导师可以在真诚地反馈的同时，还能得到学员的信任[16]。"开诚布公地复盘"需要规范的培训才能有效运用该方法。该方法在世界各地的课程和培训班中培训，并被儿科模拟导师们广泛使用。

一种被称为在模拟中推广卓越和反思性学习

（promoting excellence and reflective learning in simulation，PEARLS）的复盘混合法在分析期整合了三种特殊方法，并对其针对性的使用提供了指导[28]。这三种方法是学员自评、针对性地辅助与直接反馈或针对性地教学。学员自评时，导师在讨论中引导学员对自己的表现进行评价。通常采用加强/改进（plus/delta）的方法：导师使用开放性的提问如"什么做得很好"（加强，plus）与"哪些可以改进"（改进，delta）。采用"加强/改进"方法的好处包括易用、能快速发现很多要点。缺点则包括：对观察到的不足行为可能忽略掉了其内在原因，不能对所有发现的问题都进行讨论，可能导致讨论跑题。对于"针对性地辅助"（focused facilitation），导师可以采用各种策略围绕学习要点针对性地辅助讨论。这就包括"开诚布公地复盘"[16]，迂回提问[22-23]，自我引导团队更正[29]，或备选方案与各自的优缺点[30]。这种方法的优点是可以完全明确学员行为的内在原因；而缺点是掌握起来更困难、需要更多讨论时间才能成功。最后，直接反馈只是导师给予学员针对性的信息以纠正其不足的行为，而不涉及讨论学员不足行为的内在原因。直接反馈是一种大家所熟知而且高效的改进行为不足的方法[31]。这种方法的缺点是它仅由导师主导，而缺乏小组讨论；其他潜在的风险是导师自认为他们知道学员不足表现的内在原因。另外，导师必须针对为什么要纠正技能/行为提供缘由，才能达到教学目标。

当采用 PEARLS 方法，要特别注意有多少时间可用于讨论、学员的行为是否有明晰的内在原因以采用特殊的方法有助于探明。当时间有限和学员的行为有明晰的原因时，采用直接反馈与教学来纠正学员的不足。在时间有限且行为的原因不明时，学员自评可以用来发现学员的不足，并由导师或学员们弥补其不足。如果时间充裕而行为的原因不清楚时，则采用针对性地辅助来发现和分析学员个体的不足，并通过反思练习的方法纠正其不足。

TeamGAINS 的讨论框架里特地整合了数种模拟后复盘的辅助方法，并对其使用提供了特别的指导。这些方法包括"主张 - 探询"的谈话技巧、"引导下的团队自我更正"与"系统构建"复盘。"引导下的团队自我更正"为模拟中的学员纠正其自我行为提供了一个的构架和技巧[29]。采用这种方法，复盘对话中将先前特定的团队合作模式与现有模拟团队的合作表现加以对比，包括正面与负面的表现。导师引导学员针对团队合作模式中的特定部分进行反思（例如：给我一个对于"轻重缓急"明晰准确描述的例子），然后在等待团队成员分享他们自己的观点与所观察到的之前提供他们的信息[22]。系统建构主义复盘是基于系统治疗（心理治疗中家庭治疗的一类）的复盘原理的一种心理治疗形式[23]。在这种复盘原理中，医学复盘中采用的一种特殊方法即"迂回提问"（circular questioning）[22]。与直接提问不同，导师会在其他两人在场地情况下请第三个人来描述前两者间的关系。例如，培训导师询问护士：高年资医师走进房间时做了什么，以及当时住院医师的反应。这种方法中，学员们被轮流问及作为旁人对团队其他成员间互动有何评价。

比较此处回顾的各种复盘方法时一个重要的观点是：某一特定复盘方法的成功高度取决于导师的经验与专业度，以及特定模拟情境与教学目标中学员们的经验与专业度。对于初级学员，对模拟情境中病例的经验有限时，可能需要更多导师为中心的复盘方法，包括直接反馈与教学。对于经验更为丰富的学员群体需要的直接反馈较少，采用以学员为中心的技巧如学员自评与团队自我更正可以让复盘对话良好地推进。系统建构主义的方法例如"迂回提问"与"开诚布公"的方法对于各类学员都很管用，取决于模拟故事的背景与内容，以及每一个学员的自我理解深刻程度。

儿科模拟中应用这些框架与方法

尽管本章节中所描述的复盘的框架与方法并非针对儿科模拟教学特别开发的，但其中很多框架与方法已经在儿科模拟教学中得到应用。例如：①儿科住院医师的儿童高级生命支持培训中采用模拟过程中复盘的方法[20]；②新生儿复苏模拟培训中采用三期模式进行复盘[32]；③在儿童高级生命支持课程中采用 GAS 模式进行模拟后复盘[18-19]。

医疗模拟中优化复盘的策略

前面的部分给出了辅助引导复盘练习的概念框架与特殊方法。一个重要的挑战是如何营造良好的复盘环境。有好几个因素可能优化医疗模拟中复盘的有效性：①对于真诚的反思与反馈强调一个安全的学习环境（如心理安全）；②理解儿科模拟的独特性；③其他复盘策略诸如共同协助讨论、照本讨论（scripted debriefing）与视频辅助讨论间相互作用的知识与经验；④正规与非正规的师资培养策略的重要性，包括对导师的评估。

为复盘营造一个支持性的学习环境

一个具有挑战性，但也具有支持性的学习环境是模拟教学的一个前提条件[9,33]，这不仅仅能让学员完全融入到模拟体验中，还能在讨论中促进对学员的表现进行真诚地、批评性地反思。心理安全是一种自信的感觉，学员没有感觉到被拒绝、尴尬或因为说出个人与团队的表现而被惩罚。老师与学员间的相互尊重与信任是鼓励学员冒险[34-35]，并接受挑战的先决条件[36]。营造心理安全、信任、尊重的感觉是学员接受针对其表现的批评性反馈并公开讨论错误的基础，为此导师可以采取几个重要步骤[35]。

- 介绍：导师与学员应该相互介绍，分享彼此对此次教学活动的期望，营造和谐的氛围[37]。导师应该知晓并使用学员的名字，对学员的学习表现出真实的兴趣，尽量淡化导师与学员间因为文化与语言习惯所致的等级差别[38]。
- 期望：导师应该提供一个课程概述，以确保能明晰地表达期望，包括一起合作时的总体规则，可能的情况下还包括目标与学习的目的。针对模拟过程中学员的表现要注意保密。提醒学员课程的目的不是需要他们从一开始就要完美，而是接受挑战，从错误中学习并得到提高[39]。
- 复盘与反馈：导师应该清楚何时、怎样给予学员反馈[40]，以及复盘如何展开。强调针对性的、真诚的、而没有威胁的反馈有助于每一位改进他们的表现[41]。如果将模拟暂停讨论相应的要点，或发现错误，需要告知学员模拟病例中他们可能会被随时打断，以便他们能接受反馈。
- 熟悉环境/设备/资源：导师需要花时间让学员熟悉模拟的学习环境，包括可以提供的资源，熟悉模拟人或情境中的模拟演员，如患者的家长、医师或其他医务人员如护士。

回顾模拟人特殊的查体发现，以及如何获取其他相关的临床信息（诸如总体的外观，毛细血管充盈时间，肌张力等等）有助于整个团队应对这个病例[38]。

与复盘相关的儿科模拟的独特之处

当计划、实施与复盘模拟儿科疾病时，特别是婴幼儿，儿科模拟教师必须考虑儿科特有的因素与挑战。与模拟青少年与成人不同，模拟的婴幼儿不会说话。很像临床工作中那样，这就增加了儿科医疗的复杂性，并且病例中模拟的家长或医务人员可以同时带来若干状况。例如模拟的家长可以提供相关病史或转述重要的体征，这对于疾病的诊治很重要。此处值得指出的是导师对这些模拟情境中的细节关注的程度，会严重影响后面的复盘，还有助于防止学员对情境的真实性产生困惑。当然，病例的主要学习目标应该与模拟家长或医务人员的互动相关。通过规划与辅导，模拟家长也可以参与到随后的复盘中，甚至从不同的角度对学员的表现提出评判性的反馈[42]。

让模拟家长参与复盘应的注意要点：

- 模拟家长在复盘开场时可以利用学员的初始反应来引出他们的评论。
- 总的来讲，可以教模拟家长特别解决下面的问题，如学员如何介绍自己，如何很好地倾听，如何采用或关注非言语交流，以及如何很好地运用患儿家长可以理解的语言[43]。其他特别的领域可以依据病例的学习目标进行精心设计，比如，在危机事件中如何应对家属的出现或怎样应对添乱的家属。另外，模拟家长可以对团队与患儿交流的好坏给予评价。
- 复盘中，应该鼓励模拟家长以第一人称的角度发言（如：你使用了很多医学术语，让我很困惑）[43]。对于这个部分，应该记住实际的模拟已经结束，给予学员的评论与反馈不要有情感上的掩饰（译者注：模拟家长还要带着剧情中的情感给予评论与反馈），这样可以增强模拟的真实感。采用这种方法，应该特别注意让模拟家长参与复盘的实际价值，特别是对经验不足的学员。

其他复盘策略的相互作用

复盘的特殊策略，诸如多个导师协同复盘，使用视频复盘，以及照本复盘（译者注：scripted debriefing，照本复盘。指针对讨论的各种提问已经事先准备好，导师只是按照准备好的问题列表照本宣科式的引导讨论、复盘）等对于增强复盘体验十分重要。

协同复盘中有不止一位导师参与协助复盘。可以有多种组合，包括一位经验丰富的导师带着一位经验不丰富的导师，也可以是各个导师来自不同的专业与学科。如果导师们主动地采用策略密切配合，并针对两个或更多导师同时给予反馈的独特特点适当地调整，不同导师的不同视角可能是有益的。另外，当其中一个导师按照某一特定思路提问时，另一个导师可以监测学员的反应，并在出现困难时给予前面的导师以支持。但是，当导师们就讨论的指导思想、针对复盘中事件的讨论框架的偏好或应对策略没有达成共识时，可能会出现两者意见不一致，这可能对复盘与学习产生负面影响。

尽管支持使用视频辅助复盘的证据并不明确[39, 44]，这种方法还是在广泛应用。为了能恰当与有效地使用视频，我们建议使用的短视频具有明确目的，这样才能突显使用视频回放事件比没有视频的简单讨论事件更重要。回顾视频会很耗时，包括在合适的视频片段给予提示，以及保证充足的时间用于视频回放与讨论。另外，回顾视频时不要惩罚式地展示某一学员不会做某个技能或不恰当的处理。但是，使用视频可能是在情境中展示团队协作的一种强大工具[45]。

照本讨论在复盘中可能占有重要地位，特别是对力图学习复盘的特殊语言与流程的初级导师。有证据表明使用复盘问题列表（注：预先准备好）可以使知识与团队表现方面取得更好的学习效果[46]。2010 年，复盘工具已经包含在儿童高级生命支持与美国心脏协会的高级生命支持课程中，力图让所有培训中心的复盘方法标准化[19]。另外，PEARLS 复盘混合方法包含了讨论的问题列表以促使讨论的结构的一致，以及引导在各种讨论方法中均可以使用的格式化的特殊提问[28]。使用讨论问题列表也有可能用于辅助师资培训。

通常，复盘这项技能可以通过参与一系列师资发展课程学习到，但只有通过亲自实践才能加强。达到合格与熟练复盘需要的实践频率与次数因人而异。一些常规的师资培训机会诸如参与模拟教学导师课程与工作坊，以及攻读模拟教学的研究生学位。其他非常规的机会，是在更有经验的模拟教学导师的督导下进行教学实践。理想状态下，师资培训的一种混合方法包括规范的、结构化的体验，这种体验中有值得信任的同事通过角色示范（译者注：标准的导师应该如何言、行）与同行辅导等给予的持续支持。参与协同讨论时，另一位更有经验并给予支持的同事给予的帮助对于提高复盘技能有着十分重要的作用。为了鼓励同行给予反馈，大家共同认同的能促进有效的复盘的行为，可以作为模拟教学的标准。

评估复盘的有效性

医学模拟自诞生之时起已经不断的进化，它对教育与临床转归的有效性已经从表面有效性到达循证程度[47-50]。同样，由于复盘作为医学模拟的必要条件被长期依赖，并与成人学习的体验密切相关[13]，我们意识到复盘的质量及其正式评估的重要性标志着基于模拟的复盘的成长进入一个新阶段[3]。

评价复盘的有效性是模拟教学研究中一个迅速成长的领域。在不断增长的已发表的复盘评估工具中[22, 33, 41, 49-55]，严格的心理测量学工具很少。这些工具的复杂性与可推广性各不相同，但都有共同基本框架用以量化复盘的基本要素。此处，我们特别审视用以评估复盘有效性的两个已发表的工具：医学模拟中复盘的评价（Debriefing Assessment for Simulation in Healthcare，DASH）和复盘的目标结构评估（Objective Structured Assessment of Debriefing，OSAD），有适用于外科和儿科的不同版本[41, 49, 55]。

DASH 工具一个基于行为的分类参考量表，用于检验具体的行为，以评估实施复盘时采用的策略与技巧。DASH 被设计适用于评估各种复盘，从不同的学科（包括儿科）、小组与大组学员、各种教学目的，各种物理与时间限制条件。DASH 可以从 6 个方面检验导师引导复盘的能力：①营造一个令人融入的学习环境；②维持一个令人融入的学习环境；③结构化地组织复盘；④激发深入的讨论，⑤探索并发现学员的不足；⑥帮助学员将来实现或维持良好表现[55]。每一个方面的表现用 7 级评分量表打分，从"极度无效 / 有害"到"极度有效 / 突出"[55]。DASH 有不同版本可供评分员、学生及导师自评使用。当评估心理测量方面特性时，DASH 表现出循证信度和基本效度[33]。评估特定行为时可以提供形成性与总结性评估，以支持复盘的技能不断进步。

客观结构性复盘评估（Objective Structured Assessment of Debriefing, OSAD）工具最初是设计用来评估外科复盘[41]。它包含复盘的 8 个要素：方法、环境、学员融入度、反应、反思、分析、诊断与运用。它被证实具有很强的评分者间信度与内部一致性，已经被用于证明在教学干预后复盘的频率与质量都得到了提高[41, 50]。OSAD 的每一个维度基于一个 5 分量表，明确定义用于帮助打分 1、3、5 分以保持一致性。经过文献回顾，并与儿科复盘导师及学员讨论后开发了儿科专用 OSAD 工具[49]。它依赖 OSAD 工具中基本的 8 个要素。目前没有关于儿科 OSAD 的信度与效度方面的文献。

有效的复盘评估工具提供了一个用于评价导师、给他们提供形成性评估，同时评估了复盘中的教育干预。工具本身对于高质量的复盘也是一个有效的指导。

复盘的未来

鉴于复盘在儿科模拟中的重要性，以及目前不同复盘方法学缺乏相关有效性证据，今后需要开展复盘评估的研究，以优化儿科模拟复盘中采用的方法[23]。另外，对比不同复盘方法（在不同背景下）的有效性的研究有助于更好地明确特殊状况下的最佳方法。需要特别注意的是复盘固有的各种因素的重要性（讨论的时间、时长等），以及可能提高或影响复盘的各种因素（视频辅助讨论、协同讨论与照本讨论）。此外，需要对儿科模拟教育者们就复盘方法学中艺术性与科学性方面持续开展教育与师资培训。各种复盘的评估工具不仅可对其有效性进行评估，并为导师个人改进复盘的技巧提供了重要信息。

（译者　李　崎）

参考文献

第4章
基于模拟的团队训练

4

本章要点

1. 人的因素是医疗差错的一大来源，并应作为在模拟临床情境中进行特殊训练的重点。

2. 基于模拟的教学已经有效地应用于儿科急诊医疗团队的训练，医务工作者的自信心、知识、技能、团队行为和患者转归在此过程中得到明显改善。

3. 团队评估工具多种多样，有的用于整个团队的评估，有的用于团队中领导的评估；有的评估工具可独立针对团队进行评估，有的则植入于整个复苏评估工具中对复苏整体表现进行评估。

4. 开发基于模拟的团队训练必须考虑到该训练的目的，了解参与者的需求，并详细规划学习环境。

团队训练：医疗差错的重担与团队中人员角色

人为错误普遍存在于医疗各领域，这些错误可能显著提高患者发病率与死亡率[1-2]。错误常常发生在复杂环境中，例如重症监护病房和急诊室[3-4]。诸多因素均可导致错误发生：每个患者接受大量医疗干预[5]；为成功地达成共同的目标需要多团队合作[6-7]；而在高风险、高压力的医疗环境中工作，可能会给医务工作者的行为表现带来进一步的不良影响[8-9]。复苏事件的医疗差错发生率尤其高[10-11]。差错的发生或为未坚持复苏指南，或为用药错误，究其根本，往往是医务人员一起工作但并不表现为一个有效的团队[12-13]。

儿科复苏团队成员的团队训练已成为医师、护理和其他医务人员专业教育常见的培训内容（图4.1）。近期已有大量的基于模拟的研究表明，模拟团队训练（simulation-based team training，SBTT）对医务人员的行为表现有积极影响[14]。将团队训练与真实临床环境下的行为表现和真实患者转归相关联的研究较难执行；故相关成效研究的发表较少。然而，最近有一项在美国儿童医院进行的研究显示，（与其他针对复苏团队

教育方法上的变动进行比较）在该院内进行团队训练后，其复苏对象在心脏骤停后存活情况高于历史资料记录[15]。我们期待在不久的将来能看到更多有关于团队训练在真实患者转归方面的论文发表。

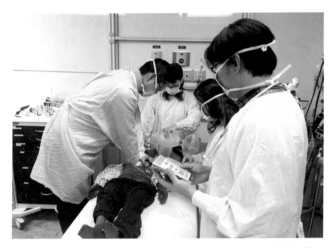

图4.1 团队训练照片（照片由 KIDSIM 儿童模拟计划提供）

团队训练：胜任力架构

正如在本书其他章节中已提到的，人员因素在医务人员行为中起很大的作用。临床人员出现的差错常与人员因素有关，而非知识缺乏或医疗仪器的技术问题。多个医疗领域已开发了正规化的团队训练来应对此类差错，这其中就包括儿科领域[16-17]。每个教师团队都会使用其自己设定的学习目标或能力列表[18]；然而，已发表的内容中存在大量的重复。本节详细描述了一种便于使用的胜任力架构，在四个主要的团队能力下组织教学内容：职责分工，交流沟通，态势感知和决策制定（表4.1）。该架构脱胎于一个产科模拟团队训练的评估工具，但亦适合任何领域的急诊医疗，包括儿科[19]。

职责分工

急诊医疗团队包含来自数个专业的多名不同人员,最常见的是医师、护理和呼吸治疗师等。团队成员担任不同角色(领导者、气道管理人员、药物管理治疗人员和记录人员等)。这些角色分工需要进行分配,但分配方式常常与团队成员的专业有关。例如,团队领导常为医师,药物管理人员常为护理人员。分配任务也是领导者的职责,在复苏时,所有任务(如工作量)应该得到指定和分散,这样团队成员才能各司其职完成任务。任务应分配到人,否则无法顺利完成。团队成员应认识到并表述出其行为的缺陷,这样任务才能由最适合的人选执行。例如,若有人没有经过除颤仪操作训练,他们就不是担任此重要任务的合适人选。

交流沟通

在紧急情况下有多种不同的方式进行良好沟通,本文将讨论其中 10 项(表 4.1)。对于临床观察和命令发布中的沟通都应十分小心,避免遗漏或产生误解。针对指令的适当沟通包含 3 个方面:①团队成员间必须通过称呼姓名或其他方法(触碰肩膀提醒)的方式进行直接沟通,并明确收到对方的反馈(仅靠眼神接触未必可靠,因为有的时候尽管他们看着讲话人但未必真正在听其讲话);②团队的领导应给予清晰而简洁的指令(误解的产生是因为命令不完整,使用了简述、缩略语,或产生假设是因为接受指令者自我理解命令中未述细节——而这常常发生于医疗指令中);③无论是在共享信息还是发布或接受命令时,团队成员应采用闭环式沟通原则。恰当的闭环式沟通包括下面几个步骤:团队成员共享信息,信息来自于另一团队成员或者领导给出的指令,接受信息或指令并重复以确认正确性,当领导发布的指令由成员执行完成以后,必须向领导汇报使其知晓任务已经完成。

为使团队的每个成员共享态势感知(见下文),应随时共享当时的想法。具体做法可以是,当团队成员有新的主意,他们可以边想边大声说出口,同时领导从他的组员征询意见,当团队成员共享他们的想法时领导进行整合。由于领导需要接受所有信息,并努力快速实时地形成处理计划,因而遗漏临床信息或未考虑到可能的诊断或处理计划都在所难免。有些想法团队成员可能想到,而领导可能还没有想到。这些的想法应该共享,领导应考虑所有团队成员的想法后,才提出完整计划。虽然已经共享了想法和重要信息,但在危机时刻,集中注意力、临危不乱,对于一个人是具有相当大的挑战的。当新的成员加入团队时,必须向他们介绍患者情况,这样才能让新加入的成员提出有用的想法,发挥作用、有效地完成任务。

表 4.1 团队能力和行为架构

团队能力	团队行为
职责分工	指定角色任务
	分配工作负荷
	识别及口述行为缺陷
	口述超过负荷
	相互监督角色
交流沟通	使用直接沟通
	发布清晰简短指令
	闭环式沟通
	将自身想法说出来
	领导征询团队成员意见
	团队成员将想法或计划建议给领导
	向新成员介绍情况(需要时)
	将所有的信息告知领导
	冷静地说话
	快速、有效地化解矛盾并引导集中注意力工作
态势感知	迅速建立共享心智模型
	对患者进行多次反复监测与评估
	根据情况有效调整关注点的轻重缓急
	避免滞留错误
	预期与提前计划
	合理有效分配资源(人员与设备)
	必要时寻求帮助
决策制定	团队成员仅从领导处接受指令
	应用所有相关信息
	动态调整轻重缓急的顺序

领导必须接受有关患者的状态的所有相关信息,才能以最佳角度对于不断变化的患者的状况形成最佳决策(详见下文)。

最后,建立具有学术性的和合作性的团队环境对于保障良好团队功能来说是不可或缺。沟通中,讲话的语气应是冷静平和的(这样团队成员不会将上扬的语调误解为生气),同时必须尽可能地迅速解决分歧和注意力分散的情况(房间里的各种音量的噪音、床边围绕多人都是注意力分散的原因)。

态势感知

态势感知(situation awareness, SA)定义为一个人对于形势的洞察力,对于信息的领悟,以及根据对现在所有的资讯的理解(在脑海里)投射将来事件发展的能力[20]。让所有团队成员尽可能多地保持态势感知能力极其重要,但是应认识到当他们在全神贯注完成任务的时候,态势感知能力可能会暂时性地缺失。

共享对于诊断和所有治疗计划的理解称之为共享心智模型,确保团队成员在执行他们的职责时,能相互帮助和有效进行。确保共享心智模型的存在必须由前文列出的沟通行为做保障,例如将自身想法说出并共享之。通过对患者的状态多次反复监测与评估,确保正确的心智模型共享得以实现，这样患者的状况不会被团队忽视。评估时机最好在：①临床情况恶化后；②一项处理措施之后；③一个行为动作暂停的时候；④不确定原因事件发生时。此外，团队成员应有效地区分所关注点的轻重缓急，因为在任何一个时间段中人的短程记忆往往只能处理数个片段的信息。若无人在发生变化的时间段内关注患者，那么患者状态的关键变化很容易被忽略。对此具体的处置方案是领导最好保持不自己动手直接参与对患者的处理。此外，团队成员避免滞留在某一错误上，定义为在面对已有证据要求修正诊断或计划的情况下却坚持不执行修正[21]。

高效运作的团队能够及时做到预见与提前计划，因此对于即将来临的任务能在短时内完成。例如，当护士管理药物车时，经常准备不同剂量的药物以备用，这样做可以使剂量和毫升数快速有效地一次计算完成而不是在有限时间里反复计算。

最后，所有完成任务所需的资源（包括人力资源和器械、设备资源）都应考虑周全。新的仪器应放置在患者床旁，团队适时请求帮助（帮助包括请求口头建议或者呼叫某人亲自前来完成所需任务）。所有的这些均经过协调，而领导者往往是协调者。若在任何时间里没有足够的人员去完成必需的任务，领导者应对任务进行轻重缓急的区分。

决策制定

在紧急情况下，例如复苏过程中，有关患者诊断和治疗的决策应该在不止一个关键节点做出。极其重要的是，所有的指令必须来自团队领导，因为领导者的位置往往能做出最佳的知情决策。领导者在整个急救过程中的任何时间段都不可放松警惕，才能避免其发生停滞于某项错误或遗漏重要信息。领导（和其他团队成员）应利用一切可用信息制定最准确的诊断和最佳的治疗计划，因为遗漏某些信息可能导致诊断错误和滞留错误。在事件处置的某些不同时间点，先后缓急可能有所调整，以适应患者状况的改变、新信息的整合或针对先前干预措施的反应。因此团队应随时准备并主动地对先后缓急进行动态调整，这样团队才能快速应变，为患者提供最佳治疗方案而无分秒延迟。

团队训练：证据

最早的 SBTT 开始于 1992 年，那时危机资源管理（crisis resource management，CRM）的概念首次引入麻醉实践[22]。在过去的 20 多年里，为提高患者安全和避免错误，SBTT 已经被很多医疗卫生专业广泛采用。随着模拟中心指数式的增长和稀缺 SBTT 资源需求的增长，这些培训的优势和结果急待总结。着眼于 SBTT 对于患者安全的效果的考量，对 2012 年 11 月前发表的研究进行系统性回顾。尽管不同研究之间存在差异，有证据显示在危机事件和复杂操作中，模拟训练可改善团队和个人的技能表现[23]。此外，有限的证据从医疗系统层面支持模拟训练有助于改善患者转归[15]。

另一重要综述揭示了现有文献中的巨大空白，即促进患者安全或风险减少与 SBTT 的相关性[24]。应严格关注以证据为基础的 SBTT 的开发、实施和评估，以确保对知识转化的影响。基于模拟的危机资源管理，从学习到患者结果的转化也进行了相似的系统回顾[25]。作者收录所有的研究显示 Kirkpatrick 等级 3（即行为：将所学在工作场所中的转化）和等级 4（结果：患者转归）的证据[26]。在 7 455 项合格的模拟研究中（截至 2012 年 9 月）有 9 项符合这些标准。在这 9 项研究中的 4 项评估的是从 CRM 学习到临床环境的转化。另 5 个研究评估的是患者转归，其中 1 项研究显示患者死亡率显著改善（减少 37%）[27]。该系统综述也强调了在真实医疗环境中评估患者结果的 CRM 研究极少。一项汇总了关于新生儿、儿童和成人复苏模拟训练的多项研究的综述显示，有证据支持 CRM 团队技能的行为表现（如，领导力、人际关系能力、工作负荷的分配、交流与专业态度）有改善，亦支持 CRM 训练在改善团队功能或活力方面的效力[23]。

形成高效率、高敏锐度团队的必要条件是其跨专业多学科组合是根据需求而形成的。团队活力的复杂性尤见于手术室，团队成员包括不同学科，如外科医师、麻醉医师、护士和呼吸治疗师，团队成员间与生俱来一种固有的等级制度。一项包含 10 个中心 18 项研究的系统性综述，回顾了手术室跨专业多学科团队[28]。所有的情境均采用计算机驱动的模拟人和 / 或任务训练器进行原位模拟。由于技术性或非技术性（CRM）结果的不同特性，不同研究项目之间无法直接进行比较。常见的障碍是补充数据困难，外科模型拟真度缺乏和价格昂贵。另一个显著和常见的障碍是原位团队训练在繁忙的手术室环境，因此时间受限。参与者的成功的原因包括，任务前简介、足够的学习时间和医师与护士之间平等而安全的环境。

另一项关于手术室跨专业多学科的系统性研究囊括了 1990 至 2012 年之间发表的 26 项研究[29]。大约半数的研究在模拟手术室进行，着重于技术性技能。其中 2 个研究涉及新流程的制定，并创建安全核查单整合于临床实践。另一原位研究关注更多心理内容，侧重不同专业间的交流，有助于发现和解决实际工作中的问题。

创伤复苏也需要遵循 CRM 原则的高效能团队。

一项关于创伤的文献的综述，回顾了 13 个基于模拟的创伤团队训练对非专业性技能培养有效性的研究[30]。其中 7 项研究根据 Kirkpatrick 各个等级进行了细分[26]。但只有 2 项研究涉及患者转归（第 4 级）。其中一个研究展现了（经过模拟训练）患者从到达医院至 CT 检查时间、气管插管时间和最终到达手术室时间有所减少[31]。第二个研究发现改善了任务的完成度，以及缩短了确切治疗的时间[32]。但无论哪项研究均未揭示对 ICU 滞留时间 / 住院时间、并发症或死亡率的整体影响。

最后，一项涉及 29 篇文献的系统综述分析了用于继续医学专业教育的原位模拟[33]。最突出的结论是在原位模拟培训中极少进行适当的需求评估，极少给指模拟导师提供专业的评估和反馈技巧，情境常常不恰当地混合了多重难度等级，结果评估不正规，以及评估工具有欠缺。而研究不可交叉分析。这真实反映了当前医务人员专业训练原位模拟的特点。总之，相比于本科和毕业后专业教育课程驱动的模拟团队训练，高质量的继续医学专业教育团队模拟培训的开发呈现滞后趋势。

总而言之，目前的证据提示，我们要进行更有意义的研究，这些研究利用循证的最佳实践建立经过验证的 SBTT 指导和评估工具。SBTT 对于对机构和临床实践的潜在影响目前几乎无知。未来对患者转归的评价会有助于从根本上减少错误发生、提高患者安全。

团队训练：与现有课程的整合

模拟已经广泛应用于儿童急救团队的训练和评估，包括复苏、儿内科、麻醉科、重症医学和创伤医疗。

复苏

美国心脏协会建立和提供的儿科高级生命支持（pediatric advanced life support，PALS）课程为涉及儿科急救人员提供复苏教学的基础。PALS 是一门为期 2 天、共 14 小时的课程，提供鉴别、急诊处理气道、呼吸和循环问题的指南和流程[34]。这些课程中会是应用到模拟人和任务训练器。经过多年演变，课程授予形式已由老师讲课的形式转变为基于视频的讨论和分小组模拟教学以及学员亲手实践。最新版本更注重于团队技巧，整合入结合视频的讨论。预先准备的复盘帮助情境模拟后复盘的开展，也被融入了最新课程中[35]。开展这些课程的最大挑战是参与者来自不同背景，必须根据不同教育需求进行课程教学的专业设计。许多课程在参与者自己机构外进行，与其熟悉的临床环境不同。一些学员被委任为领导的角色，而其在实际工作环境中不可能担任该角色。许多机构需要他们的雇员持有有效证书作为参与儿童急诊医疗团队的基本条件。PALS 是继续教育体系的一个部分[36]，这是一贯的 PALS 训练本身所决定的，也是每 2 年必须重新认证以维持其胜任力所决定的。已证明，PALS 的知识对于院内复苏是不充分的，不持久的[37]。基于模拟的研究已经揭示了领导角色训练的不充分以及设备应用的不熟练会导致治疗的延误[38]。

儿科

PALS 模式的缺陷提示对于医院内的医务人员提供不间断的急诊复苏训练的必要性。日常实践所应用的知识和技能可能仍然不足以处理心跳呼吸骤停中发生的千变万化的医疗事件。一些研究显示，急救模拟课程有效提升对于信心及预备状态的自我认知，且能减少焦虑[39]。将团队训练和人员错误课程融入新生儿复苏课程中使团队行为有效提升，这包括信息共享、探询与主张、计划的评估、警觉性和工作负荷管理。模拟复苏在相对较短的时间内结束，但在模拟训练完成后团队行为的效果将持续至少 6 个月[40-41]。关于对临床转归的影响的一项研究显示，作者观察到患者生存率提升与进行的急救模拟增加相关[42]。为儿科住院医师设置的模块式、标准化的模拟复苏课程，客观评价显示其训练的增多与其医疗管理和团队技能的分数增长相关[43]。其他创新教学方式，如即时训练[44]、PALS 重构[45]和快循环刻意练习[46]均能提升儿科急诊医务人员的学习成效。

麻醉

麻醉管理的基本原则可以适用于任何年龄段的患者；然而儿科麻醉需要特殊的知识和技能，均可融入与之有关的团队训练。手术室是麻醉医师和麻醉医学生进行紧急医疗团队训练的主要地点。手术室 3 大主要医疗队伍中进行多专业间团队训练的意义比单个专业独自训练的意义更大。危机事件发生时，团队的领导者一般由麻醉科医师担任，但在某些有冲突的情况下，其他学科专家会希望成为领导者，和 / 或直接指挥团队成员处理他们自己主要关心的问题。为了重现复杂环境，一些外科医师熟悉的任务训练器或通常由护士负责的设备，可在模拟培训设备安装时与传统的带生命体征监护仪的模拟人一起纳入，以增加学员的认知负荷。例如，可将腹腔镜肾切除的模型放在模拟人的顶部，覆盖铺巾和放置其他设备后可以重现手术室的典型场景。在危机事件训练中，如低血容量性休克，外科医师会要求额外的器械控制出血，麻醉医师可能需要复苏药物和液体。护理资源可能有限。处理这样的复杂事件，团队技巧的完善相当重要。对于儿科来讲欠缺的是儿童外科模具,目前可能没有厂家生产、无法购得,这需要现场开创性地制作出来。

原位模拟涉及真实团队和真实的工作环境,可增加真实感,在模拟中增加参与度。研究显示一系列的原位模拟能有效地教授耳鼻喉科手术团队临床决策制定和团队合作,团队成员包括受训的五官科医师、受训的麻醉医师、麻醉护士和手术室护士[47]。加拿大多伦多儿童医院(Hospital for Sick Children)通过一系列的手术室原位模拟发现了系统性的问题,这是潜在的安全隐患。例如,尽管学员可能已经知道复苏必需的药品在急救车内放置的位置,但有些药品仍不能被即刻使用。另一个例子是紧急按钮的位置不详,这项问题随后汇报给手术室管理层予以跟进。

大量儿童的操作如腰穿、骨髓抽取和闭合骨折复位等等,需要镇静和全麻,而这些工作在手术室外(如内镜中心、烧伤中心、肿瘤病房、ICU 和急诊室)完成。其他非手术室内的镇静包括各种诊断性检查(磁共振室、放射介入和心脏介入中心)。对此,原位模拟可用于确认系统问题和操作流程,毕竟这些环境的专长和各种设备资源不能与手术室相提并论。

团队训练:团队合作原则与模拟情境结合

目前绝大多数的 SBTT 在大学或医院的模拟中心进行,同时为增强模拟训练的环境真实感,原位模拟也越来越多。

无论训练的地点在何处,必须坚持 SBTT 框架的四个主要元素:职责分工、交流沟通、态势感知和决策制定。模拟训练的组织在第 2 章中详细讨论。

模拟的目标是首要因素。尽管这个问题看似直观,明确定义学习结果、列入教案,然而却常常考虑欠周、偏离目标方向或者在一次 SBTT 中设置过多的目标。在 SBTT 中应考虑知识、技能的类型和在模拟中的行为表现和态度,即不同的学习领域。设立与每个领域所需的专业水平一致的学习结果。

模拟参与单位即个人或团队,应关注 SBTT 的需求:作为已经分配任务的个人或作为一个功能团队的一部分形成一个单位。模拟参与者的训练等级应符合其学习经验和能力。多专业团队的多质性对 SBTT 来讲是挑战也是机遇。团队法则往往与技术性技能或医疗专门知识无关,却有置于首位的共同目标,并引领团队前行。偶尔,初学者会与熟练团队一起进行 SBTT,这是一个团队训练的绝佳时机,可着重训练个人对任务完成局限性的认知、请求帮助和开口交流。

实施 SBTT 的医疗领域包括,外科、儿科重症、新生儿重症和急诊医疗等等。参与模拟人员的专业学科也应与前文所述一致。人员不局限医师、护士和呼吸治疗师,但应根据情况包含常规团队成员角色。SBTT 甚至还应包括不直接面对患者的医务工作者,例如科室文员,出入院处员工和服务员工。

SBTT 情境设计根据用途分为自然发展法与剧本式演练法[48]。自然发展法根据实时发生的事件变化,观察团队成员的 CRM 行为表现。哪怕情境基本设计是进行非 CRM 技能的教授,如技术性技能,CRM 技能亦可通过 SBTT 在某几个关键点中得以强调。这种建构主义的方法需要导师具备娴熟的技能去捕捉这几个关键点,并在复盘时进行讨论。这样的方式可减少准备的时间,需要较少的资源,然而也可能存在无法引出重要的 CRM 原则的风险。自然发展法的设计适用于平时有机会经常训练的熟练团队。团队成员行为在训练前写成剧本形式,根据情境目标设计引出特定的 CRM 行为表现。案例的开始和进展;应用标准化病人作为协助者或干扰者;控制模拟环境包括额外资料的提供或隐藏,所有的一切都必须仔细认真地预先写成剧本,并应嵌入触发点[49]。表 4.2 中罗列了与 CRM 原则相关的情境设计策略。教案的情境设计应避免过度剧本化,学员可能信息过载,因紧张反而不能专注于教案的情境发展。同时避免过度表演。

预先剧本法列出学员先前经验,学习目标和复盘方法。这样的架构适合于所有学习者,尤其适合应用于特别需要解决的 CRM 原则。预先剧本法对于孤立学习事件和纵向学习也很适合。缺点是准备时间长,资源要求高,以及可能涉及比较高的费用,这些可能掩盖定制 SBTT 学习所带来的优势。

模拟之后进行的反馈对触发学习是必需的,且应作为计划规划过程的一个环节提前确定下来。不同模式的反馈和方法学在第 3 章详细讨论。

基于事件的训练方式(event-based approach to training,EBAT)是将关键事件与知识、技能和观点的标的反应相联系的方法,见图 4.2[49]。这些循序渐进的步骤将具体学习成果与特定的可测量的行为表现相联系,创造一组目标导向的胜任力,促进 SBTT 纵向课程发展。

下面介绍另一种在 SBTT 中触发学习的循证架构,尽管其不仅限于 SBTT,但在该架构中包含 SBTT 的特定元素[50]:聚焦训练内容于关键的团队胜任力;着重团队合作和团队共同处理任务;根据团队学习成果的需求和组织资源的需求指导培训;融入亲手操作和规范的实践;匹配类似于在职思维训练和基于模拟的培训内容,以增强培训相关性并将其转化到临床实践中去;提供结果的反馈和基于行为的反馈;通过临床结果和实际工作行为来评估培训的影响,并通过指导和行

表 4.2 如何将团队学习目标植入模拟情境中（获 Cheng 等[48]版权许可）

危机资源管理原则	危机管理原则植入情境案例的策略
领导	波浪效应①：连续形式介绍团队成员（如，护士 - 住院医师 - 专培医师） 引入团队新成员 引入可能的团队新领导者（如，重症科医师，麻醉医师）
沟通	带离舒适区（如场景开始时缺少护士 / 医师） 引入交班，例如院前急救人员向急诊团队交班；护士换班时的交班 引入有剧本设计的医疗错误 不提供部分信息（例如相关医疗病史） 在情境关键点（例如心搏骤停）把关键信息（例如血糖值）交给团队成员之一 引入患儿父母或看护者作为可能的干扰项
团队（人力资源）	以多任务 / 问题挑战团队（如低血糖、抽搐、低血压、呼吸停止） 波浪效应①——连续形式介绍团队成员（例如，护士—住院医师—专培医师） 引入低年资的团队成员（例如医学生） 引入作干扰项的患儿父母或其他团队成员 引入团队成员，他们会犯错 使用电话 提供的团队成员人手不够
资源应用	不提供关键设备（例如除颤仪） 提供破损或型号不合适的器械、设备（例如套囊破损的气管插管） 提供过于丰富的资源（例如抢救车台面散乱多型号多种类的气管插管） 用电话介绍病例，并为团队留下时间准备复苏（例如创伤患者正赶来急诊室）
态势感知	设计生命体征频繁改变的挑战性场景 设计场景的病史、体征或案例进展引发滞留错误的发生（例如以呕吐伴腹泻为表现的心肌炎所导致的心源性休克） 在情境的关键点通过提供实验室和放射学结果或引入新的团队成员来挑战团队成员对优先级的把控（例如在插管期间） 引入新的设计好会犯错的团队成员

①波浪效应指的是在复苏模拟中团队成员连续地自我介绍。优点是每次每个成员都相互介绍，这是一种新老成员间沟通的方法。该方法亦给最初的一个、两个团队成员提供直接管理患者的机会，通常更适用于相对初级的学员。

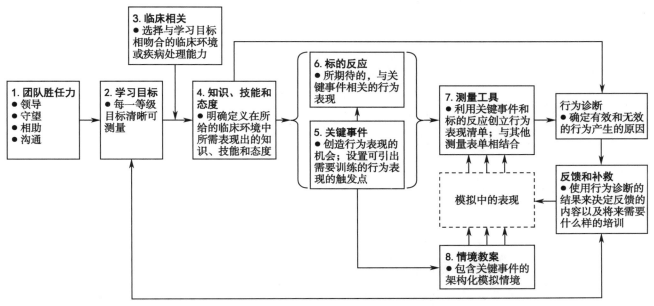

图 4.2 基于事件的训练（EBAT）（获 Rosen 等[49]版权许可）

为评估来强化团队合作行为[50]。美国医疗机构评审联合委员会于 2011 年建立了一个评估医疗团队培训的最佳实践架构[51]。这些最佳实践包括在设计评估计划时所用信息源的推荐；团队的机构背景方面的考虑；实际行为与预期行为的差异，预期投入使用的期限，以及推广计划[51]。我们仅仅刚开始根据工作评估结果以及转化为临床实践。从根本上说，SBTT 应该对临床过程、临床结果和加强患者安全有积极影响，但将来需要更客观的评估。

复盘注意事项

有效的复盘是 SBTT 的一个重要组成部分。对模拟后的反思和自我评价是刻意学习和提高团队功能的有效工具。反馈的针对性、诊断性和及时性对学习结果有巨大的影响[24]。同样的，在有效的复盘中，导师必须经过培训而且应该掌握复盘的技巧。

各种不同的复盘的方式所对应的适用情况及其局限性在第 3 章详细讲述。

团队训练的评估工具

为了将临床结果、患者安全和 SBTT 连接起来，最大的难题是建立同时具有信度和效度的工具来评估 SBTT。目前已有多种评估工具，其信度极佳，但效度欠缺，对临床环境的真实行为表现的改善和患者安全的提高缺乏强而有力的预测功能。在过去的 20 多年里已经面世的多种评估工具，分别聚焦于不同目的的团队和不同的临床环境，见表 4.3。有人认为，无论在什么样的临床紧急处理环境中，良好的团队合作应该是一样的，但已开发的每种评价工具适用于不同的团队行为（尽管内容上有重复）。一些评估工具是作为针对总体行为表现评估中的一部分，而另一些工具则仅针对团队合作本身进行评估（详见第 7 章）。

每种评估工具的目标有两大类：一是评估领导者，另一个是评估整个团队，表 4.3 分类描述。评估团队中的某一个个体可能比较明确，所以，工具的信度提高。然而，仅凭领导者的工具可能存在一定的效度问题，因

表 4.3   急诊医疗团队训练评估工具

工具	临床环境或评估目标	评估领导者或整个团队	与复苏一起评估或独立针对团队合作评估	团队合作的评估元素
Brett-Fleegler et al.[52]	儿科住院医师	领导者	与复苏一起	专业素养 领导能力 管理能力
Cooper et al.[53-54]	复苏团队	整个团队	独立	团队合作 领导能力 任务管理
Fletcher et al.[55]	主任医师级麻醉医师	领导者	独立	任务管理 团队合作 态势感知 决策制定
Frankel et al.[56]	多学科人员：产科、手术室和多学科查房	整个团队	独立	协调 合作 态势感知 沟通
Gaba et al.[57]	麻醉	整个团队	独立	情况介绍 探询/主张/坚持 沟通 反馈 领导能力/成员地位 团队氛围
Grant et al.[58]	儿科住院医师	领导者	与复苏一起	领导能力 沟通技巧
Guise et al.[19]	产科团队	整个团队	独立	任务职责 沟通 态势感知 决策制定

续表

工具	临床环境或评估目标	评估领导者或整个团队	与复苏一起评估或独立针对团队合作评估	团队合作的评估元素
Kim et al.[59]	ICU 住院医师	领导者	独立	领导地位 态势感知 沟通技巧 问题解决 资源利用
Lambden et al.[60]	儿科住院医师	领导者	与复苏一起	沟通和互动 合作和团队技巧 领导能力和管理技巧 决策制定
Mishra et al.[61]	手术室团队	整个团队	与复苏一起	领导能力和管理 团队与合作 问题解决和决策制定 态势感知
Reid et al.[62]	儿科复苏团队	整个团队	与复苏一起	领导能力 管理
Sevdalis et al.[63]	手术室团队	整个团队	独立	沟通 协调 领导能力 监测 合作
Thomas et al.[64]	新生儿复苏团队	整个团队	独立	信息共享，追寻 坚持，意图描述 教授 计划的评价 工作量负荷管理 警觉 / 态势感知
Weller et al.[65]	重症监护室团队	整个团队	独立	领导能力和团队协调 相互监测行为表现 语言表达形势信息
Wright et al.[66]	医学生团队	团队成员分别评分，后取均值	仅对团队评估	适度自信 决策制定 形势评估 领导能力 沟通

为良好团队素质可以使团队成员共同提高团队整体表现，哪怕存在领导者的缺陷。

结论

通过团队训练的研究，我们大大扩展了对于模拟教学重要性的理解，这将改变医务人员在模拟环境下的行为表现。我们现在知道团队训练的关键元素，如何将具体的目标融入情境中，如何根据学员不同而调整。我们尚未明确，团队训练是否却能改善真实环境中学员的表现，是否能转化为患者转归的改善。团队训练耗时、耗资源，如果不能确认团队训练可以转化到真实患者安全，这样的努力是否值得。如果团队训练能改善医疗安全和患者转归，那么应作为所有医务人员继续学习的必修基础。

（译者　陈怡绮）

参考文献

第5章

模拟在提升改善患者安全中的作用

本章要点

1. 儿科模拟在改善患者安全方面的作用正在逐渐显现并具有巨大潜力。
2. 以前瞻性或回顾性的方式，模拟越来越多地用于系统和过程的评估。
3. 模拟是现有安全目标和一线人员之间的强大桥梁。
4. 将模拟整合到持续的患者安全、风险降低以及质量计划中，可以证实模拟的投资回报并改善患者结局。

背景

儿科模拟人员经常开展工作来改善最直接的结果，诸如临床技能或团队合作。此外，模拟可以应用于更广泛的，个人、团队及系统的培训，改善患者安全。模拟活动可以集中在单一的个体（知识、技能和态度），或集中在个体之间的相互作用（团队合作、沟通），以及个体与系统之间互相作用［原位模拟（in situ simulation）］。模拟人员与其他学科的安全专家之间的合作，诸如系统／工业工程、人员因素、健康结果研究以及行为科学，对我们领域未来的创新至关重要。来自这些领域的理论和进程的应用具有巨大的潜力，能够最大限度地提高模拟对于改善医疗保健人员／团队、科技／设备的安全行为，和系统自身性能的影响。

儿科专业对于模拟在患者安全上作用的综述已经发表了很多文章，大量的文章讨论了模拟的使用，包括急诊常规培训、团队合作培训、测试新程序的安全性、评估能力、测试设备的可行性、人员表现，以及临床之外的技能训练[1-2]。一些最近的出版物指出通过结果的平移，模拟在提高儿科患者安全性方面确有价值[3-7]。许多儿科机构正处于创新的前沿，开发基于系统的方法，将基于模拟的活动融入其质量、风险、安全措施，改善患者安全（示例见表5.1）。

本章以患者安全术语开始；讨论模拟在个人、团队、系统等不同层面加强患者安全的作用；概述了系统和模拟整合对于健全患者安全的重要性；并总结模拟与患者安全之间关系的今后的发展方向。

众多的视角和领域都非常关注如何保证患者安全这个要素，在患者安全的培训活动中使用标准化概念是十分重要的。用来描述患者安全时，相对于语言和术语，只有确保概念一致，才能在工作中坚定顺利地推行计划，使模拟成为提高和加强患者安全的手段。因此，第一项要求就是定义和建立患者安全中的基本术语、概念的共识。

患者安全指的是"避免遭受医疗护理产生的意外或可预防性伤害"[16]。因此，提高改善患者安全的做法或干预措施即减少可预防的不良事件的发生。患者安全通常被描述为一种特征或一个组织的财富或成就。此外，通常对于患者安全的界定是依据不安全的事例（例如：构成患者安全缺乏的事件）[17]。更实际地理解，患者安全是动态的；是一个组织、更重要的是组织里的人所认可的与实践的共识[18]。当一个组织自认为已经实现了安全性的时候，可能早已经失去安全。

一些框架是描述患者安全领域的。Donabedian 提供的最早框架之一是描述医疗质量，包括三个领域：①医疗的结构；②医疗的过程；③医疗的结果[19]。在这个模型中，结构包括除了患者之外的元素：环境、组织、和人力资源，以及影响患者医疗的法律法规。过程包括在医疗患者中实际发生的，包括患者的和医务人员的行为，可以把它看作照顾患者时所做的实际工作。最后，结果描述了医疗对于单个患者以及整个人群的效果[19]。

较新的安全框架提供了更多的细节，具体描述了影响患者安全的患者、医护人员和系统因素。例如，患者安全系统工程倡议（Systems Engineering Initiative for Patient Safety，SEIPS）模型通过各种系统组件之间的互动、关系和影响来描述患者安全，包括了属于系统部分的个体[20]（图5.1）。这种更精细的多因素模型对影响患者医疗的各种因素给予了更细致入微的观察。

表 5.1　模拟在患者安全中的应用

层面	机构	应用
医疗人员 例如：主动错误导致并发症（技术、心理、认知）	多个机构 - 见 INSPIRE 网络[8]	技能发展——模拟中心的台式任务训练器
	耶鲁 - 纽黑文儿童医院，纽黑文市，康涅狄格州，美国 多个机构 - 见 INSPIRE 网络[8]	技能评估 / 保持——进行小儿腰椎穿刺之前，模拟操作以示能力的具备
	阿尔伯塔儿童医院，卡尔加里市，艾伯塔省，加拿大	技能评估 / 发展——包含在年度儿科医疗知识更新和儿科住院医师课程中的患者安全情境（交班，条线混乱等）
	西雅图儿童医院，西雅图市，华盛顿州，美国	技能评估 / 发展——儿科课程中患者安全案例（交班问题、医疗差错等）
团队 例如：缺乏共享心智模型导致药物剂量错误	耶鲁 - 新纽黑文儿童医院，纽黑文市，康涅狄格州，美国 辛辛那提儿童医院，辛辛那提市，俄亥俄州，美国 西雅图儿童医院，西雅图市，华盛顿州，美国	要求每年参加团队合作模拟训练
	辛辛那提儿童医院，辛辛那提市，俄亥俄州，美国	关于安全文化主题的情境模拟 / 复盘：平和权力差别，纠正异常行为
微观系统 例如：电子病历设计，RCA，LST，新流程的建立	杜兰大学医院，新奥尔良市，路易斯安那州，美国[9-10]	用模拟改进手术中传统的 RCA（根本原因分析）方法
	辛辛那提儿童医院，辛辛那提市，俄亥俄州，美国[11]	对 LSTs 进行原位模拟（潜在安全威胁）
	辛辛那提儿童医院，辛辛那提市，俄亥俄州，美国[12]	利用模拟开发新的困难气道课程，改进气道反应系统并减少反应时间
	耶鲁 - 新纽黑文儿童医院，纽黑文市，康涅狄格州，美国 西雅图儿童医院，西雅图市，华盛顿州，美国	重复模拟新的大出血急诊指南，得到可靠的流程和减少实验室周转时间
	西雅图儿童医院，西雅图市，华盛顿州，美国	在模拟环境的可用性测试
	布里斯托尔医学模拟中心，布里斯托尔市，英国	创造和测试新的儿童诱拐方案
	麦克马斯特儿童医院，汉密尔顿市，安大略省，加拿大[13]	基于模拟的使用测试和选择新设备（气流充气式气囊）
	麦克马斯特儿童医院，汉密尔顿市，安大略省，加拿大[13]	在 ICU 里，测试和实施新的心脏死亡协议
宏观系统 例如：患者分流，设备的设计 / 测试	加州大学戴维斯分校医学中心，萨克拉门托市，加利福尼亚州，美国[14]	离散事件模拟，形成急诊分流流程
	西雅图儿童医院，西雅图市，华盛顿州，美国	设计新的急诊科病房，用纸板模型模拟空间不足以容纳复苏团队和设备
	科罗拉多儿童医院，奥罗拉市，科罗拉多州，美国[15] 费城儿童医院，费城，宾夕法尼亚州，美国 辛辛那提儿童医院，辛辛那提市，俄亥俄州，美国 哥伦比亚大学，纽约市，纽约州，美国 阿拉巴马大学，伯明翰市，阿拉巴马州，美国 麦克马斯特儿童医院，汉密尔顿市，安大略省，加拿大 西雅图儿童医院，西雅图市，华盛顿州，美国 得克萨斯儿童医院，休斯敦市，得克萨斯州，美国	在新部门开放前测试，找出环境和系统的潜在威胁
	亚伯达儿童医院，卡尔加里市，亚伯达省，加拿大	正式迭代循环，从正式的患者安全报告到为医务人员制订和实施特定课程的模拟计划

　　ED：emergency department，急诊科；EMR：electronic medical record，电子病历；INSPIRE：International Network for Simulation-based Pediatric Innovation, Research & Education，国际儿科模拟研究创新教育网络；RCA：root cause analysis，根本原因分析；LST：latent safety threat，潜在安全威胁。

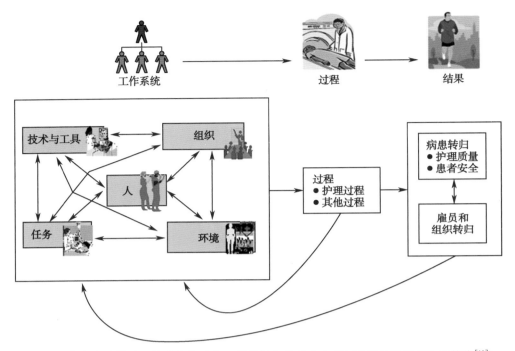

图 5.1 患者安全模型工作系统的系统工程计划和患者安全（经 BMJ 出版集团许可转载[12]）

在医疗里的术语"质量"和"安全"有时是混淆的，或可交换地使用。为澄清这种混淆，医学研究所描述了高质量患者护理的六个元素。高质量的护理是安全的、有效的、高效的、以患者为中心的、及时的、合理的[21]。在这个模型中，安全被描述为医疗质量的唯一要素。考虑安全和质量之间的关系的另一种方法是把安全看作医疗护理的下限和低值，质量看作医疗护理的上限或目标[22]。医疗可能是安全的，但不符合医学研究所设立的其他六个护理质量目标。然而，安全是优质医疗的必要元素。

高可靠性组织（high-reliability organizations，HROs）能够在一个高危环境下以非常安全的方式进行操作。HROs 被定义为在高风险的环境中工作或从事高风险活动但遭受的不良事件少于预期的组织。具有 HROs 产业的例子包括民用航空、军队（航空母舰）以及核能。HROs 具有五个具体特征：①不容易被精简；②对操作的敏感性；③尊重专业知识；④关注失败；⑤保持复原能力[23]。近年来，一些医疗机构已经尝试着发展 HRO 文化，并实践 HRO 行为。有趣的是，作为 HRO 典范的许多类型的组织使用模拟和／或定期训练作为工具，开发和保持 HRO 文化以及HRO 行为[24]。例如，美国具有执照的民用核电站要求其操作员们参加正在进行的模拟培训，占掉约 25%的工作时间。核管理委员会为核模拟器的仿真度、训练类型、和应出现的模拟情境以及模拟导师设置了标准[25]。

医疗人员层面的基于模拟的患者安全活动

患者安全的核心是医务工作者所具备的安全诊断和治疗患者以及他们复杂的医学问题所必需的知识和技能。这适用于所有医疗领域（医学、护理、药学、呼吸治疗等）的受训者以及一线人员。这其中存在着医疗人员教育的一个最基本的压力——在为受训者提供学习机会的同时为患者提供安全的医疗。自将模拟引入医疗以来，它已经成功地被用来改善医务人员的知识、技能、行为和态度。一项大规模系统性回顾报道，基于模拟的培训对信心、知识、技能、态度和行为的结果有很大影响[26]。关于儿科的一篇综述指出，在 57 项研究中，模拟培训对知识、技能和行为的影响非常大[27]。关于这些证据的进一步讨论可以见本书的第 7 章（"评估"），第 13 章（"模拟在儿科教育体系中的地位"）和第 15 章（"跨学科教育"）。通过模拟，学徒式的"看一项，做一项，教一项"教学方式正在让位于经过深思熟虑的基于能力的方法，该方法按级别管理，（部分）根据受训者在模拟环境中的表现，独立或委托指派任务给受训人员。这些措施将继续下去，确保不同水准和不同领域的医务人员在一个环境中工作，在培养和保持技能的同时维持患者安全。

随着对能力的日益关注以及新设备、技术、程序和流程纳入医疗的步伐加快，模拟能为医务工作者提供一个不断培训、练习的途径，并以持续进行的方式被评估。在一些机构中，要求证实医务人员具备应用新设备、技术和流程的能力，他们需要获得和／或保持对此的临床工作权限。美国麻醉学委员会已经从2010年起把模拟纳入医师专业认证的一部分。所有需要重新认证的医师都被要求参与6小时的模拟和结构化复盘，并确定他们自己实践练习有待改进的地方[28-29]。从2009年起，美国在外科培训阶段的住院医师都需要成功地完成一个腹腔镜外科基础操作课程。尽管有专业委员会（例如家庭医学）使用计算机模拟，但没有其他医学委员会要求全身或触觉类型模拟来进行初次认证或再认证[29]。目前模拟不是儿科委员会考试过程的一部分；作为地区水平的要求许多机构已经开始实施模拟（示例见表5.1）。应用模拟作终结性评价受限于强健的评价工具，这些评价工具必须足够地并有效地形成高利害关系决策（参见第7章"评估"）。

近来研究已经走出了重要一步，将知识和技能上的进步转化为患者预后转归改善。一篇系统性回顾了50个报道患者预后的综述指出，模拟对患者预后有小到中等的正性相关[30]。在儿科之外的领域，模拟对中心静脉置管[31]、产科-新生儿预后[4]和腹腔镜手术[32]有显著效果。但是这一回顾中50项研究里仅有4项是儿科的[30]。一项儿科研究显示，在实施住院医师模拟抢救复苏训练后，改善了儿科患者心肺骤停的生存率[3]。其他的儿科研究显示模拟对获得操作性技能具有积极效果（参见第11章）。

模拟在推进医务人员遵守已经建立的患者安全工具，如组合式护理，也发挥着重要作用。例如，为降低中心静脉导管感染的循证实践已得到充分研究，结果形成了一套有效的实践方法，如与模拟共同执行，将对中心静脉导管相关血液感染率产生重大影响。目前尚不清楚的是，确保工作人员接受培训并遵循建议程序的最佳方式。与不要求住院医师接受培训的单位相比，模拟培训后中心静脉导管感染减少了74%[33]。此外，这种干预被认为有很高的成本效益，每100 000美金拨款每年净节约700 000美金[34]。然而在大多数模拟研究中，成本收益分析并不常用，也不完整[35]。

团队层面的基于模拟的患者安全活动

团队合作和沟通对改善患者安全的作用业已证实，研究显示这些方面的不足导致了大约70%的医疗差错[36]。跨专业模拟可训练团队协作能力和沟通技巧。许多研究已涵盖基于模拟的团队训练，并确认改善团队协作行为[37-42]。一个建立完善并广泛传播的团队协作训练课程是卫生保健研究和质量局（the Agency for Healthcare Research and Quality，AHRQ）的TeamSTEPPS课程[43]。与仅为说教式的TeamSTEPPS

课程相比，基于模拟的该项课程将不良结果减少了37%[37]。同样，一项系统性回顾指出，在9项研究中，模拟危机资源管理训练可转化为患者结局的改善和死亡率的下降[44]。

模拟提供了将关键行为融入高风险临床工作的机会。例如，共享心智模型的概念被儿科急诊模拟训练引入并予以实践。这一术语在安全科学中常见，意为团队成员"在同一页上"[45]。在实践中，共享心智模型包括四个要素："这是我认为正在发生的事情"，"这是我们所做的事"，"这是我们需要做的事"以及"是否有人有不同意见"或"我遗漏了什么"。我们鼓励团队领导在任何危机情况下的前3～5分钟里将心智模式共享，并经常更新。同时，任何团队成员可以寻求当时共享的心智模型，以及在情况没有按照预期进展或局势混乱的时候要求更新心智模式。在一个研究中，共享心智模型的引入对急诊科护士非常有用，已将之作为必需项目加入心肺复苏流程。如果团队领导没有在医疗护理患者的最初3～5分钟里共享心智，护理小组组长就会提出，要求心智共享[6]。

医务人员之间交接班是另一关键安全行为，已经成熟用于基于模拟的过程改进和研究[46]。一家机构在一次重大事故调查中发现交接缺乏标准化是导致严重事故的根本原因，之后就将基于模拟的交接培训纳入团队合作和沟通培训中。培训后的观察表明，在交接期间护士之间关键信息的沟通有所增加[47]。另一组使用模拟病案来学习病人交接，这是建立有效的、标准化的交接程序的第一步[48]。

系统层面的基于模拟的患者安全活动

前几段聚焦于通过提高医务人员和团队表现降低患者伤害。新的患者安全径路涉及系统，认为错误或安全威胁反映了医务人员和患者在设计不佳的系统中所面临的风险和危害[49-50]。这种方法并不归咎于个人失误，而是指出导致伤害的系统因素，以及涉及系统性改变的实施，尽量减少事故发生的可能。一个强大的患者安全模拟程序用以下两种方法来识别系统威胁：对不良事件和近似错误的情况进行回顾性评估；采用前瞻性措施在真实医疗事故出现之前识别和减轻风险（参见表5.1中示例）。

在系统层面获得安全的回顾性方法

模拟能用来回顾检查错误发生的原因，如模拟为根因分析（root cause analysis，RCA）提供资料。在外科领域，不良结果模拟（simulation of adverse outcomes，SAO）已经被用作调查不良手术预后的因果关系[43-44]。这个过程包括将每一项模拟进行七次（包括复盘）以确定错误的源头，补充传统的 RCA 流程。与传统的 RCA 相比，模拟的补充和不良事件的重建，指出了越来越多的系统问题。复盘让人更好地理解导致不良事件的决策的产生缘故以及是如何做出的。通过重建不良事件，人们有可能明白团队成员到底看到、听到了什么才使得他做出了在事件当时看起来合乎逻辑的行动。这些类型的模拟还能确定工作负荷繁重的时段、可能的将任务固定于某人以及态势感知不足。

在系统层面获得安全的前瞻性方法

前瞻性风险降低运用了一些工程学发展起来的方法（例如，人类因素或人类工程学，系统工程，概率风险评估，认知任务分析），并用在其他的高可靠性组织中，结合模拟技巧来优化系统安全性。例如，在使用新的电子病历时使用模拟。当耶鲁 - 纽黑文儿童医院采用一种新的电子病历时，用模拟方式进行医务人员培训。该项目使医务人员与人性因素工程师和信息学专家合作，在正式进入临床环境之前原位模拟，对其使用进行反馈。这项工作是一组模拟，护士在真实临床环境中护理一名严重受伤患者的同时使用新的电子病历工作。该研究发现，记录的护士用电子病历工作时很难看到监视器上的生命体征。记录护士还报告了多项图形用户界面应用问题。在实施新电子病历的头几个月里，由于工作量增加，创伤急救中需要增加一名护士（Marc Auerbach，书面交流，2014 年 10 月）。

通过原位模拟发现潜在安全威胁（latent safety threats，LSTs）是模拟的另一项重要应用，从而前瞻地提高安全性。LSTs 已被定义为基于系统，对患者安全的威胁，可以在任何时候出现，在此之前不能被医务人员识别[51]。在儿科急诊，业已证实原位模拟在探测 LSTs 的同时，也是加强团队训练的实践方法[11, 52-54]。以其最有效的形式，可以预期在高危临床环境中，原位模拟对医务人员操作和安全氛围产生积极影响[6]。原位模拟还能用于监测其他风险降低策略（新的课程和程序）的影响，将在第 12 章中详细讨论（示例见表 12.1）。笔者鼓励模拟人员与专家们合作，开始这些类型的系统层面上的模拟计划。

提高新流程安全性的模拟

将模拟与开发流程相融合，为临床使用前实测，并

予以修正的机会。一家机构用模拟建立和测试了一种对于危急气道的反应的新流程[12]。先进行六次基线模拟，又进行六次模拟来测试新的。六名模拟患者中有两名在传统的流程中"死亡"，应用新的对于危急气道的反应的流程没有模拟患者"死亡"。此外，耳鼻喉科医师对急诊科的反应时间明显缩短。在另一个经验中，应用五次反复模拟来开发大出血的应急方案。对医务人员而言，最终方案更加实用且可靠，明显减少了大出血检验的实验室周转时间（Kimberly Stone，书面交流，2014 年 10 月）。

模拟改善新环境的安全性

模拟已经被用于测试新的儿科急诊部[5]、新的全科急诊部[6]和儿童医院产科[15]的员工配置模式和安全性。在新的儿科急诊部中，原位模拟先于临床进驻，导致团队成员角色和职责的变化，并识别在新临床环境中潜在威胁。如表 5.1 所示，一些医院在新部门开放之前已经成功地应用原位模拟在真正护理患者之前识别 LSTs，并减少其危害，见表 5.1[15]。

系统整合：模拟 - 患者安全 - 质量

模拟程序能通过系统整合将其对安全的影响最大化。医疗模拟学会（Society for Simulation in Healthcare，SSH）将系统整合定义为："基于模拟的评估和教学活动的一致性、计划性、协作性、整合性和重复性应用，其系统工程和风险管理原则实现了优秀的床边临床医疗照护，增强了患者安全性，并改善了整个医疗系统的指标"[55]。一家机构的模拟活动应该与现有安全措施整合。整合的机会示例见表 5.2。该整合会造成这些组之间的信息定期性双向流动。例如，模拟练习的目标是建立在来自真实患者数据库中的已知风险、不良事件和近似错误事件的基础上的。随后，模拟和复盘会告知分析如何降低风险。最好的情况是：模拟和复盘能发现那些以往不能发现的危险并引起重视，有助于机构预测和减轻对患者的伤害。在图 5.2 中，我们提供了示例，说明在发生严重事故以后如何将模拟整合入现有的患者安全中（参见第 6 章"系统整合"）。

在一个整合系统里，模拟活动是机构日常活动的一部分，也是被员工们所期望的日常工作的一部分。此外，在一些已建立的计划中，将模拟中发现的错误和威胁以与报告真实患者事件相同的方式上报到医院的事件报告系统。（例如，耶鲁 - 纽黑文儿童医院，西

表 5.2　将模拟与现有患者安全措施相整合的机会

患者安全措施	模拟附加价值
质量提高——事件报告	系统内基于模拟的现场事件报告
质量提高——PDSA	融入 PDSA 的模拟
风险管理（事件或安全报告，含并未达到严重安全事故标准的事件）	模拟重建患者安全事件，或重建潜在不良事件或并未达到严重安全事故标准的近似错误事件，进行根本原因分析
指南 / 委员会	测试新过程 / 政策 / 程序
人力资源	面试过程中的模拟
生物医学工程	新产品的测试 / 培训
系统工程	研究 / 改善患者的流动
建筑 / 设施	测试新的空间 / 重新设计现有空间
绩效提高	精益（Lean），6 Sigma 概念与模拟融合

PDSA：plan、do、study、act，计划、执行、学习、行动；RCA：root cause analysis，根因分析；FMEA：failure mode effects analysis，故障模式和效应分析。

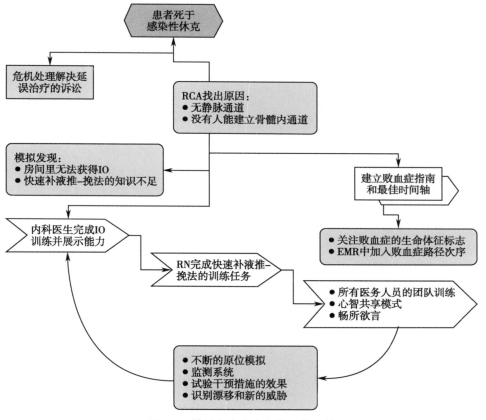

图 5.2　模拟与患者安全整合的示例

IV：intravenous，静脉注射；IO：intraosseous，骨髓内注射；RN：registered Nurse，注册护士；
RCA：root cause analysis，根因分析；EMR：electronic medical record，电子病历。

雅图儿童医院）。这提供了一个清晰的报告结构，对可提起诉讼的结果进行优先排序和跟踪，并将公认的质量和安全术语应用到模拟事件（近似错误事件、严重安全事件等）。模拟中识别出的威胁的正式报告也消除了模拟团队降低已知危险的责任，因为通常情况下，模拟团队或计划将无法影响系统问题中经常涉及的诸多因素。风险在于当医务人员参与模拟的时候，他们并不相信那些会议反馈会引起重视或引起改变，他们开始相信机构建立安全机制仅仅是提高医务人员警惕而不是建立系统的规章制度[51]。一个有效的模拟文化存在，在于最高领导层的接纳（自上而下），也在于横跨多学科的一线人员（自下而上）的接受。

模拟在患者安全上的障碍／挑战

为了充分发挥模拟的潜力来改善患者安全的实践，开发能够将模拟实践与改善患者预后联系起来的工具将十分重要。同时，还必须充分利用那些在医疗保健以外领域从事各种安全科学工作的专家们。人类因素专家、急救医师特里·费尔班克斯（Terry Fairbanks）曾表示，当航空公司希望提高安全性时，他们不会问飞行员和乘务员如何变得更安全，而是让工程师、认知心理学家和人性因素专家参与进来（Terry Fairbanks，书面通讯，2013 年 6 月）。

通过改善医疗护理质量、避免不良事件、减少治疗不当和责任保险，以及降低诉讼费用等方面的节省，可以平衡在人员时间、教员时间和设备／资源方面实施模拟的成本。需要进行更多的研究以了解基于模拟安全活动是否减少成本的问题。

未来的方向

虽然模拟历来被用于评估个人和团队的能力，但近年来越来越多地被用于评估系统能力和评估新的设施、新的团队和新的流程[5, 6, 50-51]。从历史上看，医务人员并没有接受来自医疗保健之外的专业知识；然而，人们越来越多地认识到医疗之外相关专业知识的重要性，并愿意将这些知识纳入医疗模拟和安全工作中。解决医疗在当今面临的一些主要问题，需要包括人的因素的价值，认知任务分析和工程（认知，工业和系统）等方面的知识。

近年来，美国住院医师的工作时间已经缩短了。住院医师们虽然工作小时数和值班时间都比 10 年前的标准大幅度缩短，但是在毕业后医学培训的长度却没有相应的增加[53-54]。人们明确指出：任何领域里的专业知识都与刻意练习和辅导的时间相关[55]。对于那些从事医疗教育的人们而言，一个重要的问题是如何在减少训练时间以及知识储备持续增长的同时保持竞争力。模拟是否能加速专业知识发展的问题正在开始被研究，但还没有答案[56]。很明显，在腹腔镜手术或中心静脉置管中，基于模拟的刻意练习可以改善在现实临床环境中的表现[22-26]。然而，诸如败血症患者识别这类非程序性的专业知识，模拟培训价值尚不明确。

为了理解模拟在这些类型医学知识发展上的作用，需要联合多领域专家，在专业知识发展、自然而然的决策制定、认知偏倚和消除偏倚等方面进行合作。

另一个适合模拟的安全领域是探索系统和团队对意外干扰的适应能力。这与顺应力工程的安全科学有关。尽管顺应力工程在其他行业里已有应用，但它在医疗领域的应用却是近来才出现的。通常用顺应力工程来回顾性评估那些具有重大影响的失败或成功的系统，诸如哥伦比亚号航天飞机和挑战者号灾难[57]。虽然仅仅是理论上的，模拟提供一个前瞻性方法来评估系统的适应性反应、抗干扰能力，以及从干扰中恢复的能力。在医疗领域，这意味着评估现有和拟建系统的正常功能和对医疗意外事件适应和复原的能力。模拟还提供了评估资源变化对系统影响的方法，即评价其适应能力和脆性；系统面临资源变化，例如人员配置、团队构成、和电子病历记录。

未来，作为一个模拟社团，应证实基于模拟的患者安全整合计划将为医疗领域带来可测量的改善，这种改善是可传达的、有投资回报的，并最终改善患者健康转归。

结论

模拟对于在机构的个人、团队、和系统层面上持续进行的患者安全行动来说是相伴而行的。越来越多的基于模拟的培训计划将他们在知识、技能和团队合作方面的改进与患者转归联系起来。模拟被越来越多地用于在系统层面上识别和降低患者的安全风险。模拟有助于在影响患者安全之前发现出错情况，并在患者受到影响时对这些情况有更深的理解。安全专家和模拟方面的专家应在现有的和新的方案里整合和协调，最大限度地实现患者安全。

（译者 刘 萍 李 瑛）

参考文献

第6章

系统整合、人为因素和模拟

6

本章要点

1. 医疗是一个复杂、相互联系并彼此作用的体系。需要采取系统的方法去尝试理解体系内各构成部分与整体间的作用，以及各构成部分间的相互作用。

2. 模拟可以专注于确定系统存在的问题、寻求缺陷或问题的原因、或帮助系统更好的弥补缺陷，从而帮助医疗服务提供者构建一个安全、有效并高效的系统。

3. 精益方法、六西格玛原则以及安全 I 和安全 II 原则为理解和改进医疗服务体系方面提供了不同的框架和前景。

4. 以改进系统安全和有效沟通为目的，将模拟和系统进行整合的尝试可以获得最佳改变。

基于系统方式的医疗照护

如果你作为一个院内快速反应团队成员为一个过敏患儿进行复苏会发生什么呢？包括你在内的每一位团队成员都拥有很好的知识储备和实践技能。整个团队配合密切，迅速确认了团队领导和团队成员角色，确立了诊断，复苏过程中相互分享想法并有效地进行闭环式沟通，最终你们对这名儿童采取了适当的治疗和复苏，孩子的情况有了明显改善。这时你们不仅仅是一群专家，而是一个专家团队。

现在我们再设想一个完全不同的情境，团队成员不变，但有人去推复苏抢救车，结果很久都没有回来。在三次尝试建立静脉通路均告失败后，决定换骨内通路，此时需要骨内通路钻头，结果拿到钻头的时候才发现它坏了。当抢救车推来后，整个团队都在纠结于如何将1:1 000的肾上腺素稀释成按照公斤体重所需的药物剂量。这个情境下完成任务的还是一群专家，但因为缺乏了有效的系统来支持他们，他们还不能作为专家团队来发挥功能。

这些问题中的每一个似乎都有很多影响因素。尝试纠正或解决这些问题时会发现系统中的其他问题。系统方式帮助我们认识到系统是由众多部分共同组成，就和我们纷繁复杂的医疗照护程序一样，这些组成部分和整个系统之间相互关联。系统的定义各不相同，但作为系统通常具备潜在的主线：一个系统是由各个小的部分组成同时各个部分累计在一起不是简单的相加，而是形成一个更优的整体。国际系统工程理事会（International Council of Systems Engineering, INCOSE）提出了如下系统的定义：

系统是众多不同的元素共同构建和组成的，最终实现的结局是每一个单独的元素不能实现的。这些元素或者组成部分包括人、硬件、软件、设施、政策和文件；所有元素均为系统的结局服务。结局包括系统质量水平、属性、特征、功能、行为和成效。系统的价值在于整体，这超越了每个单独部分的价值，这种价值是通过各个不同部分之间的相互内在关联来创造的[1]。

系统方法认识到系统中的各个部分和整体之间都需要整合。在医疗照护中这种整合是动态的、复杂的，并且常常是无法预测的。把这种复杂的关系概念化的一个方法如图 6.1 所示，图中呈现了用户、工具、任务、环境和过程之间的关联。

在我们上面的案例中，任务应该是复苏患者，子任务则包括分配适当的团队、做出准确的诊断、获得适当的设备、给予正确的药物等。我们的用户是医师、护士和呼吸治疗师，他们直接为患者服务，同时还有社工、安保人员、药剂师、放射技师、部门职员、保洁员等其他人共同提供保障服务。患者也是用户之一，系统的目的是为他/她提供医疗照护从而使其病情好转，但在特定情况下患者的参与大多是被动的，各项行动都是给他/她或为他/她服务的。我们的工具更加广泛，包括供给和药品，也有设备，例如骨髓穿刺的钻头。工具还可能包括知识和既往的经验。

环境是指我们复苏发生的场所，简单来说，就是我们的工作场所。在我们的例子中，复苏抢救车距离抢救现场距离太远，导致获得急救设备的时间过长。物理环境的变化也可以促进团队效能从而提供及时的医疗照护,例如把抢救车安置在更近的地方。我们的工作环境远不止于我们所停留的物理空间,我们的活动也受到获取所有资源的限制:设备、供给、信息和人员等。还有一些不易感知的因素需要考虑,包括人和人之间的关联和组织文化。

过程包围并支撑环境及其内容。过程可以被编订,包括正式的(例如政策、操作、临床照护路径和核查表)或非正式的(例如从测试或错误中学习到什么是有用的)。例如,供给不足可能会刺激囤积。以往成功(或者推动)的经验可以刺激寻找获得资源的替代路径,这些资源包括设备甚或是知识。我们学习到向谁以及何时寻求设备、供给和信息,有时需要在正式途径以外寻求这些资源。

病人医疗照护能被概念性的划分(图 6.1),但那些组成部分间的相互作用是重要的也是不可避免的。系统是一系列相互关联的部分组合在一起,一同为达到一些通用的目标或目的而发挥功能。系统由组件、属性和相互关系组成[2]。一个系统的方法包含对于整体、各部分以及相互关联的理解。医疗本身就是这样一个由众多不完美的系统所组成的,它既复杂又充满动态的相互作用。组成部分包括人员、工具、资源和环境。这些系统的产品则包括直接的或间接的病人照护、医疗文书、医务人员的行为和表现、差错和不良事件。这些系统存在于各个层级:从个人诊所到能协调所有健康和疾病问题照料的复杂组织。到涉及所有健康和疾病问题的照料,这种照料的组织则是复杂的,并且需要相互协调。

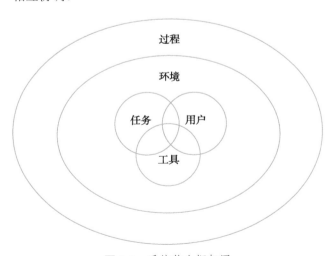

图 6.1 系统整合框架图

图中描绘了系统中各个元素和整个系统之间独立的、重叠的和相互依赖的关系(任务、工具、用户、环境和过程)。

将系统方法应用于医疗创建了一种理解和改变医疗行为和临床预后之间的框架。正如 1999 年医学会关于"人就会犯错"的报告中提到的那样,这种(系统

的)方法非常重要:

预防错误和改进患者安全需要采用系统的方法,这有助于修正那些导致错误的情况。在医疗单位工作的人们是接受最好的教育并且是所有产业中最敬业的。出现问题并不是人的因素,而是需要构建一个更为安全的系统[3]。

在我们的示例中,我们并不知道为什么骨髓穿刺的钻头是坏的。一种可能是使用者经验不足。而系统的方法就需要我们更深入的探究。培训可能帮助我们更早地发现工具的问题,提出需要更换钻头的要求。然而再多的个人或团队的培训,无论是实践或是经验上的,都不能直接使钻头工作。其实潜在的问题还包括工具本身(例如耐用性不足和电池没电了),环境和组织的问题(例如资金不足、疏忽、协议、人员配备和培训)或是流程问题(例如测试和保养不足和缺乏可替代设备的获得)[4]。

类似的,我们不知道为什么计算正确剂量的肾上腺素那么困难。可能的原因可能是人体工程学问题(例如,药瓶上的标签使用微小字体列出)或者是认知问题(例如,正确的计算就有困难,特别是在有压力的环境下,10 倍剂量的错误是非常常见的,一旦出错,肾上腺素即成为一种可怕的药物)。

人为因素专业知识就可以派上用场了。人为因素有时会被理解为:系统的失败是由"人性的缺点"所导致,这其实是不正确的。既然所有的医疗系统都是人来创建的:

要是想将失败归咎于某个(当事)人,实在太容易了。即使某个(当事)人不是处于决策地位,例如"人为错误"或不安全行为时,他/她也只是离决策地位几步之遥。因此关于人总是犯错的假定经常自圆其说了[5]。

人为因素强调那些系统或设备设计中可以体现人性特征的部分[6]。人为因素设计需要考虑人的能力(包括体力、认知或其他方面),充分体现这些能力中的优势并弥补相应的不足,从而创建一个(良好的)工作系统。人为因素科学运用人类功能和能力的知识来最大限度地设计系统的兼容性,充分考虑系统里的人与人、人与机器以及人与环境之间的交互作用,从而确保系统功能的有效性、安全性和简便性[6]。人为因素的专业知识包括与感知和表现有关的科学和探索、增强认知、决策、沟通、产品设计、虚拟环境、老化、宏观人因工程以及其他方面[7]。

模拟在系统整合中的作用

如果我们再回顾图 6.1 中的内容,这次作为一个模拟的教育者或研究者,而不是一个医务人员,我们可以

做如下的类比。我们的工具包括模拟人、任务训练器、虚拟模拟器、标准化病人，甚至是我们在模拟方面的知识和医疗专业内容。我们的用户是参与模拟的学习者或者被评价者。我们的任务则是帮助个人、团队或者组织机构学习或展示他们的胜任力，或技能的精通程度。我们的环境可以是模拟中心、原位模拟地点、可以用于模拟的会议室或者室外环境。过程可能包含设备管理、流程设计、潜在模拟用户的信息交互界面等。这些元素中的每一个均和我们模拟项目中的其他组成部分相互影响。

本章开始的那个过敏性休克案例可以被复制为模拟教案。模拟参与者的反应和遇到的问题有可能是不同的，但如果我们让真实的团队在真实的环境下使用真实的设备来运行我们的教案，我们就有机会更好地理解和改进我们真实的系统。复盘可以关注于我们对于医疗照护过程的理解。聚焦性的问题可以有意地和明确地提出，以寻求学员对于系统容量和限制有更好地理解。

我们可以根据需要修改的教案中的特定参数，例如患者的年龄或者发生的临床地点，这样就能确定医疗体系在应对不同情境及不同类型患者复苏过程中可能出现的问题并进行相应的改进以预防类似的情况发生。模拟情境下的有意识的设计为我们提供了这样的机会，即及早发现那些在实际临床工作中患者伤害或近似错误事件的系统原因并进行相应整改。在北卡罗来纳的急诊室就曾采用儿科模拟的方法来评价儿科创伤复苏的质量。虽然模拟的目的是确定教育干预措施，但在教育干预取得成功之前，需要确定系统问题，例如很多急诊室缺少儿童型号的颈托以及由于标签错误造成的找不到骨髓输液针[8]。

原位模拟是由医疗团队成员使用现有的设备和资源在患者实际诊疗地点开展的模拟方式。它可以提供机会来评估医疗服务系统并有助于识别出那些可能导致医疗差错的患者潜在安全威胁（latent safety threats, LSTs）。LSTs 已被定义为系统中存在的，可能发生在任何时间并且未被医务人员意识到的患者安全威胁[9]。LSTs 分类包括药物、设备、资源和知识差距等。与在模拟中心实施的模拟相比，原位模拟每运行一个相同的案例可以有助于发现更多的 LSTs（分别为 1.8 个和 0.8 个）[10]。利用模拟的方式来发现系统中存在的 LSTs 并在对患者造成伤害前给予改进，这在以下的领域中被证实是有用的，包括儿科急诊室[11]、产房[12]和体外膜肺的模拟[13]。模拟整合了复盘的过程，这可以帮助我们探究在模拟过程中观察到的医疗行为背后的原因，这在真实患者的诊疗过程中是非常难得的机会。无论模拟的目标是否是识别 LSTs，结构化的复盘通常会发掘我们可观察到的医疗行为背后潜在的系统

不足。因此，识别 LSTs 可能是有意的或无意的。同时要求参与者确定并考虑 LSTs 是将关注重点从个人（用户）表现中解脱出来的一种方法。一些程序已经将模拟 LSTs 嵌入到他们正式的组织安全报告系统中。

相同的过敏模拟案例可以在不同的医院场所反复运行，并可使用从婴儿、儿童到青少年等不同年龄阶段模型，这有助于解决那些不同年龄段的儿科患者诊疗过程中系统所暴露出的新的和明显的问题，或者发现涉及更大系统的挑战。熟练的模拟教育者或研究者为了强化系统和理解其能力和限制，可以暂停行动、重新开始、重复和重新设计情境案例。团队成员可以观察到他们可能通常没有机会目睹的医疗全过程的每一部分，这有助于最终打破医务人员日常工作所限，让他们站在更大的团队的角度来理解抢救过程中的关键过程。

模拟是系统改进的 PDSA（plan-do-study-act）循环（计划 - 执行 - 学习 - 行动）很好的方法，这因为模拟提供了所有参与人员一起根据需要来重复情境，并且可以观察到哪些潜在不常发生的事件。模拟可以纳入规划阶段，也可融入学习中，之后整个过程还可以通过模拟来反复进行检验。图 6.2 显示利用模拟通过 PDSA 循环来着重确定系统问题的例子。

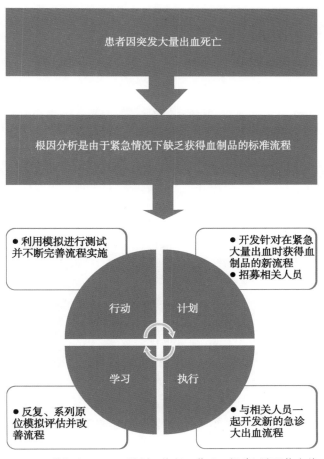

图 6.2　模拟和 PDSA（计划 - 执行 - 学习 - 行动）循环整合的示例。也是安全 I 和安全 II 组合实施的例子。

框架

精益方法

有几种方法可以更仔细地研究与系统相关的问题。精益方法提供了一套工具和原则，有助于识别和解决与过程和环境相关的问题。精益是一种管理策略，其目标是最小化浪费和最大化效率，前提是这也将提高安全性和质量。精益生产的起源可以追溯到丰田生产系统，在20世纪50年代到70年代期间由大野耐一（Taiichi Ohno）和Shigeo Shingo开发。James Womack于1990年出版的《改变世界的机器》一书主要是记录与推广精益生产的原则和术语[14]。在精益方法中，价值总是从客户（病人）的角度来定义的。任何帮助病人达到最终目标的步骤或活动都被认为是有价值的。浪费是指不能帮助病人达到预期目标或结果所消耗的资源或时间。精益方法的一个关键目标是消除不必要的浪费和最大化的价值。表6.1提供了八种类型的浪费及其实例。在模拟的复盘环节，要求参与者识别和考虑浪费的来源，这个过程不去关注个体（用户），而是开始考虑医疗体系中的任务、工具、环境和流程等系统问题。

表6.1　八种类型的浪费

浪费的类型	示例
库存	那些不常被使用的过多存贮的设备
等待或延迟	在诊室等待就诊
生产过剩	处方用不到的过多剂量药物
转运	患者在一次门诊就诊过程中为了完成检验/操作需要在医院内部不同区域间往返
动作	在临床诊疗区域实施复苏过程中团队成员需要过多的移动
过失/错误	由于过失而必须重复或再次完成一项任务
繁琐的处理	不必要的重复测试/记录
未充分利用的人力资源	高技能人员从事低技能活动

精益方法中基本的工作场所组织工具之一被称作5S或6S。这个名字是来源于5个日语单词，这几个单词用于指导组织工作环境。原先的5S在医疗领域被演变为在原有基础上增加了第六个S，也就是安全（safety）。6S的框架可以与模拟整合在一起以监测和改变临床环境（表6.2）。

表6.2　医疗领域精益方法中的6S工具[15]

6S	内容
分类	有用还是必需
整理（整顿）	任何事情都井然有序，并且可以看到
清理/闪光	"大扫除"、环境清洁齐整
标准化	清扫、检视和日常工作的安全部分
保持	建立能确保遵循6S的督导/有提示的环境
安全	主动寻找潜在的安全问题，保障环境安全

在本章开篇的例子里，6S工具为我们提供了检查问题的系统框架。分类要求我们要确定是否最相关的工具可以很容易获得并被确认，例如抢救车是否充斥这些那些非紧急状况使用的设备。整理要求我们确定抢救车是否应该在不同的地点以及是否有清晰的视觉提示来帮助复苏人员可以有效地找到这些关键设备。清理/闪光则主要针对是不是哪些设备中存在陈旧部分、材料，或者流程需要被清理。标准化要求我们确认是否存在常规的巡视，包括谁、何时和如何检视演练和设备，并确定是不是所有抢救车和房间都是类似的。保持要求我们确定实际工作中如何确保前面4S部分带来的变化可以保持，并确保演练的功能是良好的、是能够发现问题的。安全则要求我们确定还存在哪些LSTs是还没有被发现和改进的。在演练以外是不是还存在设备是坏的？6S工具中的每一个元素都能够帮助团队从系统的角度来检测是否在真实患者诊疗或模拟中可能存在的问题。

6 Sigma（Six Sigma）原则

6 Sigma原则为我们提供了另外一种框架，它包含原则和工具，以帮助我们检视系统并提升质量[16-17]。6 Sigma原则及其初始工具，定义（define），度量（measure），分析（analyze），改善（improve）和控制（control）（DMAIC），这些主要用于改进过程的质量，这一作用是通过确定和消除缺陷（错误）并最小限度地变化系统来实现的。6 Sigma原则是20世纪80年代由摩托罗拉开发的，之后在20世纪90年代成为通用电气公司的核心商业策略[17]。在6 Sigma里，质量总是从客户（患者）的角度来进行定义的。一个关键目标是消除缺陷（错误）和开发99.999 66%的时间都不会出错的工作流程。

DMAIC是有基于数据质量控制工具中的5个阶段的首字母拼成的，它主要是为了改进工作流程，每个字母分别代表：定义、度量、分析、改善和控制。在本章开篇的例子中，DMAIC可以检视我们应对过敏案例时系统的表现。定义部分要求我们确认特异性的问题或目标：一个错误百出的复苏过程需要我们改进以减少错误的数量和救治延迟。度量部分则要求我们评估现有的复苏流程,例如确定目前抢救车获得和药物准备时间,或者参与者是否完成了特定的任务。分析部分要求我们确定根本的原因:抢救车位置的标志不清晰、对于药物的重新构建和剂量计算还依赖于使用者的记忆或者数学计算才能确定。改进部分则要求我们消除这些原因:开发新的标志,提供预先组合的设备及药物或工作助手,从而消除工作中依赖个人表现的现状。控制部分要求我们开发一个持续稳定的系统:创建模拟训练和测试来监控整个过程。

6 Sigma 原则是建立在一个已知或被认为最佳的流程基础之上,因此在大多数情况下是可以实现的,但并非所有医疗过程都适用。

安全 I 和安全 II 原则

精益方法和 DMAIC 都是基于目前已知和被认为的最佳流程为蓝本进行过程改进的基本框架,与之相比,安全 I 和安全 II 原则着眼于患者安全的角度。安全 I 原则关注于发生了什么问题,回顾问题发生的根本原因,设计如何避免那些风险从而阻止类似的错误重复发生[18]。在医疗过程中每一个发生的错误中,还是有很多过程是"对的"。安全 I 原则专注于错误部分,即使这些是很少发生的。在我们过敏的案例中,钻头不能工作的问题可能是很罕见的和无法预计的。模拟能够重新构建情境,这使得情境发生的地点相同,参与抢救的人员也是相同的。根源分析能够澄清参与者是否知道如何正确应用这样的演练,是否是由于物品存贮的原因导致了演练中的问题,是否参与了解备用电池如何获得,是否备有备用电池,或者那些期望系统更好运转的部分。

安全 II 原则是患者安全的另一个视角,它专注于那些做得对的事情:患者诊疗行为中绝大部分时间是没有错误发生的,这是如何实现的? 安全 II 原则假设系统是复杂的并且我们的理解不完整。要在各种不同的情况下都要预防错误发生,系统做出必要调整的核心还是人的变化。安全 II 框架转换为前瞻性分析,这需要先发制人的理念而不是发生后在做出反应[17]。安全 II 还认识到,系统中那些看上去可能是松散的,甚至是多余的部分在承受压力的情况下可能成为有价值的边缘资源。

例如在我们的过敏案例中,采用安全 II 原则的模拟可能在不同的临床场景下有不同的团队来完成(如急诊室、手术室、儿科病房或者全科诊室),这就带来了不同的挑战(如变化的员工、找不到设备和患者语言不通),通过模拟来观察团队成员如何克服这些挑战。模拟中的发现可以通过稀释法则来开发工作辅助人员的配备,是采用"随时准备加入"的应召模式还是按照任务本身的需求来计算是否额外增加团队成员。洞察每一个团队的调整进而揭示系统的变化,这样做可以强化成功。融入安全 I 和安全 II 原则的模拟提供了检视参与者如何克服内在挑战的机会。

模拟项目和医院设施的整合

我们已经讲解了如何从系统方法中使用模拟,以发掘用户、工具、任务、环境和过程中的事项,这些事项使我们的患者处于危险之中或者可以阻止伤害的发生。这些发现可以是偶然发现的或者有目的发掘的。无论这些发现是如何获得的,也无论是采用安全 I 还是安全 II 的原则,为患者创造医疗体系改进的变化才是我们的最终目标。

为了最大化的改进,需要发掘那些有助于创造并持续保持这些改进的系统事项,这些事项又是直接和人及相关要素关联的。在我们过敏的案例中,设备可能需要维修人员更新、安装。临床和供应人员为了做出购置设备的建议,可能需要相互协作才能确定是否需要、报价并应测试整个演练过程。教育方面的领导可能需要开发一个项目来建立并定期更新适合演练的一些技术。来自医疗部门、护理部、药剂科和供应链条中相关部门的代表可能需要建立一个最可靠的流程,来帮助临床制作一个如何准备肾上腺素用药的标准化流程并在整个机构内推行。研究者则可以利用质量改进工具或传统的研究技术来检验不同时间段的成效。如何将系统问题的解决方案整合到组织变更管理系统中,这将决定它们所产生的影响。在一个临床区域发现的问题,例如一个不太成功的演练,如果不与其他临床区域分享的话就会限制系统内壁垒间的相互学习。越来越多的医疗机构将模拟中发现的系统问题升级为和真实患者诊疗中发生的不良事件一样,需要在医院里的不良事件报告体系中进行上报(Marc Auerbach,书面沟通,2014 年 8 月;Kimberly Stone,书面沟通,2014年 8 月)。对这些上报的不良事件进行回顾并进行分类,类别涉及负责患者诊疗的组长领导能力、工具、任务、环境或流程变化等诸多方面,这些模拟中的问题和真实患者诊疗中上报的事件是同等重要的。特定患者诊疗过程的组织需要医疗机构所有相关的区域参与其中,这就要求在系统层面寻求改变,以打破原有医疗体系中相关的壁垒。

结论

医疗是一个复杂的适应性系统;系统中的成员学习并调整他们的行为和响应,这进一步增加了系统的复杂性；这些相互作用的结果可能是无法预测的。医疗系统行为的复杂性还表现在系统中涌现了大量的程序规则，生物法则和社会法则（无论是否被理解或被清晰地表达）这些都驱动着系统成员之间产生相互依赖、相互作用的影响[19]。完全理解这些相互作用是不可能的，更不要说控制它们了。但是利用模拟来发掘并改进这些相互作用，从而为我们的患者构建一个最安全的、具有最高质量的医疗照护体系是可行的。

示例 1：应用系统方法识别质子治疗单元患者安全风险

一个质子治疗单元以往只负责成人的治疗，现在计划要开始为儿科患者提供医疗服务。模拟儿科患者急症（如图 6.3 所示）确定了和用户相关的系统问题（确定是由药剂师还是麻醉护师来进行给药操作，从而避免重复工作），与工具相关的系统问题（最近的儿科复苏抢救车仍然太远，在附近进行了配备），以及和环境相关的系统问题［习惯于在儿科机构工作的施救者意识到在激活应急反应系统时必须指定儿科（相对于成人来说）复苏团队］。

示例 2：精益框架在现有抢救室再设计的系统模拟中的应用

医疗延误（例如：接监护、给药、获得设备等）引发了一系列的模拟来检验现有抢救室在用户、工具、环境和过程中存在的问题。利用 6S 工具来识别和解决系统问题。图 6.4 显示的是利用 6S 工具改进前抢救室的

状况。整个空间显得杂乱无章，将患者头侧墙壁上的呼吸设备、监护设备及参考指南等进行了分类，过时的设备予以报废。整顿使得完成相同任务的设备放在一起，为医师准备的气道设备（氧气附件、球囊、吸引设备和插管设备）一起放在患者右侧的气道车内，护士的监护设备（心率监护仪、温度探头、血压袖带等）被一起放在患者左侧。为了标准化新的环境，确保日常清理和检视，房间内设置了一份包括图片的核查清单。为了保持这一变化，整个房间内放置了可见的标志（蓝边的标签和图片）。基于安全事件应该被创建或保持的这一认知，还增加了一个意见反馈箱用来收集不断出现的新问题。图 6.5 和图 6.6 显示了使用 6S 工具后抢救室的状况。

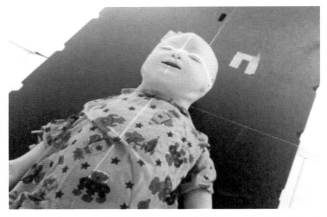

图 6.3 在质子治疗床上的儿科患者模拟人（感谢费城儿童医院模拟、高阶教育和创新中心的 Ellen S Deutsch 医师提供的照片）

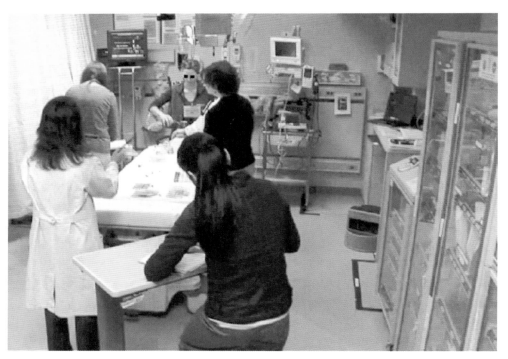

图 6.4 应用 6S 工具前的抢救室状况（感谢来自西雅图儿童医院模拟项目的儿科急诊室 Kimberly Stone 和 Jennifer Reid 医师）

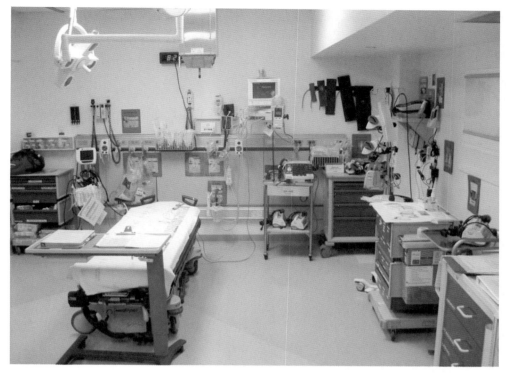

图 6.5 相同的抢救室在应用了 6S 工具后的状况（感谢来自西雅图儿童医院模拟项目的儿科急诊室 Kimberly Stone 和 Jennifer Reid 医师）

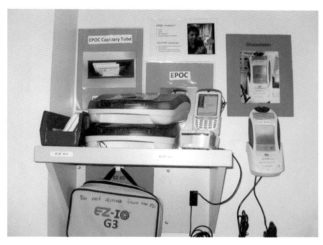

图 6.6 应用 6S 工具后为了标准化和保持更改而增加的可见的标识（感谢来自西雅图儿童医院模拟项目的儿科急诊室 Kimberly Stone 和 Jennifer Reid 医师）

示例 3：6 Sigma DMAIC 工具在改进交班的模拟中的应用

医护人员间的交接班是不良事件发生的高危因素。采用 6 Sigma DMAIC 的方法来改进儿科心脏病患者的交接班过程。定义部分确定了 18 项交接班必要的事项。度量部分确定了每一次交接班过程中，在病史和目前接受的外科干预方面会出现平均 5.6 次错误。分析部分确定下列 3 个因素会导致交接班过程出错：

缺乏标准化，最近对患儿进行诊疗的医师和交接班的医师并不一致，以及交接班过程中的干扰 / 中断。干预和控制阶段包括创建一个标准的交接班模板并采用模拟的方式来进行训练如何使用这个模板。研究者发现采用这一方法后节省了获得了重要的临床诊断信息的时间[20]。

示例 4：安全 I 和安全 II 原则在前瞻性模拟一个新流程中的应用

外科术后并发症、继发于创伤或疾病，患者可能存在深部出血的风险。安全有效地保证医务人员、血制品和相应的设备及时到位，这是个复杂的过程。为了设计一个全新的针对大出血急症的流程，在不同的医疗区域由不同的复苏团队实施了一系列的模拟：包括儿科重症监护室，心脏重症监护室，新生儿监护室、手术室和急诊科。在每一个情境案例运行过程中，观察员确定不同的团队是如何克服挑战实施安全和有效的诊疗，最终开发了一个全新的包含最佳实践证据的大出血急症抢救流程，并在整个医疗机构推行。图 6.2 简要概括了这个流程的 PDSA 循环。

示例 5：模拟中发现的问题和医院基本设施整合

为识别问题，识别轻重缓急，并能传播存在问题而创建系统，需要确定责任义务、追踪缓解措施和改进沟通，这些都可以很好地利用模拟来实现。在开放几个新的诊疗单元前我们实施了模拟来发现安全问题。所有的安全问题由临床和设施专家回顾。每一个问题依据其重要意义和时间敏感性被划定为危急、高、中、低4个优先级别。危急的问题，如无效的急救代码警报，可能导致患者死亡或伤残，这一问题的优先级别一定高于员工培训。各个部门的领导（如施工总监、临床工程师、流动需求、信息部门、环境服务、电信和病房等）都需要参加每日的"碰头会"，重点解决存在的问题和隐患。危急的问题需要和整组的人员进行讨论并要求相互独立的团队之间积极合作以利于问题的解决。

"碰头会"可以在每天上午进行，主要更新问题解决的最新进展，直到新的患者诊疗单元正式开放。

（译者　刘继海）

参考文献

第 7 章

儿科模拟的评价

本章要点

1. 评价是一种测量的形式，让模拟医学教育工作者针对学员在真实环境下的潜在表现做出有意义的论断。

2. 效度是由来自一定附加数据源所提供的数据进行支撑的论点。

3. 效度是针对特定学员在特定环境中所获取的评价数据的特征之一，而不属于评价工具的内在特征。

4. 目前针对儿科模拟有大量且彼此之间有密切关系的评价工具，其中许多工具都可直接纳入使用。

概述

评价是一个在不断拓展的话题，涉及多个领域。鉴于有的教材整本书都在讨论此话题，我们在此仅按需对此话题就模拟范畴进行总体介绍。其中值得思考的显著区别之一是，将模拟本身作为一种评价学员的综合性工具，如美国医师执照考试（the United States Medical Licensing Exam，USMLE）的一个环节——客观结构化临床考试（the Objective Standardized Clinical Exam，OSCE）与在模拟的大背景下使用标准评价方法（访谈、核查表等），这两者之间的区别。在本儿科分册对应的主干教材[1]（译者注：即《模拟医学》，主译：吕建平）中已经对前者进行了非常详尽的介绍。然而，我们能够感受到，都在模拟业内，人们对于后者的内容越来越感兴趣，因此我们将本章内容向这一方向进行引导。

评价的目的

我们希望在模拟中使用正式的评价达到怎样的效果呢？最基础的观点认为我们在进行教学活动的过程中就在持续进行评价了。从案例的开头到每次复盘的结束，参与模拟教学活动的教师就在以口头形式或在内心中不停地针对所施与的医疗救治，学员的知识水平，团队作为整体的沟通技巧，以及无数其他问题给予判断。若没有这一持续进行过程，我们确实无法在复盘的过程中给学员提供任何有意义的内容。但在这种持续进行的个人判断过程与形成评价所需的严格的过程之间，是有着巨大的区别。尽管评价的最初行为与之相似，但若要对我们的判断结果有足够信心，确认其能代表学员在被评价方面的真实技能水平，这要求我们将若干个额外的方面纳入考虑，并进行系统检查。评价的效度，即评价的可靠程度，与评价的利害关系紧密相关。因为评价工具用于学员的分数报告，而该报告可能影响其未来医疗实践或事业，在未针对评价工具进行严格研究之前就将之用于进行报告，则显得不公平。

这就很自然地进入到第二个问题：若我们同意评价为所有的模拟教育提供一部分支撑，那么应用这些评价或判断的意图是什么？总体而言，我们要么试图评价学员与学员小组，或评价教育干预手段与课程体系。当我们评价学员或学员小组时，这个过程可以拓展成一个广泛的范畴，包括用于提升当前表现的以学员为导向的反馈（形成性评价），以及使用及格/不及格分数就学员在某方面的最终表现进行评价，或提供认证与授予其他正式资格，而学员可将该评价结果用于体现其能力的证据（终结性评价）[2-3]。图 7.1 所描述的就是这样一个范畴。而上述的两个极端之间存在有若干可能性，如通过评价发现那些需要补充训练的人员。而通过此类混合类型的评价所得到的信息，可能不会记录在终身教育记录中，更多的仅仅只是对学员就其当前的某方面的表现进行提醒。

当应用评价来研究项目的利害关系时，同样存在诸多的效度与信度的考虑，会在本章后文进行探讨。该内容在后面专门讲解模拟研究的章节（见第 30 章）会有更充分的探讨。

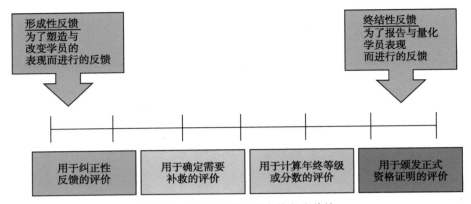

图 7.1　评价的范畴：形成性与终结性

术语定义

到目前为止，我们的讨论均未针对评价进行合适的定义。简而言之，评价是一种测量的形式，在此是针对某种特定教育构念下的知识、技能或表现水平的测量。如进行腰椎穿刺的技能，某种附属流程的知识，或能够在某个团队结构下进行沟通的能力。此类测量的目的是让教师能够就被测量对象在再现真实环境的模拟中表现出来的知识、技能或态度做出推论[4-5]。

同任何其他科学探究领域一样，这些测量的表现需要通过使用校准的工具来保障其可重现性与精准性。因此，正如同测量长度需要量尺，测量学员在模拟中的表现亦需要能够代表所评价的内容的某种评分表。前面长度的例子中，校准量尺是通过将各把量尺与某一特定正式标准进行比较完成地。类似地，评价亦需要正式的、基于证据的过程来确定其所产生数据的有效性。Downing 与 Haladyna 将效度表述为"评价数据最重要一个的特质"，且关系到通过在特定环境中特定学员人群的特定评价所获得的评估数据有多大意义，有怎样的可用性，及其与我们实际打算测量的主体构念或概念的符合程度[6]。尽管常常被认为是一个独立的构念，但信度事实上是效度的一个子集，其关系到不同考官、配置、时间的情况下彼此之间的一致性。需要注意的是效度是通过评价工具获得的数据的特质，而非工具本身的特质。

本章会通过以下内容就上述问题进行阐述：

1. 通过就评价工具可应用到的不同对象，以及最常见的问题及应答种类进行讨论，来描述评价的结构与评价工具。

2. 概述当前认可的基于假设的评价工具验证研究方式。这包括了深入讨论源自 Kane 与他人的研究成果带来的关于效度的当前认识[7-10]。

3. 描述评价工具的实际用途，特别注意在个人模拟教学环节的评价工具使用策略与时机。

4. 通过回顾现有评价方面的文献，强调若干不同的已提供信度与效度数据的评价工具（表 7.1）。

我们希望通过本章内容让读者更严格地评价与评估学员。

表 7.1　适用于儿科模拟环境且具备心里测量学数据的评价工具

原始问题	工具名称	评价对象	设问类别	设问数量
团队合作与领导能力	团队维度评分表[11]	多学科重症监护团队	7 分里氏量表及整体等级量表	23 项，4 大类，最后有整体等级量表
	TEAM[12]	急诊科抢救团队	4 分锚定观察性量表及整体等级量表	11 项，4 大类，最后有整体等级量表
	急诊科医师非技术性技能评价[13]	急诊科医师	9 分锚定里氏量表	12 项，4 大类
	T-NOTECHS[14]	急诊科创伤团队	5 分锚定里氏量表	27 项，5 大类
	危机资源管理自我效能工具[15]	住院医师复苏团队	5 分里氏量表	24 项，4 大类
	梅奥高表现团队合作量表[16]	住院医师与护理人员复苏团队	3 分行为核查表	16 项
	CATS[17]	未指定	3 分核查表（有权重分布）	21 项，4 大类

续表

原始问题	工具名称	评价对象	设问类别	设问数量
团队合作与领导能力	OSCAR[18]	未指定	6 分里氏量表	48 项，6 大类
	TFAT[19-20]	院派医师复苏团队	7 分里氏量表	11 项，3 大类
	复苏团队领导评估[21]	儿科复苏团队	3 分锚定里氏量表	26 项，2 大类
	IPETT[22]	儿科复苏团队	7 分锚定里氏量表	14 项（总 32 项），4 大类
	STAT[23]	多学科儿科复苏团队	3 分行为核查表（有权重分布）	26 项（总 95 项）
	TPDSCI①[24]	多学科儿科复苏团队	5 分锚定里氏量表	5 项，5 大类
	EMT-TEAMWORK 长表 / 短表[25]	双人医疗急救人员团队	7 分里氏量表	长表 45 项，短表 30 项
	儿科高级复苏领导力核查表[26]	儿科复苏团队	二元评分及 3 分行为核查表	17 项
	TRACS[27]	儿科住院医师	二元评分核查表（有权重分布），3 大类	67 项（总 72 项），3 大类
	KTPS[28]	本科临床、护理与呼吸治疗专业学生	5 分行为锚定评分表	12 项
临床技能与行为学核查表	GPAT[29]	急诊科住院医师	7 分锚定里氏量表	3 个特定情境的核查表（各案例 7 项）
	临床表现工具[30-31]	儿科住院医师	3 分行为核查表	4 个特定情境的核查表（各案例 5～7 项）
	TRACS[27]	儿科住院医师	二元评分核查表（有权重分布），3 大类	67 项（总 72 项），3 大类
	新生儿复苏技能评分工具[32]	儿科住院医师	二元评分核查表（有权重分布）	44 项，8 大类
	STAT[23]	多学科儿科复苏团队	3 分行为核查表（有权重分布）	26 项（总 95 项）
	IPETT[22]	儿科复苏团队	6 分锚定里氏量表	18 项（总 32 项），4 大类
	NRP 综合抢救评价[33]	多学科团队	3 分行为核查表	20 项
	儿科麻醉核查表[34]	儿科麻醉学员	二元评分核查表	10 个特定情境的核查表（各案例 8～10 项）
	改良新生儿复苏技能评分工具[35]	儿科与家庭医学住院医师	二元评分核查表及至事件发生时间	30 项，7 大类，最后有 7 项至事件发生时间的问题
操作技能	模拟骨髓通路表现评价量表[36]	儿科住院医师	3 分及二元评分核查表（有权重分布）及至事件发生时间	12 项，后有 3 项至事件发生时间的问题
	JIT-PAPPS 第三版[37]	儿科重症监护病房员工	二元评分核查表（有权重分布）及整体等级量表	34 项，2 大类，最后有 2 项整体等级量表
	中心静脉置管核查表[38]	儿科住院医师	3 分行为核查表及视觉类比整体等级量表	24 项核查表，最后有 1 项整体等级量表
	颈内与锁骨下中心静脉置管核查表[39]	住院医师	二元评分行为核查表	27 项
	婴儿腰椎穿刺核查表②[40-43]	儿科住院医师	二元评分行为核查表	15 项

续表

原始问题	工具名称	评价对象	设问类别	设问数量
沟通技能	差距 - 卡拉马祖评价表①[44-46]	多学科临床团队或个体学员	5 分里氏量表及必选等级量表	11 项，9 大类
	四大习惯模型[46-47]	个体医师学员	4 分及 4 分里氏量表	23 项，4 大类，最后有 24 项额外提问
	共同基本评价工具[46,48]	多学科临床团队或个体学员	3 分至 6 分里氏量表	27 项，7 大类
	卡尔加里 - 剑桥指南[46,49]	多学科临床团队或个体学员	3 分及二元评分行为核查表	70 项核心过程技能③
	患者就以患者为中心的看法问卷[36,50]	个体医师学员	4 分里氏量表	9 项医师用表与 9 项患者用表
	沟通评价工具[46,51]	多学科临床团队或个体学员	5 分里氏量表	15 项医师用表与 16 项团队用表
	梅西沟通核查表[46,52]	多学科临床团队或个体学员	3 分行为锚定评分表	18 项，6 大类
	以患者为中心的五步问诊评估工具[46,53]	个体学员	二元评分行为核查表	21 项，5 大类
	美国内科学委员会继续专业发展患者评价①[46,54]	个体医师学员	5 分里氏量表	10 项
	SEQUE 架构与工具[46,55]	个体医师学员	二元评分行为核查表	32 项，6 大类
	C3 工具[46,56]	个体医师学员	7 分里氏量表	29 项，5 大类

　　TEAM: Team Emergency Assessment Measure，团队紧急评价测量；T-NOTECHS: Modified Nontechnical Skills Scale for Trauma，改良创伤非操作性技术量表；CRM: crisis resource management，危机资源管理；CATS: Communication and Teamwork Skills Assessment，沟通与团队合作技能评价；OSCAR: Observational Skill-Based Clinical Assessment Tool for Resuscitation，复苏观察性技能临床评价工具；TFAT: Team Functioning Assessment Tool，团队运作评价工具；IPETT: Imperial Pediatric Emergency Training Toolkit，帝国儿科急救训练工具箱；STAT: Simulation Team Assessment Tool，模拟团队评价工具；TPDSCI: Team Performance During Simulated Crises Instrument，模拟危机团队表现工具；EMT: emergency medical technician，医疗急救人员；TRACS: Tool for Resuscitation Assessment using Computerized Simulation，计算机模拟复苏评价工具；KTPS: KidSIM Team Performance Scale，团队表现量表；GPAT: Global Performance Assessment Tool，整体表现评价工具；NRP: Neonatal Resuscitation Program，新生儿复苏项目；JIT-PAPPS: Just-In-Time Pediatric Airway Provider Performance Scale，即时儿科呼吸道施救表现量表；SEGUE: Set the stage, Elicit information, Give information, Understand the patient's perspective, and End the encounter，"设定场景、引出信息、提供信息、理解患者想法、结束接诊"。

　　①明确为 360°/多源评估而设计及研究的工具。

　　②所有有效数据均收集自成年施救者。当前，尚无已发表的儿科有效证据。

　　③卡尔加里 - 剑桥指南是一种沟通技能评估发展方法，而非单一工具。

评价的结构与评价工具

　　评价的结构包含两个类别：评估对象与观察过程。针对这两方面的考虑会影响到数据收集策略、考官选拔与培训，以及评价工具的特定提问设计的调整。

评价对象

　　针对各个模拟学员的评价极度依赖于学员对知识及技能（认知与精神运动）的展现，特别是有关于操作方面的表现。为针对个人进行评价的模拟，其构念的架设可用于基于评价对象的经验水平与临床学科体现特定目标与知识领域。在过去，针对个人层面的评价已有大量的例子积累，但在更高且可能更重要的团队层面的例子，却相对较少。

　　团队的定义是"两名或更多名具备特定知识与技能的个体，通过行使特定角色并完成相互依赖的任务，从而达成一个共同目标或实现共同成果"[57]。在针对医务人员团队所进行的模拟中，评估的价值体现在针对危机资源管理时团队调动、人际关系现象，如沟通、合作、领导力与追随力，以及明确职责，而这些是无法在单人模拟中完成的。当涉及多学科人员产生交集时，团队评价亦可以提升情境模拟的真实性，此时团队会以一种更具有代表性的方式运作。尽管评价与提升这些现象具有重要意义，其复杂程度与质性特质使其难以解读与报告，且其有效性尚无有力证据支撑[58-59]。

观察过程

在此，我们应就显性过程（可以直接观察到的行为）与隐性过程（无法直接看到的判断或思考过程，但可通过行动进行推导）之间划一条严格界限。如，在一个心脏骤停案例中，"识别无脉"这一任务属于隐性过程，因其主要是思维过程，故需要通过诸如给予胸外按压指令这样的言语表述进行推导。对此的决断需要考官某种程度上的判断，而这一过程可能出现偏误。相比而言，"触诊脉搏"与"开始胸外按压"这样的任务则显而易见，且通过观察即可进行评估。即使进行了显性任务，亦不能代表执行该任务的学员对其来龙去脉拥有良好的理解或认知（如：良好地进行了脉搏检查但未能进行按压）。因此，前面表述的两种过程都是十分必要的，是评价的两个互补组成部分，且均应该在评价工具中进行体现。

我们应进一步就客观测量与主观测量进行区分。客观测量指代的是分散的、解析性的评分表，配备有正确答案或具体的任务表现，更适用于针对模拟进行细节分析。相比而言，主观测量可用于评定更复杂的行为构念，常也需要专家级考官的判断[60]。来自 OSCE 考试数据显示，仅使用核查表（客观测量）不能很好地测量受训人员的专业性，提示主观测量的重要性，尽管后者从效度的角度来说会引入更多的挑战[61]。

在以上两种分类架构之下，还要关注临床技能与行为的评价与人际动态／关系评价的区别。临床技能与行为指代的是各种复杂程度精神运动、言语或认知性任务，且通常基于此类任务完成与否、正确完成与否、在规定改时间内完成与否、以合适的顺序完成与否进行评分（二元评分，"0"或"1"）。此类任务，根据所考察的特定技能复杂程度，可以是显性的或隐性的，可以进行客观评价亦可进行主观评价。而重点在人际动态／关系的评价常关注于危机资源管理的各个元素，如沟通、领导力与专业素养[28, 62-67]。这一分类架构亦可以是显性的或隐性的，但更多的是主观评价而非客观评价。

数据收集策略

现有两种数据收集基本策略：实时观察与录制视频事后分析。通过实施观察获得模拟过程的即时数据的优势在于，由于录像的局限性所导致的偏误与无法看到或听到的事件得以控制。实时观察人员同时还能够澄清或探索在复盘中评价对象的隐性过程。至于事后分析，针对这些事件过程的结论常通过推断得到。而实时观察的缺点则在于时间与人员配置考虑。

在培训期间使用视频录像的形式以在多种模拟培训模式中进行了报道。视频录像可供了直接且公正的模拟时发生的事件信息，且允许一名或多名考官在必要时通过反向回顾性审查事件进行数据提炼。然而，视频录像事件的数据可用性有赖于审查人员能够看到／听见具体被测量的任务行为，当评价隐性过程时其局限性凸显。视频录像还涉及造价与设备方面的严重负担，以及需要安全的视频储存与获取方式。在评价人际动态／与其他更复杂的技能时，为保障具备足够的录像数据进行完整的评价，多角度拍摄亦可能有其必要性，这一问题在文献中时有报道[30, 68-69]。

考官的选拔与准备

通过考官进行的评价需要大量时间，以及具备与被评价构念相匹配的知识基础的人员配置。对于以评价复杂对象和／或隐性过程进行设计的模拟，这意味着考官必须是具备足够经验、能够准确且客观评判的内容专家。常见的考官效度的威胁包括：避免给高分或低分（中央趋势效应或宽松效应），将个别表现环节泛化到整个评价过程、以偏概全（晕轮效应或近因效应），或基于彼此的比较或先入为主（刻板印象或对比效应）[70]。通过培训常可以减少此类偏误。如：进行考官错误培训，即考官接受识别与避免常见的评分错误的教学；表现维度培训，即告知考官评分项目的定义及举例，促使其熟悉其背后的构念；观点与参考尺度培训，即通过使用例子帮助考官区分不同的表现层次；以及行为观察培训，即考官通过训练提升其观察与感知技能[70-72]。

尽管有许多评价工具是为单一学科的考官设计的，依然有 360° 评价这样的策略，可通过采集来源于学科内与学科间的同行数据，或来自教师考官的数据的方式，积攒大量的额外信息[44, 73-75]。对于有标准化病人（standardized patients，SP）参与的模拟，我们亦可征集这些 SP 的印象。由于是来自整个团队的经历，这类方式提供了更丰富的学员表现测量方式[73-75]。理想情况下，所有参与人员均应进行评价，但这样可能耗费大量资源，因此许多教育人员常选择简化至使用由数个评价人员组成的数据组。为了保留 360° 评价的整体影响，这种简版应用最适合表现为多考官评价。多考官与 360° 评价法目前已成功应用于模拟环境下的团队与沟通技能评价，而现有文献已有数项已校准的工具供使用（表 7.1）[24, 44-46, 54, 74]。

自我评价的优势在于随处可用且相对容易实施。显著缺点在于有当被评估对象对自身表现进行定性判断时存在可能的偏误，且文献反复报道了自我评价的不准确性[76-77]。克服这一问题的一种方式是进行差距分析，后者来源于商学文献。通过假设已针对某一特定环境进行证实后的评价，其结果具备可重复测量学员的技能的特质，在此基础上使用差距分析能够针对学员的自我鉴定产生额外的信息，了解学员对于自身准确理解当前能力水平的掌握程度[24,44-45]。这种进行数学运算的方式进行差距分析直截了当，即将学员的自我评分与多考官评价过程时产生的复合评分进行减法运算。这一过程可以是针对整体进行计算，或在一项评价中进行个体的特定子领域的计算[24]。通过聚焦自我评分与总体评价之间的差距，可将学员对其自身表现高估（自我鉴定过高）或低估（自我鉴定过低）的特定领域进行强调。此类差距可用于与有关方面进行联系，引起教师考官的注意，让他们知道哪些方面已达到或超出预期，而哪些地方需要提升[24,44-45]。图7.2展示了一种解读这种联系的架构。

提问设计

提问设计从决定需要被评价的任务开始，紧接着是编写与优化提问项，确定提问项顺序，预试验、修正及定案[78]。相比使用简单的二元评分核查表，提问项的权重设置使更大程度地准确评估表现成为了可能。权重的实现是通过赋予任务更大或更小的总分所占比例。另一方面，任务可以通过承载多种顺序值来体现表现提升量。评分项权重的额外潜在来源包括，某些特殊需求评价的结果，或失败模式分析所确定的某类任务更可能导致良好或恶劣的结局[37]。特定的任务需要与既定的任务相联系，若不建立联系，所期望产生的临床改变或结果就无法实现或不可信的（如气管插管）；亦可将其设定为一个给定的情境案例中具备优先级的一个项目，在此情况下若忽略或进行了错误操作会导致失败。临床情境案例是具备任务权重赋值金标准的情况是几乎不存在的，因此这个赋值过程几乎全部依赖于专家共识或使用德尔菲法[31,79]。任何权重架构都应进行明确的解释，从而保证他人对权重值进行个人判断。

最后，这些问题都需要通过评分量表的形式进行锚定。常见的五种类别包括：里氏量表、德雷福斯概念架构、行为锚定评分量表（Behaviorally Anchored Rating Scales，BARS）、至事件发生时间（time-to-event）测量，以及整体等级量表（表7.2）。

● 里氏量表（Likert Scale）是定性研究中最常见的答案项形式，允许将评价对象的回答选项转化为数字分数。使用里氏量表的优势在于易于使用，以及（理论上）在保证出题质量下可以忽略的考官培训。其挑战包括在应答时有数处新的偏误来源，如考官在有量表项目中避免给出极端分数（中央趋势偏误），以及应答时措辞差异所带来的影响（默许偏误）。

● 德雷福斯概念架构（the Dreyfus Conceptual Framework）是里氏量表的一种变体，其中确定了一名学员习得特定技能，从新手到精通的连续的5个阶段[80]。该模型的基础包含一名学员在理解与表现层面，从对原则及指南的机械性运用到对概念更深入更整体地掌握的进化过程。

● 行为锚定评分量表（BARS）采用量表式问题的方式检测关于某一既定情境案例或案例组的行为维度。BARS多通过一种识别关键行为（肠胃某种形式的需求评价，关键事件分析，或任务分析）的迭代过程进行开发，后由专家转换为量表式问题。BARS的缺点包括教师对学员的精通水平过度评价（宽松偏误），晕轮效应，以及区分度不够[81]。

● 至事件发生时间（time-to-event）是在复苏步骤评价常用的度量，且在许多基于指南的金标准作为原型的儿科模拟中，将至事件发生时间度量作为成果并对其进行发表的事例。使用至事件发生时间的方法更能以一种不偏倚的方式对显性过程进行评价。根据情境案例的设计，此类数据常能通过模拟记录中的时间标签获得，减少需要进行评价教师的额外需求。但模拟环境中运用不同模拟形式所带来的物理仿真度上的区别可能导致至事件发生时间的评分出现差异[82]。

● 整体等级量表，或总体量表（Holistic Scale），允许考官提供针对考察对象其表现的总体评价。此类量表的优势在于他们能够在理论上将任何表现组成部分整合成为单一的度量，减少对于更难懂的元素的量化需求。不幸的是，这种情况就转化成为了为保证可重复的分数，而对于考官专业性与构念评判的相应要求也要提升。在模拟医学中，

项目	表现评定过高（差距在-0.5至-1或更小）	表现评定过低（差距在0.5至1或更大）
评为"达到或超出预期"的领域	学员团队已知强项。对此只需要较少关注	学员团队未察觉的强项。这方面应在复盘时得到关注。可以关注与如何让学员提升对自身已具备此类能力的意识
评为"需要改进"的领域	学员团队未察觉的弱项。这方面应在复盘时得到关注，因其可能代表了学员自我认知的"盲区"	学员团队已知弱项。对此只需要较少关注

图7.2　差距分析数据解读
解读过程首先包括确定差距范围，这代表了准确自我鉴定。这里提出了一系列范围，通常为-0.5到+0.5，或-1到+1[45]。一旦计算出差距，自我鉴定过低或自我鉴定过高的情况就确定了，这些结果可通过此处的解析表格与绝对分数进行联系。

表 7.2　不同评价工具的应答类型分类

量表种类	里氏量表	德雷福斯量表	BARS	至事件发生时间	整体评分量表
数据采集重点	评价学员某一操作技术的整体表现	评价学员某一操作技术的进展（精通程度）	评价学员进行某一特定任务的能力	测量启动关键干预措施所需的时间	评价学员的整体表现
问题举例	请就学员有效执行 CPR 的能力进行评价	请就学员插管技能的进展情况进行评价	请就学员启动 CPR 的能力进行评价	请记录出现 PEA 至启动有效心肺复苏之间所经过的时间（以秒为单位）	请就学员诊断与管理休克的能力进行评价
	1. 较差	1. 新手	1. 未启动 CPR		1. 顺序不合理或未执行
	2. 一般	2. 胜任	2. 延迟启动 CPR		2. 诊断与管理延迟太久执行导致无效，且不完善
	3. 较好	3. 熟练	3. 及时启动 CPR		3. 诊断与管理有延迟，但可能有效，包含最少的所需步骤
	4. 很好	4. 专家			4. 延迟进行需要的步骤，但包含所有项目
	5. 优秀	5. 精通			5. 及时进行需要的步骤
					6. 迅速地进行了所需的步骤，并就额外的实验室分析进行了考虑

BARS: Behaviorally Anchored Rating Scale，行为锚定评分量表；CPR: cardiopulmonary resuscitation，心肺复苏；PEA: pulseless electrical activity，无脉性电活动。

这通常意味着仅有经验丰富的临床工作人员才能有效地使用整体评价量表。此外在审查整体等级评分时，对其所产生的偏误的预测和 / 或计算的难度也相应增加。

了解效度：一种以假设作为驱动的方式

在开始考虑这个话题之前，我们需要强调一下评价工具并非是放之四海而皆准的。反而是，针对特定学员在特定环境中使用特定的工具测量了特定构念的建构以达到特定的目的。在具备这样的理解基础上，效度指代的是我们证明某一特定工具确能测量到我们认为其能够测量到的内容的能力。支撑这一点的数据来源于验证的过程，即针对某一特定学员群体的行为表现所设计的评价工具是否能测量我们意图测量的构念进行预先加收，而通过进行研究努力获得支持这一假设的过程。图 7.3 描述了上述关系。

当开发或选择某一评价时，该评价必须提供能够展示出满足预期使用需求的证据，而此类证据的来源多种多样。现有文献中表述了五类共同的证据来源：内容、应答过程、内在结构、与其他变量的关系、使用后的影响或结局证据[10, 83]。Downing 在各类证据中分别提供了一组举例，具体见表 7.3。

内容证据希望将评价与期望测量的构念联系起来，且常由借助外在模型或用于指导工具开发的理论构念与方法进行展示。应答过程则关系到数据质量及工具可用性方面，且需要展现对于工具开发过程的充分考虑，以及审查工具可用性与合适的提问设计。这个过程中应涉及以下若干问题：

- 核查表各项目其重要性体现在哪？相反，各项目是否提供了足够的信息来阐明被评价的概念，还是说需要更多信息？
- 各个项目之间对于彼此有怎样的重要性？
- 考官是否能够观察各个项目并就此进行评分？
- 命题小组是否就各个项目用于评估的人群是否合理达成一致？
- 计划的分析模式为何？评分架构是否以合适的方式进行数据采集以确保该分析可执行（如，如何就"未执行"进行评分）？
- 是否故意使用分数的累积，有无合理性？还是说分不同领域进行评价更合理？

内在结构关系到心理测量学评价及工具的信度。在此有必要强调信度仅为整个体系的一部分，不能单独存在[7]。用于描述模拟评价数据的常见度量包括内在一致性、考官间信度与考官自身信度。概化分析亦属于这一范畴。内在一致性测量的是单个项目与整个工具（或工具其中某一领域）所测量的概念的统一程度

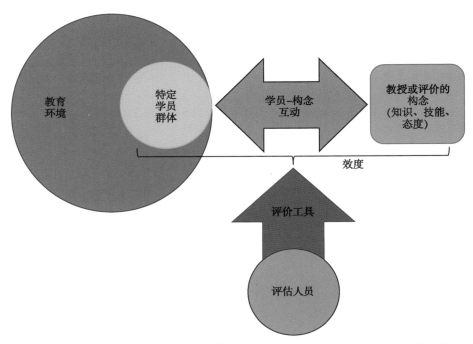

图 7.3   效度的概念图（图片获得使用授权[7]）。该图描绘了学员与学习环境、评价的概念、评价工具之间的关系。教育环境的建立保证特定学员群体能够与所教授或评价的构念之间进行互动。评估人以形成性或终结性的目的使用评价工具将这种互动进行量化。效度则是该评价工具准确而可靠地捕捉这种互动的程度。

表 7.3   推荐的评分解读中部分效度证据的来源，以及部分证据举例（表格获得使用授权[7]）

内容	应答过程	内在结构	与其他变量的关系	结局
● 考试蓝图 ● 测试蓝图计划达成领域的代表性 ● 测试规划 ● 考题项目内容与测试规划的符合程度 ● 测试内容与计划达成领域的逻辑 / 实证关系 ● 测试问题的质量 ● 命题人资质 ● 灵敏度审核	● 学生对形式的熟悉程度 ● 阅卷机 / 评分的质量控制 ● 初步评分的关键验证 ● 不同形式评分组合的准确度 ● 最终分数 / 成绩的质量控制 / 准确度 ● 细节分 / 分量表分析 ● 通过 / 不通过的决定规则在出分应用准确度 ● 向学生 / 老师进行分数报告质量的控制 ● 向学生进行可理解的 / 准确的分数描述 / 解读	● 项目分析数据： 1. 项目难度 / 区分度 2. ICCs/TCCs 3. 项目间关联度 4. 项目总体关联度 ● 评分量表信度 ● 标准误（SEM） 1. 概化 2. 维度化 3. 题目要素分析 4. 项目功能差异（DIF） 5. 心理测量模型	● 与其他相关变量的关联度 ● 趋同关联度——内在 / 外在 1. 相似检验 ● 趋异关联度——内在 / 外在 2. 相异测量 ● 检验 - 标准关联度 ● 证据的概化	● 测试分数的影响 / 给学生 / 社会带来的结果 ● 对于学习 / 未来学习的结果 ● 积极结果多余无意的消极结果 ● 建立通过 / 不通过（及格线）分数的方法合理性 ● 通过 / 不通过决策的信度——分类准确性 ● 及格分数条件标准误（CSEM） ● 假阳性 / 假阴性 ● 教学 / 学员结果

ICCs/TCC: sitem/test characteristic curves，项目 / 测试特征曲线；SEM: standard errors of measurement，标准误；DIF: differential item functioning，项目功能差异；CSEM: conditional standarderror of measurement，条件标准误。

证据（图 7.4）。举例而言，假设有一个用于某一特定操作的核查表有 20 个评价项目，其中 6 项是操作类，5 项关于知情同意，9 项是关于无菌原则与其他辅助操作的。我们可能会发现无菌原则与特定操作步骤之间的一致性很差。而就这次信息的解读取决于我们评价的构念，我们不一定要求操作能力的所有子领域之间有所关联（某学员可能可以一丝不苟地贯彻无菌原则，但可能不具备具体执行具体操作的能力）。内在一致性仅在我们认为所评价的构念具有一致性的情况下才用于支持判断。

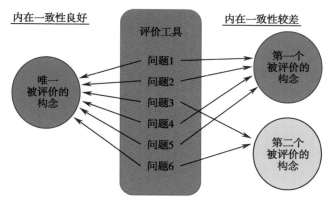

内在一致性良好　　　评价工具　　内在一致性较差

图 7.4　内在一致性的概念图

该图描绘了内在一致性的概念。若各项目或提问关联至一个统领全局的构念时，我们认为该工具内在一致性较好。若各项目或提问关联多个构念时，我们认为该工具内在一致性较差。请注意有许多工具是为了体现独立而又互补构念的，因此其设计有意识地具备了多个子领域。在这种情况下，不宜就整体内部一致性进行评价（而应就子领域的内在一致性进行评价），在这种情况下，其总体值较低。

相比而言，考官间信度测量的是不同考官之间使用同一工具所评出的分数之间相关性（图 7.5）。考官间信度低提示不同考官之间对于同一评价工具的内容观点上有出入，因此会产生评分时明显的差异。考官自身信度测量的是单一考官随着时间推移的一致性如何。概化分析是一种用于将除外考生自身表现所导致的分数差异以外的其他不同来源（常为考官、案例与考试环节本身）所产生的分数差异进行量化的分析方法。通过量化分析，我们能进一步破解改变考官或案

例的数量所带来的影响[84]。另外，内在一致性与考官间信度可使用经典的心理测量学统计度量进行评价，如克隆巴赫系数（Cronbach's alpha）、科恩系数（Cohen's kappa）或相关系数（皮尔逊相关系数、斯皮尔曼等级相关系数、组内相关系数）。

与其他变量的关系验证的是评价分数与其他可能导致该种类似分层结果的学员特质之间的联系（学员经验水平或既往教育经历是常见的检验变量）。需要注意的是此类证据特别依赖于统计效能，统计效能过低常使得原本事实上确有差异的项目无法得出有意义的差异[85]。常见用于比较均值与中位数的统计学检验方法（如 t 检验、威尔科克森秩和检验等）在此均有使用。

结局是关于测试的影响或基于评价工具获得的通过 / 不通过的决定所带来的效果。评价结果所具备的责任与带给被评价对象、课程制度或更大层面的影响直接相关。形成性评价可能只需要适中的证据，而一项全国性考试（如美国医师执照考试第二阶段临床技能，Step 2 Clinical Skills）所身具的影响则是巨大的（且有持续性）[7]。在二者之间，可能是哪些允许补考的评价或能跟随一生的表现评价。

最近几年见证了大量关于评价工具的学术活动的举行，各种不同的工具其表现特质带来了其能够提供的信息量之间的差异。在某些情况下，研究证据不足以支撑所描述的工具或缺乏将以假设作为驱动的方式作为其开端。自过的一个世纪里，效度的理论基础在经历着大量的改变[9, 86]。当前的工具验证方式

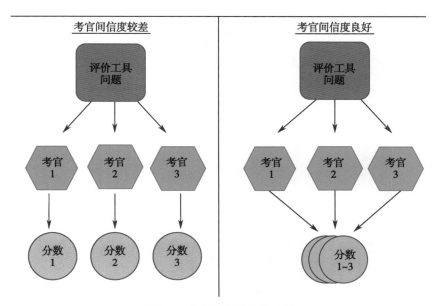

图 7.5　考官间信度的概念图

该图描绘了考官间信度的概念。若不同考官评估同一学员执行某一既定任务能给出相近的分数时，我们认为该工具的考官间信度好。若同样的这些考官评估给出的分数明显相差很大时，我们认为该工具的考官间信度较差。

已有数项学术研究对其进行描述,并在此总结为三个步骤[8-9, 86-87]:

1. 提出假设　该假设应明确表述验证研究的内容(what)、对象(who)与原因(why)。正式情况下,该假设代表了一种解释性论点的生成,应对可从分数中获得何种意义,在何种条件下可以将此类信息进行概化,这些数据是否以及可以怎样外推到所提出问题的构念,以及数据结果会怎样影响到有关学员的决策制定。举例而言,一项针对评价儿科腰椎穿刺表现的新工具的研究。该实验的假设是"通过该腰穿核查表能够生成在儿科住院医师中间进行区分的有效数据,用于在培训第一年末提供形成性反馈。"

2. 以假设驱动的研究设计的生成　在这一步里,研究人员必须考虑潜在对象之间可能改变的可能干扰因子。在上述举例基础上延伸,此时儿科住院医师预计已经拥有了进行腰穿操作的持续临床经验,此时为确保研究应对此类操作进行严格控制;若以医学生作为目标群体时,则无需进行此类控制。这一步骤对于工具使用的终极目的亦十分敏感,即当其用于晋升或评级等终结性评价时,则需要更加严格的研究设计(可能需要采用掌握性学习模型)来进行支撑。最后,研究应刻意设计为能够产生尽可能多种类的效度证据方面的数据。

3. 论证驱动的分析　一旦获取了评价数据,这些总体数据必须按照各个效度论证进行分类,各效度论证需能够支持工具以特定目的在特定群体中使用[7-9, 88]。需要记住的是,效度并不可转移;我们不能假定基于已有的支持证据,该工具可在另一情况下用于一类新的目的或人群。亦不能认为效度论证只有有效或无效两种情况。事实上,效度只表示在现有的研究背景下,所积累的证据相对支持其有效性[89]。

鉴于许多读者并不会参与到具体的效度论证过程中,但会针对支持某项工具效度的研究结果进行解读。我们为此在表 7.4 中提供了上述例子中的腰椎穿刺核查表继续作为效度论证的举例。从上述讨论中应该显而易见的是,效度论证是一个完成起来十分困难的过程。幸运的是,现有文献中已具备大量的工具(表 7.1),在通常的应用中不需要我们去生成并验证一项额外的工具。在此处列出的将多重流线的证据一分为三的过程,可由模拟教育工作者精密地评价其所需要纳入使用的各项工具。教育工作人员应该谨慎使用这些工具,仅将其应用于以验证过的群体中。

表 7.4　效度论证的要素与范例

效度来源	以腰椎穿刺核查表的研究为例的合适的效度论证范例
内容	召集腰椎穿刺操作的临床专家,以及教育及评价领域的专家,组成专家组 告知该专家组我们的目的与对象人群 专家组根据文献中的核查表开发模式进行命题[90]
应答过程	通过在线预试验的形式获得初步数据,并在验证研究之前进行修改 运用提前录制好的操作表现好与不好的范例视频进行考官培训
内在结构	使用概化研究的方法就工具中各个环节与试题项的考官信度及测试利害关系进行统计评估,为分数的变量来源提供信息,包括考官信度度量[84]
与其他变量的关系	使用该工具针对目标人群以及资历更深的对象(如主治医师与主任医师)的表现进行评价,并就反复测量数据通过方差分析(analysis of variance, ANOVA)进行比较 该比较结果提示不同组之间有明显的统计学差异,其中主治医师与主任医师得分更有意义且得分比资历浅的医师更高 需要仔细考虑你的组与组之间的比较是否有意义(如,培训师资是否比主治医师操作得更好?)且为确保这一点,应进行预试验 另一种结果可能是去测量真实临床情况中的了腰椎穿刺表现 这可能实际上会更消耗资源,但可获得更具代表性的证据,且若该核查表是用于终结性评价,可能这一环节更有必要的执行
结局	我们提出的腰椎穿刺评价工具是仅用于形成性评价的,因此我们认为可能无需在现有的支撑依据基础上增加上述的额外证据 另外,我们可以思考该评价给学员带来了哪些影响,例如导致他们在进行腰穿操作时过度自信,可能拒绝了在他们的实际经验看来其实必要的监督

评价工具的使用与反馈的呈递

当考虑实施与呈递的时候，评价过程的预期目标必须首先纳入考虑。特别地，评价的目的是否为了影响学员的行为而提供形成性反馈，还是为了进行等级评定或作为研究数据而提供的终结性报告（见图 7.1）？不管是哪种情况，很现实的一个顾虑就是评价过程的时机，及其对所获的数据的效果。在很多情况下，我们会意识到评价的目的常是为了同时达成以上两个目的。而为了突出两种评价形式的区别，我们有必要将两者分别进行考虑。

实施形成性评价

复盘，即引导人员基于实时评价的结果通过向学员提供言语性反馈的过程，普遍认为是模拟学习环境中最重要的组成部分[91-92]。正如本章内容最开始假设的一样，若所有的模拟都具备一种持续进行中的非正式评价过程，那么复盘就代表了这种持续进行的评价最初的反馈呈递机制，而在此过程中学员进行了最大程度的自我反思[93]。这确保了正式的形成性评价的呈递可以被认为是在通过复盘及其之后鼓励学员继续反思学习这一过程所传递的信息的提升[93]。对于简单的评价数据，例如至事件发生时间，已有数套模拟软件平台的内置模块可在复盘后立即呈递这种信息[94-96]。而更复杂的评价，则在执行与分析时需要更多投入，这就带来了此过程应该以何种方式与复盘进行关联的问题。特别地，我们务必明确通过案例与复盘之间所实施的正式的评价过程对于复盘的内容是否有影响，以及有怎样的影响[97]。该领域缺乏研究数据，因此我们无法绝对禁止，但若课程师资希望以形成性的方式使用评价数据时，我们建议在复盘后再就实施评价进行慎重思考，其目的是为了保证核心教育过程。若不这么做，可能危害到评价本来希望促进的反思过程。

一旦获得了评价数据，就有必要思考应该如何呈递这些数据。在此，需要注意的是，这一问题仅对形成性反馈有影响，因纯粹的终结性评价的目的不是教育学员。尽管在复盘之后立即实时呈递反馈是最理想的情况，但鉴于在评价过程中对于所获得的数据进行核对的需要，这种实时呈递策略在运用复杂工具时的实施上有明显困难。在这种情况下，有时候书面反馈可能是最佳选项。当考虑如何组织这种反馈报告时，我们应思考以下几个问题。第一，怎样的数据呈现方式（文字或图形）能够将学员影响最大化？第二，需要纳入怎样的机制才能凸显需要深入审视与思考的数据点？尽管缺乏针对这些问题的文献，我们可以从商业领域衍生出一些指南来应对。一项针对反馈呈递机制的综述提供了数项可应用于模拟的策略，包括将分数与认可的规范或理想的分数进行比较，视觉上突出最需要关注的与最具优势的领域，以及列举通过评价可以提示的特定行为改变[98]。这些内容彼此之间并不冲突，可以在反馈时同时用到以上多种方式。针对以上所有的策略，可以在提供量化数据的同时纳入描述性反馈可以进一步提升反馈的深度[98-99]。如果反馈是通过电子邮件或其他个人途径提供的，在学生有需求时，同时提供让导师审视反馈信息，这样的一对一联系的机会也显得十分必要。

实施终结性评价

针对终结性评价，也可以在整个教学环节特别是复盘阶段的合适时机实施评价过程。但在这种情况下，我们必须意识到保证从该过程中获得的数据的纯粹性及其价值。根据定义，复盘包括了教师促进学员主动自我反思的过程，因此复盘无助于保证纯粹性，反而还可能影响到考官的观察，可能会导致教师评分与学员自我评分出现假性交叉[91-92, 100]。这种情况在形成性评价中可能无甚意义，但在终结性评价的时候则成为了一个明显的问题，特别是会给以研究为目的的评价带来困扰（尤其是效度试验时，考官间信度可能会因为这种现象而人为地扩大）。对于许多仅以终结性方式进行评价中不会进行任何复盘，比如作为 USMLE 的一部分的 OSCE[101]。不管复盘时以何种形式进行的（或有没有进行），非常明确的一点是终结性评价的数据应在确保独立观察的前提下获取。我们可以通过在模拟案例运行结束开始复盘之前的时候完成数据收集。若这种情况无法实现，可以由教师通过回顾对应环节录像的形式完成。后一种方式对于以研究为目的的评价而言是最合适的。

尽管我们强调了形成性评价与终结性评价之间在实施方面的区别，我们需要认识到在很多情况下，模拟教师可能不由自主地抱着同时进行形成性评价与终结性评价的目的进行评价操作。在这种情形中，终结性评价元素应在评价过程中的恰当时机占主导。一旦完成了复盘，评价数据就能够陆续汇入形成性报告中。

现有儿科评价工具

在过去的十年里，有关儿科评价工具的文献在稳步增多。其中许多工具都得到了充分的研究，并具备支撑其应用的证据。我们在表 7.1 中汇集了据我们所了解在真实儿科临床与模拟环境，乃至在成人诊疗中都有使用且可转化到在儿科模拟教学中使用的工具。鉴于评价工具创立之初与验证过程中与生俱来的困难，我们希望该列表能够让儿科模拟教师能够在现有的评价模式中找到适合于自身需求那一个。

用之前提出的各项原则来选择与实施评价方法。我们希望我们列出的工具列表能够鼓励大家使用并促进其更进一步的发展。

（译者　李　力）

结论

评价是模拟医学教育不可分割的一部分，而我们选择实施的评价可以深刻地影响到我们给予学员的反馈。在意识到评价作为一种测量过程需要有效的工具去应对我们希望评价的特定学员、情形与构念的情况下，我们能够确定我们向我们的学员提供的信息是尽可能准确而有实用的。我们鼓励模拟医学教育人员使

参考文献

第二部分

儿科模拟的形式、技术与环境

第8章

标准化病人

本章要点

1. 为了达成模拟教案的学习目标是否必须采用标准化病人或模拟病人，明确这一点是至关重要的。

2. 标准化病人（或家属）所需的培训框架和培训形式取决于教案的学习目标，即模拟是否是高利害关系的终结性评价的一部分，或是单纯用于教学目的。

3. 采用儿童和/或青少年作为标准化病人和模拟病人时，必须要慎重考量，并预设生理和心理安全保障措施。

4. 模拟病人和家属都是教授沟通技巧的有效工具，同时也可用于告知坏消息和困难谈话的训练。

引言

标准化病人（standardized patients，SP）自1964年起应用于医学教育领域[1]，60年来其应用范围和影响力与日俱增。尽管一些教育工作者仍然认为标准化病人尚未得到充分利用[2]，近20年来，标准化病人已经越来越多地整合融入了医疗卫生教育和考核之中[3]。但根据一项2012年医学教育和儿科委员会的调查中，35%被调查的儿科实习生导师使用过标准化病人进行教学，且他们有60%时间是采用儿童或成人作为模拟病人（simulated patients）[4]。在医学教育中应用标准化病人是训练沟通技巧、人际交往能力，以及促进困难谈话的最佳工具[5]。

过去由于大学、学院和医院的运营结构，模拟中心和标准化病人项目被分开管理，人员和培训项目均独立。而现在很多模拟中心已将高仿真模拟项目与标准化病人和模拟病人项目整合[6]，既能有效训练标准化病人，也能有效培训不同学科的医疗卫生专业人员。

常见术语和定义

标准化病人目前被全世界各国公认为是一个独特的学科[7]和特殊的职业[8]。随着这一领域日益健全和规范，我们有必要首先厘清一些常见术语和定义。SP一词通常是指标准化病人（standardized patient）、标准化参与者（standardized participant）或者模拟病人（simulated patient）[9]，某些情况下也代指模拟客户（simulated client）或病人指导者（patient instructor）[8]。近年来的研究将SP和模拟病人做出了区分[10-11]。SP是指在高利害关系的终结性评价中，经过了严格训练，能够恒定地、连贯地、始终如一地为众多学习者呈现病人症状的人，同时他们也可以运用评价量规和核查表对学生和医师进行评分，并就受试者表现给予结构化反馈。

模拟病人（simulated patient）则多用于形成性评价，不一定能够提供反馈，表现症状时也更强调真实性和可信度，而不对标准化做过多要求。因此，模拟病人需要花费更多时间在性格塑造、背景故事、人际关系和困难沟通（difficult conversations）的反应上。由于SP领域尚缺乏统一的标准化术语，常常导致培训和应用上的误解[11]，所以，本章提供了常见术语和定义列表以供参考，详见表8.1。

SP教育者协会（the Association of Standardized Patient Educators，ASPE）是一个推广SP教学最佳实践的国际性组织，旨在增进其成员的专业知识和技能，推动SP教学方法和教育的研究发展。2014年，ASPE起草了SP教学和评估领域最佳实践大纲，涉及SP安全、质量保障、案例撰写、SP培训、SP反馈教学和专业发展6个领域。但本章撰写时此大纲尚在拟定中，计划于2015年底正式发布[8]。

表 8.1　常见术语和定义

术语	定义
标准化病人或模拟病人	标准化病人和模拟病人的概念大多数时候是可互换的，指的都是经过一定培训后，能够扮演病人，呈现其症状或心理特征的非临床工作者[3, 9, 12]
模拟家属	经过培训后，在模拟情境中，扮演病人家属的人。他们也可被称为嵌入的模拟人员[12]
模拟客户或秘密标准化病人	经过培训后，在诊所扮演真实病人的人，他们会在医师不知情的情况下，考察医师的临床决策能力[13]。在美国，也被称为秘密标准化病人
混合模拟	当同一个模拟情境中出现了两种及以上的模拟形式（模型、模拟人或标准化病人 / 模拟病人）时，被称为混合模拟[9, 12]。本章专指联合高仿真模拟人和标准化病人或模拟病人或模拟家属的情况
形成性评价	以教学为目的的评价，包含对学员的观察和对其行为的反馈[12]
终结性评价	以评估为目的的评价，用于评价学员某一领域的熟练度和胜任力，是一种典型的高利害关系评估[12]

招募和培训

概述

　　模拟案例训练中使用 SP 和模拟病人需要专门准备、计划和培训。SP 的作用是丰富剧情而非扰乱场景。他们不仅要充分了解自身角色，更要了解整个教案的教学目标，故而不论 SP 是否为专业演员，系统性的培训都是有必要的[6]。在过去 20 年间，SP 的培训辅导不断发展完善，内容甚至已包括一些非标准化的模拟情境，但仍都聚焦于困难谈话和沟通技巧上。教育工作者必须招募、试镜，并挑选出与教学目标相匹配的人员，以满足模拟情境的教学目标[7]。

标准化病人和模拟病人的招募

　　招募是 SP 项目最具挑战性的环节之一。只有由合适的人来扮演病人和家属，才能保证案例的真实性不受影响。即使是经验丰富的演员，也难以扮演某些病人，尤其是遇到他曾亲身经历过的医疗问题时。挑选善于控制情绪的人来做 SP 也很重要[14]。

　　SP 的招募途径是多样的。一些模拟中心选择招募专业演员[7, 14-15]，而另一些则招募志愿者[16]。其他招募途径还包括一些代理机构，例如美国退休人员协会（the American Association of Retired Persons，AARP）、报纸、健康相关互助团体、志愿者组织、演艺学校、现任 SP 推介[7]。在医院的模拟项目中，如果真实病人或他们的家属作为志愿者，被招募到了 SP 项目中，那么在决定最终 SP 人选前，正确筛选非常重要。虽然采用真实病人的家属可以增加模拟情境的真实感，但要避免将其置于触发感情创伤场景中[16]。

　　不论 SP 如何被招募，必须根据案例的教学目标，挑选出种族、性别和年龄都相符的人选。年龄虽不要求完全与案例一致，但最好尽量接近。有的案例男女均可扮演，但在高利害关系的终结性评价中，若由性别不同的 SP 扮演同一案例，性别差异确实会影响医患互动和病史采集，从而可能会导致受试者的成绩存在差异[7, 17]。

　　招募到 SP 候选人后，应安排试镜。为了让该模拟场景所涉及的全部人员和临床医师均参与[7, 15]，一天内举行多场试镜有很多好处。这样让员工和临床医师能比较表演效果，择优录用[7]。试镜的时长取决于案例的复杂程度和 SP 的培训方向，例如，SP 是即将接受高利害关系的终结性评价中的结构化反馈培训，还是形成性评价中的聚焦于情感表现和困难谈话的培训。Wallace 建议，用于终结性评价的 SP，试镜时间约 1.5～2 小时[7]。摄录试镜过程有助于模拟中心建立资料库，可供必要时回放。Pascucci 等建议试镜以 15 分钟为单位，SP 候选人首先阅读剧情资料，表演或交流 3～5 分钟，以简短的复盘为结尾[15]。此试镜方法特别适用于遴选形成性评价用的 SP。除了表演能力外，还应考察 SP 候选人的观察力、自省能力、记忆力。SP 还应该是可信赖的且愿意与其他 SP 一起致力于表演的标准化[7, 14]。

面向终结性评价和形成性评价的培训

　　应用于终结性评价的 SP 和应用于形成性评价的模拟病人，其培训是截然不同的。故而在培训开始前，决定好案例是用来教学还是考试变得至关重要。终结性评价中，SP 的培训重在训练其表演的标准性，和给予结构化反馈的能力。即面对不同学员，表演都必须做到恒定连贯，始终如一，重在一致性，无需任何创造性，以确保每个学员接收到的信息几乎都是一样的[15]。当模拟就是为了测评特定临床目标时，标准化是必需的。因此，SP 需要进行严格的训练，以系统地为所有学习者呈现相同的场景[2]。

　　相对的，如果情境模拟单纯是为了教学，作为一种形成性评价，标准化和一致性就变得次要了，更重要的是如何通过逼真地、即兴地表演来塑造出可信的角色与学员互动。这类教学剧本需要提供大量的人物背景和社会史，以帮助模拟病人塑造角色性格[15]。培训的重点也相应落在表演的真实性和可信度上,但这并不意味着模拟病人可以决定剧情走向。事实上为了保证每位学员面对的剧情大致相同,仍然会要求部分的表演一致性,需要按剧本演。

标准化病人的培训

SP 需要专门的结构化的培训[7, 9, 14, 18-19]。为实现一致性表演和结构化反馈,Wallace 建议 SP 的培训模式分为 4 个阶段和 1 次模拟实践[7]。如果将 SP 运用于高利害关系的临床考试,则表演既要真实又要精确[2],其培训时长 10~20 小时不等,具体取决于案例的复杂程度、文档的多寡和是否需要反馈等因素[14]。SP 只有经过了严格训练,定期监督,有资质的临床医师反复校正表演,才能始终如一地准确演出[7]。

如果用多个 SP 扮演表演相同案例,则团队训练是最高效的方式[7, 14],这既有助于实现案例的标准化,也让 SP 直接相互提问和学习。提供视频录像,强调合适的非语言行为和情感是有帮助的。明确地给出受试者优劣表现的范例,也有助于培训反馈技巧[14]。

如果终结性评价中需要由 SP 提供反馈,则专门的评分训练也是必要的。评分训练着重于训练观察力、评判力,并正确填写评分表[14],同时反馈能力的培训也是必要的[7]。若模拟还涉及阳性体征,则需要让临床医师参与帮助培训 SP 如何扮演出相应的症状和体征。在 SP 正式面对学员以前,临床医师也应当参与最后的模拟练习环节[18]。

如何招募、遴选和培训 SP 本章不再细述,可详见书籍《SP 辅导临床能力评价方法》(*Coaching Standardized Patients for Use in the Assessment of Clinical Competence*)[7]与《客观化结构化临床考试:规划到实施的 10 个步骤与 SP 训练》(*Objective Structured Clinical Examinations:10 Steps to Planning and Implementing OSCEs and Other Standardized Patient Exercises*)[14]。

模拟病人的培训

形成性评价用模拟病人的特点是,表现出病人真实的性格特征和逼真的反应比标准化更重要。模拟病人的培训首先重在彰显角色性格,而非照本宣科地再现剧本。因为在一些模拟情境中,特别是形成性评价的剧本中,模拟病人表演内容的细微差异,并不会影响整体教学目标[2]。但是案例中仍然有部分内容必须保持其一致性,这需要在培训中特别强调[20]。Zabar 建议培训时长至少 2 小时,并将重点放在告知坏消息或困难谈话上[14]。模拟病人的培训重点放在呈现人物可信的社会背景、精准的症状和真实的反应,以便让学员从模拟培训中收获最多。若模拟病人参与研究课题,

则提供模板或剧本能更好地塑造角色。模拟过程中可使用提示卡或笔记。示范性录像和试演也都有利于培训模拟病人[21]。表 8.2 总结了不同用途的 SP 的培训要点。

表 8.2 终结性和形成性评价用标准化病人的培训要点

项目	终结性评价 (高利害关系评估)	形成性评价 (教学)
分类	SP	模拟病人
培训目标	标准化:始终如一地再现剧本,让每个学员都接受完全一样的学习体验	真实性:在交流中,对学员言行做出逼真地回应
培训时长	10~20 小时	至少 2 小时
培训要素	对话式的详细剧本,核查表评分和反馈训练,临床医师监管的模拟考试,录像回顾和试演	角色和特征的介绍,提示卡,真实反映的示例,录像回顾,试演

儿童标准化病人和模拟病人

使用儿童作为 SP 和模拟病人虽然不常见,但已有 20 年历史[13, 22-27]。1995 年,Woodward 将 7 名 6~18 岁儿童训练成为 SP,并采用焦点小组访谈法(focus group)研究这一经历带给他们的影响[22]。这些儿童的父母都全程参与,并被要求不能干涉孩子们的言论。其中一个 6 岁儿童的母亲认为她的孩子在一次急诊场景的模拟中受到了惊吓,因为孩子无意间听到了她可能死亡的言论。然而这个小孩却自认乐在模拟培训中,她从未想过同龄人可能死亡。而其他儿童报告说在给予学员反馈前,他们需要额外时间冷静思考。根据这一研究结果,Woodward 认为相比青少年和成人,儿童作为 SP,面临负面影响的风险更高。

Tsai 在 2004 年进行了文献回顾,旨在明确儿童作为 SP 和模拟病人的使用情况。他的结论是,基于伦理隐忧,成功的儿童 SP 项目非常有限,但只要慎重地遴选和培训,儿童 SP 仍然能有效应用于临床评估[27]。

2005 年,Brown 采用儿童作为模拟病人演出复杂的案例,如注意缺陷多动障碍(attention-deficit hyperactivity disorder,ADHD)、抑郁和厌食。教案由心理学家、SP 培训师和精神病学家共同编写。参与的儿童均招募于当地社区剧团和医护人员家庭。他们的培训分为 2 个阶段,每阶段 90 分钟。第一阶段用于详细地向孩子们描述和解释教案细节及需要扮演的症状体征。第二阶段则用于反复演练。这个研究中的儿童都可以逼真地呈现精神异常症状,并区分现实和表演。Brown 总结认为,儿童 SP 能够有效训练医学生和住院医师面对儿童精神疾病时的沟通交流能力。

儿童还可以成为秘密 SP 或者模拟客户，但必须谨慎对待[13]。曾有人采用 15 岁以下儿童作为模拟病人，成功进行了一项儿科脱污染演习[24]。需要注意的是，在此过程中儿童需要持续的监护和协助。同时研究中观察到孩子们呈现出不同的情绪，包括快乐（25%）、合作（80%）、可被安抚（35%）、恐惧（15%）和哭泣（10%）。然而，对于如何解决过程中儿童的不安情绪，作者并没有任何建议。

总之，使用儿童作为 SP 时，最常见的建议是为了了解模拟对孩子身心健康的影响，模拟后进行焦点小组访谈是极为重要的[12, 22-23, 26]。同样，建立一个监控程序观察模拟对小孩的影响也很重要[22]。挑选儿童 SP 要慎重，而且扮演的角色要恰当。所有涉及儿童的模拟项目，都需要配备训练有素、持证上岗的辅助人员，以应对因模拟而产生的敏感问题[23]。同时，若必须使用儿童 SP，还要充分考虑扮演的时长问题[23-27]。

青少年标准化病人和模拟病人

在过去的 15 年间，青少年做 SP 的状况有所增长，主要用于评估医师的交流沟通能力，涉及抑郁、自杀倾向、性、避孕和其他心理健康议题[10, 28-38]。与儿童一样，青少年 SP 也要着重考量其心理上的影响。他们中的有些人在面对自残等敏感话题时，难以完全投入[32]，这就有可能令学员质疑模拟场景真实性和可信度。因此，一些模拟中心也采用年轻的成年人来扮演青少年病患[31]。

不过，也有一些模拟中心成功培训了 13～15 岁的青少年，让他们扮演病人并提供反馈[28]。一些研究还显示，在涉及口服避孕药、怀孕问题和性传播疾病的病例中，16～18 岁的 SP 是非常有效的。这一年龄段的青少年可以训练提供结构化反馈的能力，并且是能够胜任的，但有时给低年资医师提供反馈很困难[10, 38]。

如果真正的青少年要接受训练，并将其作为 SP 参与模拟，那么在招募、遴选、训练和复盘环节，都应该仔细考量。为预防心理伤害，有必要确定青少年为何对扮演某些角色感兴趣，并确保他们能够将自己从角色中抽离。培训内容也应包括角色抽离的策略，以帮助他们在反馈前出戏。同样值得留意的是，全部模拟情境，包括临床医师在模拟中的行为和态度，都可能对青少年 SP 的心理健康产生影响[37]。

正因如此，一些研究人员花了大量时间研究青少年扮演病人，对其情绪压力水平的影响，特别是当角色事关抑郁和自杀传染（suicide contagion）时[33-35]。"自杀传染"是指青少年接触自杀刺激后，未来有风险可能产生自杀企图（suicide attempts）。一般在接触自杀刺激后的两周内，易感人群就可能发现自杀传染现象[39]。于是，在接触涉及自杀或自杀企图的案例前，建议对所有青少年 SP 进行特定的筛查[33-34]。易感青少年经过恰当地筛选和训练，能够参与涉及自杀的情境模拟。然而，仍然建议有心理卫生专家参与到案例编写、SP 培训和反馈之中[35]。以上预防措施，每当涉及性、抑郁和自残等敏感话题时，皆应成为青少年标准化的病人培训的一部分。

儿科模拟的现状

标准化的病人和模拟病人已普遍应用于在儿科实习阶段、住院医师阶段和护理领域[15-16, 23-26, 31-32, 36, 38, 40-48]。在客观化结构化临床考试（OSCEs）、小组客观化结构化临床考试（group objective structured clinical exams，GOSCEs）、沟通交流、告知坏消息和混合模拟中，使用 SP 已被证明是一种有效的教学方法用来培训儿科医务人员。在小儿麻醉中，他们已被用于模拟披露医疗差错、应对愤怒的家属、谈论治疗局限性、决定放弃复苏等情境[44]。住院医师通常评价 SP 教学环节能非常有效地帮助他们发现需要改进的地方[5]。在理论授课之外增加 SP 模拟教学还是一种改善慢性疾病（如哮喘）管理的有效工具[49]。

沟通和交流技能

沟通是一项基础的、必备的临床技能。它不应被视为临床医师的选修技能，而应该是完成良好临床实践，所必备的四个条件之一（即知识、解决问题的能力、体格检查和沟通技能）（参见第 23 章）。临床医师和医疗卫生工作者，应该像重视评估技能、体格检查技能和疾病管理能力一样，勤于提高沟通技能。良好的沟通能力离不开反复练习，因为它通常比操作性技能要复杂得多[19]，而模拟中心已经被证明是提供这种练习的理想地点。

模拟病人越来越多地被医疗教育工作者应用于模拟中心，并专注于沟通交流技能的培训[5, 19, 23, 38, 40-41, 44-50]。模拟病人提供了一个安全的学习环境，供临床医师练习语言及非语言沟通技巧。标准化的病人也可以被用来评价临床医师沟通技巧并给予反馈，只要已经明确定义了受试者的预期行为，并且 SP 已经接受了恰当的评分训练[19]。SP 或模拟病人也能有利于训练临床医师的病人教育技能。

困难谈话

在过去的 10 年里，SP 作为一种心理学上的安全方法，经常被用于训练儿科住院医师做困难谈话[23, 38, 40, 44, 46-48, 50]。儿科住院医师在轮转急诊科、麻醉科、青少年医学科和普儿科时，都要经常与 SP 进行互动，以练习与敏感话题（如口服避孕药和性）相关的沟通技巧，并学习如何告知坏消息。在模拟中心的进行此类训练，既帮助学员获得经验和信心，又避免在真实病人身上练习[41]。SP 可以对临床医师的非语言技能和语调做出真实的反应和反馈。图 8.1 中列出了困难谈话的案例举例。

- 儿童或青春期抑郁
- 注意缺陷多动障碍
- 口服避孕药
- 性交史
- 自杀风险
- 物质滥用
- 非意外创伤
- 家庭暴力
- 医疗差错的披露
- 愤怒的家属
- 放弃抢救/放弃气管插管
- 婴儿猝死
- 创伤性脑损伤
- 基因检测结果
- 不治之症的诊断
- 改变生活的重大疾病的诊断
- 治疗的局限性
- 令人痛苦的诊断程序
- 令人忧虑的体格检查
- 可预期的儿童死亡
- 心搏骤停后

图 8.1 困难谈话案例

混合模拟

混合模拟指结合使用了高仿真模拟人和模拟家属，常规用于既要对病人进行临床处置，又要与家属进行沟通交流的儿科病例中。这种高仿真模拟人和 SP 或模拟病人的结合，提供了一种互动式的模拟学方法，该方法已被证明对儿科住院医师和亚专科医师皆有效。混合模拟已被报道应用于药学学生、药学住院医师、护理学生、儿科住院医师、医学生以及儿童医院的工作人员[9, 15, 41, 51]。混合模拟的主要好处在于它一方面使学员可以在模拟人身上执行基本的临床评估和操作，另一方面又能够同时和模拟病人或模拟家属练习沟通技巧，这会更接近于学员即将在儿科病房面临的实际情况。将模拟病人和模拟家属融入高仿真模拟场景中，既增加了案例的复杂性，又提升了教学的真实性和适用性[9]。

图 8.2 显示的混合模拟中，模拟病人扮演了婴儿模拟人的母亲。案例中的母亲和孩子都在一场车祸中受了伤，这位母亲极度焦虑，犹豫是否让医疗团队带走婴儿开始评估。这种情况下，受训的医疗团队一边要救助呼吸困难的婴儿，完成气道管理，另一边也要留意扮演母亲的模拟病人所提供的真实反应和情绪表达。

混合模拟也适用于敏感话题，如虐待、自杀观念、绝症和性行为，如果儿童充当模拟病人，则可能会给他们带来不适。所以可以有效地使用儿童模拟人和模拟家属来完成困难谈话[40]。模拟家属已经被很多医院的儿科模拟中心常规应用。2014 年 4 月，波士顿儿童医院就报告称，三分之一的模拟案例中融入了模拟家属[13]。

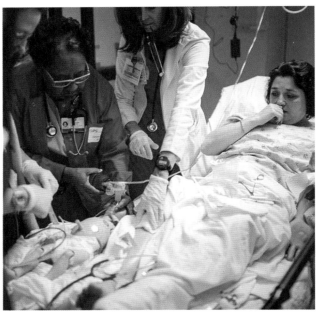

图 8.2 模拟病人和婴儿模拟人结合的混合模拟（图片由 Charlie Prince 提供）

优点和挑战

使用 SP 对医疗卫生专业人员进行培训有几个好处，最主要优势在于，SP 可以让学员有机会在心理安全的环境中练习，而不会对真正的病人造成伤害。SP 为医疗从业人员提供了一种途径，让他们可以提前演练困难谈话，并尝试与病人及其家属沟通的新方法。SP 可以预约在学员方便的时间，并可按照培训计划，在特定的点帮助学员达成学习目标。除了临床教师外，也可安排 SP 延长时间提供标准化评估和建设性反馈[9]。SP 和模拟病人都能洞察学员交流方式的细微差别，例如肢体语言、语调和眼神接触等[19]。

费用和管理时间，是在 SP 和模拟病人的招募、培训和应用过程中，要面临的诸多挑战之一。整个过程需要配置大量资源，包括人力、物力和财力[2]。案例的开发时间以及案例通过临床教师的审核时间都是局限因素[19]。许多模拟中心达到了最大培训容量，聘用额外员工来安排和培训 SP，证实很有挑战。模拟项目的管理和领导同样充满挑战[11]。总之，考虑谁来总负责这个项目以及如何得到经费支撑都是至关重要的。

秘密标准化病人

秘密 SP 是指秘密地安排 SP 或模拟病人扮演成真正的患者到真正的诊所或病房中就诊。使用他们的目的在于在医师不知情的情况下，获得对医师最真实的评估[9]。使用秘密 SP 来评估儿科住院医师并不常见。但 Ozuah 和 Resnik 曾在一项研究中采用了秘密 SP 来评估一项教育干预对住院医师准确评估哮喘严重程度分级能力的影响[36]。在贝宁共和国，Rowe 曾用 6 个健康儿童作为秘密 SP，或称模拟客户，评估了医疗人员看病过程中的行为[13]。这项研究的结论是使用秘密 SP 能有效评估医务人员在基本临床技能和决策能力。

使用秘密 SP 需要安排大量的培训和计划来保护 SP 的身份，并保持病人角色的逼真度。秘密 SP 必须经过非常严格的培训，以保证他们在实际就诊中不会透露自己的身份。使用秘密 SP 前要征得临床医师的同意，但并不告知他们实际与 SP 的相遇的时间。若临床医师知道病人是模拟病人，则可能在面谈过程中产生偏差，而秘密 SP 的最大优势就是能够捕捉到最真实困难谈话和临床交流，不用考虑任何偏差的存在[52]。

结论

毋庸置疑，SP 和模拟病人既是一种有效的教育工具，也是一种造就沟通者和临床医师的最佳实践方法[5]。然而，SP 的使用仍然需要慎重考量。SP 培训师和模拟中心工作人员应该认真思考 SP 和模拟病人与课程体系的整合。在终结性评价模拟中，学员与临床医师可能会因表现不佳而面临严重的后果。在形成性评价模拟中，如果我们期望学员提高他们的沟通能力和人际交往能力，模拟病人的真实性是至关重要的。尽管在临床教学中使用 SP 仍面临挑战，但是他们给模拟情境带来的现实感和真实性是令人瞩目的，必将对当前和未来的临床医师所提供的医疗质量，产生显著而积极的影响。

（译者 贺漫青）

参考文献

第 9 章

屏幕模拟、虚拟现实和触觉反馈模拟器

9

本章要点

1. 相较其他各种模拟形式而言，屏幕模拟（screen-based simulation，SBS）天然的优势在于可重复性、便携性、非同步性、可推广性以及数据可追踪。

2. 与其他形式的模拟相比，屏幕模拟前期需要大量的财力和人力投入，不太适合团队培训，并且在功能仿真度上有一定的局限性。

3. 屏幕模拟的发展有赖于编程人员、设计者、临床专业人士以及教育学专家的早期介入和持续合作。

引言

医疗教育领域的屏幕模拟是一种将含有一个或多个患者的临床情境通过数字屏幕来呈现的模拟形式[1-2]。如同其他形式的模拟一样，屏幕模拟为学员提供了逼真的感知和实践情境，却又不会对真正的患者造成伤害[3]。屏幕模拟最适合于众多学员身处不同时间和空间，学习目标是认知方面或可以通过模拟来表现的心理运动方面的任务。现有技术如平面电脑、无线网络、移动连接以及智能手机的普及为屏幕模拟创建了一个现成的基础，而基于模拟人的模拟（mannequin-based simulation，MBS）则无法做到。根据教授的知识、技能、行为和态度的不同，屏幕模拟的类型可能有所不同。

屏幕模拟分类

虚拟患者

屏幕模拟有多种不同的模拟形式，每一种都独具特色和功能。虚拟患者是（virtual patients，VPs）最常见的类型之一。虚拟患者呈现单个患者，再现医师和患者的会面交流，经常用于教授和评估诊断技巧。这种方式受到基础医学如儿科及儿科各亚专业（儿内科、小儿急救医学等）的青睐，因为它强调病史采集技巧以及与患者或家属互动沟通的技巧[4]。儿童虚拟患者尤其适用于展现罕见的、细微的发现和病理变化，这些变化在模型人或真实患者身上要么很难模拟，要么有违伦理。像儿科学生教育委员会（Committee for Student Education in Pediatrics，COMSEP）这样的全国性组织协调了校际间的协作，如儿科计算机辅助教学项目（Computer-assisted Learning in Pediatrics Program，CLIPP）的案例，供给全美超过 80 家机构的学生学习[5]。更强大的虚拟患者模拟器可以使用键盘甚至语音识别来进行自然对话。基于大量虚拟案例的图像和案例库可以实现带有反馈的刻意练习[6]。

一项关于虚拟患者的大型系统回顾研究纳入了 45 篇量化的、比较性研究和 4 篇定性研究[7-8]。一般来说，虚拟患者作为一种教育干预手段会对知识获取、临床推理能力及其他技能产生重大影响。然而，与其他教学方式如传统讲座相比，VP 并没有显示出有效的比较优势。

虚拟世界

虚拟世界（virtual worlds，VWs）不同于虚拟患者。虚拟世界通过可控的虚拟化身使学习者沉浸于虚拟世界，可以呈现多个患者、严峻的环境和社交互动，第二人生（Second Life，译者注：是一个在美国非常受欢迎的网络虚拟游戏，玩家可以在游戏中做许多现实生活中的事情）就是常见的例子[9-10]。虚拟世界通常是利用虚拟现实（virtual reality，VR）的原理和技术，通过屏幕来呈现。虚拟空间中的三维图形渲染和自由旋转技术在许多虚拟游戏和培训项目中司空见惯，可通过屏幕来呈现。例如儿童灾难分诊模拟最适合采用虚拟世界形式，它注重对大量患者进行快速验伤分诊而不是某一位患者的细节。一些机构，包括军用、航空以及民用模拟中心，虚拟现实技术已经相当成熟，通过让学员置身于仓库类似的封闭环境中，从地板到顶棚全方位覆盖的封闭式屏幕使学生身临其境地学习。这种定制的实体空间并不一定需要使用最新工具如虚拟现实头戴显示器（oculus rift），只需使用沉浸式个人虚拟现实即可[11]。

虚拟任务训练器

外科及操作相关专业更常使用虚拟任务训练器（virtual task trainers，VTs），它与其他类型的屏幕模拟不同，它重点训练手 - 眼协调和心理运动技能。常规使用屏幕的医疗操作——例如，腹腔镜、支气管镜，常常使用屏幕模拟和触觉模拟器来模拟。触觉模拟器是一种手持设备，近似于医疗过程使用的真实设备，借鉴人体模型的原理和技术，用来模拟儿科手术中常见手持设备的重量、移动和感觉。成人和儿科的各类操作均有对应的大量商用操作和外科模拟器产品。

资源管理模拟器　资源管理模拟器是一种特殊类型的模拟器，通常用来演示庞大的人口模式；医院或公共卫生领域的官员常用于运营层面，模拟散在事件或大规模伤亡情况，观察地方政府或全球在资源分配上的趋势。以儿科为例，包括灾难训练，屏幕模拟可以模拟整个病房、战场或城市废墟。然而，随着小组管理与初级保健人员的关系越来越密切，资源管理模拟器在儿科教学中将变得更为普遍[12]。

屏幕模拟的优势

屏幕模拟与模拟人模拟本质上的不同体现在他们各自的优缺点上。显而易见，屏幕模拟在以下五个方面优于基于模拟人的模拟：可重复性 / 标准化、便携性、非同步性、可推广以及数据追踪。

可重复性 / 标准化

屏幕模拟最重要的优势是它的可重复性，或称之为标准化。基于模拟人的模拟通常需要一名导师运行模拟课程。虽然许多基于模拟人的模拟可以编程，比如正确或错误的处置都会引起患者相应的生理变化——导师可以根据学员的需求或其他因素（例如时间不足）自由地更改或添加到情境中。每一次医学模拟培训的导师、复盘老师、情境都不同，同样的基于模拟人模拟培训课程在不同的时间和空间进行可以产生一定的变化。通常这种变化往往是无关紧要的，但这可能意味着学员学习模拟人模拟的方式方法不尽相同。控制基于模拟人模拟课程之间变异在模拟研究中尤其棘手，因为标准化情境是保持内在有效性的要求之一[13]。而另一方面，屏幕模拟不会出现意想不到的变化。

因为屏幕模拟的根本是数字编码的程序，它本身就是可复制的。换句话说，加利福尼亚的学生用 iPad 学习虚拟现实屏幕模拟同澳大利亚学生使用的是同一程序。尽管病例情境会因使用者不同而不同，但相同的屏幕模拟其实际设置是相同的，并且屏幕模拟开发者会根据训练或研究的需求控制变化程度。必须要明白，尽管很容易做到可重复性及标准化，但屏幕模拟并不是单独存在的。屏幕模拟必须同教育背景、课程路径或提供给学生的学习资源进行整合。即是相同的屏幕模拟，由于使用背景不同，可能会产生不同的效果[14]。

便携性

另外，屏幕模拟易于携带。鉴于智能手机、平板电脑及计算机的普及，只需下载或连接互联网，学员即通过自己的设备使用屏幕模拟。大多数屏幕模拟仅仅需要电源或电池，无需运输、维修或看管沉重的模拟人部件，也无需更换易耗损配件。便携性也指屏幕模拟无需设备安装。复杂的高仿真模拟人模拟恰好相反，它往往需要相关的设备和材料才能创建高度逼真的环境。虽然一些需要巨大虚拟空间的高科技屏幕模拟可能需要专门的场所、专门的 VR 设备或触觉设备，但是通过屏幕呈现的屏幕模拟程序本身是相当便携的。屏幕模拟仅需要一个平板电脑就可以在任何地方使用，可以让工作人员和医务人员在医疗场所或家里进行培训和练习。在空间有限的场所，例如战地或民用飞机上，屏幕模拟也可以成为有用的训练辅助工具。

非同步性

便携性也会导致非同步性，这是屏幕模拟的主要优势。虽然，实时培训和自主学习通常需要导师监督训练过程[15-16]，但基于屏幕模拟的教学随时可以进行，并且不需要导师随时在场。大多数学员不能独立完成模拟人模拟情境的编写、运行以及复盘，至少不能像模拟培训导师那样有效的完成。在模拟人模拟培训中，导师上课时间成本高昂。而对于屏幕模拟，大多数模拟可根据学生自己的意愿和时间来完成。基于计算机的屏幕模拟和电子化学习往往是在晚上。

传播性

传播性也是数字化屏幕模拟的核心。通过简单的网络链接或交换磁盘、磁盘驱动器及其他硬件媒体，屏幕模拟就可以被分发给全世界大量的人和设备。模拟人模拟的情境案例指南可以被共享，但是培训需要多个模拟人。使用模拟人模拟的高级心肺复苏课程要大范围地实施，需要花费大量资金来购买多个模拟人；而基于屏幕模拟的课程仅仅使用文件共享或应用程序商店就可以即刻配置到多个设备上。

数据收集

　　最后，屏幕模拟有助于进行实时数据收集，可用于学习、评价或研究。对于大多数基于模拟人模拟课程，录像、录音和模拟人模拟内复杂的传感系统可以充分记录学习者的行为和错误。而屏幕模拟编程本身就包含了这些功能，比模拟人模拟课程更容易获得详细的评分或报告。一些屏幕模拟系统可以在课程运行时持续记录数据（例如：数据如延时——即没有采取积极行为的时间）。屏幕模拟在收集交互数据方面优于模拟人模拟，前提是编程时设计了收集此数据，则屏幕模拟在收集交互数据方面由于模拟人模拟；而由于软件本身拥有几乎无限的可能性，决定哪些数据不予以采集比那些数据需要采集更为重要。学员自身数据的收集是一个更棘手的问题，但是心率监测器[17]、视线跟踪软件[18]和其他附加软件可以专门收集学员的数据。甚至元数据（译者注：描述数据属性的信息）可以自动记录，比如使用屏幕模拟的频率和时长。

屏幕模拟的不足

　　然而，屏幕模拟的问题也不容忽略，上述提到的优点并不意味着在所有的模拟教学中都应该弃用基于模拟人模拟而选用屏幕模拟。屏幕模拟存在的最重要的三个问题是：前期成本高、技术局限、屏幕局限和仿真度，接下来将会做详细介绍。

前期成本高

　　屏幕模拟有着更高的前期成本和更长的开发周期。尽管基于模拟人模拟需要真实的模拟人，但是一旦模型和设备到位，一个受过训练的导师便可立即创建一个低仿真度的情境。然而，没有完成全部的设计、开发、调试、试运行及配送，屏幕模拟什么也做不了。即使缺少设备或模拟人偶发故障，有经验的导师可以管理模拟人模拟情境。屏幕模拟必须在使用前完成核心编程。不仅如此，想获得更高仿真度和更具真实感的技术，工作人员需要从头开始开发屏幕模拟，没有编程或程序开发背景的工作人员将无法胜任。教育家、教师和研究者需要同编程员、软件工程师一起克服第一重阻碍，这将导致高昂的前期成本。成本中所占比例最大的通常是编程或图形设计，相对占比较少的是物理服务器空间、配送、学科专家（subject matter expert，SME）费。需要注意的是，上面提到的优势都建立在编程之上：恰当地采集有效数据并呈送给导师或

研究者，这些需要大量的准备和编程工作。这种高昂的入门成本足以导致许多屏幕模拟项目胎死腹中。此外，高昂的前期成本同样意味着屏幕模拟开发者需要花费大量时间成本。绝大多数开发者或公司都对收回屏幕模拟的开发及商业应用成本感兴趣。早期有必要将医务人员、教育家、研究人员的兴趣与开发者以及编程人员达成一致以便破解这些瓶颈问题。

技术局限

　　和所有的计算机技术一样，偶发的技术故障是无法避免的。这些故障对于模拟人模拟来说影响甚微，对屏幕模拟却影响甚大。技术故障更容易在同步屏幕模拟中发生，也就是不同地区的多个学习者同时在线时。一旦工作起来，屏幕模拟功能十分强大。但是，它的运行需要所有的设备、试听辅助装置以及跨平台硬件都具备合适的电力、稳定的网络带宽和连接以及足够的处理速度。屏幕模拟需要考虑到不同的设备、运行系统和输入方式。像魔兽世界这种资金充足的大型多人在线角色体验游戏，需要一定的资源与必要条件来支撑愉快的游戏体验，大部分屏幕模拟的开发都会将一部分资金和人力用于维持这种体验。因此，屏幕模拟需要一定的备份或应急计划来快速修复运行中的意外问题。

屏幕局限和仿真度

　　最后，我们谈一谈屏幕模拟中屏幕所固有的局限性。二维屏幕的使用意味着屏幕模拟必须非常努力开发才能比得上模拟人模拟的功能仿真度。这与体现原始视听真实感的物理仿真不同，在充足资金支持下屏幕模拟可以将物理仿真做得很好。功能仿真也被称为功能任务组合[19]，可以说是屏幕模拟最重要的部分[19-21]。功能仿真指的是输入与输出互动的真实性，是认知仿真的一部分——即互动方法是否感觉很真实[21-22]？有人认为在模拟人模拟学习中功能仿真度远比物理仿真度重要，在屏幕模拟中也是这样[21,23]。

　　因为屏幕模拟是一种体验式学习，因此学员必须以自然的、符合逻辑的方式在接近真实的背景中体验屏幕模拟[24]。举例说明，如果一个结肠镜检查模拟器配有大量的图像，这些图像看起来好像真正的患者结肠，甚至可以有一个计时器和一些视听信号，以改善心理仿真度和参与感。心理仿真度是指模拟中的身临其境感，能激发参与者的现实情感——焦虑、放松或挑战感。如果模拟器不能模拟出碰到或牵拉结肠壁的触觉和视觉感受，屏幕模拟会让参与者感觉不够真实。虚拟任务训练器在功能上应类似于真实的结肠镜、支气管镜、喉镜；如果检查镜碰到结肠壁应该有如下结果：给学员触碰反馈，也许是流血，甚至扣分[25]。如果没

有这种仿真度，学生很容易形成错误的心理运动习惯。屏幕模拟在功能仿真（二维屏幕）和心理运动仿真上先天不足，特别是虚拟任务训练器，当在平板电脑或键盘上的简单动作与现实操作不一致时，会让人感到尴尬和不真实。因此，屏幕模拟用于心理运动任务训练时，常使用触觉设备来模拟手持设备的手感、重量以及功能。

因此，屏幕模拟在功能仿真方面的局限是很明显的，有些应用，比如需要三维触觉技能的心理运动技能（例如：触摸静脉），使用模拟人模拟能更好地创建。而心肺监测仪、腔镜显示器或模拟远程医疗本来就需要通过屏幕来实现模拟，此时，屏幕模拟的这种局限就微不足道，因为屏幕就充当实际监护仪。当情境需要通过语言和非语言信息来实现重要的团队沟通时，屏幕模拟就不如模拟人模拟有优势。屏幕模拟用户界面中一系列复杂的菜单栏和选项难以传递需要对患者进行快速、连续处置的情境。即使学员喜欢菜单栏，它的功能仿真度与真实世界相比依然很低[7]。类似的，基于团队的医疗理念也很难通过屏幕模拟来传达。多用户参与的屏幕模拟是存在的，学员需要一定程度的协作才能成功地诊断或治疗虚拟患者[7]。然而，屏幕模拟提供的这种互动和在线技术并不符合大多数真实的医疗团队的行为方式。

屏显模拟和最佳用法

话虽如此，屏幕模拟却在以下三方面比模拟人模拟更高效：基于屏幕的任务训练、基于叙述的冗长情境以及大规模伤亡或大型资源管理情境。如前所述，基于屏幕的任务训练器非常适合以屏幕为表现形式的模拟。故事和情节与屏幕模拟和电子游戏世界[26]相当契合，而在基于模拟人模拟培训中则难以阐述与表达。患者数量的增加对初级医师来说意味着一系列不同的问诊，如果用模拟人模拟则需要多个不同的模拟人，医患交流则需要强大的语音引擎和计算机化的面部表情。对于群体性伤害事件或资源管理，屏幕模拟是一个理想的选择，添加一个患者只需要很少的资源。相反，使用模拟人模拟来模拟群体性伤害情境会十分昂贵，使用志愿者则受到成本和时间限制。资源管理情境需要一个对诊所、病房、医院或城市更加宏观的视角，使用模拟人模拟几乎不可能有效地模拟。

医学文献中屏幕模拟应用举例

虚拟患者。虚拟患者常被用于医学生或其他需要沟通或者鉴别诊断的学科（图9.1）。精神科的住院医师通过使用表现精神疾病的虚拟患者来展示诊断技能、病史采集和其他对话[27-28]。早在21世纪初，具备声音识别功能的虚拟患者已被成功运用于沟通技能的教学和评估[29]。我们预测，虚拟患者模拟细微情感反应以及识别用户面部表情的能力会提高，这将推动屏幕模拟在这个领域的发展。在体格检查方面，虚拟患者可以展示一定的体征[30]，应用于灾害分类（只需要非常少的信息）和更复杂的急诊医学诊断[31]。一个仿真度非常高的虚拟患者可以模拟病态肥胖对呼吸的影响，相比于同样"病史"的标准化病人，麻醉住院医师往往更容易利用虚拟患者正确诊断出阻塞性睡眠呼吸暂停[32]。屏幕模拟能够更好地模拟那些需要但是不符合伦理的或不舒服的（不能以其他方式完成）检查结果；因此，虚拟患者可以强化甚至评估学生的诊疗能力。

虚拟世界。21世纪的产品中，虚拟世界常使用第二人生（Linden Lab，San Francisco，CA）或者其他类似的三维图像软件，在这里学员可以在虚拟世界中自由移动以便于其他虚拟形象互动。这种屏幕模拟可以在环境中安排现场导师给学员提供个性化反馈和指导。第二人生用于急诊住院医师在相对安全环境下的练习模拟口语技能，对于习惯了这一技术的这代住院医师来说是非常理想的[9]。有文献支持在屏幕模拟中使用现场对话，它可以鼓励相对内向或不愿意表达的那些学生开口说话[33]。虚拟世界还广泛应用于战术军事教学中，这里这种现场指导已经证明是一种刻意练习的方法[34]。教官现场扮演实战士兵（可以是任何一方），根据需要提供指导或额外的挑战。尤其是，他们的训练强调严峻环境下的沟通技能，现场指导技术可以被复制应用于强调团队沟通的多种不同的医疗案例中。

虚拟任务训练器。虚拟任务训练器有多种评价方法。大多数人都试图用先进的触觉设备来验证特定的屏幕模拟虚拟任务训练器[25,35-39]，因为这些设备的操作方式类似于真实的工具，或者提供无屏幕的低成本虚拟任务训练器的可行性数据（例如，盒子训练器）[40]。（图9.2）我们详述几项研究，这些研究例证了最好的教育实践。在内科住院医师中使用刻意练习模式，证明改进了培训效果[35]。刻意练习是一种特别适用于心理运动技能[41-42]和手术操作[43-44]的学习方法，学习者需要不断地练习直到掌握到一定程度[43,45-46]。结肠镜检查的屏幕模拟中已经使用具有渐进式挑战性的视频游戏设想，该屏幕模拟中使用难度逐渐增加的结肠解剖模型[47-48]。正如该研究预期那样，内镜专家在难度最高的模型上表现得更好，尽管该研究没能提供来自初学者不断改进的数据[25]。对医务人员来说，作为一种屏幕模拟，虚拟任务训练器的成功不仅在于卓越的图像表现所提供的物理仿真度，还在于学员通过采用刻意练习和渐进式挑战的教学理念时，会给予形成性和终结性的复盘（表9.1）。

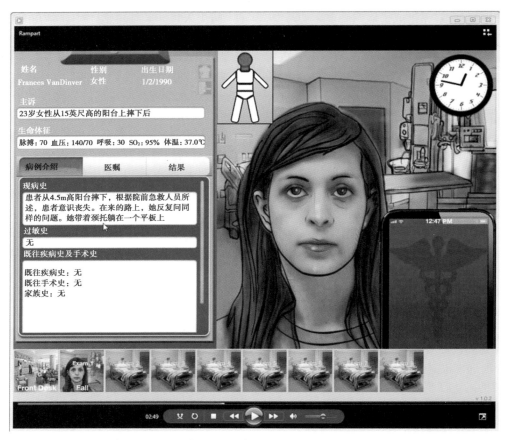

图 9.1　一个二维的模拟患者就诊的屏幕截图（图片来源于 BreakAway，Ltd.，Hunt Valley Maryland，USA）

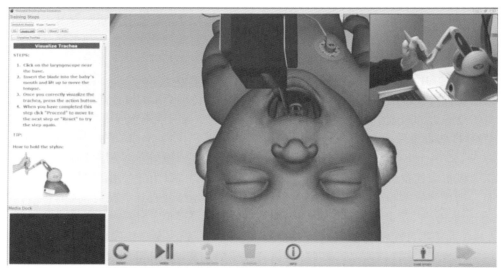

图 9.2　虚拟任务训练截图

图中描绘了一种虚拟的婴儿气管插管设备，让使用者能够握住一个像喉镜一样的真实手柄（图片来源于 Marc Auerbach，Yale University，New Haven，Connecticut，USA，and my Smart Simulations，Inc）。

表 9.1　屏显模拟类型的选择范例

类型	作者	概要
虚拟患者	外科患者评估 Stevens[29]	这项可行性研究展示了与实物一般大小的虚拟患者是如何为沟通技巧提供教学情境的。
	肥胖和阻塞性睡眠呼吸暂停 Wendling[32]	与标准化病人相比，虚拟患者由于肥胖的形象被更准确地诊断阻塞性睡眠呼吸暂停
	精神评估 Williams[28] Pataki[27]	在精神病学等需要细微沟通技巧的领域，与标准化患者相比，使用虚拟患者也是一种可行的方法。
	急诊室患者评估 Youngblood[31]	在虚拟创伤急诊室中进行实时交流的模拟对改善团队技能的效果与基于模拟人的模拟训练相似
	灾害分诊流程 Andreatta[30]	大规模灾难情境中的虚拟患者并没有表现出学习效果
虚拟世界	用第二人生进行糖尿病教学 Wiecha[10]	医师们喜欢从第二人生中的同行那里学习糖尿病看护的新颖方法
	用第二人生进行模拟口试 Schwaab[9]	第二人生的模拟口语考试比传统的模拟口语考试更受住院医师欢迎
	军事战术行动 Alklind Taylor[34]	与学员一起参加虚拟世界的导师在复盘时加强了教练循环
虚拟任务训练器	支气管镜检查 Blum[36] Davoudi[38]	接受过虚拟任务培训的初年级住院医师支气管镜检查的能力与高年级住院医师相似。Davoudi 等证明了支气管镜检虚拟任务评价工具的可靠性和有效性
	结肠镜检查 Fayez[25] Koch[37] Cohen[48]	GI MentorII 和 Olympus 模拟器都在结肠镜检查中具有区别效度。模拟器练习对临床技能的提高超越了没有模拟的练习
	腹腔镜检查 Andreatta[39] Tanoue[40]	与没有训练相比，LapMentor 模拟器可以提高基本的技能。与低仿真度的盒子模拟器相比，Procedicus MIST 模拟器提高了临床技能
	内窥镜检查 Ferlitsch[35]	经过 GI Mentor 模拟器培训对临床技能的提高大大超越没有模拟器的练习
	经皮脊柱固定 Luciano[49]	虚拟针插入改进了第二次尝试，但没有对照组

屏显模拟的发展

在计划开发屏幕模拟时，项目的范围包括预算问题、学员对象、特定的学习目标和安装启用都应该考虑在内。在启动前对这些因素进行仔细的评估，有助于确保教育目标能够以最具有成本效益的方式得以实现。根据项目的复杂性，开发屏显模拟器或虚拟模拟器所需的时间、人力和经济成本会有很大的不同。例如，相比于开发一个旨在教授操作性知识和高阶推理技能的项目，开发一个学习简单知识的在线学习平台通常需要较少的时间、技术性技能和费用。

开发屏幕模拟最起码需要一个能对虚拟患者和交互的仿真度及真实性提供临床视角的业务专家。学术型医师可能是主要的案例作者，但可能需要一个或多个临床医师介入提供临床专业性。例如，一个涉及战争环境中的多个儿童的虚拟患者案例，可能需要儿科、全球医学以及军事医学方面的业务专家。

已经发布了关于如何开发虚拟患者案例的非常好的指南[50-51]。此外，一个国际联盟（MedBiquitous）提供了关于虚拟患者创作的指南，以便于更一致、更简单的开展虚拟患者和共享[52]。开发过程通常分为三个阶段：①准备、②设计和开发，以及③安装实施。

准备

在准备阶段，需明确特定的学习目标和目标受众。仔细研究现有虚拟患者或基础结构，可以减少额外编程（例如代码重用），且同样可以满足学习目标，大大降低成本。此外，在准备阶段，要对目标受众的技术能力进行评估。可以对进行基本的处理或具有一定的认知是必备的。必须会进行基本的操作或者至少了解相关的知识，如计算机或移动硬件的类型、操作系统、网络浏览器软件（包括插件）和连接访问速度等。

有越来越多的编写应用程序可以供对编写虚拟患者案例感兴趣的医学教育工作者使用[53]。在选择案例编写应用程序时，需要考虑的因素包括：①用户界面是否直观和实用；②作者可以使用什么功能，以及编写应用程序包含的特性集是否允许对内容、媒体、文档和超链接进行整合、设计模板以及进一步的复杂化；③应用程序是否可以将评估、反馈和数据跟踪整合到案例中；④作者是如何控制参与、协作和互动的；⑤允许对界面的设计和修改的容易程度；⑥基础系统结构的抗变换性和可扩展性。

设计和开发

在设计和开发阶段，基于项目目标选择教学模式，并将虚拟患者的使用纳入到现有的教育课程中。教学模式包括单独的开放性学习、结构化的线性学习方式形成或学习社区[54]。使用儿童患者代替成人患者并不一定会改变教学模式，因为这个教学模式反映了学习者与屏幕模拟的交互作用。一旦选择了一个教学模式，故事的叙述方式、针对学员的规则和要求以及如何提供反馈就将被确定和开发。在案例开发中，作者应该：

1．确定案例内容并选择一个流程模型　案例内容应该适合目标学员的水平。设计模型可以是线性的、探索性的或分支的。

2．在开始之前对案例进行组织和情节串联　特定的阶段和阶段之间的连接是预先确定的。故事脚本可以让教育工作者和程序员都有一个可视化的框架来开发屏幕模拟。

3．管理案例复杂度，使其与案例目标相匹配　作者应该确保案例复杂性是针对性的、适合目标学员的。

4．包括评估和反馈　基于正在开发的虚拟患者的类型和学员的水平，反馈可以在案例运行过程中及时提供或只在案例结束时提供。

5．支持个性化的学习方法　作者可以通过允许学员对案例环境的要素进行控制来支持个性化的学习，根据案例的学习目标学员可自行掌握进度，做出积极的选择，自行决定预习和复习。

6．最大限度的互动　互动增加了参与度，提高了学员的参与感，这反过来又推动了与主动认知相关的富有意义的学习。

7．简化计算机导航　直观的和富有逻辑的计算机导航允许学员专注于叙述内容、相关的学习目标以及对临床情境的有效探索。再丰富的、引人注目的和相关的案例也会被令人迷惑的和迟钝的用户界面毁掉。

8．案例试运行　当足够的案例内容被开发出来时，作者应该在几个具有代表性的学员身上进行案例试点测试。用于评估虚拟现实的框架，比如 Moreno-Ger 开发的虚拟现实技术，可以用于正式的终端用户测试[55]。这些框架考虑了内容和用户界面的问题。

应用

在准备和设计阶段，应开始考虑如何将虚拟患者应用和纳入现有的培训课程。虚拟患者一旦被开发，应用阶段就开始了。要注意，从一开始就要认识到虚拟患者的重要性并加强内涵建设，否则仅仅依靠其相对新颖性，最初对学员有吸引力，并不持久。教育价值来自于一个高质量的、吸引人能达到学习目的的案例。为了这个目的，一个有效的虚拟患者应该由一个临床相关事件来讲述一个身临其境的情节，并对学员的临床决定有响应。作者应该根据正式发布前的病例试运行结果，以及通过观察学生在实施后的反应和表现来改进他们的案例[14]。

创建高质量的虚拟患者是一项重要的学术过程；因此，学者们应该参考美国医学协会（the American Academy of Medical Colleges）在 MedEdPortal（http://www.mededportal.org/）上发表的同行评议，并使用 MedBiquitous VP（MVP）（www.medbiq.org）的数据标准来分享案例[52]。虚拟患者程序的编写可以使用这个国际认可的标准（www.ansi.org），将其导入到任何符合 MVP 的虚拟患者软件应用程序中可以再次使用。

结论

　　与其他形式的模拟相比，屏显模拟具有独特的优势，也有很大的挑战，在更大的教育或培训目标的背景下，会接触到它不同的形式。程序员和教育工作者的有效对接及无缝合作，对于屏幕模拟的成功设计、开发和实施是至关重要的。

（译者　杨　希　方利群）

参考文献

本章要点

1. 仿真度应在课程培训目标引导下，以教育需求为标杆。先考虑以下 3 个问题：①教学需求是什么？②仿真度如何与教学需求相关联？③如何将模拟工具与科技最佳结合方能达到这些教学需求？

2. 部分任务训练器可用于新手的基础技能教学，也可以用于专家以维持更高级的技能。

3. 预先准备案例导师和 / 或可视化线索，能够促进克服所有模拟人的固有缺陷。

4. 尽管混合模拟极其有效，但耗时耗资，仅在强化学习目标时应用。

引言

模拟人在二十世纪六十年代首次面世[1]。经过了几十年的发展，模拟人的设计发生了翻天覆地的变化，包括儿科模型在内的当今模拟人，能通过更简便的系统实现特定的功能，同时所占空间更小，灵活性更强。与台式模拟或屏显模拟相比，这些电脑化的模拟人具备在模仿真实环境中还原真实患者的优势，他们能够实现各种各样的人体功能，包括体格检查，比如心音、呼吸音以及呼吸频率和心率等生理参数的变化，因此也被称为高仿真模拟人。模拟人能够向导师和学员实时显示电子监测的生理参数。操作人员可以预先编辑模拟病例，并可以根据学员的处理和患者状况的变化，更改一系列参数。通过有效的编辑和调整数据输入，操作者能够实现最大程度的真实性互动，为学员提供积极的体验，同时也可以作为研究和评估的工具。根据模型的类型，可以进行一些有创操作，比如：建立静脉通路、气管插管以及为心脏骤停者进行除颤。模拟人可以在专门的模拟环境中使用，也可以根据实际情况以及学员的需求和数量，放置到急诊或病房等特定临床环境中使用。

儿童模拟人和成人模拟人之间存在着明显的差异，真实地反映了儿童和成人之间的不同。有些是解剖学结构上的差异，有些是疾病状态下的病理反应，还有一些是对治疗的反应。本章将探讨与比较当今市场上各种各样的任务训练器和全身模拟人。最后，本章将探讨全身模拟人的编程，并阐述如何根据当今模拟人的特点和局限性，创建真实的临床情境，推动模拟教学的发展。

仿真与现实

在模拟教学中，仿真可以分为三种类型：概念（或语义）层面、情感（或知觉）层面和生理层面[2]。概念或语义层面的仿真是指通过文本、图片、声音或临床事件进展表达信息。比如，如果给出的信息是可以解释的，则不管是否缺乏生理的真实性，也不管临床进展是否和真实患者身上发生过的一致（例如，低血容量休克的患者，液体推注之后心率加快），这就是概念层面的仿真。情感或知觉层面的仿真，包括情感和信念，是学员在情境中直接的情感和认知体验，这是模拟中的一个重要问题，因为它反应了体验中的不同元素，如复杂的实时情境和类似真实情境的教学体验[2]。

生理层面的仿真，指的是模拟人的外观、感觉和行为与真实患者的相像程度。生理仿真的定义倾向于强调在教学原则和教学目标之上的科技进步。虽然一些研究认为，用逼真的模拟人进行培训可以提高临床能力[3-4]，但是也有一些研究表明生理仿真度与教学效果无关[5-6]。尽管如此，模拟人的生理仿真度越高，学员的满意度越高[7]。然而，仿真不应仅仅包括模型的生理相似，更应考虑仿真程度的功能，因为其目的是学员在真实环境下需要与模拟环境中相似的行为策略和能力[8]。因此，模拟不应该简单地被认为是高度仿真或低度仿真。

简单地将仿真视为一元结构，并将仿真由低到高进行分类的情况并不少见。然而，当为特定的训练需求选择合适的模拟器时，仿真的一元结构思维模拟可能会产生误导。具有真实外观和触觉的模拟通常被认为是高度仿真，其实这仅仅是仿真中的一个方面（生理仿真）。模拟可以很好的复制操作环境例如[手术室（an operating room，OR）]，的外观，但这并无益于帮助学员达到培训目标。重要的是根据教学目标选择不同的模拟仿真度（图10.1），比如团队训练需要涉及高度的情感、概念和生理仿真；病人评估需要高度的概念和生理仿真；沟通能力训练时需要高度的概念和情感仿真。在选择模拟仿真度时，请牢记以下几个问题：学员小组教学需求是什么，教学目标是什么？什么程度的仿真能够最有效地满足这些需求？能够满足上述仿真度和需求的最佳模拟工具和科技的组合是什么[10]？图10.2和图10.3很好地说明了如何根据教学目标采取合适的模拟方案。

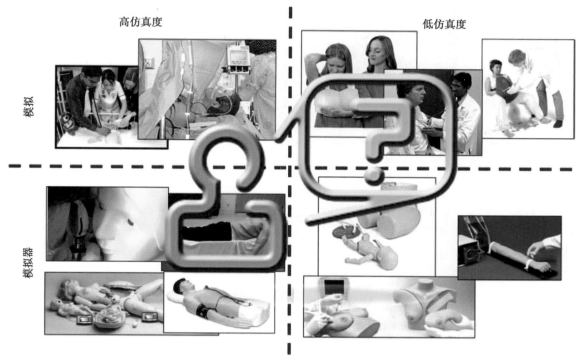

图 10.1 　根据教学需求选择模拟的仿真度（图片来自 CAE Healthcare[9]）

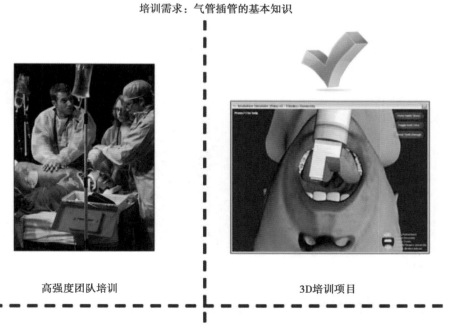

图 10.2 　3D 培训项目最适合用来培训气管插管知识（图片来自 CAE Healthcare[9]）

培训需求：创伤气管插管的团队技能

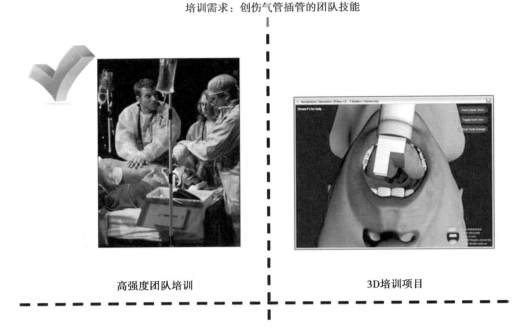

高强度团队培训　　　　　　　　　　　3D培训项目

图 10.3　高强度的团队训练最适合培训创伤气管插管中的团队技能（图片来自 CAE Healthcare[9]）

人为因素（human factors, HF）这个术语意味着人与设备、系统完美结合所需要的一系列生理和心理特征。它集成了模拟中涉及的技术、政策、流程、环境、培训、技能和个人体验。起源于航空和其他对安全极其重视的行业的 HF 工具，被证明是有效的[11]，目前在医疗领域也得到了很好的应用，因为它可以支持仿真的决策和设计。将 HF 技术应用于医学模拟教学，可以更好地决定合适的仿真度。目前已经提出来很多

架构来分类和理解仿真元素，简单而常见的"病人 - 任务 - 环境"（patient-task-environment, PET；图 10.4）架构就是一个例子。在确定了学习目标后，教员可以运用 PET，根据情境阶段选择模拟元素，并根据每阶段的具体目标选择合适的仿真度。系统地回顾模拟相关的培训目标，并有效地匹配仿真元素，能进一步指导教员选择最合适的仿真度来契合教学需求。

最近一篇有关模拟仿真概念的文章，认为学习迁

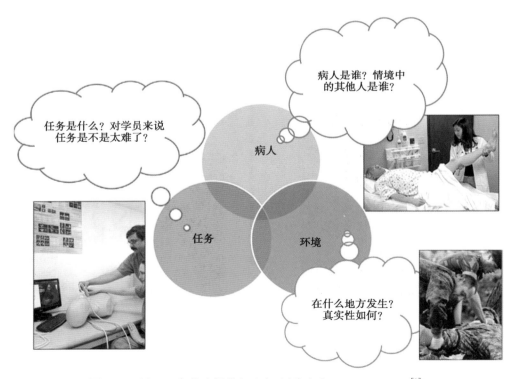

图 10.4　用 PTE 架构选择模拟元素（图片来自 CAE Healthcare[9]）

移（transfer of learning）、学员参与、终止怀疑等概念不仅在解释教学效能上有一定的作用，也直接影响学习体验。作者建议在模拟教学中应抛弃"仿真"这个术语，用对基本生理相似性和对功能性任务的反应来取代，同时他们建议把焦点从目前强调生理相似性转移到将模具与需要教学的背景两者的功能性整合上来。最后，他们建议教员应把重点放在提高教学效能的方法，如学习迁移、学员参与和终止怀疑[12]。

儿童局部结构任务训练器

当教授某项特定的操作技能时，可能只需要病人局部结构的模型。局部结构训练器仅是整个过程或系统中的一部分[13]，提供学习过程的核心元素，使学员获得在真实病人身上做相同操作所需要的基本技能（见第 11 章）。有一些自制的任务训练器，包括使用橙子学习注射技能或利用鸡骨头学习骨内注射置管技能等[14]。商业生产的儿童局部结构任务训练器（commercially produced pediatric partialtask trainers，PTTs，通常是由塑料和橡胶制作而成，能够在更安全（清洁）的环境中提供相同的操作。与全身人体模型相反，他们仅包含特定操作技能所需要的解剖部分。混合模拟是将 PTTs 与标准化病人（standardized patient，SP）结合起来，用以提高整体教学体验的实体仿真度。如用于撕裂伤口缝合的 PTTs 是由表面有切口的垫子组成的，这样的垫子可以绑在 SP 的手臂上并适当铺巾。学员不仅仅是进行伤口缝合，而是在与病人讲话的同时缝合伤口，从而重现真实情境（图 10.5）。

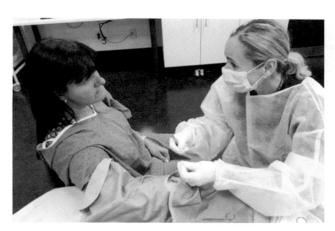

图 10.5　用于撕裂伤缝合的部分任务训练器（https://web.mail.comcast.net/service/home/~/? id=176615&part=2.2&auth=co&disp=i）

由于成本和大小的原因，PTTs 是一种常用的方式。可以用来进行初学者基础技能的教学[15]，同时专家可用于维持和练习更高级的技能。目前大量的 PTTs

可以使用或正在开发之中，以下将重点介绍市场上现有的部分 PTTs，并将其分为五类：

　　1．气道训练器。
　　2．血管或骨内（intraosseous，IO）通路训练器。
　　3．侵入性躯干任务训练器［包括腰穿（lumbar puncture，LP）训练器、胸导管和心包穿刺训练器］。
　　4．外科任务训练器。
　　5．其他类型训练器。

气道训练器

气道管理

气道管理技能需要大量的实践才能达到胜任的标准[16-20]。婴儿和儿童 PTTs 真实再现了气道不同位置的解剖学结构，用以提供基本技能练习和高级气道管理。可用于球囊面罩通气、鼻咽、口咽通气道放置以及气管插管操作技能的训练（图 10.6）。很多研究表明，通过气道训练器的练习，学员可以培养紧急气道的应对和管理技能[16]。此外，研究还表明，最近的气管插管培训与再训练效果和训练者结局有直接相关性[17-20]。

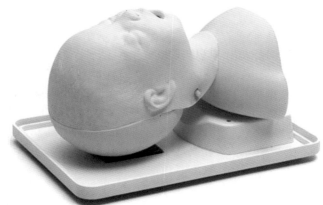

图 10.6　婴儿气道管理训练器［图片由挪度医疗（Laerdal Medical）提供[21]］

气道训练器可能会有一些机械性和视觉上的不足。比如，不是所有的训练器都有好的密闭性用来练习有效的通气。在其他模型中，舌和会厌在结构上可能是半刚性的，并且与咽后部明显分离。会厌从喉入口向前向上悬挂。在气道训练器上识别喉结构、处理舌头和会厌，可能并不等同于临床实际情况。除了气道训练器机械性和视觉上的不足外，大多数机构仅仅为学员提供一种型号的插管训练器来练习。这限制了学员在真实患者身上对解剖结构和变化的理解。研究表明，使用不同型号气道训练器，可以提高学习效果[22-23]。

青少年、儿童和婴儿窒息模型

一些气道 PTTs 可以用于清除异物的练习（图 10.7）。一些青少年、儿童和婴儿窒息模拟人有胸廓、剑突和颈静脉切迹,可作解剖标志,指示清除气道异物时放置手的正确位置。每个不同大小的上半身模型可用于腹部推挤、胸部推挤和背后敲击清除异物梗阻的练习。当进行正确的操作流程时,模拟人会排出阻塞异物,为清除异物堵塞提供了绝佳的实践机会。

以向这些训练器的肺部和胃部注入液体,作气管造口护理和气管吸引的仿真实践,也可以用于各种气管切开导管置入和护理流程的练习。虽然,模拟的人体解剖结构和组织有一定的局限性,但是可以用来熟悉经皮气管切开术的不同设备。

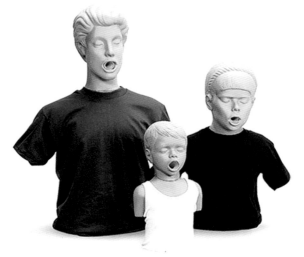

图 10.7　青少年、儿童和婴儿窒息模拟人(图片由 Simulaids[24] 公司提供)

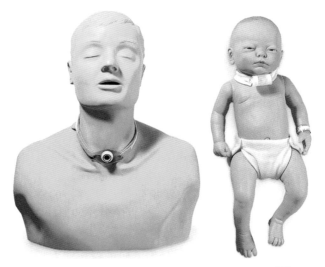

图 10.8　婴儿气管切开术训练器(图片来自 NASCO[25])

环甲膜切开术和气管切开术的插管与护理

　　已经开发出了用于气道救护技能训练的 PTTs,如环甲膜穿刺术和气管切开术。婴儿气道造口训练器可用于患者和护理人员基本的气道造口护理技能的学习(图 10.8)。在婴儿训练器上可以进行换药、通气口清洁、气管切开导管和绑线更换以及套囊充气训练。可

环甲膜穿刺术训练模器用来学习和练习紧急情况下环甲膜穿刺技术。可触及的解剖标记有环状软骨和甲状软骨。所有的解剖标记位置精确,可顺畅操作。气道从顶部到底部都是贯通的,模拟人的气管是可以替换的,这样可以在穿刺后检查导芯及堵塞器位置。护带可完全环绕脖子,并将导管置于合适的位置(图 10.9)。训练器的优点:给予学员进行高利害关系

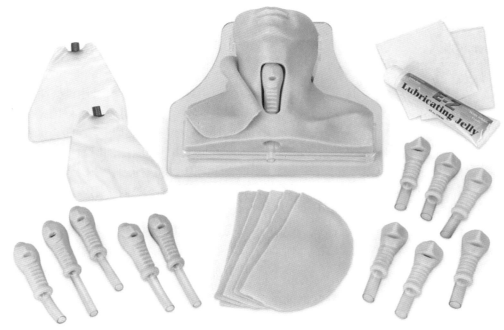

图 10.9　Life/form® 环甲膜穿刺模型套件[图片由纳斯科(NASCO)提供][25]

操作各步骤的训练机会，并对确保成功所需的设备做妥善准备。缺点：实际情况多样性但模拟设备解剖是固定的。模型不会流血，某些组织可能感觉不太真实。此外，由于绝大多数紧急气道操作是在解剖学结构发生改变的患者身上完成的（例如，行鳃裂囊肿切除术后出现血肿不断扩大患儿、面部或颈部严重创伤的青少年，颈短、肥胖、蹼颈的综合征患儿等），这些固定的模型并不是最理想的训练选择[26]。

血管和骨髓通路训练器

静脉穿刺和静脉置管

静脉穿刺 PTTs 通常用于医务工作者的培训。静脉通路手臂有不同的颜色、大小和静脉深度（图 10.10）。这类训练器不仅可以进行静脉穿刺和静脉置管操作，也可以进行准备、戴手套、消毒等辅助流程的练习。在这些模型上，可以通过模拟血液的回流、液体注入和血液回抽来确认刺针的位置。这些训练器用于小儿血管穿刺置管原则、技能与必要器械的检查，评估，更换敷料，以及穿刺套管针的固定和维持。训练器的缺点：由于组织材料的防污属性，因此在某些模型上辅料的粘附力比较小。研究显示，儿科住院医师在经过操作技能的模拟培训后，外周静脉的穿刺置管以及理论考核成绩都有了提高[27]。

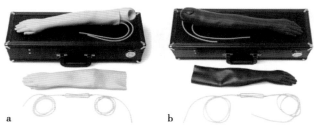

图 10.10　儿童多条静脉穿刺置管训练手臂套件（a, b）[图片来自挪度医疗（Laerdal Medical）[21]]

中心静脉导管置入

中心静脉 PTTs 是广泛应用的，一些较新的模型可以在超声引导下进行中心静脉导管置入。现在可用的儿童模型有锁骨下静脉、颈内静脉和股静脉（图 10.11）。解剖标记可触及、可识别。有足够的证据证明，模拟操作对临床实际操作有积极作用[29]。研究显示，经过这些任务训练器的模拟培训后，学员自信心水平得到提高，知识获取更加有效，临床表现更加优秀[30-31]。最近的一项研究阐述了，如何以推广模拟的学习方式降低中心静脉相关的血行感染[32]。

脐静脉插管

新生儿训练器可用于脐静脉和脐动脉插管（图10.12），并可以利用这些训练器进行抽血和液体输注的操作练习，栩栩如生的脐带可供反复进行脐静脉插管，并通过血液回流来确认位置是否正确。其优点有：模拟血液的回流，某些模型可以模拟体内脐静脉的生理曲线，位置更真实。然而，在一些模型中，皮条固定不好，不能很好地模拟在新生儿身上的位置。另外一些模型体内脐静脉弧度的模仿真实性不足，不能有效反映其真正位置。

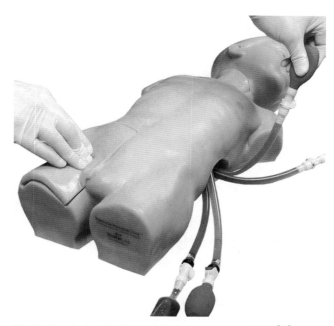

图 10.11　儿童血管通路（图片由 Simulab 公司提供[28]）

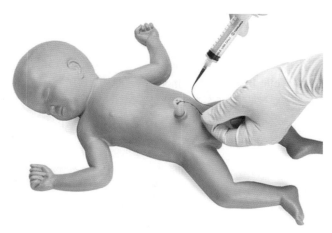

图 10.12　婴儿脐带[图片来自挪度医疗（Laerdal Medical）[21]]

骨髓通路（intraosseous access, IO）训练器

IO 训练器用来教授婴儿骨内输液技术，可以插入骨穿针并可抽取出模拟骨髓（图 10.13）。与其他有效的评价工具相似，IO 训练器可用于能力训练[33]。骨髓通路训练器的优点：可以使用手动或自动设备，比如骨穿枪或骨穿针。然而，一些模型只有一种型号，并且不能回血。此外，目前的模型不支持髋部外旋以达到正

确体位。绝大多数的模型不可以在除胫骨近端以外其他位置进行穿刺,例如肱骨近端、股骨远端和踝关节。

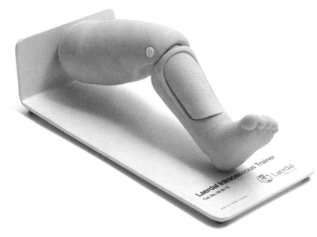

图 10.13 挪度骨穿训练器[图片来自挪度医疗(Laerdal Medical)[21]]

创伤躯干任务训练器

胸引管放置(胸腔管)与心包穿刺

许多高仿真全身模拟人可以进行胸穿、置胸引管、穿刺抽液甚至心包穿刺,但是这可能会增加模型的损耗,加速模型的"退役"。由于高仿真全身模拟人的成本很高,可以用相应的 PTTs 进行相同操作的练习,建立基本原理和维持闭式引流系统的操作技能。许多课程将躯干手术 PTTs 作为儿科急诊医学、重症监护、胸外科的胸腔穿刺、置管术以及心包穿刺培训项目中的一部分(图 10.14)。最近的一项研究开发并验证了一套儿童胸腔置管能力评估工具(Tool for Assessing Chest Tube Insertion Competency,TACTIC),并确定了需要接受培训的儿科急诊领域。在经过有针对性的培训后,评估对象分数明显提高,并可以记录技能获取的

方法,指导个性化的教学以及帮助评估临床医师接受的培训是否充分[34]。

躯干外科 PTTs 进行胸腔穿刺(chesttube insertion,CTI)存在局限,现有训练模型操作仿真度方面存在不足,不能足够地支持操作训练,可能会导致与这些操作相关的医源性并发症的发生。最近的一项研究开发并试用了一种新型的 CTI 模型,供儿科住院医师和儿科急诊专科医师在课程培训期间使用。他们的研究强调了自制训练模型教授 CTI 技能的可行性[35]。

腰椎穿刺(lumbar puncture,LP)训练器

有些婴儿和儿童的 LP PTTs 可用于 LP 技能的实践练习(图 10.15 和图 10.16)。新生儿模型可以是侧卧位或直立体位。这些模拟器有仿真的含脊髓可替换脊柱,可触及正确的穿刺位点。模拟脑脊液(simulated cerebrospinal fluid,CSF)也可替换。儿童模型身体组织柔软而有弹性,增加了操作流程的真实性。穿刺模块更换简单、快捷。通过模拟的 CSF 流出可以确认 LP 是否成功。CSF 压力也可以通过压力计测量。新生儿模型模拟了髂脊和棘突,为穿刺提供解剖标记。有证据表明大多数儿科实习医师,在住院医师初期缺少经验,知识储备不充分,自信心不足,没有做好进行婴儿 LP 的准备[37]。最近的一项研究认为,基于任务训练器的课程能够提高婴儿 LP 流程相关的自信心和知识水平,同时这些自信心和知识可以转化到临床实践之中[38]。LP 技术已经成为了有关知识从模拟环境转化到临床实践的医学模拟教学研究的关注点[15]。最近开发出了一个有关 LP 流程、新生儿 LP 技能目标结构评估(Objective Structured Assessment of Technical Skills for Neonatal LP,OSATS-LP)的评估工具,并有这个工具的效度证据。此外,这个工具可提供实时的形成性和总结性反馈,以提高住院医师的技能及对患者的医疗质量[39]。

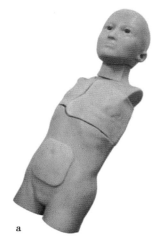
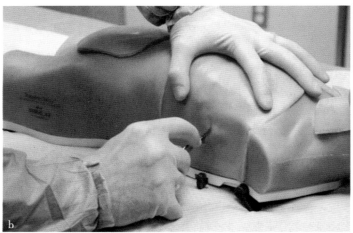

图 10.14 儿童创伤(TraumaChild®)(a,b)(图片由 Simulab 公司提供[28])

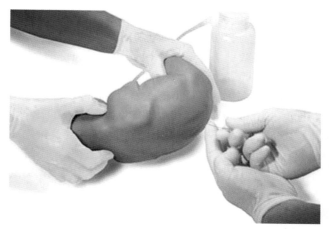

图 10.15　腰穿模型，新生儿 - 婴儿阶段［图片来自挪度医疗（Laerdal Medical）[21]］

外科训练器

医学院培训以及外科实习期间，会有很多问题与挑战，例如参与手术机会少并缺乏自主性（见第 22 章），这些问题可能会导致手术或外科轮转过程中学习或实践机会减少[40]。因此，即使从同一所医学院毕业的医学生进入住院医师时期，其打结、缝合、腹腔镜操作水平还可能不同[41-42]。模拟和结构化的先备技能课程已经成为了一项干预手段来标准化外科基本技能的熟练程度，辅助手术应用的不足[43-44]。由于外科新技术的大量增加，希望医学生在实习期间掌握这些技术。针对早期外科技能培养，通过模拟进行训练和评估，有助于优化医疗水平，丰富手术经验，纯熟操作技能。

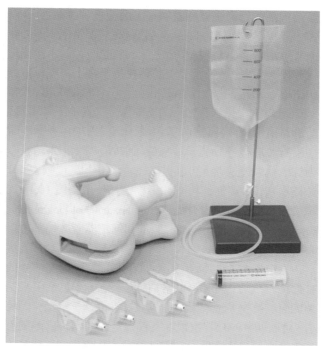

图 10.16　腰穿模型，儿童（图片由 Limbs and Things LTD 提供[36]）

缝合训练器

如图 10.17 所示高级开放手术基本技能模型是缝合和打结训练器中的一种，它是由特定的板和外科技能训练台组成，为学员提供操作练习。缝合练习手臂以及覆盖在泡沫上的乙烯皮肤训练器可于缝合和裂伤修复以及切开训练。一些训练器模拟腹壁层次，可用于开腹手术中分层打开与闭合的教学。

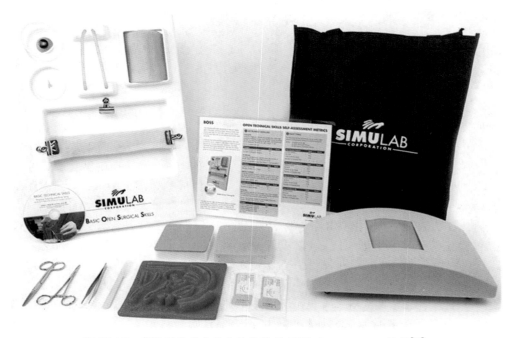

图 10.17　高级开放手术基本技能模型（图片由 SIMULAB 提供[18]）

腹腔镜技能箱训练器和虚拟现实腹腔镜训练器

熟练掌握腹腔镜模拟器可以优化学员在手术室的行为表现，并且可以将从模型上学到的腹腔镜基本技能转化到手术室之中，说明了腹腔镜模拟器之于训练目标的价值[45]。最近的一个系统评价强化了证据的支撑，模拟培训作为结构化课程的一部分，包含预设的熟练等级，能够将所学技能转化到实际手术环境之中[46]。此外，对于没有腹腔镜经验的学员来说，通过腹腔镜训练箱模型训练比从未经过训练可以提高技术水平[47]。视频 - 箱训练模型和镜 - 箱训练模型都可以选择使用。图 10.18 展示了腹腔镜手术基本训练箱（fundamentals of laparoscopic surgery，FLS）。腹腔镜训练箱能帮助培养腹腔镜基本手术所需的心理运动技能和灵巧性。它具有可移动性的优点，并可供精准切割、结扎环放置、固定、体内与体外的打结简单缝合；同时可以培训特定的技能，包括手眼协调能力以及在二维屏幕指引下对器官进行三维操作的能力；通过屏幕的视觉反馈以及模拟组织和器官的触觉反馈来提高手眼协调能力。各种手术工具或手套与运动传感器或触觉反馈系统相连接，操作人员可以感受到模拟器官和组织中的触感不同。与那些没有经过训练或用训练箱训练的医师相比，虚拟现实训练能够减少腹腔镜经验有限的外科学员手术时间，提高手术操作能力[48]。

其他训练器

包皮环切训练器

包皮环切训练器专门用于这个手术的真实训练（图 10.19）。学员可以提高于阴茎龟头处切除包皮的外科技能，也可以用来向父母和家属展示术后护理技巧。绝大多数训练器具备不同环切术式训练的优点，如莫根钳法（mogen clamp method）、夹钳法（guillotine clamp method）、高莫铁圈法（gomco clamp method）、塑料圈套法、背切法、止血钳引导法以及脱袖法包皮环切术。然而，也有一些缺点，如包皮不是完全仿真地黏连在龟头上，因此没有从龟头撕裂包皮的感觉。训练器不会流血，同时因为训练器不是完整的人体形象，需要提醒学员正确约束婴儿并提供必要的镇静。

儿童血压训练器

儿童血压手臂可用于血压测量技能的教学。这个模型模拟了 8 岁儿童的手臂，并可以连接到模拟人的右肩上，分离开是为了方便处理（图 10.20）。这些训练器可用于听诊和区分不同的血压声音。柯氏音（Korotkoff sounds）可与脉搏同步，收缩压和舒张压可以单独设置，脉搏的强度取决于血压。若学生选择的袖带大小不正确，血压也会有相应的反应。

心肺复苏训练器

到目前为止，已经开发出了很多心肺复苏（cardiopulmonary resuscitation，CPR）训练器，通过各种方式的即时反馈，来练习高质量的 CPR 技能。这些 PTTs 广泛应用于世界各地基础生命支持（basic life support，BLS）和高级生命支持（advanced life support，ALS）课程（图 10.21～10.23）。一些训练器可以对 CPR

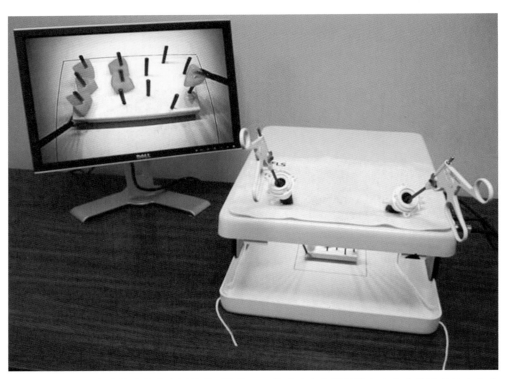

图 10.18　FLS（腹腔镜手术基本训练箱）模型（FLS® 项目为美国胃肠和内镜外科医师协会和美国外科医学院版权所有，经许可后使用）

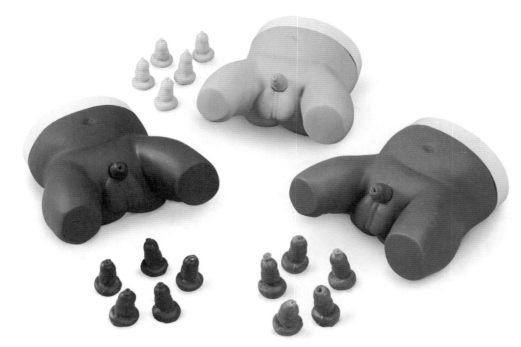

图 10.19　婴儿包皮环切训练器［照片由纳斯科（NASCO）[25]提供］

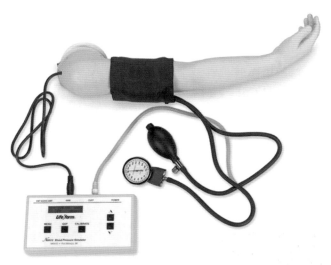

图 10.20　血压训练器［图片由纳斯科（NASCO）[25]提供］

的质量（深度和频率）进行实时或总结性的反馈，并可以帮助学习和巩固 CPR 的技能。购买 CPR 训练器时，教学工作人员应该核实，训练器是否按照指南标准生产以供按压（即对于儿童训练器是否允许胸部按压深度>5cm）。用没有按照标准设计的模型进行训练，会对技能的学习产生不利的影响。此外，用滚动重复练习的方式进行 CPR 培训时，含有胸部按压传感器，并可提供自动矫正反馈以优化 CPR 技能的便携式人体模型 / 除颤仪系统，在学习技能和模拟（真实）心脏骤停时进行 CPR 中显现出了优势。确实，频繁的重复练习可以有效减少 CPR 培训时间，提高培训效率[49]。

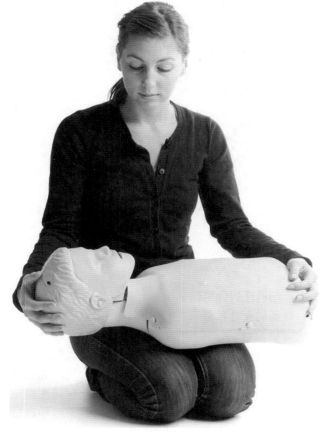

图 10.21　小少年 CPR（心肺复苏）训练器［图片由挪度医疗（Laerdal Medical）[21]提供］

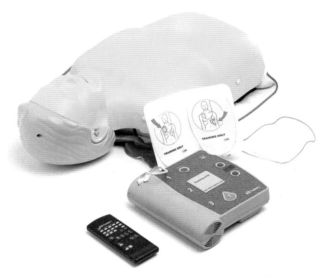

图 10.22　AED（自动体外除颤器）小安妮训练器［图片由挪度医疗（Laerdal Medical）[21]提供］

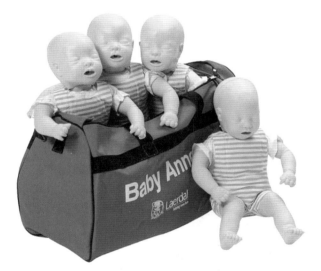

图 10.23　婴儿安妮 CPR（心肺复苏）训练器［图片由挪度医疗（Laerdal Medical）[21]提供］

青少年妇科任务训练器

　　逼真的女性盆骨任务训练器可用于培养妇科的诊断能力以及解剖学结构的指导（图 10.24）。这些训练器可供学员练习腹部触诊、直肠阴道双合诊、阴道窥器的插入和取出。某些模型可以供宫内节育器的插入和取出练习，包括子宫探查。真实性的元素包括观察正常和异常的宫颈以及正常和异常的子宫。宫底触诊技能和评估任务训练器（fundus skills and assessment task trainer）模拟了产前或产后女性腹部解剖学结构，用以

宫底评估和相关技能的培训。这些训练器包括女性的盆骨和大腿上部、收缩良好和不良的宫底以及模拟血液。大腿关节可以改变体位，耻骨联合处逼真的解剖标志以及可更换的、收缩良好或不良的子宫，充分表现出了模拟器的真实性。

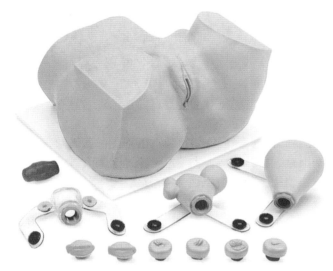

图 10.24　妇科模拟训练器（Sim Gynnie）［图片由纳斯科（NASCO）[25]提供］

耳、眼检查模型

　　新型的眼睛 PTTs 可以用于眼底镜检查眼底。可以用病理幻灯片以及视网膜深度和瞳孔直径的不同，为学员设置各种各样的教案。柔韧性的材料有助于模仿真实的检查流程，抬起眼睑以便更好的查看眼睛（图 10.25）。PTTs 也可以直接用耳镜检查鼓膜。人耳训练器也可用作异物去除技能的练习（图 10.26）。

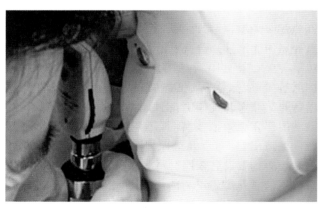

图 10.25　眼科检查训练器（图片由 KyotoKagaku 有限公司提供[50]）

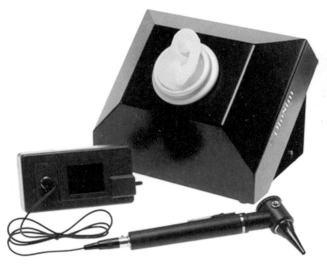

图 10.26　OtoSim 耳镜检查训练器 -OtoSim ™（图片由 Otosim 提供[51]）

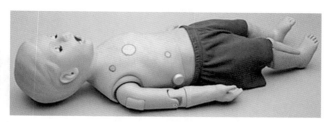

图 10.28　科玛幼儿模拟人［图片由科玛科技（Gaumard Scientific[2]）提供］

全身模拟人

目前，在医疗领域有各种各样的儿科全身模拟人。本部分将着重探讨常用的模型以及他们的特点和功能。以下可见一些模型的图片，挪度婴儿（图 10.27）、科玛幼儿（图 10.28）、挪度青少年（图 10.29）、科玛儿童（图 10.30）、CAE 儿童（图 10.31）。

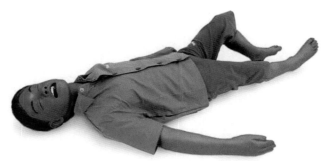

图 10.29　青少年模拟人［图片由挪度医疗（Laerdal Medical)[1]提供］

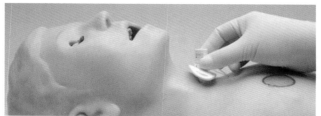

图 10.30　科玛儿童模拟人［图片由科玛科技（Gaumard Scientific[2]）提供］

特点

在下列表格中，根据模拟人的特点分成不同的亚类：气道（表 10.1）、呼吸（表 10.2）、循环（表 10.3）、中枢神经系统（表 10.4）、胃肠道（表 10.5）、手术操作（表 10.6）以及其他 / 设备型号（表 10.7）。这些表格是根据生产商的产品目录数据产生的[14, 21, 23]。这些表格可以为模拟课程选择合适的模拟人提供参考，同时可以帮助教师为设定的教案选择合适的模拟人。

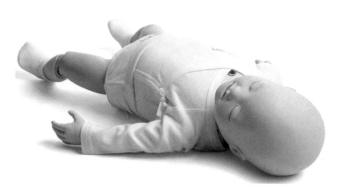

图 10.27　挪度婴儿模拟人［图片由挪度医疗（Laerdal Medical)[1]］

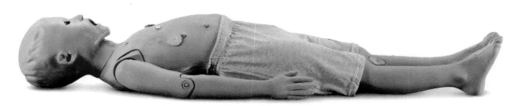

图 10.31　CAE 儿童模拟人［图片由 CAE 医疗（CAE Healthcare）提供］

表 10.1　气道

模拟人品牌	科玛	科玛	科玛	科玛	科玛	挪度	挪度	挪度	挪度	CAE/Meti
型号	成人 HAL®3201 (Adult HAL®3201)	儿童 HAL®S3005 (Child Pediatric HAL® S3005)	幼儿 HAL®S3004 (Toddler PediatricHAL®S3004)	新生儿 (Newborn)	早产儿 Premie	SimBaby 婴儿	SimNewB 新生儿	SimJunior 儿童	SimMan 成人	Ped 儿童
年龄	成人	5岁	1岁	新生儿	早产儿			6岁	成人	6岁
语音	预录人声	预录人声	预录人声	哭声	哭声与呼吸同步	哭声、咳嗽、打嗝			预录人声	预录人声
上呼吸道音	√	√	√	√	√	√				
牙关紧闭									√	
气道梗阻	√（咽部肿胀）	√	√			√	√		√	√
喉痉挛	√	√				√			√	√
气道阻力						√				
气管插管		√	√	√	√	√	√		√	
经口插管	√	√	√	√	√	√	√	√	√	√
经鼻插管	√	√	√	√		√		√	√	√
插管深度	√	√	√	√						
舌水肿	√		√	√		√				
转头/抬颏				√	√	√	√			
推下颌				√						
骨压迫手法		√	√	√	√	√	√	√	√	

表 10.2　呼吸

模拟人品牌	科玛	科玛	科玛	科玛	科玛	挪度	挪度	挪度	挪度	CAE/Meti
型号	成人 HAL®3201 (Adult HAL®3201)	儿童 HAL®S3005 (Child Pediatric HAL® S3005)	幼儿 HAL®S3004 (Toddler Pediatric HAL®S3004)	新生儿 (Newborn)	早产儿 Premie	SimBaby 婴儿	SimNewB 新生儿	SimJunior 儿童	SimMan 成人	Ped 儿童
自主呼吸	✓		✓	✓		✓				
胸廓起伏	✓	✓	✓	✓			✓	✓		✓
中央性发绀	✓	✓	✓	✓	✓	✓	✓	✓	✓	
周围性发绀					✓					
氧饱和度探头	✓								手	
呼气末二氧化碳	✓	✓	✓	✓		✓	✓	✓	✓	✓
单侧呼吸音	✓	✓	✓	✓		✓			✓	✓
单侧胸廓起伏	✓									
右主气管插管	✓	✓	✓	✓	✓	✓	✓		✓	✓
不同呼吸音	✓	✓				✓		✓	✓	✓
支气管梗阻	✓									
肺顺应性	✓	20cmH₂O 胸廓抬起	20cmH₂O 胸廓抬起			✓			✓	✓
胸部顺应性										
伴随通气胸廓起伏	✓	✓	✓							✓
吸/呼比		✓	✓	✓						✓
跷跷板式呼吸							✓			
胸廓回弹							✓			
球囊面罩通气	✓	✓	✓	✓	✓					✓
喉罩通气	✓	✓	✓	✓						
气管插管通气	✓	✓	✓	✓					✓	
连接到真实呼吸机	✓								✓	
经气管喷射通气									✓	
局限性	辅助通气需要把呼吸频率调至 0	呼吸频率太高时异常呼吸音消失								

表 10.3 循环

模拟人品牌	科玛	科玛	科玛	科玛	科玛	挪度	挪度	挪度	挪度	CAE/Meti
型号	成人 HAL®3201 (Adult HAL®3201)	儿童 HAL®S3005 (Child Pediatric HAL®S3005)	幼儿 HAL®S3004 (Toddler Pediatric HAL®S3004)	新生儿 (Newborn)	早产儿 Premie	SimBaby 婴儿	SimNewB 新生儿	SimJunior 儿童	SimMan 成人	Ped 儿童
颈动脉搏动 (mmHg无)		双侧	双侧					√	√	√ (60)
肱动脉搏动		双侧	双侧	双侧	双侧	左	右	√	左	√ (70)
单边搏动消失				√						
桡动脉搏动		双侧	双侧			左			左	√ (90)
股动脉搏动		双侧	双侧		双侧	双侧			双侧	√ (80)
踝									√	√ (80)
腘										√
囟门搏动					√		√			
脐动脉搏动				√	√					
动脉血温度										√
中心静脉压				√	√	√				√
脉搏同步心电图			√	√		√	√			√
多种心音	√		√	√		√	√	√	√	√
心音同步心电图	√		√	√		√	√	√	√	√
实时心电图		√	√	√		√	√	√	√	√
血压测量（触/听）	√左臂	√	√							√
柯氏音	√	√	√							√
心肺复苏胸壁回弹	√									√
心肺复苏产生可触及脉搏	√		√			√	√	√	√	√
心肺复苏产生血压波形和	√					√			√	√
心电图干扰										
除颤	√					√		√	√	√
除颤时自动转换心电图								√	√	√
起搏		前部	前部			√		√	√	√
动脉波形变化										√
局限性		心肺复苏没有足够的按压深度 动脉波形没有变化								

表 10.4　中枢神经系统

模拟人品牌 型号	科玛 成人 HAL®3201（Adult HAL®3201）	科玛 儿童 HAL®S3005（Child Pediatric HAL®S3005）	科玛 幼儿 HAL®S3004（Toddler Pediatric HAL®S3004）	科玛 新生儿（Newborn）	科玛 早产儿 Premie	挪度 SimBaby 婴儿	挪度 SimNewB 新生儿	挪度 SimJunior 儿童	挪度 SimMan 成人	CAE/Meti Ped 儿童
囟门						√				
睁/闭眼	√	√	√						√	O_2<75 时闭眼
眨眼频率	√	√	√						√	自主呼吸每分通气量<1 500ml √
瞳孔反射	√	√	√			联动			√	手动
抽搐	√	√	√	√		√	√	√	√	
肌张力 - 活跃、降低、跛行				仅手臂		痉挛				
心脏对交感/副交感神经的反应				单病灶						
局限性	抽搐时需保持仰卧位 抽搐时呼吸停止									

表 10.5　胃肠道

模拟人品牌	科玛	科玛	科玛	科玛	科玛	挪度	挪度	挪度	挪度	CAE/Meti
型号	成人 HAL®3201（Adult HAL®3201）	儿童 HAL®S3005（Child Pediatric HAL® S3005）	幼儿 HAL®S3004（Toddler Pediatric HAL®S3004）	新生儿（Newborn）	早产儿 Premie	SimBaby 婴儿	SimNewB 新生儿	SimJunior 儿童	SimMan 成人	Ped 儿童
肠鸣音	✓	✓		✓				✓	✓	✓
腹部听诊								✓	✓	✓
食道插管								✓	✓	✓
胃减压						✓		✓	✓	✓
胃胀气	✓	✓	✓			✓				✓
灌肠		✓								
腹部冲击（海姆立克法）									✓	

表 10.6　技能操作

模拟人品牌	科玛	科玛	科玛	科玛	科玛	挪度	挪度	挪度	挪度	CAE/Meti
型号	成人 HAL®3201 (Adult HAL®3201)	儿童 HAL®S3005 (Child Pediatric HAL®S3005)	幼儿 HAL®S3004 (Toddler Pediatric HAL®S3004)	新生儿 (Newborn)	早产儿 Premie	SimBaby 婴儿	SimNewB 新生儿	SimJunior 儿童	SimMan 成人	Ped 儿童
静脉置管	手臂	手臂	手臂	手臂	双手背 左脚	前窝 手背 大隐静脉		前窝 手背 正中、贵要和头静脉	√	右颈外静脉 右臂
脐插管				√	√					
肌肉注射	三角肌/股四头肌	三角肌/股四头肌	三角肌/股四头肌	√					√	
皮下注射			√	√						
经骨注射	胫骨	胫骨	胫骨	胫骨	胫骨	胫骨		内外踝	胫骨 胸骨	右胫骨
肺动脉导管										√
鼻胃管		√	√	√		√	√	√	√	√
胃造口管						√				
吸引			√			√	√	√		
Foley 氏导尿管	√	10F	8F	√		√			√	√
温度	√	√	空间太大	√	√					
气管切开	√	√	√						√	
环甲膜穿刺	√								√	√
针头穿刺减压	√					√			√	双侧
胸腔置管						左腋中线			左腋中线	双侧
胎粪吸出							√			

表 10.7　其他／设备大小

模拟人品牌	科玛	科玛	科玛	科玛	科玛	挪度	挪度	挪度	挪度	CAE/Meti
型号	成人 HAL®3201（Adult HAL®3201）	儿童 HAL®S3005（Child Pediatric HAL®S3005）	幼儿 HAL®S3004（Toddler Pediatric HAL®S3004）	新生儿（Newborn）	早产儿 Premie	SimBaby 婴儿	SimNewB 新生儿	SimJunior 儿童	SimMan 成人	Ped 儿童
分泌物										√
出血									√	
设备型号	成人	儿童	幼儿	新生儿	早产儿	婴儿	新生儿	青少年	成人	儿童
喉镜型号	Miller 4, mac 3.5	Miller 2, mac 3	Miller 1	Miller 0	Miller 0	Miller 1				
气管插管型号	7~7.5	5~5.5	3.5	3	2.5	3.5			7.5~8	
经鼻气管插管型号	8			3		3			7~7.5	
Foley 氏导尿管型号				6F		无			16F	10F
鼻咽通气道										
口咽通气道				0.5		2				
喉罩	4	2~2.5	1.5~2	1~1.5	1	1			4	
鼻胃管		10F	10F	8F	8F	8F				
可移动（无线）	√	√	√	√	√				√	
电池使用时间（h）	4	3	3	4	2					
无线范围（m）	300	300	300	300	300					
额外的 AC 适配器		√	√	√	√				√	

局限性

了解所使用的各种模型的局限性同样重要。目前所使用的全身模拟人中均存在局限性，比如毛细血管再充盈时间以及模型皮肤颜色或温度的变化，而这些在快速评估急症患儿中是必不可少的。在所有的局限性中最关键的一点是，所使用的全身模拟人无法准确并即时评估疾病与否（生命体征的改变往往是生理异常的晚期表现）。为破解这个仿真性的局限，导师应尽力将模型和语音或其他视觉线索（图片和视频）有效整合起来，直到当前一代模型仿真度提升到能够更好地模拟临床症状。

此外，为了使学员得到最佳的模拟体验，应使之提前做好准备，在模拟情境开始之前，需要告知模拟人的局限性，以及如何克服这些困难。

程序编写原则

模拟程序编写的基础是模拟本身的目标：研究、教学或评估、预期学习成果、培训学员的层级。用于进行研究或总结性评估的模拟情境在每次使用前都要进行编辑，以便使用时参与者都能采用严格标准化的行为方式[52]。提前编辑，使生命体征和触发事件 / 检验发现以相同时间序列和相同时间间隔呈现。提前编写时，编写人员需要考虑到学员可能发生的行为以及模拟器的相应反应。在实施前应该测试一下这些模拟情境，确保仿真度的适当、情境可行、情境标准化的一致[53]。

针对教学或形成性评价的模拟情境，可以根据学员的表现和反应进行一些调整。这样的灵活性，使导师可以在教学时机呈现时，为学员设定非预定路径。同样，由于编写的灵活性，导师可以根据学员的技能水平选择相应的复杂程度[54]。当编写模拟情境时，重要的一点就是要契合临床实际。情境的进展以及参与者操作后的生命体征变化，都应该遵循真实的时间进程[54]。

自动模拟程序和手动模拟程序都是可以选择使用的，并且各有其优缺点。自动模拟运用了成人生理平台，需要提前编辑好，运行时更改可能比较困难[54]。模拟器本身有预定义的生理算法，当一个生命体征或行为发生变化时，相关的生命体征或行为也会发生改变[10]。比如，在输液后编写人员不一定要对心率、呼吸频率和血压的变化进行时间上的编辑，除非想要减缓生命体征的变化，以提高新手的学习效果。另一个具体例子就是使用神经肌肉阻滞，如果选择这一动作，人体模型平台就会明白这一动作意味着模拟器必须停止呼吸，显示呼吸频率为零，血氧饱和度开始降低，模拟人眼睛闭合，胸部起伏和呼吸音消失，所有这些都是选择神经肌肉阻滞后自动完成的。虽然这样可能更为真实，但模拟也可能发生不可逆的偏离。此外，目前自动平台会使儿童常见生理状况进入死亡螺旋，包括低氧血症、发绀和心动过速，由此模拟人不可逆转恶化到心脏骤停或编写人员需要经过复杂的修改来挽救这个进程。

另一方面，手动模拟器严格遵循程序。一旦编写人员在模拟人平台上做出改变，这个改变就是绝对的。这样，编写人员必须掌握患者变化的真实情况，对生命体征和临床改变做出相应的改变。比如，在液体推注后五分钟左右才会出现血流动力学改变，因此为了保证真实性，心率、血压、呼吸频率不会立刻发生变化，而是根据不同时间发生变化。这不会在手动模拟器上自动发生，需要实时的操控[23]。在上面神经肌肉阻滞剂的例子中，神经肌肉阻滞的每一个相关指标可以个别调控，或者提前将其编辑整合到一起，当情境发生时可以选择使用。虽然有临床背景的导师必须在场以确保模拟的临床真实性，但是，一般来说大多数模拟导师更喜欢手动模拟，因为基本操作平台比较简单且易于实时操控[1]。

了解所使用模型的具体功能非常重要，原因有三个：①如果模拟器误导了学员的诊断，导师可以提醒他们；②为了增加体验的真实性，可以补充模拟器不可以模拟的一些信息；③预测如何克服或减少真实性欠缺（包括向参与者介绍模拟人和环境时，可以介绍模拟人可模拟的功能）。可以将其他的功能结合起来，提高模拟的真实性，促使学员对发声（尖叫、通过麦克风使模拟人讲话）、瞳孔大小、眨眼、抽搐、前囟、上下肢脉搏的差异等做出反应（参见表 13.1～13.7[54]）。易激惹的孩子是所有这些功能相互作用的具体案例，激惹可能是神经和心脏疾病的重要标志。检查新生儿的囟门以确定患儿容量状态以及疾颅内疾病状况。结合发声（尖叫哭）也可以为学员提供线索。一个室上性心动过速（supraventricular tachycardia，SVT）的易激惹儿童突然停止哭闹，这可能提示：稳定的 SVT 突然变成不稳定的 SVT。同样，一个眨眼的孩子停止眨眼并闭上眼睛，这意味着意识水平的改变或心输出量的潜在变化。一些模拟器可以设置为抽搐、惊厥状态。然而，不具有抽搐功能的模拟器也可以模拟惊厥时的其他生理特征，例如瞳孔放大和相关生命体征的改变。因此，了解每个模拟器的各种功能、局限性以及如何规避，对于编写人员或导师来说非常重要。

结论

　　自二十世纪六十年代概念模型首次面世以来，模拟人已经发生了翻天覆地的变化。现在，有种类繁多的成人和儿童专用模型，包括全身自动和手动模型以及局部结构任务训练器。导师可以通过改变模拟人和任务训练器的输入以及物理环境仿真，来创设真实的临床情境，以提升学员的体验。模拟人已经成为了教育、培训、医务人员评估的重要工具，可以在各种场合下使用。他们也成为模拟教学研究的组成部分。随着计算机软、硬件技术的不断发展，人体模型设计工艺的不断进步，模拟人更逼真、更真实地呈现患者反应，这将提高导师、研究人员以及不同水平参与人员的模拟体验。

（译者　王胜军　陆梅华）

参考文献

第 11 章

任务与操作技术训练

本章要点

1. 绝大多数儿科操作任务训练器可购得。
2. 有多种制作方法可自制任务训练器。
3. 课程开发是儿科操作技术训练中重要的一环。
4. 模拟可提供学员操练很少能够真正实施但可挽救生命的急救操作。

引言

操作是医疗服务中的基础部分。在任务训练器上学习操作是数个世纪以来的惯例。任务训练器是完整过程或体系中一部分可供重复练习的设备[1]。它们形式多样，取材从食物（例如使用橙子练习注射技术、用猪蹄练习缝合）至先进、可反复使用的塑料模块。此外，虚拟现实模拟器不断开发并越来越多使用，其效用也逐渐显现出来。对于儿科操作胜任力的提升，面临更多的挑战，如有限的临床操作机会，患儿不同年龄及其生理上的不同带来的技术复杂性。因此，在局部任务训练器上学习，尤其对于不常见和高风险的操作，是一种被认可的学习形式。

模拟在获取心理运动技能上的应用，在文献中广受关注[2-3]。主要的医学认证机构包括美国毕业后医学教育认证委员会（Accreditation Council for Graduate Medical Education，ACGME）和加拿大皇家内、外科医师学院（Royal College of Physicians and Surgeons of Canada）都倡导模拟在此方面的应用[4-5]。表 11.1 列举了儿科医务受训人员需要掌握的具体操作。多项荟萃分析显示，这些基于模拟的操作技术训练改善了技术的获取[6-10]。

表 11.1　部分认证机构对儿科认证的操作要求

操作	ACGME（2012）①	Royal College（2008）②	Royal College of Pediatrics and Child Health（2014）③
静脉通道 / 外周静脉插管	是	是	是
静脉穿刺	是		是
脐动脉插管	是	是	是
脐静脉插管		是	
动脉穿刺		是	
单层裂伤缝合，简单的伤口缝合	是	是	
心肺复苏（新生儿和儿童）	是	是	
胸管放置和胸腔穿刺术		是（患者或模型）	
骨髓输液针插入	是（模拟的）	是（患者或模型）	
胃管放置（经口或经鼻）		是	
膀胱导尿和 / 或耻骨上穿刺引流	是	是	
腰椎穿刺术		是	是
面罩通气	是	是	是
气管插管	是（新生儿）	是（新生儿和儿童）	是（足月和早产 28～34 周）

续表

操作	ACGME（2012）[1]	Royal College（2008）[2]	Royal College of Pediatrics and Child Health（2014）[3]
胃管放置		是	
免疫接种	是		
脓肿切开和引流	是		
简单脱位的复位	是		
异物去除	是		
骨折的临时固定	是		

[1] ACGME：Accreditation Council for Graduate Medical Education，美国毕业后医学教育认证委员会（https://www.acgme.org/acgmeweb/Portals/0/PFAssets/2013-PR-FAQ-PIF/320_pediatrics_07012013.pdf. Accessed 21 Oct 2014）。

[2] The Royal College of Physicians and Surgeons of Canada：加拿大皇家内、外科医师学院。

[3] Royal College of Pediatrics and Child Health，Directly Observed Procedures（DOPS）：皇家儿科与儿童健康学院，直接观察操作。

必修操作清单：http://www.rcpch.ac.uk/system/files/protected/page/DOPS%20Guidance%20June%202014. pdf. Accessed 21 Oct 2014。

操作任务训练器的回顾

气道

成功完成一项操作任务汇聚了知识，技术和判断力。学习者需要知识和判断力来确定什么时候需要进行气道操作，并且能够通过技能练习来确保能够有效、一气呵成地完成操作。气道任务训练器是首批适用于模拟医学技术训练的设备之一[11]。目前市场上有各种设备可帮助学习者掌握儿童气道的解剖结构，并能帮助开展生理性气道相关技术的学习和操作。气道任务训练器可包括部分任务训练或整体任务训练，又可包括虚拟部分和/或生理部分。传统活体动物（如猫、雪貂）用作儿科气道任务训练器，但是费用和伦理问题限制了此方法的实用性。本章其余部分将关注非生命性的生理气道任务训练器。

儿科医学训练中气道相关任务通常包括，在麻醉、疾病或创伤下，患者自主能力消失时能够维持患者气道和通气的技术。气道辅助装置如鼻咽通气道或口咽通气道，以及人工气道如喉罩和气管插管的插入是非常适合使用生理任务训练器进行技术操作练习的。有些气道任务训练器也有模拟肺，学员可通过直接放置在模拟面部上的面罩装置或者通过人工气道，练习通气技术。

最基础的生理气道任务训练器包括一个模拟的头部，有逼真的脸、鼻子和口。最简单的模型上有一个外部解剖正确的鼻子和口，口部有个简单的开口，与一个初级的模拟肺相连，模拟肺在合适的正压通气下膨胀。

肺部可以简单的如一对气球附着在模拟气管上，亦可嵌入在整个躯干模拟器或整个全身模拟器中，此时通气通过胸廓抬升来评估。当有一系列型号的任务训练器时（新生儿，婴儿，儿童和成人），即使是最基础的气道任务训练器也能练习如何选择合适型号的面罩，合适的面罩按压技巧，以及不同大小的患者所需的大致通气量。

另一层次的气道任务训练器，通过增添了申请了专利的鼻咽结构以及解剖学上逼真的口咽、上气道结构包括舌头、会厌、有声带的喉部以及上段食道，增加了人类生理相似度。同样的，不同年龄和型号的训练器在构造上存在解剖差异。例如，新生儿和婴儿任务训练器强调婴儿喉部位置靠前，气道直径更小，儿童和成人任务训练器配有牙齿。

除了常规的解剖位置正确的气道模型外，任务训练器还被设计用于练习更加困难的气道。即使没有电子元件，有些模型仍具备一些功能，如可调节口部开口度，可控的颈部灵活度，以及可充气的舌头。

随着高仿真度电子元件的加入，气道任务训练器除了可模仿气道的解剖特征，亦可模仿气道的功能特征，这些功能特征可被实时遥控，以改变任务的难易程度。例如舌头可充气以模仿气道肿胀，声带被夹紧以模仿喉痉挛。有些模拟器可产生声音模拟提示气道堵塞的鼾声或喘鸣声。高科技模型可用于评价目的，导师可远程通过电脑监测操作进程及成功与否。高仿真度的气道模拟器可发现气道是否打开，经口或经鼻气管插管的位置，通气是否充分，甚至是喉镜操作时施加在牙齿上的压力等。

气道任务训练器的优势有：学习者能够在不同患儿型号上练习，必要时的多次练习，所有练习均不会存在对真实患儿的潜在创伤。设备的仿真度决定了气道训练器也可向导师提供有价值的反馈，而导师不用直接监控学员。直视或非直视（可视化）喉镜下实施气管插管是比较难掌握的技巧，对多组新学员的研究显示，在气道任务训练器的帮助下，这些技术可以被很好地掌握（见图11.1）[11-12]。

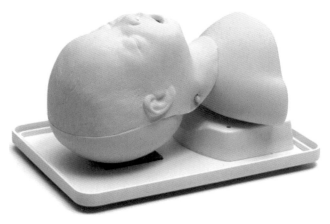

图11.1　儿童气道任务训练器[图片由挪度医疗（Laerdal Medical）提供]

在生硬的塑料气道任务训练器上操作练习人类气道的某些特征并不容易。多数塑料头部模型或模拟器，不能很好模拟下颌推举法开放气道时的下颌定位和伸缩性。许多训练器和模拟器与真实组织比起来，有一种僵硬的感觉。在儿科气道管理中，分泌物的控制是一项非常重要的技术。然而模拟器科技尚未达到能使任务训练器或者模拟器产生口水，黏液或者呕吐物的水平。对已有的产品进行巧妙改进见诸报道，如从模拟头皮内粘一个鼻导管在鼻子中，通过婴儿鼻子泵入假的黏液[13]；且这类模拟的黏液，血液和呕吐物的配方可获得[14-15]。

在人工气道放置的标准技术以外，任务训练器也有助于手术气道操作练习。最简单的此类模型包括在玩具娃娃上开一个永久的气门（钻一个洞）或使用有中空颈部的模拟器，以进行更换气管套管的操作。动物模型、头部及颈部任务训练器，以及高仿真度模拟器均可以用来练习环甲膜切开术，所有这些设备均有助于技术学习的速率和质量，以及技术的保持[16-17]。此外，可用易获得的医疗设备建造人工模型，真实的模型如猪气管也可以（见图11.2和图11.3）。遗憾的是，多数关于外科气道的研究集中在成人创伤患者，因此多数任务训练器呈现的是成人解剖。从生理角度来看，猪气管与成人气道的解剖非常相似。外科气道的研究也包括其他动物模型如兔，其气道从大小更接近儿童。

一项已发表的研究评估了使用可购得设备在成年兔尸体上练习儿科的快速经皮环甲膜切开术的有效性[19]。所有学员都成功地插入通气管，并能充分通气，10个气管里有2个出现少许损伤。

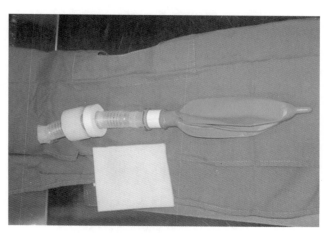

图11.2　环甲膜穿刺模型必需的设备[图片由加拿大医学教育杂志（Canadian Medical Education Journal）提供[18]]

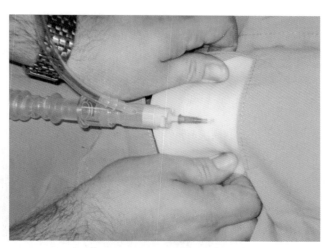

图11.3　带有插管的环甲膜穿刺模型[图片由加拿大医学教育杂志（Canadian Medical Education Journal）提供[18]]

血管通路

儿科血管通路非常重要，但是技术操作难以掌握。血管内导管置入同样是一项需要在任务训练器上训练好之后，方能在真实患儿操作的技术。许多设备已经开发和应用，这些训练器可分为3种基本类型：有触觉反馈的计算机模型，内部有人工血管的动物模型，以及内部有人工血管的模拟塑料上肢。这些训练器中的一些是针对外周静脉通路操作，另一些适用于中心静脉通路操作，这些训练器都可配备或不配备超声引导。还有一些训练器是用于练习更具侵入性的血管通路操作如骨髓通路，通常是由覆盖模拟软组织的动物组织（如鸡腿），或塑料骨头模型组成[20]。

虚拟静脉通路（intravenous，IV）训练器由提供讲解教学以及逐步完成从准备到结束整个任务过程的电脑软件组成（图11.4）。成人版本和婴儿版本均已问世。在操作练习中，软件能向学员反馈遗漏的步骤。计算机监测器也能提供虚拟反馈，反馈内容包括多项指标如肤色，体型和体质。模拟静脉导管的触觉设备与计算机相连，以提供一些感觉反馈指标如皮肤柔软度，动脉搏动和血管深度。错误的植入会出现虚拟反馈，如监视器上可见出血或瘀斑。虚拟训练器具有一些优势，包括当导师不在时，也能提供讲解教学并可完成此项技能的评价。尽管该设备昂贵，但多位学员能使用，不需要提供组织或真实的静脉导管，也没有训练者针刺伤的风险。然而，该设备缺乏逼真的针进入组织的感觉以及穿刺血管突破感。

动物组织模型通常由肌肉和覆盖表面的皮肤组成，组织内有不同厚度和直径的塑料管以模拟血管，可通过基于传统触诊定位的技术或通过超声引导的技术进行人工血管置管。鸡肉组织模型可用于提高培训医师学习超声引导下中心静脉置管技术的自信程度[21]。模拟血液在压力下被注入导管后，针头接口处出现闪光，提示针尖放置位置正确。将导管连到一个液体袋，使得模拟血液可以在中空血管中持续循环，一旦正确放置后也可进行导管冲洗的操作。

内置血管的塑料上肢的运作方式与前面描述的动物组织模型相似，但没有感染性疾病传染的潜在风险，也不需冷藏。塑料模型的缺点包括缺乏真实的组织感，当同一部位被重复穿刺时，塑料中会留下永久的孔道（针道）。有些模型有可替换的模拟皮肤和管道可以解决这一难题。

市场上中心静脉通道任务训练器包括锁骨下静脉通路、颈内静脉通路和股静脉通路。在过去十年里，多项研究显示中心静脉通路的模拟培训是非常有效的。培训项目包罗万象，但是在临床医疗中，基于模拟医学教育的培训项目改善了患者和治疗单元的效果。研究结局包括在临床环境中初学者实施操作的成功率提高，中心通路感染率降低。超声引导技术的整合进一步提高了模拟中心静脉通路的成功率，而这一技术已经被证实转化为真实患者成功率的提高[22-25]。用于教授超声引导通路的特殊任务训练器（phantoms）已经问世（图11.5），市场版和自制版均有[26]。

儿科患者中一项独特的终极血管通路技术为新生儿脐血管插管术。用于练习这项操作的任务训练器包括使用真实组织（如丢弃的脐带）以及塑料模型。塑料模型可以是单独的，也可以是婴儿全身模拟器的一部分（图11.6）。此外，也有资料描述了一些市售模型的改进方法[27]。

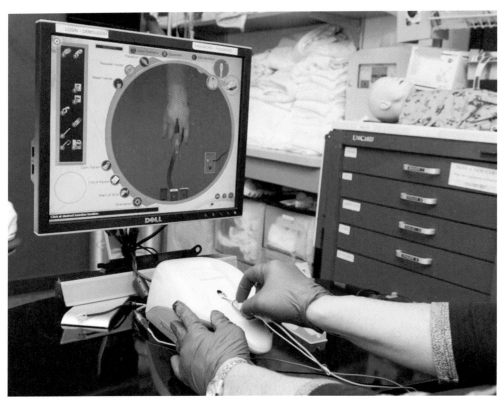

图11.4 虚拟血管通路训练器［图片由苏科斯特（Sue Kost）提供］

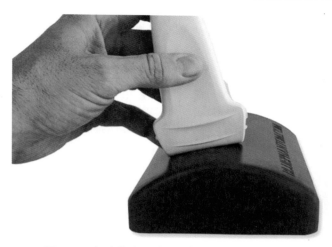

图 11.5　超声静脉通路（图片由 CAE 医疗提供）

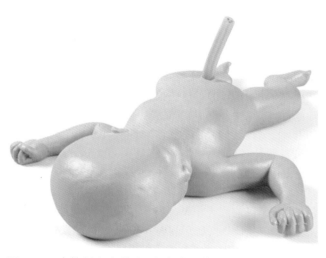

图 11.6　女性新生儿婴儿，专为脐血管插管术练习设计［图片由挪度医疗（Laerdal Medical）提供］

手术操作

儿科手术的任务训练器聚焦在腹腔镜手术技术，创伤操作和缝合。手术模拟器可能是尸体或者动物模型，商业制造的模型或虚拟现实电脑模拟器[28-29]。训练的具体技术决定了可以使用哪些训练器，以及最适合训练的环境。已研发的训练器可用于包皮环切术，腹裂修补术，幽门肌切开术，食管气道瘘的胸腔镜修补术[30-34]。已有模型可进行其他操作包括体外膜肺氧合培训，内镜和心脏手术计划[35-37]。美国胃肠道和内镜医师协会（American Gastrointestinal and Endoscopic Surgeons）已开发和验证了一款成人大小的"腹腔镜手术基础"模拟器[38]。用更小的零件研发了该模拟器的儿科版[28]。这些模拟器可教授用腹腔镜器械进行物体转移，剪切，结扎，缝合，并成为北美手术培训的必需部分。详情见第 22 章。

耳鼻喉操作

与成人相比，儿童有更大的可能性接受头部和颈部的操作，针对这些耳鼻喉（ear，nose，and throat，ENT）操作的任务训练器已经开发。市场上的设备和自制的设备均可练习由简单（如从外耳道移除耵聍）到复杂的耳鼻喉操作（如腭裂修补术）。一篇关于耳鼻喉领域模拟器的详细综述认为，该领域有很多可用的或者正在开发的模拟器。文章回顾了近 100 篇同行评议的文章，阐述了模拟器用于教学和评估耳鼻喉技术的巨大潜力[39]。本章将重点关注通常在手术室外进行的儿童耳鼻喉操作技术。

儿科人群中常见的耳鼻喉问题是将异物塞入孔洞中，而多数异物被塞入耳、鼻和呼吸道中。在任务训练器上练习异物去除比较容易。市场上的耳模拟器（有可置换的耳朵）已问世，可练习耳镜检查和移除耵聍，以及各种不同形状和大小的异物移除。骨蜡和蜂蜡可作为耵聍的合适替代物，而小珠子和小玩具可作为异物的真实例子。有一种模型在耳道或鼓膜压力过大时，能同时提供听觉反馈和视觉反馈[40]。

鼻出血是另一种能在模拟环境下操作的常见耳鼻喉问题。人体模型的头部和部分结构任务训练器均可改良后用于模拟鼻出血[41-42]。市场上已经有成人版本的设备，包括能够控制鼻出血量和速度的设备。这些设备可供学员练习多种控制出血的填塞技术[43]。

口腔操作也可被模拟，然而目前市场上尚无可用的儿科口腔模型。牙科操作可通过一个虚拟现实设备进行教学，该设备将屏幕上的图表和触觉反馈整合起来，用于练习钻牙和种植技术[44]。近期发表的文章描述了如何在口腔中放入乳胶印痕，制作一个便宜的扁桃体周围脓肿模型，以练习引流操作（图 11.7）[45]。可改装已有的人体模型和气道任务训练器，用于练习上呼吸道异物的移除。

心脏和肺部操作

考虑到儿科需要进行心脏和肺部操作的疾病较罕见，医师们在真实环境中实施可能拯救生命的操作，如胸管置入和心包穿刺术的经历有限[46-48]。许多任务训练器已被开发和应用来填补这些空白。自制的任务训练器通常成本低，而且结构简单。可用带颈脊的猪肋骨或羊肋骨来模拟儿童胸部（图 11.8 和图 11.9）[49]。动物模型能很好地模拟人体组织，学员可以感受到肋间肌肉与骨性肋骨、胸膜壁层相关联的感觉。但是，动物组织的使用再一次涉及潜在的伦理问题，以及需要合理的储存、处理和卫生。在新生儿中，自制的任务训练器正在被越来越广泛地使用[50-51]。

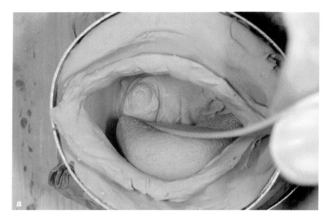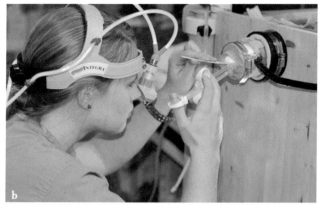

图 11.7　扁桃体脓肿引流任务训练器（经 SAGE 出版物许可转载[45]）

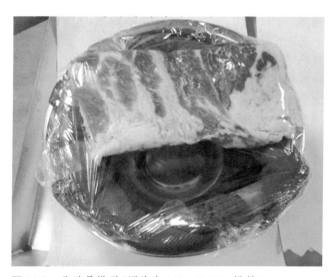

图 11.8　猪肋骨模型（图片由 Allan Shefrin 提供）

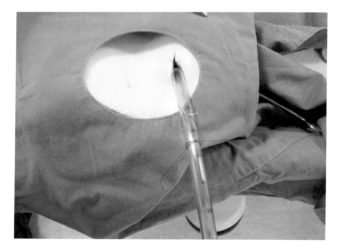

图 11.9　带皮肤和胸管的猪肋骨模型（图片由 Allan Shefrin 提供）

市场上的胸部任务训练器构造各异。有些训练器仅有一个胸部，而另一些训练器则是整个上身或全身人体模型的一部分。有些训练器可连接到引流管上，

因此可以开展相关操作。市售模型的费用比自制任务训练器昂贵，尽管一直在改进使其看起来和触摸起来更像人体，但差距仍然存在。由于在每个模型上能够操作的次数是有限的，因此替换部件是这种模拟器必须考虑的重要问题。虽然市场上的训练器大多是成人型号，但是儿童模型正逐渐面世。市场上已经有了创伤模拟器（图 11.10）。这些模拟器可供学员实施多个位点的创伤性操作例如胸导管置管，心包穿刺，环甲软骨切开术。有些模型可进行诊断性腹腔灌洗，另一些模型可设置针对创伤的超声重点评估（focused assessment with sonography for trauma，FAST）。

心包穿刺模型能让学员在胸腔的解剖位置上引流红色液体，但目前尚无模型能够模拟跳动的心脏或模拟该操作可能的副作用（如穿刺进入心室）。有些操作者更喜欢在超声定位下进行心包穿刺术。可使用明胶制造可进行超声检查的模型，同时在球囊内放入红色颜料即可模拟超声引导的心包穿刺（见图 11.11 和图 11.12）[52]，另一类似模型是用内置球囊的凝胶制成的[53-54]。

神经操作

许多高仿真模拟人整合了能让学员练习神经疾病相关的诊断性操作的要素。这些要素包括能模拟婴儿前囟凸起，能够改变婴儿瞳孔大小和反应性，能够模仿婴儿痉挛。尽管在高仿真模拟人中难以模拟局灶性的神经体征，但可以将模拟人和视频剪辑结合起来以帮助进行卒中的识别和治疗，这种方法也适用于神经病学中的其他挑战性诊断[55]。

最常见的儿科侵入性神经系统操作是腰椎穿刺术（lumbar puncture，LP）。腰穿任务训练器有多种型号，从新生儿到成人型号都有。这些设备具有逼真的腰部解剖结构，可以侧卧位或（有些模型）坐位进行腰穿。这些模型通常包含内置导管，导管内有模拟脑脊液的清亮液体，当穿刺针成功时提供及时的反馈。有一种模型能同时提供负面的反馈，这种模型内有一项辅助

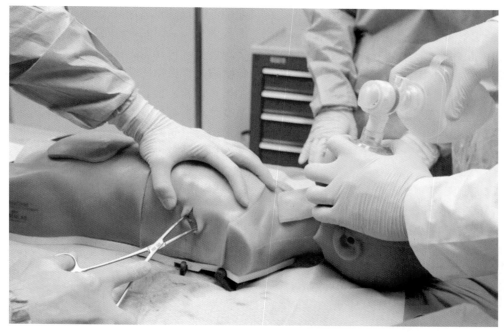

图 11.10　儿童外科模型"创伤儿童"（图片由 SimuLab 公司提供）

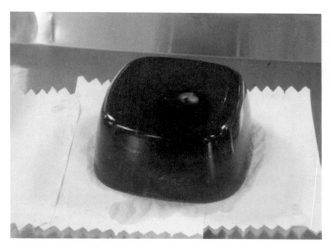

图 11.11　低仿真心包穿刺模型（图片由加拿大医学教育杂志提供[18]）

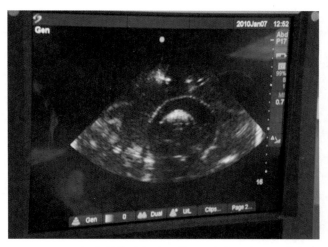

图 11.12　心包穿刺模型超声图像（图片由加拿大医学教育杂志提供[18]）

的管道设备模拟脊髓外的硬膜外静脉丛，管道中含有模拟的血液，当误操作时将出现血性液体滴出。这些模型同样面临着反复使用的问题，重复操作会留下多个穿刺记号，可能导致管道内液体漏出。这种情况可通过置换穿刺部位的模拟皮肤组织以及内置导管（必要时）来解决。

骨科操作

任务训练器也可教授正常的肌肉骨骼的解剖和功能。骨骼是最古老的模型之一，在培训医务人员中被普遍使用。市场上有许多种脊柱和关节任务训练器可用于练习关节腔穿刺术，然而尚无特别适用于儿科的模型。随着 3D 打印逐渐变为可能，这可能是备受期待，进展最多的领域。

其他操作

皮肤缝合可通过传统的动物模型（如猪皮）或市场上的硅胶或橡胶模型来教学。软组织感染和异物也可被同法模拟。内置物品的动物部分也可被用于教学。教学人员可购置训练器或者用明胶自制训练器[56-57]。由于儿科医务人员在临床操作中越来越多地使用超声，教学人员开始使用明胶来制作各种操作的超声模型[58]。表 11.2 给出制作明胶模型的一些建议。模拟也可用于神经阻滞的教学[59-60]。

还有许多其他模型可用于教学日常医疗相关的操作：气管造口术和胃造口术的护理，盆腔检查和膀胱导尿术等[61-63]。就膀胱导尿术而言，目前没有特定的儿科模型。

表 11.2 自制明胶模型的配方

1. 在低温下制作明胶模型,这样可产生更符合需求的一致性。注意不要使用热水,因为热水可烧坏明胶

2. 使用 10% 浓度的明胶(如 1L 水中放入 100g 明胶)

3. 加热明胶直至变成液体,冷却使其凝固

4. 由于明胶无色,需要使用食物色素。可考虑加入具有抑菌性能的氯己定或 EDTA

5. 对于有各种内含物的模型,如囊肿,异物或血管,建议分层制作

   a. 囊肿可用充满水的球或者液体药来模拟

   b. 肿物可使用蔬菜片,面团,熟食肉类或热狗来模拟

   c. 烟卷式引流可用于模拟血管

6. 若不使用这些模型,可置于冰箱延长寿命,但是不要冷冻以避免断裂

7. 透明胶塑料,一块明胶灌注的纱布,可重复使用的乳胶涂料,或者水胶体皮肤涂料都可被用于保护模型,使之更耐用

8. 当不使用时,应将模型存放于密封容器中

9. 明胶模型可被融化和重复利用

操作技术训练的教学设计

任务训练器能够带来真实的外观和感觉,这一点是推动将所学技术转化到真实患者的重要因素,但最重要的因素则是如何教授该项操作,以及如何巧妙地将该项操作融入课程。操作技术课程不是单纯教授机械性的操作(例如如何握住气管内导管,如何推进导管,手放在哪里固定患者等),同样重要的是如何合适地选择器材,如何摆放患者和准备患者,以及从操作中了解和预计并发症等。开发一个优质课程对教学目标的达成和有效性的维持至关重要。基于证据的概念模型应该被用于协助指导课程设计[64]。

模拟课程

尽可能发挥模拟环境的效能是操作技能培训课程的重要方面之一。最大限度提高模拟实验室学习效果的几点核心要素包括:①课前准备;②设定学习层级和使用专家示范;③使用刻意练习和掌握性学习;④技能评估;⑤反馈。

课前准备

在操作性技巧培训中,学员在开始实践操作课程前解所需的背景知识非常有用。这些课前准备可能包括看专家实施操作的视频。《新英格兰杂志》(http://www.nejm.org/multimedia/medicalvideos)已经开发了一系列操作视频,并且正在开发儿科领域特殊的操作性

视频[65]。课前准备的其他例子包括详细回顾操作相关的步骤和相关问题(如适应证,解剖知识,并发症以及典型例子),以及用于评估学习者的清单。建议使用课前测试以评价知识掌握情况。另外需要考虑的是在参加操作课程之前,是否需要设定一个课前测试通过分数线。这可以保证学习者已经完成并了解背景知识,并提高情境模拟的时间效率[66]。课前准备的最终目标是让学员掌握必要的知识[67]。

设定学习环境和专家示范的应用

与任何基于模拟的医学教育课程一样,首先是设定课程目标和课程结构,让学员熟悉设备和任务训练器,并且回答学员课前准备中的疑问。示范操作是一项教学技巧,即由专业人员全面演示该操作过程,然后将整个操作分为多个组成部分逐一完成。可考虑将示范操作或观看专家操作的视频放在学员操作练习之前[68-72]。

示范操作亦是一种工具,它可以确保学员了解他们(在每个阶段)操作时需要达到的目标。另外示范操作还可以减少不相关问题的无效认知负担,从而让学员在操作期间专注于建立肌肉和操作的记忆。一项研究表明示范操作能改善模拟纤维支气管镜培训的表现,并有证据证明示范操作在不同领域都是有效的[73]。如果使用示范操作,在执行操作的每个步骤时,指导老师都应该对具体事项进行讲解(包括自己所想和所做)。只有学员观看了专家示范的表现,随后有机会在设备上效仿操作时,这才是真正意义上的操作练习。

使用刻意练习和掌握性学习

掌握性学习模型是非常有用的框架,能够为操作技能培训课程的开发奠定基础[74]。该模型包括以下步骤:

1. 基线或诊断性测试

2. 明确学习目标,按照各单元难度递增的方式排序

3. 参与教学活动的重点是实现目标

4. 设定各教育单元最低的通过标准

5. 形成性测验,根据预设的最低通过标准来衡量单元完成情况

6. 当达到或超过掌握标准时,进入下一个教学单元

7. 继续教学单元的练习或学习直至达到掌握标准

掌握性学习能够提升学员的学习效率,改善患者的治疗效果。因此,它可被当做建设基于模拟的操作技术课程的基础[75]。表 11.3 示范了如何使用这些学习方法。

刻意练习是掌握性学习的核心部分,包括反复练习目标技术,严格的技术评价,以及特定的形成性反

馈。刻意练习包括通过每个操作技术步骤训练学员。每次重复操作步骤，就会将技能向目标水平推进一步。直到学员在没有任何人的帮助和指导下，能够很好地完成标准操作，这个训练才算结束。因此，使用刻意练习完成操作技术训练的学员，从定义上来说已经掌握了该项技术，并且可以推进至下一个教育单元（被监督下在真实的患者上操作或者进阶至更复杂的情境）。刻意练习已经成功应用于操作培训，中心静脉导管置管和腹腔镜技巧，并使学员和患者受益良多[74]。

表 11.3　操作技术培训过程

步骤	描述	课程内容
基线或诊断性测试	基线测试：确保已获得必要的知识 诊断性测试：确认差距	课前准备
依照顺序列出明确的学习目标	组织学习活动，保证学员在继续学习下一个内容前已经掌握基本部分	设定进阶阶段，使用专家示范
参与	指导实现目标所需关键步骤的学习	刻意练习；反馈/复盘
最低通过标准	保证学员能够继续下一教育单元的学习	核查表
形成性评价	若还没有做好进一步学习的准备，允许学员继续练习	刻意练习
进阶	终结性评价	评估：整体性评分
继续练习	确保学员能够达到目的	

评估

两种最常用于评价操作技术的方法分别是整体评分表和基于具体操作的检查表（见第 7 章）。越来越多的证据显示整体评分表和核查表一样有用，甚至比具体操作核查表还要好[76]。一些任务训练器和培训设备，也具有了评分功能，判断是否达到了预定标准或通过分数。

在操作技术培训中，设计良好的核查表对严格的技术评价来说很重要（见第 7 章）。许多已有的核查表在设计时，描述了不同操作的关键步骤。这些核查表是教授这些操作时非常有用的辅助工具。开发一个科学性、权威性的核查表需要许多资源[77]。供儿科腹腔镜、骨髓通路和胸部导管模拟场景使用的核查表已经发布，并具有有效性证据的支持。此外，基于模拟的儿科创新、研究和教育国际协作组（Network for Simulation based Pediatric Innovation，Research and Education，INSPIRE）正在积极开展协作研究，以开发适用于儿科学员培训的操作核查表[78-82]。

反馈

刻意练习与掌握性学习的重要特征之一是向学员提供形成性反馈。反馈可能来源于指导者，同行或者是模拟器。此外，反馈可以在学员操作时同步进行，或者在技术操作的最后实施。一个实时反馈的例子来源于 Q-CPR（高质量心肺复苏）设备，它能就心脏按压深度，频率和倚靠力提供实时反馈。培训中的实时反馈改善了心肺复苏（cardiopulmonary resuscitation，CPR）技巧的学习和记忆，最重要的是改善了实际复苏中的表现[83]。证据显示，当使用实时反馈来指导时，院内和院前 CPR 实施者的表现得到改善[84-85]。在基于情境的培训中使用实时反馈，以及在真实复苏中使用实时反馈均可显著提高 CPR 质量和生存率[86]。此外，一些腹腔镜训练器除报告时间和错误率之外，还报告其他具体的指标[87-89]。

同步反馈和终末反馈在改善技术结局上没有差异。也没有发现指导老师给予的反馈与模拟器实施的反馈效果间存在显著差异[7]。另一个关键的因素是要保证指导老师能够很好地进行形成性反馈，以提高学员的能力。复盘（见第 3 章）是指包括互动、导师和学员间的双向交流以及反思在内的反馈，训练有素的导师应该能很娴熟的运用此技能[6]。

即时培训

开展操作技术培训课程的另一个重要问题是如何根据时间和地点来运行。对于刚接触某项技能的人来说，在非真实临床环境中进行学习是非常合理和必要的。这可以在技能中心或者模拟中心开展。如果学过的某种技术在临床实践中得以应用，随后的培训显得更具有临床实际价值，特别是那些不经常使用的技能操作。技术的维持可以更有效地使用即时和/或即地技术。即地技术指在使用该项技能的临床环境（如床边）中进行的培训。即时实时培训是指直接在潜在的干预前，并在潜在的干预地点/干预点的附近开展的培训课程。即时和即地技术的范例如"滚动复习"，在最接近患者的地方开展培训，手推车里有模拟器和 CPR 反馈设备，工作人员练习 CPR 技术，并有自动反馈和导师反馈。选择特定的工作人员去练习这些 CPR 技术，他们通常是当天最可能需要 CPR 技术的人员。文献中将这种方法描述为一个成功的、及时的、有效的方法，能保证技术在实施于真实临床状态前已经练习好[90-92]。

挑战和局限性

操作技术训练的最大挑战之一是多数任务训练器的真实性和仿真度问题，以及任务训练器无法将临床环境中操作之外的因素整合进去，如患儿家长的旁观、同事的协助、监护的声音和患儿状态的变化等。这种情况在一定程度上可以被克服，即创建融合这些影响因素的全景模拟，并保证学员能够很好地按照预先设定的标准完成该项操作。现有的发展培训框架是初学者首先学习，然后观看、实践，最后考核验证。该框架采用的是层次理论，首先是单独学习技术，然后再置于简单的情境之中。不管是认知还是行为的复杂层次水平，都可以随着技术性技能的发展而提升[93]。

另一个重大的挑战是无法预测在真实患者中操作胜任力。这种挑战在某种程度上是与操作相关的。基于模拟的中心血管置管和心脏按压培训已经显示能改善临床实践中的表现[21, 77, 80]；然而，基于模拟其他操作的培训如新生儿和儿科插管，却显示未能改善在临床实践中的表现[94]。因此，需要开展进一步的研究，以更好地认识哪些技术能够提升操作培训效果，并且能够促进临床实践的转化。最终目标必定是产生基于人群（T3）的效益，提升患者 / 公众的健康水平[95]。

就操作培训计划来说，如同本章所述最后需要克服的困难是人员、空间、设备资源的要求，以及可利用性。尤其是刻意练习要求学员与指导老师的比例，以便能够获得及时的形成性反馈。需要对指导老师进行强化培训，使之有能力提供恰当的反馈及采用合适的核查表进行评估。由于学员掌握资料的时间长短不一，难以预计每个学员获得胜任力（如果这是目标的话）的时间，因此时间安排变得特别困难。即时培训和即地培训还存在其他的挑战，如医务人员能够从临床工作中抽出时间参加培训，以及设备的统筹和维护等[96-98]。

结论

目前有大量的任务训练器可供儿科操作技术培训，并且可以制作操作技术培训所需的模型。尽管存在一定的局限性，但毫无疑问基于模拟的操作培训将是未来儿科模拟的主要部分。未来的工作需要集中在改善模型的真实性和仿真度方面；开发具有效度和信度的各种操作技术的评价工具；提高操作培训效果，更好地推动向临床的转化，并改善患者预后。

（译者　孙小丽）

参考文献

第 12 章
原位模拟培训

本章要点

1. 除了预定的学习目标外，原位模拟可以识别潜在的医疗安全隐患、并促进医疗流程和系统的改进。

2. 原位模拟培训可能更适合中级和经验丰富的从业人员。对于仍然处于学习基本知识、技能和行为态度的初学者来说，更适合在一个可控的环境中进行模拟培训：没有时间限制，不会分心，没有意外观察者出现的风险，以及没有复杂的物理和功能仿真。

3. 特殊的挑战包括：组织跨专业的团队培训、干扰多、空间缺如、团队成员缺席、设备丢失或故障。教学组织者需要对这种缺乏稳定性的教学情况保持应变能力，并努力调整学习目标以适应不断变化的学习环境。

4. 移动模拟，可以实现模拟训练进入到社区医院、诊所或农村的医疗环境等不同的机构、地理域或跨国界的原位模拟。这可以激发人们在这些情境下对模拟教学、病人安全以及文化差异的兴趣。

引言

原位模拟是一种在真实照顾病人的场景中进行的培训，而不是在模拟中心或院外培训区进行的培训。利用实际病人的医疗空间，模拟训练可以在专业设置的环境中进行，例如：创伤室、手术室、医院大厅或院前急救场所。移动模拟，可以让模拟训练进入到医院、社区诊所或农村的医疗环境，从而实现原位模拟的跨机构、跨地理区域，甚至跨国界。

本章阐述了原位模拟中特有的机遇和挑战，包括原位模拟的应用领域，即与基于培训中心的培训相比，原位模拟被认为更有效的方面。我们概述了建立原位模拟的准则，可能遇到的共同挑战，以及可能的解决方案；包括计划和执行有效的多机构移动原位模拟的策略。

优点

原位模拟的主要优点之一，无论从物理角度还是从功能角度来说，都是仿真度的提高。物理仿真度是指物理环境的真实性。在病人实际医疗地点进行模拟练习并使用真实的设备，可最大限度地减少模拟训练与实际病人照护之间的环境和物理性差异。这可能使学员更容易解除对模拟培训的疑惑，并确定模拟培训与现实的相关性。功能仿真度是指模拟培训内容和过程的真实性。在一个原汁原味的临床工作环境中进行的培训，可以保证教学过程中内容（应该做什么）和过程（如何做）的真实性。选择接近真实临床病例的模拟案例可以有助于学员能力成长。通过整合物理性和功能性的仿真度，原位模拟可以最大限度地将在训练过程中所学到的知识、技能和行为，转化到实际的实践中去[1-2]。

就空间和成本而言，原位模拟提高了效率。要完全复制高度专业化的环境，如心导管室或手术室，既困难又昂贵。在 2009 年，启动一项包含一个高仿真模拟人的原位模拟教学的项目，约花费 41 000 美元，而应用模拟中心教学约花费 472 000 美元[3]。相比建立一个专用的模拟教学空间，原位模拟只需从临床空间中借用一个较小的安全储物区域即可。图 12.1 显示的两个示例，展示了原位模拟中，用于存储和运输高仿真模拟器和设备的推车。图 12.2 所示为医院担架床，用于携带模拟人、模拟设备和医疗用品，在进行原位模拟教学时可在医院内移动。原位模拟中额外的节省是因为能够使用真实但昂贵的医疗设备，如除颤仪或支气管镜，而不需要单独购买这些仪器，或收集已经过时的退役设备用于培训。此外，环境的真实性提供了模拟教学较高的仿真度，即使花费更低的成本、使用更低配置的模拟器，同样也可以成功地完成学习目标。

原位模拟所需的核心人员（例如，操作者和导师）与在模拟中心的培训类似[3]。然而，原位模拟需要花

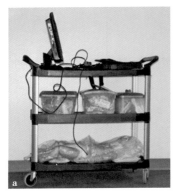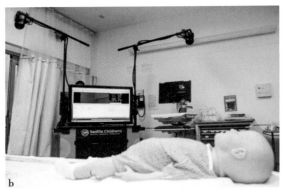

图 12.1　原位模拟教学推车示例

a. 最低限度所需要的设备，模拟人、基本医疗用品和监护仪；b. 全套设备，包括模拟人，医疗用品储存空间，技术员控制台，摄像系统，这些设备可用于复盘，并拥有电源接口。（图片由西雅图儿童医院提供）

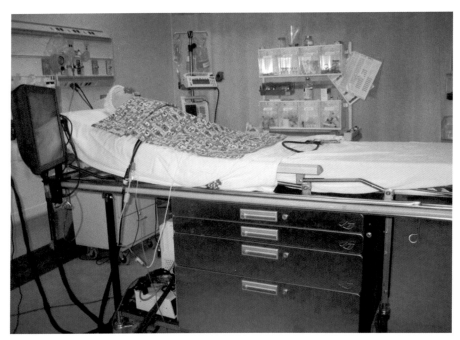

图 12.2　一种改良的原位模拟培训用担架床，用于携带模拟人、模拟设备和医疗用品，可以在医院内移动到原位模拟教学点（图片由加拿大卡尔加里儿童模拟教学项目提供）

更多的时间运输、安装和拆卸设备，因此在计算人力资源成本时必须考虑到这一点[4]。一些机构利用创造性的解决方案来降低人力成本，例如重新安排模拟教学导师和案例编写专家的指令性教学时间[5]。原位模拟教学使得教学资源较少的医疗机构，也可以承担此类基于情境模拟的教学项目并从中受益。

利用医护人员当值的时间做教育培训，而不再单独花费时间和金钱来进行岗外培训能够潜在地节约成本，增加额外收益。原位模拟教学课程可以纳入到所有的临床轮班中，为更多的医疗人员提供更多的学习体验。

挑战

原位模拟存在独特的挑战。因为模拟教学可能在员工工作的时候进行，而医疗人员不能长时间地离开工作岗位，所以教学时间可能会受到限制。教学过程也存在诸多干扰因素，比如传呼机、电话、或真实病人的照护工作。有时教学课程可能会在开始前最后一刻被迫取消，因为治疗室或病房可能因病人过多或一些紧急事件而无法使用。复盘是模拟训练里最重要的一个环节，也可能受到影响，不能达到最佳效果。模拟空间不够大，可能会影响复盘的私密性，或造成视频转播困难。再者，原位模拟空间受限，可能无法容纳所有参与者和希望参加的观摩者。

在原位模拟中，模拟教育者团队的物理和认知需求，与其在模拟中心教学时，是不同的。每次模拟培训，特别是复杂的模拟课程［例如体外膜肺氧合（extracorporeal membrane oxygenation，ECMO）］，设备的运输、组装和拆卸都需要投入更多的时间和精力[4,6]。用于模拟教学的设备或药物如果清理不彻底，可能会污染真实的医疗环境，而伤害到病人，这些设备和药物也不能再用于病人。若临床区域内的备用物品没有及时补足，实际病人发生紧急情况时，关键医疗用品可能缺失或损坏，这都会威胁病人安全[3,7]。由于临床模拟空间有限，模拟培训前的预演可能无法进行。这可能会影响教育者团队的认知，造成教学过程中设备缺失；或若现场设备意外故障，可能找不到立即可以替代的资源。

最后，要考虑到课程参与者和非计划内观察者的心理安全问题。模拟教学的目标是提供安全的学习环境，但保密工作在医院环境中可能难以做到。在团队培训期间，个人的临床弱点和知识缺陷可能会暴露给队友，而模拟后他们仍然需要相互信任并继续共事。教学团队之外的其他医疗人员，可能旁观模拟过程，并对参与者及其失误进行评价。此外，一些家属、病人和访客在看到胸外按压或其他诊疗程序后，若不理解这是一场模拟培训，则可能会感到焦虑[3,7]。

原位模拟培训的有效性

原位模拟可以更容易整合和训练跨专业的医疗团队。如果在他们一起当值的时候进行这种培训，医疗团队可以在他们熟悉的临床环境中、使用真实的医疗设备、按照他们实际的专业角色（例如护士、呼吸治疗师、医师、药剂师），更加有效地练习沟通和非技术性技能[3,8-10]。听取其他医疗专业或学科人员的观点可以进一步充实复盘的过程。在团队合作和沟通方面进行沉浸式模拟训练，已被证明可改善儿科住院病人发生病情恶化的识别和管理[11]，提高儿童心脏骤停后的存活率，并改善团队在创伤室完成治疗任务的时间以及团队沟通[12-14]。

原位模拟还具有检查临床环境、特定的医疗流程和医疗系统的独特作用，用于识别以前未考虑到的病人和工作人员的安全问题（见第 5 章）。潜在安全威胁可能是设计、组织、培训或维护方面的缺陷，可能包括设备、人员、系统资源和程序的故障。它们可以发生在微系统级（如病人单元），或可能植根于宏观系统级的组织流程中（见第 6 章）。辛辛那提儿童医院医疗中心的模拟培训小组在急诊科（emergency department，ED）和住院病房反复多次进行了一系列未被告知的跨学科原位模拟培训，与在培训中心进行的培训相比，发现了更多潜在的安全隐患问题[10,15-16]。文献中有多个实例表明原位模拟能用于测试现有的和新设计的临床空间，并能发现设备的故障或缺失、房间布局的不合理、用药错误以及知识和临床技能的缺陷[10,15,17-20]。

建立一个成功的原位模拟

基于具体的需求和目标学习者，原位模拟需要考虑一些特殊的因素，以确保达到教学目标。在本节中，我们将阐述运行一个成功的原位模拟需要考虑的几个因素：为何模拟、谁参加模拟、模拟什么、何地模拟、何时模拟，以及如何模拟。

为何模拟？

确定具体的学习目标是课程规划中最关键的步骤之一。学习目标应该是可观察、可测量的和有意义的。学习目标可以聚焦在：①指导和促进认知能力、技能或团队合作能力；②评估学员表现或医疗保健服务流程；③诊断潜在的风险或系统缺陷[21]。大多数学习目标取决于目标学习者。目标学习者可以是个人（如医师、护士或治疗师）、也可以是医疗团队（如紧急救护团队），或者是一个部门（包含急诊科内所有的专业人员），再或是一个机构（包括多个部门的人员、企业内部系统、领导层或企业文化影响者）[22]。

让我们从三个例子来阐明预定目标和目标学习者如何推动实际决策（谁、什么、何地、何时、如何）。

例 1：急诊科气管插管流程

1. 预定目标 指导操作技术和团队合作能力。
2. 目标学习者 医疗团队。

重点是在急诊科进行培训，具体目标包括选择和准备器材和药物、气道控制以及安排病人安全转运。

例 2：新的化疗查对流程

1. 预定目标 评估医疗服务流程。
2. 目标学习者 肿瘤病房医护人员。

重点是评估一个新的医疗服务流程，在给药前，需要 1 名医师审核化疗医嘱和两名护士查对化疗药物。

例 3：评估新的重症监护室

1. 预定目标 识别病人安全和环境隐患。
2. 目标学习者 组织管理者。

目标是在开设新的重症监护病房之前识别并减少病人的安全风险。

谁参加模拟?

原位模拟培训的教学过程和复盘时间有限,传授新概念的时间也很少,因此它可能更适合于有经验的中级医疗从业人员。那些仍在学习基本知识、技能和行为态度的初学者可能更多地受益于模拟培训中心这种可控的培训环境:没有时间限制,不受干扰,没有额外的观察者。

学习目标和目标学习者决定了课程参与者、教案编写专家和观察员。参与者一般是病人医疗团队的一员,他们可能是从临床工作中抽调出来的,或是随时待命准备接受模拟培训的。选用当值的团队进行培训时,可以评估临床需求和整个医疗服务过程。一些培训项目使用即时培训,直接模拟当前病人可能出现的病情恶化。此时的培训就类似于带妆彩排。如果参与者仍在进行实际病人的医疗工作,这时把他们从临床工作中抽调出来培训,对病人而言是有潜在安全风险的。选择专业的熟知流程和经验丰富的或主持者导师可以最大化地丰富复盘的内容。

下面通过示例帮助确认选择"谁"参与,必须参与模拟情境找出目标学员。

例1:急诊科气管插管流程

参与者团队包括为插管、药物选择和实际做插管操作的医师、设置和协助使用所有设备的呼吸治疗师、负责给药和准备所有转运物品的护士以及协助转运的技术人员。观察员可能包括负责培训其他团队成员的教育者,或者制定医疗政策和规程、负责部门质量改进的领导者。由于预定目标涉及技能和团队合作能力,因此导师提供的反馈应涉及该过程中特有的医学知识、操作技能(气管插管)以及团队成员之间的沟通。

例2:新的化疗查对流程

参与者除了各司其职,并考虑培训过程中的每个步骤。在这个示例中,文员通知药物已经送达,然后医师和两名护士在病人床旁各自查对化疗的医嘱和药物。选择参与病人医疗工作的人员参与本次模拟培训,能充分观察到查对的问题和追踪的延迟。若选用那些指定的辅助人员用于模拟,则可能无法识别工作流程的中断,或实际病人照护者尝试实施新流程时,可能产生的病人安全风险。在本例中,目标学习者包括此流程的制定者、即将实施和支持这一变化的教育者。他们是监控安全风险、监控流程缺陷和改进流程的理想人选。

例3:评估新的重症监护室

参加者包括照护团队的:主治和住院医师代表、护士代表、技术员代表、呼吸治疗师代表、文员代表、保洁工代表、保安人员代表、药师代表及家属代表。观察员可以包括这些成员的领导,加上工程、供应、施工、病人安全、人事、市场营销等部门的领导。参与者和观察员团队越完善,能够发现的安全风险范围就越广泛,医疗机构相应的投入和准备就越充分。

模拟什么?

预定教学目标决定了课程的内容,包括必要的设备和复盘中讨论议题。最佳的实践方案是利用临床环境中现有的医疗设备。即使培训用的设备需要替换,为了帮助学习者在培训过程中尽可能多地体验真实的身心感受,仍要将它们放置在实际中放置设备的位置。模拟的物理环境仿真水平越高,即使使用较低仿真度的模拟人或训练设备也可以减少参与者的不真实感受。

例1:急诊科气管插管流程

教学目标除了团队合作能力外,还包括获得所有药物和设备、熟悉物理环境、确认气管插管位置正确和固定气管插管,以及安全地应用监护仪、转运设备。使用一个低仿真度的模拟设备也可以满足培训技能和团队合作能力的目标。但是,如果识别呼吸衰竭也是其中一个学习目标,则培训可能需要一个高仿真模拟人来提供适当的情境提示。

例2:新的化疗查对流程

这场模拟过程及复盘的内容应该聚焦在新的工作流程运行上,包括送达化疗药物、通知医师和护士并完成药物治疗的核对。设备应包括实时使用的所有通信系统(如寻呼系统或电话)。跳过通信系统的实时使用可能无法识别流程中的障碍或延迟的发生。由于学习目标中不涉及对药物或病人的管理,因此这场模拟培训可以不包括模拟人。

例3:评估新的重症监护室

此项案例的模拟测试范围可以安排为这个医疗单位中一天的实景同步模拟,例如入院、转运、医疗程序、药物管理、轮班照护病人的护理团队,以及病人出现非预期病情恶化等。或者,也可以聚焦在一些很少出现但风险很高的疾病案例上,如心跳呼吸骤停。这两种方法都可以达到测试新的医疗环境和识别潜在安全隐患的目标。更广泛的模拟测试范围可揭示出更详尽的风险问题列表,但也需要利用更多的资源去完成。

在确定模拟测试的范围时,应该与关键的过程参与者去讨论权衡风险识别的益处,例如工作人员、设备和模拟装置的可用性等资源限制的问题。理想情况下,任何新技术(例如新的除颤仪或床边监护仪)最好与新的医疗单位一起推出和纳入到情境模拟中。培训中的设备也应放置在其运行后的预期位置。模拟设备可包括多个低或高仿真的模拟人并和标准化病人一起串联使用，或者在资源有限的环境中，使用一个模拟人设备完成一系列模拟课程。

何地模拟？

临床空间的可用性可能是不恒定的，这会影响到模拟培训所规划的持续时间或情境范围，也可能会对一些标准化、高风险的评估或研究项目产生挑战[21-22]。如果真正的病人照护需要在这个空间进行，并且参与者和观察员已经安排好了，那么将有助于我们去制订一些备选计划。它可能是一个非常规的培训空间，如治疗室、盥洗室、楼梯间或走廊，但如果这种情境仍然能够满足学习目标和学习者就可以保留。如果不是，重新安排教学日程可能是达到教学目标的最佳途径。无论哪种情况，教育者能够预见并为参与者和观察员所做的备用计划越多，那么这样的课程和今后的课程就越有可能取得成功。

进阶式模拟培训会跟随病人从一个临床区域移动到另一个临床区域，并可能涉及不同的临床团队。病人流动过程、转运技能、环境挑战、交接班、沟通或系统可以通过模拟从一个物理空间（如急诊到电梯到手术室）和团队（如急救团队到手术室团队）转移到下一个空间和团队来进行检验。

为培训参与者寻找一个较私密的空间做复盘也可能遇到挑战。负责解说的教师可带领参与者离开培训的场所，即使只走到房间的另一侧，也可以完成复盘。重新排列学员位置或者挂一个隔帘，从视觉上将学习者与病人照护区域分开，也是可行的。如果只能在床旁做复盘而再没有其他选择时，尽量减少干扰因素，例如关闭刺激听觉的设备、阻止清理模拟现场和临床设备都是必要的。同时应进一步避免其他人员，如病人家属或模拟培训外的观察者，无意中听到复盘的内容。

何时模拟？

原位模拟的最佳时间是何时呢？进行模拟的时间，最好能够最大限度地保证教学空间和学习者的参与，同时能够符合教学目标。让我们再次审视之前的案例。

例1：急诊科气管插管流程

这个模拟案例的预定教学目标是指导操作技能和团队合作能力。选择不同的培训时间既有好处也有坏处。在病人少的时段，可以使用急诊科的插管室，且医疗人员更有可能参与。计划与其他部门合作也可能更容易招募到团队成员参与完成本次培训课程。但是，如果模拟的目标是评估处于压力下的系统运行情况并识别潜在的安全风险，则应选在一天中最繁忙的时段进行模拟。

例2：新的化疗查对流程

此案例在真实的场景中进行模拟，是最好的时机去检验制定的流程如何融入到日常工作流程之中。如果预期化疗的核对流程可能在一个会潜在打断早查房的时段，那么就应该在那个时间段进行模拟。如果这样不可行，请在复盘过程中讨论对模拟作何修改可能会影响到您的发现。在大多数新流程制定完成之后但在启动员工教育培训之前进行模拟是很有帮助的。这可以确保在原位模拟过程中发现安全问题并得到纠正，对流程进行更改并对工作人员进行优化流程的培训。

例3：评估新的重症监护室

为了获得最丰富的体验，新的医疗单元应该在现场模拟之前进行精心准备。新技术设备，如通信系统、紧急报警器、电脑、工作人员追踪设备、病人定位器和监护仪等都应准备到位。所有的设备都应被放置在其新的位置。此外，建议在此医疗单元开始运营之前留出足够的时间进行情境模拟以减少各类风险的发生。

如何模拟？

原位模拟最常见的挑战是由于参与者在培训的同时还承担着临床职责而导致的培训时间的限制。一种解决方案是使用简短的、个体化的、有针对性的即时原位模拟培训来提高手眼协调的技能。例如，采用滚动复习的方法已被证明能有效地使儿科重症监护人员掌握高质量胸外按压技能[23]。这种培训可以在临床医师交接班后立即进行，时间限制在10分钟内。另一种有效的且高效的培训和复盘技巧是"快速循环刻意练习"[24]，它特别适用于原位模拟。使用同一情境反复、多次训练，并且每次都进行反馈，这样可以对复苏技能和团队合作能力进行刻意练习。

另一个常遇到的挑战是为所有班次的员工提供培训，包括夜间和周末工作的员工。解决的策略包括在换班之前或换班之后安排原位模拟课程，或实行包括原位模拟在内的强制性培训和会议。

有计划的与即兴的模拟

有计划的模拟能让参与者做好心理和情绪上的准备。这不但让他们有时间去审视知识或技能的缺陷、熟悉设备和流程，也给他们留出时间参与培训和学习。对于还不熟悉模拟的参与者而言，计划好的课程教育者可对其设定的目标进行介绍，能潜在地缓解参与者的焦虑情绪，能帮助到主要的参与者并改善他们的学习体验。

即兴的模拟能促进对实时的环境和流程进行检验。如果一个即兴的模拟将临床工作人员从真实的病人照护工作中抽走，就可以检验临床的安全风险和意外后果。但是，如果没有事先准备或充分的时间进行复盘，学习潜力可能会下降。导师可以通过回归学习目标、创造一个安全的学习环境、明确的培训课程安排，来减轻员工因工作中断而产生的不满情绪。这可以防止员工对原位模拟态度不佳。

　　预定目标及学习者提示了如何进行绩效评估和工作反馈的报告机制。如果目标学员是医疗团队的成员，那么口头和/或书面的总结就可能足够用来强化学习目标。在文献中介绍了多种有用的团队合作能力评估工具。如果目标学习者是某单位的领导者，则可能需要递交一份正式书面的调查结果和报告系统总结。但无论系统如何，都应及时向相关人员报告已发现的缺陷和相应的解决策略。

原位模拟教育者

　　"成功的关键因素不在于模拟场所或技术，而在于培训人员"[25]。原位模拟教育者可能会遇到诸如挑战，包括跨专业团队协调、频繁的干扰、最后时刻培训地点和人员的取消以及设备缺失或故障等问题。但这些也可以提供意想不到的学习机会，以补充或超越原来的学习目标。模拟教育者需要针对这种不断变化和缺乏稳定性的学习环境变化来创新性的调整教学目标[4]。教育者的复盘需要面对跨专业、多学科的团队，其中的学习者可能来自多个亚专业并且临床经验各不相同；

同时还要识别安全隐患，并寻求系统改进的机会。相比模拟中心而言，平衡这些原位模拟的挑战可能更需要教育者具有不同的技能结构，建议对原位模拟教育者进行专业化的培养，可能更有帮助[22]。

多机构移动模拟

　　一些地区和国家的社区医院获得基于模拟的教育和团队培训的机会是有限的。移动仿真模拟可能会激发他们对模拟、患者安全问题和这些机构文化变革的兴趣。在各自的临床环境中，它为广泛领域内的医疗人员提供了模拟和团队培训的机会。这可以促进将模拟过程中吸取的经验教训直接转化到当地的医疗环境中，包括个人知识和技能、团队协作和人力资源调配、病人监护系统和支持系统，以及物理空间和设备。

　　多机构移动模拟需要资源和人力。为达到预期的教学目标，可能需要在一至几天内完成拓展性教育。多机构移动模拟教育者面临着在不熟悉的环境中，对可能完全不了解模拟教育的参与者进行培训的挑战。教育团队需要具有灵活性，特别是如果医疗环境和团队组成与预期不同或出现不可预见的安全问题时，要及时调整场景和学习目标以适应现场环境。表12.1列出了一些常见的在移动模拟培训中出现的复杂情况以及推荐的解决方案。

表 12.1　多机构移动模拟：获得的经验教训

潜在障碍	建议
人员因素	
难以协调外部机构的工作人员	熟知医师和护士的联系方式，并提供详细的沟通
	获取学员的电子邮件或联系信息，直接向他们提供教学日程安排和介绍
学员不熟悉模拟训练	通过 Email 向学员进行介绍，包括说明当天的课程安排和学习目标
	对首次接触此类课程的学员不要使用未预先告知的模拟案例
学员表现焦虑	在开始模拟课程之前向学员提供口头的介绍，告知学习环境和培训的目的
	确保当地的媒体或官员不会突如其来观摩
	复盘时首先聚焦在团队和系统层面，然后再讨论个人表现
学员没有参与模拟和复盘的热情和动力	选择一个当地机构中的支持者在课程期间热情地宣传模拟培训积极的榜样作用和意义
	考虑应用"**快速循环式刻意练习**"的方法来鼓励那些需要热身的小组参与到模拟培训中
对模拟团队的规模估计不足	理想情况下课程至少需要配备两个教学主持引导者，或者一个主持者和一个技术人员。为了尽量减少课程的间断时间，当参与者开始进入课后解说的部分时，可同时安排足够的工作人员为下一场模拟培训进行清理和布置工作
	可以从主办机构获得诸如空间或设备上的帮助
设备/装置因素	
复盘所需的视听设备不是无线装置	与主办机构核实模拟训练的房间和复盘的教室之间的最大距离
	如有需要，可安排主办机构的视听工作人员提供帮助

续表

潜在障碍	建议
如果培训时间超过 1 天，需储存模拟的设备	需要预先安排足够空间的安全储存区域；以及安排一个当地机构的负责人
主办机构没有考虑组装和拆卸设备的时间	预先告知：移动模拟团队的现场前期准备时间可能需要 3 小时，而培训结束后需要约 1～2 小时拆除设备
	需要保留临床模拟培训的空间
设备发生意外故障或遗失	随身携带关键设备的替换品或修理工具；创建一份关键设备和数量的核查清单；准备一份备用模拟计划
机构拒绝使用真实的医疗设备	请求机构用模拟培训设备制造一个类似的急救推车，或给予一个模拟用的急救车（包含基本必备的用品）
	培训课前仔细检查模拟设备的相似性
主办机构承诺提供的教学设备没有出现也没有被事先告知	在培训前一天去现场确认所需设备的准备情况
	为关键设备准备替代物品
培训期间患者发生真正的紧急情况	如果使用的是真实的医疗设备，则需要事先准备备用的急救推车和临床设备
	确保整个医疗团队事先了解此备用计划
模拟设备在培训后可被合并入真实的医疗设备中	任命一位当地负责人负责检查医疗设备
在模拟人上使用当地机构的除颤仪时需特殊的连接设备	预先检查该机构所使用的除颤仪类型
模拟病房内没有空气压缩设备	如果需要使用压缩机，请提前与机构确认
空间/设施因素	
模拟教学的物理空间对团队来说是未知的	如果可能，在模拟课程之前进行现场检查，或者在授课之前有充足的时间去适应当地的医疗环境和设备。使用标准化核查表的方法是有帮助的。潜在的安全威胁可以被提前发现
	请求主办机构发送为模拟培训所准备的空间图片或视频
	向主办机构提供您对培训空间需求的示意图（如情境模拟和复盘的房间、教室或存储室）
	完成设置模拟设备后，在教学课程之前进行排练
没有考虑到停车和装载/卸载设备等物流空间	预先安排好所有的物流空间（如设备运输工具、酒店房间、用餐、手术室感染控制等）
现场模拟空间有限或意外占用了病人医疗空间	寻找原位模拟空间时要有创意，如：盥洗室、治疗室、护理站等，以及复盘的教室可被安排在如：家属咨询室、阳台、员工室等
	应该事先安排好一个备用房间
系统/文化因素	
患儿父母可能会被培训时的噪音和行动吓倒	事先向家长告知，并在培训单位张贴公告信息
发现了大量的潜在的安全威胁，但没有进行补救	联系主办机构的主要管理者，特别是质量改进或病人安全部门，并请他们共同参与模拟培训课程
	拍摄下有故障的设备或有问题的物理布局照片，并对故障的设备或物理布局进行拍照，并在后续的报告中汇报

与主办机构清晰地沟通与制定详细的预先计划，明确其具体需求并设定预期的目标，对为运行一个成功的模拟创造安全环境至关重要。有用的信息交流包括：①学习目标和原位模拟的时机，包括识别潜在的安全隐患；②模拟团队的规模和需要的设备；③设备安装和拆除的时间规划；④授课日程安排；⑤多学科团队组成和参与人数；⑥对临床空间和使用真实医疗设备的需求。

让过程参与人参与是至关重要的。考虑创建一个能够满足多个机构需求的普适性课程可以促进教育者和参与者之间的一致性和可预测性。这样的课程可以创造很多额外的好处，如获得各种专业组织的继续教育学分等。

另外，请仔细考虑参与者和他们的原始医疗团队。在不同的机构做模拟，模拟的形式可能需要改变，以符合他们原先的医疗团队。一个机构可能有一个由十人组成的团队；另一个可能只有或三名成员。模拟培训形式的创新（如：有多个观察者的单一模拟与小规模的多个滚动模拟），将对参与者的经验水平、教育者的人数以及病人照护空间的需求产生显著的影响。

图 12.3 显示了要成功运行一个移动模拟，需要运输到医疗机构的相关设备。图 12.4 和图 12.5 显示了一个应用于团队培训的移动模拟的设备，这个设计经过修整，以适应图 12.2 的原位模拟担架床，以及进行培训的团队。对于机构来说，应该总有机会去关注并解决模拟教学团队的问题。模拟团队事先获得的信息越多，在培训过程中出现意外的干扰情况就越少。

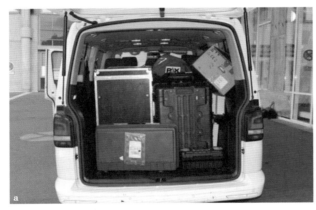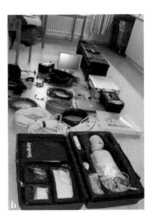

图 12.3　多机构移动模拟需要提供全面的模拟设备
a. 已经整理包装好并准备运输的设备；b. 正在拆箱和准备安装的设备。（图片由德国的 PAEDSIM e.V 提供）

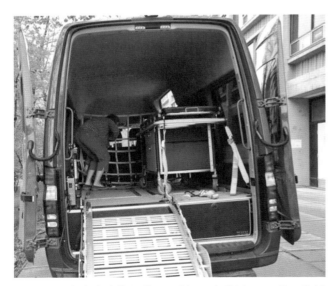

图 12.4　修改移动模拟单元示例，以容纳图 12.2 所示的原位模拟用的担架床［图片由艾伯塔卫生服务（Albert Health Services）机构的省级模拟项目 eSIM 提供］

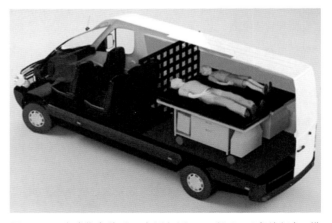

图 12.5　移动仿真单元示意图如图 12.4 所示，可容纳担架、模拟设备、临床设备和进行培训的教学团队［图片由艾伯塔卫生服务（Albert Health Services）机构的省级模拟项目 eSIM 提供］

结论

　　原位模拟和移动模拟使参与者能够体验和检验他们的本身的工作环境。目标学习者可以是个人或团队，这在基于模拟中心的模拟中很常见，不同的是，原位模拟的目标学习者还可以扩展到医院某部门或整个组织。原位模拟可以独特地探索复杂系统和系统相互关系，适用于各级医疗保健服务流程。

（译者　张雯澜　李璧如）

参考文献

第三部分
专业培训的儿科模拟

第13章

模拟在儿科各个教育阶段中的应用

13

本章要点

1. 医学教育过程是一个涉及范围较广的连续性体系，每一个阶段都有其独特的特点和挑战。

2. 医学教育是由基本知识、团队合作、操作技能、人文态度和团队表现要素（如沟通技能）这些相互联系的教育体系组成，每一个都具有挑战性，而模拟教学被证明是一种有效的解决教学问题的工具。

3. 模拟教学是跨学科（interprofessional，IP）教育的理想载体，能让学员在有效合作管理儿科疾病的同时有机会相互学习、相互了解。

4. 在医学连续性教育中，模拟教学未来的发展应该集中在如何提高学员在各教育阶段衔接中的转变。

引言

　　学生从医学生到毕业后教育，再从毕业后教育到临床实践过程中的专科继续教育，这是一个持续的专业教育过程，随着这一教学过程推进，教学需求发生了很大变化。尽管在课程设计和教学方法上取得了进步，但是在进入临床前，无论是医疗、护理还是其他医疗保健学科的学生，他们绝大部分是通过课堂教学、小组讨论和"以问题为导向的学习"的教学方式来获得和掌握新的知识和技能。然而当他们毕业后，所处环境会发生较大变化。在此阶段，重点是在跨专业的背景下提供医疗及护理服务，但鉴于医学知识更新速度，仍然需要他们持续学习，从而保证医护人员能够维持适用于临床的基础知识和技能。虽然临床医师经常依靠会议或其他继续职业发展（continuing professional development，CPD）来进行学习，但研究表明，这些方式往往所获有限[1]。

　　医学生在经历住院医师教育（也可能包括专科医师教育）的初始阶段需要一个过渡期来适应不同的学习环境变化。然而，监管的强化与自主性的弱化，可能会导致住院医师对于独立行医准备不足[2]。此外，在毕业后教育阶段，学生往往还把自己定位于一个学习者，要去适应临床医疗和政策法规对他们更为紧迫[3]。当毕业后医学生向独立行医角色的转变过程中，要想按部就班的完成事项可能存在较大的困难。如图13.1将显示这些环境之间的显著差异变化。

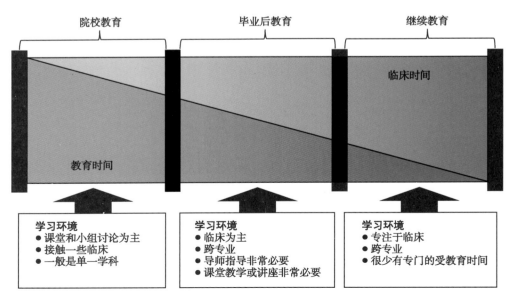

图 13.1　医学教育环境图
此图描绘了在医学生、毕业后教育、继续教育时教育和临床时间的影响
随着医学生从临床前教育到毕业后教育，最后到临床实践，教学和临床时间的相对平衡实质上发生了变化。图中还包括了每个阶段使用的常用教育方法。

面对这些挑战，为了帮助医学生完成在这些环节中的过渡，像电子教学、模拟教学这些有科技附加值的教育模式得到越来越广泛的应用[4]。特别是，基于模拟医学的教育方法已被广泛应用于医学教育的各个领域[3,5]。在本章里，我们描述了如何使用模拟教学方法来满足不同学生群体的教学需求，以及实施各种方案背后的科学原理，希望能让教育工作者更有效地帮助学生融入到教育活动中。

本章的结构包括：

- 院校教育中的儿科模拟医学教育
- 毕业后医学教育中的儿科模拟医学教育
- 继续职业发展（CPD）中的儿科模拟医学教育
- 各个阶段中的儿童跨专业模拟医学教育
- 医学连续教育体系中，模拟教学（SBE）的研究需求和未来方法学展望

由于模拟学科已经被应用于每个教育层次的特定问题上，将对其进行初步探讨。我们还将讨论如何在领域内以及跨领域实施模拟。通过本章我们希望向读者介绍现有的内容，以期提高他们解决跨领域教育问题的能力。

本科教育

由于传统学徒模式向基于胜任力院校教育模式的转变，催生了很多项目在教育早期就进行了临床与基础的有效整合[6]，因此学生在早期就有机会接触临床环境。教学计划将覆盖这些变化并且确保这些新的课程有计划地完成这些目标。教育者必须了解这些学习理论，以便他们可以制定适合初学者的学习目标。特别是学生要从刻意训练（deliberate practice）中获取早期的经验。刻意训练，或以掌握为基础的学习理论（mastery-based learning theory），指的是学生在指导下持续的运用知识或执行特定任务，直到实现教学目标[7]。模拟医学教育可以为实现这一教学方法提供标准化教学环境，在这种教学环境下学生可以在规定的时间内多次练习不熟练的技能。基于刻意训练的模拟教学要求学生在练习中专注与反思，并且要求不停的重复练习直到他们可以自信展示这项能力[8]。这一设计可以使学生在接触真实病人前，有机会提高他们的自信与能力水平。

SBE 通过在可控的教学环境中将所讲课程及时实施，从而不断积累经验，并可以促进学生的反馈[9]。这种方法给学生提供了一个尝试临床实践的机会，帮助他们在医疗工作中采取最佳策略[10]。导师可控是 SBE 的一个重要方面。教员可以根据不同人或小组的层级来设定教学目标及教学案例的复杂性，从而给学员提供不同类型的实践体验[9]。这种方法在课堂学习和临床实践之间建立一个桥梁，它不会给真正的病人和家庭造成风险，却可以使学生以一个有效的方式接受连续性的能力培养[11]。

科学证据现状

在过去的四十年里，有关 SBE 的研究剧增，从 1972 的 2 项研究到今天的近 1 200 份文献[12-13]。大部分文献主要集中于院校医学和护理教育，尽管数量有限，但文章为模拟医学在医学如理疗和药学教育中具有积极作用提供了有效的科学证据[14-15]。这表明机构、教师以及利益相关者正在为院校医学模拟教育投入资源。这些研究大多集中在课程的改进、课程的评估以及技能获取的学习方法上。最近一项综述中，19 项研究项目因其严谨的实验设计而受到重视[16]。这些研究主要集中在技术性技能上，也有三篇集中在非技术性技能上[17-19]。除了一项研究外，都表明课程评价可以促进学生的知识积累[16]。然而，这些研究中只有一项集中在有效管理儿科疾病所需的技术性技能[19]。遗憾的是在医学教育中几乎没有研究关注技能的临床转化，但是在院校护理教育中，有很好的证据表明可以将此课程转化到临床实践中。最近发表了一项关于用 SBE 替代一定比例的临床实践的研究。结果表明，在北美护理院校教育中，SBE 可以取代 50% 的临床实习，而对参加国家护士考试［国家执业资格考试（national council licensure examination，NCLEX）］的成绩没有影响。重要的是，毕业后六个月能够将所学知识合乎标准的转化于临床实践[20]。这是在院校 SBE 中，第一个发现这种结果的研究。除了知识和操作技能，SBE 也可以提高审辨性思维，尽管少有研究评价这种方法的有效性，但是还是有很多令人鼓舞的结果。一项涉及 237 护理学生的研究表明，参与了基于模拟的课程后，他们的审辨性思维显著的提高[21]。

模拟医学教育也可以克服在教育项目中过分依赖课堂教学与知识评价所遇到的困难。一项关于对传统医学教育课程的看法的研究发现，许多学生感到在课堂上走神了或注意力不集中，并认为更应该把时间用在应付即将到来考试的知识记忆上[22]。这表明一些项目仍然依赖于基于知识的评价，而学生们可能需要更多地关注知识的运用，因为这有利于他们为即将开始的临床实践做好充分准备。一些本科护理教育领域的研究也支持这一点。最近在本科护理教育中的一项荟萃分析表明，SBE 在改善态度、知识和技能以及将这些应用于实际实践方面是有效的[23]。然而，这项研究确实提示在以儿童为重点的模拟课程方面是欠缺的。

总体而言，现有文献支持通过精心构建的模拟培训为学生提供教育机会，可以帮助学生在进入真正实

践前做好准备,这些干预措施可以很好的将知识转化于临床实践。鉴于所需的临床轮转常达到饱和,特别是护理学生,模拟似乎为医学生提供了一个可行的替代方案[24]。

项目实施

从上述文献的讨论可以看出,基于模拟的培训已经在护理学生和医学生方面得到了广泛的认可。2011年,美国医学院协会进行了一项关于模拟培训在医学院运用情况的调查[25]。根据这项研究,92%参与调查的医学院校和86%的附属教学医院以某种方式使用了模拟,86%的附属教学医院也使用了模拟训练培训。2012年完成的一项全国儿科实习主任的调查也支持这一发现[26]。在这项研究中,72名回应调查的主任中89%报告了以某种形式使用了模拟培训。这些调查表明,SBE在院校教育中已经非常普及,掌握这种教育手段,在将来很长一段时间内会受益匪浅。

在将模拟培训纳入院校教育的过程中,遵循既定步骤设计课程是很重要的[9]。第一步是识别问题,谁是学员(职业、培训层级和当前的经验水平),学员需要知道和做什么?第二步是需求分析。在制定学习目标之前,你需要了解学员有这方面的学习需求吗?第三步是制定目标,学习目标是根据需求分析或教育项目负责人提供的信息制定的。目标应该高于目前学员的认知水平,但又不能过高。当学员受益于刻意练习或体验式学习理论,并实现学习目标时,说明模拟是一种有效的学习方式。情境教案开发就是确定课程的内容,这是第四步,即通过相应的教学策略来实现第一步目标的过程。对于缺乏经验的学员来说,在没有干扰的环境中,用一个简单的情境教案来讲授医疗的基本规范可能是最好的。虽然环境高度仿真常常被认为是理想的,但必须与这种环境所增加的认知负荷相平衡,过度的认知负荷与知识保留减少相关(见第1章)[27]。但对于更有经验的学员来说,可能需要更高的环境仿真度,将来提供更真实的体验感,更容易转化到临床实践。此外,在这一阶段,要确保有足够的人员、设备和空间,以有效地帮助大量学员完成所需的课程。第五步是实施,一个相关的考虑是这个案例朝着负面方向发展到什么程度较为适宜?正如最近发表的一些文章中指出的一样,它们都聚焦在可能造成情感困难的情境,建议最好减轻其对院校学员可能影响[28-31]。最后一步是反馈和评估,教师需要对课程的有效性做出判断,学习者是否达到了学习目标?如果没有,原因何在?根据这些反馈信息改进课程,然后再开展另一组学生的教学。与学术机构附属的培训中心不同,独立的模拟中心机构要提供具备模拟培训的能力;而且在课程设计的早期阶段,通常必须为项目提供经费支持。

毕业后教育

儿科毕业后教育中模拟培训已经相当广泛,并有了相应的文献报道[32]。一项有说服力的研究将高仿真模拟培训纳入其日常训练活动中,并尝试量化评价儿科急诊医学培训项目。美国和加拿大共有66个培训项目接受了调查,回复的51个项目中,63%使用高仿真模拟来教授多项技能,其中包括医疗急救管理、操作技巧和医疗决策[33]。在过去的几十年里,还开发了基于模拟的新生训练营,旨在培训新来的实习生和进修生以避免所谓的"7月效应",即新员工开始参与病人的照料角色所产生的影响[34]。这类项目已在内科和儿科危重症医学中开展[34-35]。这些项目被证实逻辑上可行,并且提高了受训人员的临床表现和自信心。

科学证据现状

许多文献集中在复苏训练的高仿真模拟,这并不令人惊讶,因其根源于航空公司机组人员资源管理,以及在该环境下所需的技能与在医疗危机期间所需技能之间的联系(见第4章)[36]。研究表明,模拟训练对团队表现、基本流程的及时性、复苏团队的自我感知和信心以及医院儿童心跳骤停的存活率有积极影响[37-39]。一些研究还讨论了在团队培训中增加刻意训练的教学方法[38,40],这种技术在模拟环境中取得了很好的效果,在制定课程时应予以认真考虑[35,40-42]。

模拟培训发现特别适用于儿科毕业后教育的领域是操作技能(见第11章)和镇静。鉴于目前的工作时间限制,儿科住院医师越来越难以对关键操作进行充分练习[43-45],模拟培训正逐渐填补这一空白[46]。广泛研究的一个常见操作是腰椎穿刺(lumbar puncture, LP),数据表明,使用模拟的训练方法可以显著提高技能水平,尽管不太清楚需要多少操作才能实现这一变化[47-49],LP技能也被证明可在模拟环境和真实环境之间转化。另一个被广泛研究的操作是气管内插管,这是一种既重要又高风险的技能,模拟训练已被证明可以显著改善气道团队之间的人际合作,插管成功率,以及减少学员成功插管的时间[50-52]。然而,与LP不同的是,关于技能转化的文献观点尚不统一[52-53]。

最后,一些出版物涉及儿科学沟通技能培训领域(见第23章),在毕业后教育阶段中使用模拟教学的沟通技能包括:告知坏消息、围绕医疗错误进行沟通以及解决医疗团队内部或团队与病人家属之间冲突[54-61]。虽然其中一些研究是描述性的,但许多研究显示,学员的自信、感知技能和对话主体的定性评估都有了明显的提高,这些均可以归功到干预措施上[54,58,60]。毕业后医学教育中的跨专业团队也可通过模拟来解决,特别是危机小组的沟通和针对医疗差错的沟通。在危机期间，有些因素如医院自上而下的等级管理制度对医疗错误的影响，若没有医疗模拟，就很难解决[26, 62]。

项目实施

已经有大量的研究证实模拟训练在儿科毕业后教育阶段有一定价值。然而仍然存在如何实施这一计划的实际问题，许多毕业后教育阶段模拟项目选择使用附属于其机构的独立模拟中心，这是一个很好的方法。但是如果项目不可用，或者需要较大的时间成本，就要考虑选择其他方式。一种方法是创建一个住院病房的模拟单元[63-64]，这已被许多机构成功采用，但需要将一个或多个临床病床转换为兼职或全职的模拟空间，虽然可能代价高昂，但这种方法有效地消除了距离问题。原位模拟可能会提高跨专业培训的可行性，因为要让护理人员脱离临床环境，腾出时间到模拟中心进行培训，往往比住院医师更难。一个使用这一方式的范例项目报告说，最初的建设成本约为 290 000 美元，而每年的维持成本约为 67 875 美元。

由于许多医院的空间费用昂贵，这种策略在许多机构中可能行不通。在这种情况下，采用原位模拟可能是最具成本效益和空间效益的。原位模拟指的是在功能性临床空间中使用模拟设备来实现临时的教育环境（见第 12 章）[65]。有时以一种不事先通知的方式进行培训运行，也可以使用原位模拟开发不需要永久的教育空间的毕业后教育模拟课程。使用这种方法，模拟器被放置在移动车上，以方便运送到不同的临床区域，并且课程是根据预计的可用空间来安排[64, 66]，这样的方案往往更具成本效益，因为不需要大规模的硬件设施。一个项目表明最初的启动成本为 128 921 美元，运营前 2 年的年费用为 11 695 美元[64]。当前运行数据显示，该项目目前每年举办大约 360～370 次模拟课程，提供 440～420 个教育时长。原位模拟课程也有其局限性，例如由于原定空间被占用可能会取消培

训课程，因此要解决这类空间问题需要确定进行模拟的备选空间。尽管如此，这也提供了一种方法，以便在空间和财力支持有限的情况下，毕业后教育医学项目能够进行模拟培训。表 13.1 列出了各种方法的优缺点。

目前，课程往往是在本地制定的，这可能导致明显的差异，需要进行标准化。这有必要参考国家准则，例如毕业后医学教育里程碑项目认证委员会（美国），因为这些准则为课程提供了一个可以遵循的全球框架[67]。尽管如此，编写课程时课程制定者往往有意避免其他机构应对这类问题所采用的策略，这会带来课程标准不统一的问题。要克服这一点，教育工作者必须在课程设计的所有阶段进行审慎的合作，并对相关文献进行彻底搜索。为此，我们在此列举了一些已出版的课程[4, 35, 68-70]。

另一个需要标准化的是课程目标的评价，因为不同的课程往往侧重于不同的教育目标。应用更统一的方式来定义课程目标的评价，这是模拟课程开发过程中不可避免的问题，只有这样才能更好的实现课程间的比较并且为课程对个人技能或团队技能从理解到行为的转化提供可评测的方法。正是考虑到这一点，一组教育工作者开始着手开发模拟数据登记系统，并将案例结果标准化作为主要目标[71]。虽然目前这是一项试点工作，但我们很乐观地认为，这将是朝着培训项目间更统一的方向迈出的重要一步。

继续职业发展

继续职业发展（continuing professional development, CPD）项目，如继续医学教育，传统上采用教学会议或带选择题的自主阅读方式。CPD 是终身学习的一部分，通常是为了维持职业生涯中专业认证和 / 或执照的有效性，如儿科医学、护理、或其他相关专业。虽然历

表 13.1　毕业后医学教育阶段不同模拟方法的比较

项目	场外模拟中心	现场模拟中心	原位模拟
优点	资源丰富	无交通时间问题易于出勤	较低的启动成本和维持成本
	易于安排课程	易于时间安排	无交通时间问题易于出勤
	低取消率	易于组织跨阶段课程	易于组织跨阶段课程
	便于视听记录	低取消率	高环境仿真度
		便于视听记录（特定地点）	
缺点	地点和交通时间可导致出勤变得困难	建造和维护费用昂贵	缺乏所需空间，取消率较高
	组织跨阶段课程困难	需要足够的临床空间	临床需求限制，取消率较高
	建造和维护费用昂贵		视听记录依赖于便携式设备
	低环境仿真度		

本表列出了与毕业后医学教育阶段相关的不同模拟形式的优点和缺点，包括场外模拟中心和现场模拟中心以及原位模拟。

史上大多数模拟培训的教育技能和技术在被用在院校和毕业后教育上，但其在 CPD 中的使用正在增加。模拟干预还明确的提供了跨专业教育手段，让不同专业学员参与到继续专业培训项目中。此外，由于在学术医疗中心使用在线学习管理系统，作为认证程序的一部分，基于计算机的模拟和电子学习在过去的十年中呈指数级增长[72]。这些项目正借助网络和经验学习理论，为其学员提供持续的教育。

继续教育可利用模拟进行形成性和终结性评价，就职业层面来说，评价的影响更大（甚至涉及执照和证书的获得），因此需要比院校或毕业后教育级别更高水平的有效性证据。关于有效性证据获得所需方法的进一步讨论，请参阅关于评价的章节（见第 7 章）。许多儿科认证机构正在采用模拟的技术，包括美国心脏协会（AHA）（通过其基本生命支持和儿童高级生命支持项目），美国儿科学会和美国外科医师学会[73-75]。目前，美国儿科委员会还没有将认证与模拟培训结合起来，儿科认证可能会像麻醉、外科和家庭医学等领域那样，提供基于模拟的培训选择[75-81]。

科学证据现状

很少有研究将 CPD 的模拟培训与传统的教学或阅读进行比较，最近的一项系统综述表明了 SBE 对独立执业的急诊护理医师培养的有效性，全面报告了 30 项利用模拟培训作为教育干预手段的研究，大多数研究报告中自信和 / 或知识或技能表现有所提高。大多数的研究都是类实验设计和采用前后重复测量的单组设计，很少有随机临床试验[82]。在一项有关儿科模拟培训研究的 Meta 分析中，只有 11 篇文章报道了医师 CPD 项目（以及一项额外的、未说明具体数目的与护理 CPD 相关的研究），许多文章还包括了院校和毕业后医学教育的数据[83]，报告结果主要涉及知识、复苏和操作技能。儿科模拟教育研究的数据共包括了 7 项研究，共计 490 名学员，标准化均差效应量为 0.75，远低于本科和毕业后教育阶段的研究结果。

个别研究试图评价 SBE 在沟通和操作技巧中的影响，新生儿学科的相关研究显示模拟培训能改善医师团队合作，沟通和心理活动技能[84-87]，类似的结果出现在儿科重症监护方面的研究[88-90]。模拟培训已应用于儿科急诊，比如超声引导神经阻滞新技术的教学和评估[91]，还成功地应用于急诊的创伤和疼痛管理[92-94]。虽然许多研究包括毕业后教育阶段的学员，但从中获得的数据可很容易被转用在纯粹的 CPD 教育阶段。两项专门评估 CPD 的研究显示了有效的结果[95-96]，一项研究发现，医师和临床工作人员在模拟训练后对进行复苏技能更有信心，而另一项研究显示，先前经验有限的外科医师模拟培训后腹腔镜技能得到提高。另一项

研究表明，在心肺复苏前及时训练可改善复苏操作者的表现，支持了更多间歇、短训可以产生满意效果的说法[97]。更大的范围内，在非洲和印度 CPD 帮助婴儿呼吸项目成功地使用模拟技术，提高了医护人员的复苏技能和并改善了病人的结局[98-99]。尽管针对 CPD 的研究相对缺乏，由于这类项目的纵向性质和鉴于关于无监督下医师表现和实际病人结果的更多可用数据，这一领域的研究可能得到比院校和毕业后教育更高质量的证据。

项目实施

目前，原位模拟正作为关键元素整合到一些 CPD 项目中，若干机构保持最小数量的模拟培训，以维持医疗资质或推动医疗事故改进项目[100-101]。原位模拟作为一种安全的干预在第 5 章有详细讨论。然而，这些项目也可以对培训者产生教育影响[102]，原位模拟的好处还包括在工作场所向一线人员提供跨专业持续专业培训（IP CPD）。模拟干预的地点可能会很大程度上影响教师的参与，因为这些从业人员时间成本更高，并且可能在理论上很难摆脱临床责任。作为现行原位模拟的一部分，基于工作场所的培训策略已在一些儿童医院得到有效实施（见第 12 章）。

贯穿医学教育各个阶段的跨专业模拟

虽然模拟训练以多种方式来有效地满足每一阶段培训的需要，但很少涉及这些阶段的过渡时期，医学院和住院医师之间或护校与临床实习之间的过渡往往伴随许多显著的改变。跨专业模拟训练（IP SBE）在所有阶段中都得到了强烈认可，但支持其整合入医学专业教育各个阶段的证据仍然不足（见第 15 章）[25]。

为了成功地开发和整合跨专业仿真模拟课程，需要对团队表现概念达成共识，理解课程与学习结果之间存在剂量依赖关系，以及确定学员所需的提升空间。IP SBE 基于接触理论，需要有目的及可控的学习体验，以及对于有效团队的构念来保证病人安全[103-106]。团队间接触理论阐明了等级评估制度、阐明共同目标和为团队间合作创造机会的重要性，这些都是团体功能强有力的保证[105]。应用到健康教育专业，它强调了创造机会的重要性，使卫生专业人员能够相互了解、相互学习，从而在团队环境中有效的获得工作所需知识和技能[107]。我们已经讨论了模拟在提供一个真实的临床环境的同时整合有目的和可控课程的价值，病人安全和有效团队表现之间的关联表明沟通具有重要作用[103]。此外，有证据支持团队文化与病人安全之间存在正相关，这再次证实了 IP SBE 背后的科学性[108]。

在院校阶段，与其他阶段的医疗专业人员的接触是最少的，那么，几乎一夜之间，新毕业生就必须学会适应现代医院的复杂跨阶段环境，这引出了一个问题，那就是我们如何利用模拟培训来更好地整合医学生和护理学生的教育工作，以适应这一转化。

科学证据现状

院校学员受益于在他们的早期临床阶段训练[109]，当临床安排受限时，IP SBE 创建了另一场地并支持有针对性的跨专业练习。此外，它提供了学习体验中的可控元素。当前已有多项研究评估跨专业教育的价值，其中大部分涉及护理和医学生的最后一年。这些研究指出了学员满意度增加，对团队角色的信心提高，并增加了其他职业范围的认识[110-115]。很多研究还进行了 IP SBE 后团队合作的验证，结果满意。其中一项有关儿童模拟的研究表明，参与的医学生和护理学生自评知识和技能得到提高，并且沟通和团队合作能力、职业认同和角色意识以及相互学习的态度都有所改善。[15, 110, 116-117] 两项评价跨专业课程设计的初步研究报告表明，包括旨在增强学员团队表现共识、专家建模和对等级评估反应的混合课程与较高的团队表现相对应[115, 118-119]。有趣的是，一项研究报告了剂量依赖效应，这个存在复杂团队表现概念的团队没有超越阈值，包括交叉监控、情况总结和资源利用等。这表明教育工作者首先应该把课程重点放在简单的团队表现概念上，比如角色清晰、领导力和沟通[118]。

在毕业后教育课程中，IP SBE 的重点是提高技能，包括改善沟通能力、提高表达能力以及提高评估和管理急性疼痛的能力[120-122]。大多数研究集中于急诊科、儿童心脏重症监护病房、新生儿重症监护病房、产科产房和手术室等对恶化病人的有效管理[38, 123-130]。虽然结果主要与知识、技能和 / 或行为的改变有关，但其中一项研究证明与实际病人临床结局有关，使用 SBE 训练的小组肩位难产后新生儿臂丛麻痹发生率减少[131]。

项目实施

鉴于目前大多数的研究都是针对院校和毕业后教育的，到目前为止，我们的讨论只集中在这些阶段上[132]。然而，这一方法正在拓展到 CPD 层面。一个以促进跨专业教育闻名的组织主办的课程涵盖医学生、毕业生及专业水平学员[133]。这种方法的另一个潜在好处是，IP 课程能够向学员提供跨越培训阶段的课程，通过创造一个环境，促进入门级和专业级别学员之间的讨论和协作，可以促进互学互鉴关系，从而帮助各级学习者弥合培训过程造成的自然缺失。图 13.2 显示了这种方法对教育连续性的潜在影响。

未来方向

强化结果测量

虽然对整个教育领域的模拟训练已经进行了大量的研究，但必须解决这些研究中提供的证据水平。Kirkpatrick 四层次评估模型可对培训进行系统评估[135]，就医学教育来说，一级评估对应于学员对教育环境的反应；二级评估对应于教育环境中知识、态度或技能的显著提高；三级证据对应于实际临床环境中行为或技能的改善；四级证据代表对病人结局的影响。关于 Kirkpatrick 四层次评估模型，详见表 13.2[134]。

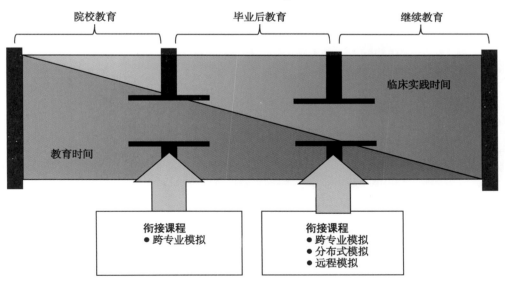

图 13.2　打破教育连续体的障碍
此图表描述了以模拟培训为基础的新发展和如何跨越现有的教育障碍，这种方法可为学习者提供从新手到专业的无缝支持[134]。

表 13.2   采用 Kirkpatrick 层次评估模型评价教育结果

评估级别	目标	评估结果
1	反应	学员的满意程度,包括教学的组织、演示、内容、方法、设施和教学质量
2a	学习:态度和观念的改变	由于教育体验而发生的态度及观点改变
2b	学习:知识或技能的改变	获得知识和 / 或解决问题的能力,心理素质或沟通技能
3	行为	将所学应用到工作中或愿意应用新知识及技能
4a	结局:专业实践的改变	改变组织实践,提供关爱
4b	结局:病人受益	改善病人健康和结局

在评估基于模拟的研究时,很明显还有很多工作要做。在上述引用的儿童模拟研究 Meta 分析中,76 篇文章按评估结果分类,结果表明,历史焦点多为较低水平的证据,超过 95% 的文章为 1～2 级证据,研究结果涉及学员对课程的看法以及知识的改变,态度和技能改变初步看来也通常有效。但如果我们要证明模拟训练对学员技能和行为有影响,以及这种实践改变对实际病人结局的影响,尚需要更严格的研究。

移动式或分布式仿真

随着人们日益认识到模拟培训在整个教育范围内的价值,教育工作者认为有必要利用新的方式来获取技能和课程。一个有前途的发展方向是使用便携式的、低成本的模拟仿真设备,将培训教程带到目前没有模拟能力的地区,通常称为分布式仿真。目前,关于这些模式的文献很少,目前主要是针对这种方法的可行性研究[136-138]。尽管如此,分布式仿真仍可能降低模拟培训的门槛,减少大多数社区实践需求与模拟培训所需学术环境之间的障碍[1]。

远程模拟是另一种弥合这一差距的创新方法[139-142]。分布式仿真是将模拟培训材料带到社区环境中,而远程模拟实际上是利用互联网连接模拟器,使模拟中心的教育工作者能够轻松地与更偏远的站点分享他们的专业知识。虽然这一领域的许多初步研究都集中在资源受限的国家,但这种技术可作为一种更广泛的方式将毕业后医学教育和社区实践结合起来。

目前,院校、毕业后教育和 CPD 教育很大程度上是独立的,随着 IP SBE、分布式仿真,远程模拟取得新进展和应用,就会削弱这种孤立性,使这些教育过程实现更加无缝式对接(见图 13.2)。未来在这些领域的研究应侧重于提高现有文献中的证据水平,并探索将这些技术应用于教育范围内所有领域的新方法。

(译者 张乐嘉 肖 娟)

参考文献

第 14 章

模拟课程建设，基于胜任力的教育和继续职业发展

本章要点

1. 越来越多的呼声要求医务人员履行社会义务，同时需要保证所有专业人员的胜任力，以维持自我约束的特权。作为一种基于结果的教育模式，基于胜任力的教育（competency-based education，CBE）提供了帮助填补理想表现和实际表现之间差距的可能。

2. 基于模拟的教学（simulation-based education，SBE）课程应该基于对教学需求的分析。在设计之前，应该确定出清晰的目标，以衡量该培训课程是否成功。

3. 应根据学员水平仔细选择具体的学习目标、教学策略、模拟技术、培训环境和反馈模式。

4. CBE 的挑战包括确定学习目标——非泛泛的目标，培训者需要关注里程碑性事件而不仅仅是关注最终达到优秀的结果，需要关注管理流程，教师的知识水平，课程的可实现性以及费用。

5. 最佳教育实践将改变现行的评价方法。评价需要做到程序化，并且从概念上认识到评价是教学设计的一部分，并要从概念上转变，即从学习的评价转变成评价是为了学习。

6. SBE 正越来越多地用于高标准终结性评价中，比如区域性实施的某培训项目的考试，获取证书，以及维持认证能力的复测。

引言

1999 年，美国医学会发布了具有里程碑意义的报告"人非圣贤孰能无过：建立一个安全的健康体系"，报告中强调了多达 98 000 例死亡都是由医疗错误所致[1]。对此，鉴定机构、卫生组织和所有专业的医学教育者们将 SBE 作为改善问题根源——不良沟通和团队运作的一种途径[2]。迅速增多的文献证实，SBE 能够提升知识、技能和行为，且在改善病人结局中也发挥了一些作用[3-7]。尽管成功并大量采用了 SBE，但许多培训项目都是临时的，教材、课程和胜任力评估都是不停变化的，不一致的。相对应的，教育家将他们的关注点转至为继续职业发展（continuing professional development，CPD）开发综合的课程体系，并采用掌握性学习理论 /CBE。本章节将阐述课程设计模型，并通过 CBE 推动专业发展。我们通过总结分析 CPD 和 CBE 的困难与挑战，预测与探索未来的发展方向。

基于胜任力的课程设置

在医学教育的各个阶段，为 CBE 开发模拟课程时都存在一些关键性的挑战，包括学习者的异质性，他们自身不同的经历，教学的可行性和各个专业中通过模拟评估胜任力的效度和信度。本节概述了一种适用于各专业 CBE 课程的开发过程，按照分析、设计、发展、实施和评估（analysis，design，development，implementation，evaluation，ADDIE）的教学设计模型，融合了科恩六步（Kern's six-step）法的概念用于医学教育的课程开发，和住院医师评价模组 - 标的反应（simulation module for assessment of resident-targeted event responses，SMARTER）方法来为基于模拟的培训开发测量工具[8-10]。这一过程可应用于针对各个水平的学员的课程设置，包括 ADDIE 的 5 个阶段（图 14.1）。我们将描述这 5 个阶段和讨论每个阶段针对 CBE 的关键点。

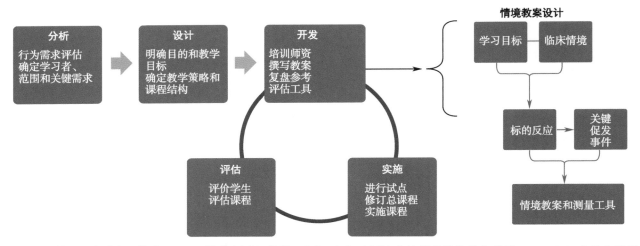

图 14.1 课程开发过程 / 基于 ADDIE 模型（分析、设计、开发、实施、评估）的情境教案设计和利用 SMARTER 方法为模拟教育创建评价工具[8, 10]

过程的前两步，①分析、②设计是按顺序进行的，③开发、④实施、⑤评估可以是循环的。试点后可能需要继续修改，因为评价预示着进一步的课程开发。

分析

过程起始于对教学需求的评估，包括确定目标听众及其专业水平，定义培训的范围来引导教学，在教学开始时就要将需求具体化。教学的主导实施者必须理解知识、技能和态度三者间的不同，才能更好地准确定位模拟教学从而达到效果。对学生或受训者而言，关注点可能放在学习的结果，包括知识学习的结果，技能提高的结果以及在人文态度方面的提高。此外，培训的花费必须和产出结果相符，比如病人安全和 / 或经济效应[11]。

需求评估可以通过文献回顾，围绕病人安全或质量改进的数据回顾，通过实际临床工作或模拟环境的直接观察，书面调查，当面或电话采访，和 / 或小组讨论来完成。最后三种方法可以在学员、同事、老师或管理者和病人中完成。需求评估的基本原理是以专业医疗环境中的综合胜任力为衡量标准，而不仅是个人知识或某项技能操作的能力。来自同事及病人的观点将进一步确定培训的需求。例如：

针对学生的需求分析提示，为达标总课程学员需要描述中心静脉置管的指征。而在医院中的需求分析提示，为了满足认证机构监管的要求，接受培训的医师必须展示其具备实施中心静脉置管的能力。另外，来自一家机构的数据显示这家医院的重症监护病房（ICU）存在较高的血流感染率，而关于病人安全的态度方面的调查却提示该 ICU 工作人员不愿谈及此事。

基于这些需求分析结果，事先确定教育计划中应纳入的关键需求，如目标学员，专业水平等。目标学员方面要考虑学习小组是单一专业还是跨专业，组内不同学员的不同专业水平，最合适的目标学员人数等内容。因为在医疗工作中都是以团队合作形式相互依赖，因此在模拟培训前尽可能地确定跨专业培训的可行性和适用性。

下一步要确定目标学员的专业水平和能力高低（参见表 14.1 描述每一种类型的学员）。学员的专业水平不能由培训的层次水平来推测，而应对每个学员进行评估以确定其个人基础。每种类型学员的特点将影响到整个培训的教学设计和课程开发过程。比如，一位初学者可能具备判断力的经验很少，他们更多依赖已建立的规则、标准和流程，因此初学者必须在进行模拟培训前掌握相应的基础知识。此外，模拟培训应该保持关注于一个具体的任务或过程，可能在培训中需要更为直接的教导（脚手架理论）。而一位具备一定能力的学员就会较少依赖规则、条例和分解性的临床指南进行决策制定，而是更多使用模式识别，既往经验和直觉来做决策。因此具备能力的学员在培训过程中需要更多的自主性。这组学员受益于更为复杂的模拟培训，学员需要独自进行决策，并能观察到其决策的结果。在专业环境，任何一个学习场景都可能同时存在不同专业水平的学员。因此，随着课程开发过程的进展，设计者应为不同层级学员设置目标和不同层级学员的预期反应[12-15]。

目标学员的人数影响课程的可实现性和时间安排。对于人数较少的单专业小组来说，一些适用于所有学员的课程就足够了。当目标学员包括整个部门或者单位时，设计小组必须决定每次训练课程的最合适

表 14.1　专业级别水平[12-15]

不同层级水平	特征	基于模拟的教育设计的考量
新手	在实际情况下几乎没有任何经验可以用于决策	考虑预先作业来强化提升备知识
	用规则和分解的临床决策来解决问题	教授课程内容更多而引导较少
		简化情境教案。通过提供多个情境案例来确保有更多的机会获得成功或合格
		使用临床情境中的暂停来实施行为过程中的反思
进阶初学者	具有足够的临床实际经验，可开始模式识别	考虑包括数个有轻微差别的情境教案以达到比较或对比的目的
	应用分析推理和模式识别法来解决问题	从常见的教案开始，过渡到复杂的教案
	通常不能确立优先级别	教授课程内容多而引导较少
		使用临床情境中的暂停来实施行为过程中的反思或行为后反思
胜任者	拥有更加丰富的临床经验	考虑挑战一些临床相对少见的问题，并继续积累经验
	开始全面地考虑问题	平衡教授内容与引导的比例
	更多使用模式识别法来解决问题	鼓励自主性，可在复盘过程中采用自我反思
	采用分析推理解决不常见的和复杂的问题	
	感受到个人责任	
熟练掌握者	具有丰富的既往经验。从既往经验中得出的观点来解决几乎所有状况	继续增加复杂性的情境案例，如和家属的沟通、团队协作、授权和坚持
	能够全面的分析而不是"片面"地看待	讲授较少而引导更多
		从模拟教室中的经验中提炼出学习要点
专家	对于所有问题均有直觉的反应	利用技术性技能和非技术性技能保证学员持续应对挑战
	利用直觉来识别问题、做出应对和管理各种状况	鼓励学员模拟和复盘过程中讨论和指导
		培训学员促进引导和复盘

学员小组的人数、跨专业培训的合适的教辅人员、在合理的时间内提供适用于所有个体的训练频率以及完成课程所需的教学人员数量。根据社会学习理论的表述，并非所有个体都需参加模拟学习，仅是观察模拟事件的过程就可受益。通过分配一些特定的关注区域来引导学员进行观察，这种特殊考虑可使观察者更直接地融入学习过程[16]。

在设计项目前应确定好培训范围。对学生来说，教学人员可能被学生的年级、能够实施模拟教学的教学人员、遴选和培训进行胜任力评估的评分者所限制。在专业环境下，设计组必须考虑学员教育的制度政策（是强制性教育的部分还是学员付费学习），日程安排（有无特殊的日期或一天中的特定时间要避开？），时间跨度（处于监管目的，这些培训需要在一个特定日期内完成吗？）和场地设施（基于项目的培训目的，这些培训需要发生在真实现场还是模拟中心？）。由于这些界定或限制，设计小组必须进行头脑风暴来应对这些挑战，从而来实现培训的可行性、合适的培训时长，可完成的时间表，以及培训和评估计划。

最后，需要定义关键的需求或胜任力。确定是否有公认的认证机构[比如，美国的国家护理协

会（National League of Nursing），美国研究生医学教育认证委员会（Accreditation Council for Graduate Medical Education，ACGME），加拿大皇家外科学院（Royal College of Physicians and Surgeons of Canada，CanMEDS）]，或国内机构（home institution）已经阐释核心竞争力。上述的认证机构根据胜任力需求，列出了综合能力框架并且用知识、技能、态度（knowledge，skill，attitude，KSA）模式定义了不同层级学员的关键胜任力。回顾这些信息，从而决定基于模拟的训练中包含哪些胜任力。如果没有提前定义正式需求，设计小组必须列举出在培训中应该包含的胜任力。一旦整体的需求分析完成，设计小组开始启动特定的教学设计。

设计

设计阶段的第一步是描述目标，用以测量培训活动是否成功。目标是具体、可测量、可实现、结果明确并有时间限制的[17]。例如，对于初学者学员的目标描述：第四年的医学生在这一学年的前 6 个月通过模拟

培训将使用赛丁格（seldinger）技术进行中心静脉置管的能力提高 x%。对于跨专业的不同层级水平的学员（从初学者到专家级别）来说，目标可能是通过在中心静脉置管技术、团队合作、沟通等方面的综合模拟培训使得下一年中 ICU 病房中心静脉置管的感染率降低 20%。

下一步要明确具体的学习目标。学习目标反映的是培训课程对学员 KSA 方面带来的具体改变：你能否合理预见到学员在项目结束时了解了什么和能够做什么？在人文态度方面的改变哪些是你预期达到的目标？对每一个目标而言，应该包括的行为表现、一系列条件和一套标准。相对技能而言，知识和态度方面的学习目标更不容易被观察到。应该使用强的行为动词来表达学习目标。学习目标应该用强烈的具有行动力的动词记录下来（表 14.2）[18]。

表 14.2　**教学目标**[18]

维度		词语应用举例
知识	认知：学员应该知道什么？	确定，列举，回顾，总结，分类，描述，解释，计算，区分，推导，组成
技能	精神运动：学员能够做什么？	整理、创建、建造、设计、实施、显示、修理、操作、草拟、使用，执行
态度	情感：学员的价值所在？	致力于、挑战、讨论、争论、听从、证明、整合、判断、质疑、解决、组合

在设置了目标和主题之后，下一步是在多种学习理论，包括自我决策理论，经验学习理论和认知负荷理论基础上，选择一种教学策略。自我决策理论，是指学员要有自主学习的意愿，假设学员都能主动融入学习小组，自我感觉具备能力，感觉具有自主权。在所有基于模拟的培训之初，通过建立参加的规则，和维持保密性，创建一个安全的学习环境[19-20]。经验学习理论是指成年学员通过体验学习，并必须进入到一个持续的学习循环中，包括一个具体的体验（模拟），观察和思考的时间，抽象概念形成（引导性复盘），新情境下的测试或试验（二次模拟或进入真实环境）[21]。在这个循环中，尽管模拟和复盘规划得非常好，设计小组也可考虑做一些准备工作，提供一些教学信息，特别对于初学者，他们本身缺乏既往经验，学习更依赖于规则、条例和政策等。认知负荷理论是指为了达到有效的学习，学员在学习过程中的认知负荷应该保持最小化，因为短时记忆只能够保存有限的信息。准备工作与模拟内容的复杂程度都应该与学员水平相匹配，否则会出现内容过多而超过学员的认知负荷[19]。此外，在学员来到模拟实验室前，先提供给学员获取知识的工具，能让学员更好地独立地处理信息，并且可以将该知识运用在模拟中，避免将模拟教学做成在床旁灌输知识的通病。

设计教学策略的第二部分包括选择与学员水平相匹配的适当的模拟形式或模拟技术，以及能够实现主题目标的环境。模拟技术包括基于屏显的模拟、任务训练器、高级模拟人、真实的演员，以及复合模拟工具（整合了任务训练器的真实演员）。在上述的举例中，能够适合初学者进行中心静脉置管训练的工具是任务训练器。这项训练可以在模拟中心完成而不需要真实环境，因为它只是为了训练操作技术。初学者可以有时间、空间进行学习、练习，并应用分解步骤的方法逐步完成，排除了在真实环境下进行练习可能会出现的额外的复杂情况和干扰。如果跨专业的学员小组要学习如何在团队协作中保持中心静脉穿刺的无菌环境，设计小组可能需要一个任务训练器，引导学员进行原位模拟，当周围有很多物理障碍时如何保持中心静脉穿刺的无菌，这是临床存在的真实情况。

在实施模拟和复盘过程中，引导需根据学员水平不同而定。比如，初学者需要更多的指导，对引导的需求少。对初学者可以考虑脚手架模式。这种模式下，引导者对学员认知结构不足的地方提供支持[22]。运用脚手架模式的方法是提供专家示范在技能训练中直接传授。另一种方式是在使用高级模拟人的重要临床决策点上设置一个暂停阶段，引导者促进学员进行过程中的反馈[23]。在暂停阶段，引导者能够探究学员的心智模式，思维架构或思考过程。引导者通过构建自己的思考过程模式，向学员提供脚手架，使得学员能够创造新的心智模式。随后引导者能够教授或指导学员继续进行模拟。随着学员水平的提高，这些脚手架可以被重组或去除。有能力的学员，熟练掌握的学员和专家学员组需要较少的教学，更多的引导。这部分的设计没有任何暂停过程，随后的复盘，学员进行事终反馈并形成新的概念[24]。此外，课程可能包括练习或实践新知识的机会。这一步可以使学员多次练习操作技能或在复盘时发现新的理论并二次运行模拟情境。本书的另外章节（参见第 3 章）描述了复盘的多种方法。根据学员的水平选择合适的方法。

开发

完成课程设计后，应配置教学人员，模拟练习（参见第 2 章），复盘指导（参见第 3 章），和评估工具（参见第 7 章）。内容方面的专家，也可作为教学人员，先学习模拟教学设计、运行及复盘的艺术和科学。对于教学人员来说，对成人教育原则的整体把握相当重要，营造学员心理安全。此外，教学人员还应清楚如何设计模拟教学，无论单纯技术操作还是综合临床情境模拟，以及如何运行从而实现教学目标。最后，由于深度学习不可能仅凭经验就可进行，教学人员需要接受培训，学习如何进行复盘，以及在复盘过程中如何根据学员的水平进行相应的引导。比如，对初学者进行复盘的时候需要更多、更直接的教学方法；反之，有能力的学员，甚至是专家级别的，可能需要更多的引导性反思，发现其特定行为中的思维模式。一旦发现了一个思维模式，教学人员就能够在组内对该模式的多个方面引导讨论，从而引导更深入的学习。在本书另一章节介绍了教学人员的配置（参见第15章）。

一旦教学人员接受了足够的培训，他们就可以更好地融入到模拟练习的开发，从而实现教学目标。在课程开发过程的设计阶段需要确定学习目标，而在开发阶段，需要确定具体的目标和临床内容。选择合适的练习背景非常重要，因为其与经历建立了有意义的联系，并且推动知识、技能和练习之间的有机融合[19, 22]。练习背景能够并且应该在技能训练中确定，这样学员就可以理解技能应该在何时如何使用了。有人这样描述这一过程，"确定在特定的专业背景中所需的胜任力，这些胜任力的评估与学习者关键性临床行为的表现绑定起来，而这些关键性临床行为则定义了这个专业。这一串的能力被称为可信赖的专业活动（entrustable professional activities，EPA）。EPA要求学员不仅拥有知识、技能和态度，而且要求在临床环境中通过特殊事件运用以达到最好的结果[25-26]。因此，设计团队需要确定作为模拟场景基础的EPAs。这样能够

让学员不仅获得知识，还能获得在真实的临床情境中何时如何使用知识的识别力。例如对初学者来说，中心静脉置管的培训只是关注在操作步骤上，不需要临床环境的模拟，而对于跨专业小组来说，应包括在ICU病房的脓毒血症病人中放置中心静脉置管，并尽量保证无菌，同时还包括时间限制、无菌区域的准备，和必须的文书记录。

接下来，设计团队必须运用基于事件的培训方法（event-based approach to training，EBAT）来定义预期行为。对于不同专业水平来说，任何一个能力预期表现的列表可能看起来都不同。为了给这些行为创造机会，设计团队应该在在临床场景的设计剧本中植入这些表现的触发点（参见第2章）。触发点是给引导者为满足学习目标而提供关键事件的提示。表14.3中为举例说明在临床场景剧本中如何置入触发点。

预期行为和触发点的列表使教育者能建立一个可控的标准化学习经历。且易于结合观察测量工具，并有助于更好地开展复盘和评估。对成功的EBAT培训来说，设计团队将学习目标与触发点相匹配，定义可接受的观察行为或预期行为，撰写情境模拟剧本从而保证触发点全部都按计划运行。

设计团队可制定复盘指南，包括各阶段的复盘概述、叙述文本示例及问题示例。复盘指南或剧本能帮助新手教师有规可循引导学习过程，并保证所有的学习关键点都以标准方式实现（参见第3章）[27]。此外，指南的构建有两个目的：导师指南和评价教学人员复盘能力评估工具，确保经验学习、以有组织的方式进行复盘，为学员的表现提供反馈[28]。

表14.3　在情境脚本中设定触发点

教学目标	期待行为	触发点
新手 参与此次活动后，学习者将可以展示无菌留置中心静脉导管的各个步骤	新手 1. 手术衣和手套 2. 准备无菌区域 3. 手术部位的消毒 4. 确定合适的体表标志 5. 用赛丁格（Seldinger）技术完成中心静脉导管的留置	无
胜任者 参与此次活动后，学习者将可以做到如下事项： 1. 展示无菌留置中心静脉导管的各个步骤 2. 坚持整个团队都要对于违反无菌原则的行为保持足够的警惕	胜任者 1. 手术袍和手套 2. 准备无菌区域 3. 实施操作前的暂停核对（time-out） 4. 手术部位的消毒 5. 确定合适的体表标志 6. 利用赛丁格（Seldinger）技术完成中心静脉导管留置 7. 确定那些违反无菌原则的行为并让整个团队都保持警惕	指导老师应该能够做到下列事项： 1. 鼓励学习者尽快开始操作 2. 放置静脉导管时跨越了无菌区域从而使无菌区域被污染

运行

课程应试运行并不断改善。试运行的目的是为教学人员提供机会发现测试课程以及模拟教学是否可运行、是否有改善空间。教学人员应创建安全有效的环境，试用每一个任务训练器，练习使用情境模版去诱发触发点，并使用复盘指南复盘。试运行可包括愿意参与并提供反馈的其他教学人员或一部分目标学员，从而进一步完善课程。在试运行中，设计团队可决定该模拟是否允许教学人员进行适当的观察和评估这些预定义的胜任力、复盘指南是否能够恰当地推动这些关于胜任力的讨论。经过试运行之后，准备工作、模拟练习以及引导的指南应再次修订并且尽可能再次试运行。

评估

课程开发的最后阶段是评估。评估项目应包括学员的表现（此部分本书下一章将详细描述），以及教育项目的有效性。评估计划应该与课程开发过程一同制定，理想情况下，在运行教案前应该收集、分析和回顾数据，并且贯穿整个教案的过程，从而指导学员、教学人员和设计团队进行持续性的改进和提高[9]。

目前有几种评估类型，包括形成性评价和终结性评价。形成性评价对应的是预先定义的能力，需要在培训过程的每一个阶段中进行评估，目的是确认培训过程中学员和项目相应改善的地方。终结性评价关注判断个体在某项特定技能中的胜任力或者是否达到一个里程碑。项目的终结性评价可能会决定项目是否已经产生影响，以及是否分配资源将该项目继续运行下去[9]。

Kirkpatrick 描述了培训项目评估的四个层次：第一层 - 反应，第二层 - 学习，第三层 - 行为，第四层 - 结局（表 14.4）[29]。第一层测量学员如何对培训做出反应和帮助确定课程题目，以免在总课程中遗漏。这一步可通过一个事件后的调查问卷或专题小组讨论的形式完成。第二层测量学员在培训过程中实际学习到什么。为了测量学习结果，应在培训前和培训后使用 KSA 进行测量，可通过在模拟或书面测试中观察预期行为来完成。培训前后的评估测量都是很有价值的。第三层评价描述的是学员在培训后行为是如何改变的，以及学员是否能够运用他们所学的东西。测量表现需要长时间的观察，可在真实的临床环境中或在模拟教学实验室中完成。在情境设计过程中应包括观察

工具，且包括每个学习目标的关键预期行为。最后，第四层测量培训的影响力，使用上述的问题和目标来表明（见第 7 章）。

表 14.4 评价教育成果的 kirkapatrick 适应层次[29]（授权转载）

层次 1	反应评估	涵盖学习者对于学习体验的观点，包括课程组织、讲解、内容、教学方法以及教学组织、材料及教学质量等方面
层次 2a	学习评估：态度/认知的变化	态度/认知的变化——这部分的观察指标是各个参与小组间对于干预/模拟的相互态度或认知方面发生改变的相关结局
层次 2b	学习评估：知识或技能的改进	知识或技能的改进——对于知识，这主要是关于概念、操作和原则的掌握；对于技能，这主要意味着思考/解决问题、精神运动和社交技能的掌握
层次 3	行为评估	记录学员将所学应用到实际工作中或对于新的知识和技能应用的意愿
层次 4a	成果评估：专业实践的变化	组织性实践的变化——在有组织性的医疗过程中带来的更大范围的改变，可归功于一个教育项目
层次 4b	病人获益	直接由教育项目带来的涉及病人/客户健康和幸福的任何改善

项目的评估对教学过程来说是关键的，但是其测量又是有挑战性的。由于时间和资源的限制，以及在实际临床环境中的持续学习，很难而且通常也无法决定，教育干预如何影响了临床结局、病人安全结局或经济学效应。基于胜任力的医学教育（competency-based medical education，CBME）教育者们能够更为客观地注意到，他们的项目对学习的影响以及将学习应用模拟环境和随后的实际临床环境中。

通过模拟来实现基于胜任力的教学

CBE 在过去的几年里呈现相当不错的发展势头，可能被证实是推动全球医学教育转化的催化剂。CBE 可以被概念化为"在一个或多个医学胜任力中，定位于某个固定水平能力的医学专业教育"[30]。这一描

述有赖于从医学院临床前阶段到临床工作医务人员间的持续发展。根本上来说,CBE 的目标是使毕业生从进入临床医学院到退休时,都能提供高水平的医疗服务。传统的培训模式远远缺乏对此目标的考虑,导致不同医疗系统中仍有大量可避免错误的发生[31-33]。尽管这些错误不能完全归于个人因素(一大部分是由于工作的团队或系统所致),也确实存在由于临床培训所在机构不同而导致病人结局的不同[34],这一结果提示可以通过基于胜任力的教学来提高医疗水平。CBE 关注于围绕胜任力的可计量性和课程结局,推动以学员为中心并不再强调基于时间的课程设计[35]。胜任力需要通过一系列里程碑式的活动或 EPA 来证明[25-26]。举个例子,医学领域与社会间存在社会契约,医师在社会中拥有地位和尊重,被授予特权能够自我规范他们的专业,并且薪酬不菲,作为交换,他们需要承诺提供称职的,无私的和道德的服务以满足个体和社会的需求[36]。多个备受瞩目的案例已经反映出,医学是如何在这个潜在的协议下来提高其表现的[37-38]。

运用 CBE 的本质是采用一个胜任力评价的框架例如 CanMEDs[39],ACGME 胜任力[40],和 ScottishDoctor[41]。这些框架各不相同,要根据当地环境的需求进行选择,它们都是在医学知识 / 专业上进行的延展,包括类似沟通、合作,这一点与 SBE 一致,特别是它被运用于危机资源管理或团队训练中(参见第 4 章)。另外,SBE 保证能够支持技能的开发,并且能保证受训者在病人身上实施复杂操作前展现出基本的胜任力,从而降低并发症和医疗花费[42-43]。这一基本的模拟训练可加速临床环境中专业能力的提升,从而为医院系统运行的最优化提供可能(比如节省昂贵的手术室时间)[44]。以模拟为基础的教学的间接效应可能影响了学习环境,并提高学习者技能获取的能力,这些学员实际上不一定参加了模拟培训[45]。

在当前的医学教育模式下,本科生教育、毕业后教育(指医学方面)和 CPD 各成体系,这一模式关注学员在当前阶段的培训任务,而忽略了反思和终生学习技巧的开发,而这两种能力对提高其今后的实践能力至关重要并且是长久影响的。医学科学发展迅速,因此需要更多的投入来支持医疗工作者及时将获得新知识来运用到其实际工作中[46]。CPD 方面的文献证据显示,当 CPD 活动互动性强,运用多种方法以及更公开时,医师的表现和医疗结局改善就会更持久,而且更聚焦在医师认为重要的事件上[47]。设计良好的 SBE 具备这个能力来满足许多这样的标准,从而成为 CPD 的一个重要部分。有些新的授课方法,例如在没有一个正式的复盘导师时进行复盘,可能帮助我们把更多的模拟整合到 CPD 课程设置中[48]。

在过去 5 年里已经开了 2 次国际 CBE 合作峰会(2009 年和 2013 年),都有很好的学术和实践产出[49]。CBE 的运行已经在多个地区多个专业中进行,未来还会有几个其他的计划进入到 CBE 模式中[49]。SBE 和 CBE 能够很好的结合起来是因为模拟教学允许专家反馈,允许技能提高中所需要的难点的重复练习,以及课程的整合[3]。

基于胜任力的教育需要改变评价模式

CBE 需要在我们现行的评价方法上做出重大改动,应从概念上认识到评价是教学设计的一部分,要从为了评价而评价的观念转变成为了学习而评价[50]。这里需要强调一种强有力的、程序化的评价方式,这种评价理论上来说关注基于工作场所的形成性评价,而不是孤立的高影响力即时总结性考试。这并不意味着总结性考试没有用处,它对于预测未来病人的预后是有用的,而是低影响力、高频的评价对于持续性的学习来说更有价值[51]。要达到米勒(miller)金字塔的顶尖层"做"(图 14.2)只能够在临床环境中完成,但模拟可以达到"表现"层次,而且作为评价项目的一部分是有帮助的,能够基于医务人员的总体胜任力形成判断[52]。

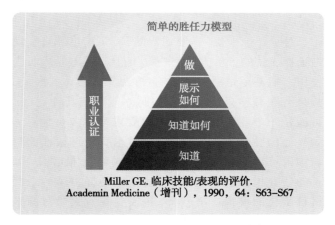

图 14.2　米勒评价框架(授权转载[52])

为了提高教学和评价的质量,模拟教学者曾经很关注于推动高仿真培训。但是在模拟界,如何定义和确定仿真度是个问题。我们可能因此受益于功能任务的契合(模拟器的功能属性与任务的功能需求之间的契合),基于模拟的评估(simulation-based assessment, SBA)是十分适合学员展示他们的操作[53]。最后,胜任力的判断需要依靠集体,运用集体的智慧(比如胜任力委员会),将多种情形下,多个评价者使用多种工具获得的多个评价结果整合起来,帮助判断学员的胜任力并且做出进一步的决定。主观评价和叙述性的描述也可以是评价项目中重要的一部分[54]。认为主观评价意味着偏倚和不公平的想法是站不住脚的（尽管偏倚和不公平确实会发生——当使用客观的测量方法时它们也可能发生）。就像在临床情境下，使用合适的能够打分的评估方法可降低人为判断的误差（比如格拉斯哥昏迷评分 3 分对于每个评分者来说意义都是唯一确定的），但也有其他的情况下，更全面的描述更有助于判断（如不能简单地使用死亡风险评分[如死亡率儿童指数 2（Pediatric Index of Mortality 2，PIM2）来转运儿科 ICU 的病人，而是需要更多细节性的、叙述性的表述来作出重要的判断和决定]。

应持续对评价项目的可实现性、有效性、可接受度以及花费（包括金钱的和相关资源）进行评价，并通过教育影响和催化效应来判断评价项目，这些教育影响和催化效应表现为结果和反馈能够创造、强化和支持教学[55]。当然评价需要持续、频繁地进行；需要一个参考标准以推动学员实现质的提升[56]。从这个角度看，SBE 对 CBE 非常重要，可以实现临床少发事件相关能力的质的提升，而如果他们没有事先经过评价就进入临床工作的话，对病人而言风险极大。SBE 和催化效果是非常积极的，但今后要开展的工作包括如何最佳地保持一个安全的学习环境，让学员和教学人员能够在犯错误时依然感到舒适，并且能够从错误中学习经验。

对于评价来说，需要稳健的、有可信度和可实现性证据支持的评价方法 / 工具，而且培养教学人员去使用它们甚至是更加关键的（参见第 7 章）。评价工具只有在教学人员使用它们时才能体现其优点，这可能是一个良机——医学专家要求教学人员学习一套核心的胜任力评价方法，同时也有经过认证的培训项目可以提供关于评价方面的持续专业培训[57]。正如研究模拟教学的学者所说，即便提供了一个严格规范化的模拟情境教案，也需要花费大量时间来让评估者达到标准化[48]。工作场景下的评价更加复杂，很难让打分标准化，因为个案运行时存在许多变异，且需要临床监督者能理解其复杂性和评价的基本心理测试学。只有在经过评分培训以及足够样本的评分测试后才能实现评价的可信度（例如，内容方面的特异性不应该过度信赖于单一的案例）。此外，还可能存在评价内容的范围限制，教学人员在他们能够更准确评价高年资同事之前需要提高他们自己的知识和技能（例如，近十年来病人安全性是医学教育的重要部分，但很多既往参与培训的医师对这方面规范的知识了解甚少，不知道如何去教授和评价）。见表 14.5。

表 14.5　基于胜任力教育的评价

关键点
评价需要程序化的多次观察，由多个观察者完成，在不同的时间应用不同的评价工具完成
评价的焦点要关注米勒模型的"做"的层面。模拟有助于评价"展示如何"的层面，特别是一些临床少见的情况，有助于确保学员在真正的临床实践中接触真实病人之前能够具备基本能力
需要特别强调是为了学习而评价，而不是仅仅关注评价
对师资进行评价方面的培训并支持师资实施评价策略对于 CBE 至关重要
当学员在培训过程中从一个层级进阶至下一个层级时，应收集所有能力的综合表现来决定是否可以进阶
评价策略应支持学员在学习方面的自我反省，使他们对于自己将来作为临床专业人员的职业发展负责
对学员进行叙述性描述，比单纯依赖分数对学习的支持作用更强。此外，主观评估的反思性运用可能会对专家判断表现更有价值

CBE：基于岗位胜任力的教育。

继续职业发展和基于胜任力的模拟教育的挑战

继续职业发展的挑战

对于 SBE 在提高医疗质量方面的可行性和有效性仍然存在许多疑虑。SBE 用于 CPD 所面临的诸多挑战仍显而易见[58]。尽管有越来越多的证据表明，讲座和集中的 CPD 课程对于长期的知识和技能提升效果不好，但目前仍是多数人喜欢的方法。尽管尝试去创造安全的学习环境，但模拟活动会产生一些焦虑。揭露缺陷是许多高年资医务人员存在的普遍问题，甚至阻碍其积极参与。至于不愿意加入到跨专业学习的原因，可能是由于传统教学模式中很难满足不同水平学习人员的目标。SBE 通过模拟真实的工作环境尽量让这些学员能够融入学习，尽管如此，但被 CPD 接受的速度还是很慢。最后，SBE 要求教学者具备案例准备、引导和复盘的专业知识。具备这些知识的教学人员数量有限，且需要在课前花费时间对此备课，都成为运行 CPD 项目的障碍，特别是在一些规模小的教学中心。表 14.6 列举了这些障碍并提供了可能的解决方法，从而帮助在 CPD 中运用 SBE。

表 14.6　**继续职业发展（CPD）的障碍和解决办法**

障碍	潜在的解决办法
讲座和课程	循证，注重结果的教育模式建议使用 SBE
模拟焦虑	学习者的隐私保护 教育者需要精通没有威胁性的复盘方法
跨专业学习	培训团队使用模拟 用计划和流程支持团队工作，要想取得高质量的效果，需要弘扬机构文化
缺少模拟教育专家	推进师资培训 设置模拟方面的研究员职位

SBE：模拟教育。

基于胜任力的模拟教育的挑战

从根本上来说，相比较传统教学方式如讲座、课程、工作坊等，SBE 是有很多优点的教学工具[2]。但是，它不能独立工作，需要融入到一个课程体系中，以达到各专业管理机构制定的胜任力或学习目标。

同时，SBE 正在健康发展，CBE 正在成为职业医学教育中的新范式。许多专家开始接受它的理论优势：关注结局，强调来自社会需求的能力而不仅仅是知识，不再强调基于时间的培训，以及推动以学员为中心的培训以实现里程碑式的目标[35]。尽管有这么多优点，担忧仍然存在。确定全面、详尽的学习目标，对于医学教育者来说是个挑战。另外诸多的胜任力列表使学员怯场，胜任力变成一系列任务，而不是真正成就医务工作者的工具。另一个担忧是，学员可能更关注实现既定的目标，仅仅是"跨过障碍"，达到"及格"标准而不追求"优秀"。学员不同阶段的时间安排也可能带来后勤管理方面的挑战，因为他们还要平衡临床工作需求。尽管大多数学员都会在差不多的时间里完成培训，这点同传统课程一样，但还有部分学员可能需要更长的时间，这就需要增加培训资源的投入[35]。这些项目中嵌入的模拟培训是比较昂贵的，此外还需要教育专家的加入，而教育专家本身就是稀缺资源。最后，正如之前强调的，需要将评价工具和过程优化升级为"更持续、更频繁的，基于标准的，可发展的，可能的话是基于工作的……，在对学员进步作出判断时，需要包含集体智慧的评价过程"[56]。

结论

高影响力考试

SBE 越来越多用于终结性目标[59]。这些高影响决策包括通过项目考核、获得证书或者执照，证书的

复审。比起传统的知识测评，SBE 完美契合胜任力的测评。组织机构比如美国毕业后医学教育认证委员会（Accreditation Council for Graduate Medical Education，ACGME）和加拿大皇家内外科医师学会（Royal College of Physicians and Surgeons of Canada，RCPSC）要求针对技能定制测试，以最大程度地模拟真实的临床行为[4]。ACGME/ 美国医学专业委员会（American Board of Medical Specialties，ABMS）的 6 个核心胜任力和 RCPSC 的 7 个 CANMEDs 角色的评估，能够很容易通过模拟环境实现。在很多专业里，已经开始使用 SBE 作为终结性测试的工具。例如，使用模拟完成颈动脉支架的置入，从培训到通过考试获得证书，都在模拟中完成[60]。在高影响力测试中使用模拟，也用于麻醉、外科和内科专业[61]。

SBA 也用于证书的定期复审。许多专业要求证书需要定期复审（ABMS）或集中进行数小时的培训（RCPSC）来保持认证资质。要保证这些学习活动能够反映出为病人提供医疗服务的胜任力，而不只是获得知识，这种压力导致教育者更多地在这些项目中使用模拟[62]。已有文献描述了在麻醉和外科专业中使用模拟进行证书的复审[63]。在加拿大，作为认证项目的一部分，RCPSC 承认并为学习活动授予学分。例如，参加一个会议，每小时 1 学分，读一篇专业文献，每篇 1 学分。相对应的，学员可以在认可的、评价驱动的模拟教学中每小时获得 3 个学分[64]。

尽管 SBA 已经被大量使用，挑战依然存在。最常见的是课程很难与评估相匹配。"评估引导教学"的概念应该成为全面的、标准化的 SBE 课程发展的动力。SBA 评分策略必需稳健并且可达到极高的信度和效度。临床领域的专家（内容专家），模拟，和测量工具全都是高影响力测试的重要元素。SBA 的评分者是要有资格的，需要适当培训相关的评分规则，并强调评分者之间的一致性[59]。SBA 是一套昂贵的方法，必须得到专业委员会和监管委员会的支持，他们应认识到为了病人安全，值得投入。

全国的 / 共享课程的作用

至今，模拟项目的建立仍有随意性。模拟课程都是当地开发的，依赖于有模拟经验教学者，依赖于模拟实验室和设备的质量，以及参与者的参与情况。典型情况下，这些课程都是作为教学课程中其他内容的附加内容而存在。因此，我们一直在推动制定以学员为中心的课程，这些课程涵盖了经认可培训项目的核心胜任力。在院校医学教育的例子：计划将灾难管理和基于模拟的儿科临床技能整合到课程中[65-66]。在毕业后医学教育方面，许多中心都已经开发与评估标准化的模拟课程。类似的例子还包括儿科、外科、急诊医学

和儿科急诊医学[67]。尽管近期都尝试开发模拟教学课程，但从国家层面或国际层面上来说对于标准化课程的接受度仍然是不足的。不过，情况有可能改变。最近，加拿大儿科急诊医师开发了全国的标准化模拟课程[68]。此外，一个儿科住院医师项目的模拟课程正在开发，而同时麻醉专业的项目也正在向 CBE 的方向迈进，将模拟加入到他们的课程和评估过程中。假以时日，SBE 就会成为培训和 CPD 项目不可或缺的组成部分。

（译者　刘继海）

参考文献

第 15 章

跨专业教育

15

本章要点

1. 跨专业教育（interprofessional education，IPE）是指团队中两个或两个以上的成员来自不同专业，共同完成学习任务，IPE 是相互之间彼此共同学习，目的是促进医疗合作和 / 或交接能力。
2. 医学模拟教育与复盘相结合可以为跨专业团队提供学习经验，使所有学员切实做到相互之间彼此共同学习。
3. 运用模拟教学进行有效的 IPE 需要良好的远见和计划，在实施教学、复盘和评估基于模拟的 IPE（simulation-based IPE，SimBIE）时可应用一些技巧克服挑战。
4. 复盘是跨学科训练中最能学到技能的阶段。
5. 儿科进行模拟教学为基础的 IPE 需要预先计划，才能在训练中提升跨专业团队技能，应避免计划不良的模拟。

引言

回顾医学发展，不难发现医学学科分化是向着专科化前进的。如今，在复杂程度越来越高的医疗过程中，专业化促使知识和技能的不断精进。但专业化和分散化导致了一些欠缺，随着时间推移欠缺逐渐加深，对一些病人的预后造成负面影响。学科分化和专业化的结果造成了医疗过程分裂，并且随着时间推移逐渐加深，对病人转归产生了负面影响。学科分化的负面结局进而加深了对信息统一、交流能力的需求，因此需要相互合作[1]。

临床医师、病人安全质控者和教育者一直在寻找能够有助于达到医疗合作目标的有效方法。这些努力遇到了很多挑战，而这些挑战引出了 IPE 新的重心，成为通往更加有效和高效医疗的方法，最终使病人更加安全。IPE 的定义为成员之间相互、共同学习，了解对方，以促进跨学科合作和改善病人转归[2]。IPE 能够：

1. 发展分享知识和协作技能的能力。

2. 使学员具备团队协作的胜任力。
3. 整合课程。
4. 整合新技能和知识。
5. 使跨学科交流更平和。
6. 生成新角色。
7. 促进跨学科研究。
8. 促进教学机构和科研机构的相互理解和合作。
9. 根据需求集体审议分配资源。
10. 确保课程设计的一致性[2]。
11. 协助形成系统流程、跨专业临床指南和程序。

模拟医学随着病人质量和安全的提高而同步发展，并且成为越来越多团队训练的平台，包括培训团队技能和交流技能（详见第 5 章）。在汲取了航空领域、危机资源管理（crisis resource management，CRM）训练、核心能力训练、组织行为、商业管理和病人安全性（见第 4 章）的经验后，医学模拟教学近年取得了一定进步。与这些领域相同，医学团队训练也探索出了许多有价值的促进跨学科协作的领域。由于在相应环境中学习产生的价值，模拟教学越来越多地成为 IPE 最受欢迎的学习平台[1]，也一直在不断磨合改善。本章将以儿科医师为中心，为模拟教育者提供 IPE 模拟培训相关知识，特别是如何克服培训中遇到的困难。

模拟和跨专业教育文献中的分歧

对模拟和 IPE 文献进行分析检查（比如：审辩式思维和荟萃分析）后发现了一些相似的分歧，这些分歧使我们难以分辨对跨学科学习有积极影响和负面影响的因素[3-18]。这些常见的分歧包括：

1. 缺乏统一的语言。
2. 缺乏概念模型 / 框架。
3. 缺乏理论基础指导项目发展。
4. 太多不可预测因素使教学和科研方法缺乏严谨性。
5. 评估缺乏效度和信度。

这些分歧正是教育者设计模拟教学提高 IPE 面临的挑战。由于这些分歧，本章将作为模拟教育者的指南来提供统一的语言、概念模型、教育者可用的理论和实施教学活动中需要考虑的因素（具体为如何发展、实践、汇报和评估跨专业模拟教学，IPsim）、报告框架以及未来研究的领域。

确立统一的语言

人类交流依靠名字。为了建立并维持相同的理解我们使用了名称。医学模拟和 IPE 具有广泛的创造性。全世界的项目和组织不断创造新的方法和各自的专业术语[19]。这会形成相互脱节的群体，这些群体不能理解其他群体的工作和发现，而且常常对其他专业的名词有自己的理解。

统一的语言对于知识的发展以及讨论都是必不可少的。在尝试减少来自不同地区、专业和机构的术语的同时，建议使用表格中的一些重点词语和定义（表 15.1）。这些词语和定义来自于该领域的标记文并且被现今的词典编纂者确认[20-24]。

通过模拟方式加强的跨专业教育概念模型

概念模型有助于提供清晰的理解，可以作为课程发展的指导方式。我们提供了一种可以帮助理解该领域的模型（图 15.1）[26]。此章节中我们同时提供了一个效度高、可靠的和可测量的 SimBIE 模型，也介绍了如何应用该模型（图 15.2）。

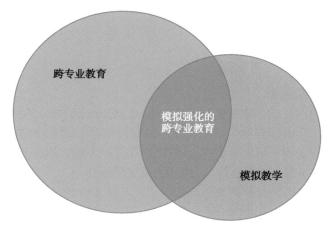

图 15.1　模拟强化的跨专业教育（IPE）的区域（经许可引用）[26]

表 15.1　通过模拟方式强化的跨专业教育方式列举

项目	说明
危机资源管理（crisis resource management，CRM）	是一种医疗机构进行危机状况管理的方法，强调沟通技能的培养。最初产生于航空业，所以也称为空中乘务人员资源管理。CRM 强调在高风险、高压力环境中人的因素的作用，例如疲劳、感知错误，以及不同的管理方式和组织文化的影响[20-21]
跨学科学习（interdisciplinary learning，IDL）	涉及整合两个或更多学科的专业知识，通过围绕每个学科的学习，检验各学科的基础知识[22]
跨专业教育（IPE）	是两种或更多专业通过互相学习，促进合作及提高医疗质量[23]。它是主动地跨专业学习，并从跨专业合作中收获专业知识[24]"正式的跨专业教育"的目标是促进合作和改善医疗质量，因此，是主动的教育和实践，将不同专业的人聚集到跨专业学习中。跨专业教育课程的设置就是为达到这一目标。"[24]"非正式或者偶然的跨专业教育"是指在从业人员或学生中非计划的学习，是非专业或多专业的跨专业课程。它从开始缺乏跨专业教育的意图，所以，虽然此后参与者们有相互学习，但许多这样的学习是未被注意的或者仅在对学习的反思中被认识到[24]
跨专业学习（interprofessional learning，IPL）	是在两个或者多个专业的成员（或学生）之间互动产生的学习。这可能是跨专业教育的产物，或自发地发生在工作场所或教育环境中（例如，偶然的跨专业教育）[24]
跨专业体系	是"各专业人士相互尊重、信任和支持的有效整合"。共同的目标是把他们各自的技能和知识塑造成共同的责任和意识，是通过学习沟通、解决问题、解决冲突和进行评估的过程[25]
专业内	是同一专业内的个体之间的活动，具有类似或者不同专长或实践水平（例如外科医师和急诊医师；护士和实习护士；以及住院医师和内科医师）
多学科（multidisciplinary，MD）	包括将有不同观点的专业人士聚在一起提供对特定问题的更广泛理解[22]
多专业教育（multiprofessional education，MPE）	是指当两个或多个专业的成员（或学生）在一起学习，换句话说，平行学习而不是交互式学习。也称为共同学习或共享学习
模拟强化的 IPE	是指在 IPE 教育中应用模拟教学方法。基于模拟的跨专业教育（SimBIE）是以跨专业学习为目标创建的模拟，来自两个或更多专业的学生在模拟过程中彼此学习、相互了解；而跨专业模拟（interprofessional simulations，IPsim）以临床、诊断为中心或以任务为中心制定学习目标，学生来自两个或多个专业共同参与模拟，在模拟过程中平行学习，并不需要相互依赖[25]
跨学科	是跨越多种学科界限，旨在创造一种整体发展的方法，并试图克服个别学科的局限，形成一个跨越学科界限的团队，从而最大限度地促进团队成员之间交流、互动和合作[24]
单专业教育	是指来自一个专业的成员（或学生）在一起学习[22, 24]

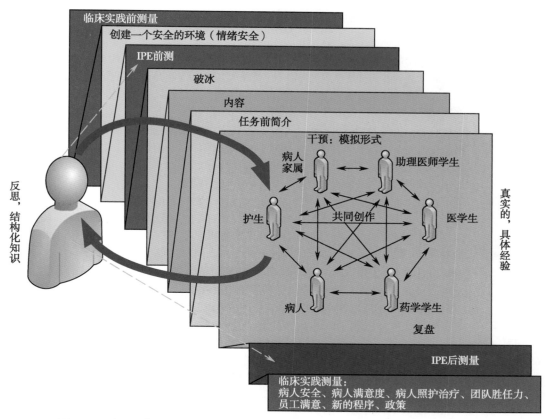

图 15.2　助理医师（physician assistant，PA）模拟强化的跨专业教育（IPE）的实施模型
（经许可转载[3]）

通过模拟方式加强的跨专业教育

　　SBE 是 IPE 的一种教学方法，也逐渐成为医学健康教育中备受青睐的教学方法。IPE 是 SBE 的用途之一。如图 15.1 所示，通过模拟方式加强的 IPE 是将两种科学合并为一个领域。

　　使模拟培训成为更加具有吸引力的 IPE 教学方法要素包含：①提供保证真实病人安全的环境；②可以进行临床上缺乏操作机会的技能练习；③提供真实的体验；④学员能够更好地参与和主动学习；⑤刻意练习；⑥提供标准化的学习体验。与其他的 IPE 学习活动相比较，为了达到跨学科教育的教学目标，模拟培训更加有效，其原因是：模拟培训更加真实，融入更多练习，有复盘和反思，增加了学员的参与程度，与真实经验息息相关，培养相互合作，建立安全的环境，提供反馈的机会，及时的反馈，沉浸式的学习体验，学习相互沟通的架构和情感体验[25]。

相关的理论框架

　　正在进行的研究和刊物为模拟强化 IPE 奠定了基础，有许多教学理论可作为发展的工具。理解模拟活动和 IPE 的常用理论，使教育工作者更深入理解这两个领域的目的和好处。这将指导教育工作者想办法创建有效和高质量的模拟强化 IPE。这些教育理论来自专家们多年的经验积累和反思。用理论指导实践，创造出有依据和充满智慧的教学方法[27]。医学模拟相关的理论框架见表 15.2（更多背景见 Morrison 和 Deckers[36]）。IPE 相关理论架构见表 15.3，更多信息见跨专业医疗杂志，理论特刊（*The Journal of Interprofessional Care*，Theoretical Special Issue 27[48]）。

表 15.2 医学模拟相关理论框架

理论	描述
成人学习[28]	成人教育法是成人学习的方法。诺里斯(Knowles)列出了六个激发成人学习兴趣的假说,分别是:①成人需要了解为什么学习和学什么;②成人需要参与学习计划和教育抉择的选择(自我主导);③成人会在讨论中带入大量个人经验;④成人对与自己的生活相关的内容会十分感兴趣;⑤成人在以问题为核心时学得最好;⑥成人学习是内在驱动的[28]
体验式学习[29-30]	库伯(Kolb)和弗莱伊(Fry)总结了 Dewey、Lewin 和 Piaget 的工作,开发了一种学习模式,将学习概念化为一个过程[29]。该模式包括四个元素的循环:体验(比如:工作、真实社会体验、模拟),反思(比如:对特定行为的反思);概念化(比如:分析、理解什么导致了这样的行为和结果);实验(比如:计划和执行)。此模式突出复盘在 SBE 中的关键作用[30]
情境式学习[31]	列夫(Lave)和威戈(Wenger)描述了在技术或知识如何应用的背景下共同创造知识的过程[31]。情境学习理论还包括一个具体的体验(即模拟)和对体验的反思性观察(即复盘)。学习的内容情境化。这种对情境的深入理解是学习者理解情境和意义的方法。这种动态视角为复盘提供了大量的内容,并且也说明了学习的过程是在不同学员之间的交流、互动中完成
反思训练[32-33]	舍恩(Schon)的工作描述了如何通过对行为和价值的分析、理解来创造新的方法。复盘过程中,反思有两种类型:在行动中的反思(即在模拟过程中)和反思行动(即在模拟之后)[32]。汤普森(Thompson)和帕斯卡(Pascal)还指出[33],复盘过程还包括第三种反思:为行动反思(即如何在新的实践或在下一个模拟中应用新的方法)
刻意练习[34-35]	艾瑞森(Ericsson)概括了能优化学习和表现的刻意练习的基本组成部分,包括改善任务的内部驱动力、建立在前期经验、技能和知识的基础上、即时反馈表现和重复任务[34]。他强调医学生需要进行模拟实践,有助于今后真实医疗行为的计划与实践向着精熟更进一步,因此需要及时反馈[35]。通过仔细地规划和有技巧地引导,模拟与复盘有助于满足这一需求

表 15.3 跨专业教育相关的理论构架

理论	描述
心理动力理论[37]	拜昂(Bion)提出了心理动力的观点,学习依赖于培养团队间或团队内行为的关键意识[37]
接触假设/理论[38]	奥尔坡特(Allport)认为接触会改变专业之间的偏见和固定印象,从而改良专业群体之间的关系[38]
身份理论[39-41]	在社交身份理论中,泰菲尔(Tajfel)和特纳(Turner)认为我们的身份来自于我们所在的社会群体,相比其他群体,我们更能积极认识与理解自身所在的群体[39]。特纳探索自我分类理论作为社会身份理论的扩展[40]。布朗等关注现实冲突理论中的群体目标,通过态度和行为来确定每个群体的目标[41]
实践理论	布尔迪厄(Bourdieu)描述了如何通过一种文化获得职业认同,以及每个职业如何拥有自己的文化资本。在这一理论下,IPE 应该是一种共同的、长期的、一致的经历[42]
情境式学习[29]	如表 15.2 描述。莱弗和威戈(Lave and Wenger)用实践共同体的概念补充情境学习。在 IPE 的学习中应该包括同一成员对事件的观点和贡献[29]
社会学观点	社会学领域有许多社会理论可以解释职业如何在社会化过程中形成每个人的价值观和思维模式以及随之而来的行为
普遍系统理论[43]	冯•贝塔朗菲(Von Bertalanffy)认为考虑到每个专业的复杂性,应改变传统仅聚焦于专业和政策,而应审视全部个人-社团-环境。因果关系是相互依存的,这一理论试图统一每个专业如何将他们的工作与所有相关组件的需求联系起来[43]
组织理论[44]	森格(Senge)描述了培养学习、创造探究文化的环境。一个充满尊重、主动、创新、持续、改变和重构交替的环境支持这种探究文化[44]
活动理论[45]	恩格斯托姆(Engestrom)专注于理解和干预互动,微观(个人)和宏观(社区规则)关系的变化。这需要共同活动[45]
复杂理论[46]	弗雷泽和格林哈尔希(Fraser and Greenhalgh)说明了在组织、专业和学员之中不可预知、复杂的、自适应的原因,学习发生在熟悉和陌生的任务、环境中,多个弥补措施会更有效地解决每个复杂性[46]
转化学习理论[47]	转化学习是成人学习的一个分支(见表 15.2)。梅齐罗(Mezirow)描述了转化学习的 10 个步骤,为在复杂环境中开发最佳团队表现所需的技能提供指导[47]

SimBIE 需要考虑的因素：开发、实施、复盘、课程评估

虽然全球的教育者一致认同有必要将模拟医学（healthcare simulation, HCS）用于跨专业教育，问题在于如何做。正如预料到的，这门科学的教育理论尚处于新生阶段，许多教育工作者对 IPE 或者 SBE 的知识不自信。现在的模拟和 IPE 教育工作者都是发展这一教育科学的先驱者。

近年来，许多教学项目已经成功的进行了团队训练并发表了研究结果，然而，每个项目中都有一些无法解释的导致成败的因素（比如教育者、学员、模拟项目的特征）[3]。本章中推荐的成功项目皆是来源于作者经验总结，可帮助教师们开发自己的模拟强化的 IPE 项目。读者可以深入了解开发模拟强化的 IPE 项目，但开发模拟强化 IPE 的技能和知识要在创建、实施和评估活动的过程中获得。通过这些体验，人们可以理解在他们自己特定的组织文化中支持或反对 IPE 的独特因素。

请回忆表 15.1 中 IPsim 和 SimBIE 的区别。IPsim 可以通过重新创建一个实际的涉及不同专业的临床事件，同时制定他们特定的专业目标。许多这样的模拟教学活动涉及的教学目标为混合各自专科的临床目标。但是这种教学过程是不能保证进行跨专业学习的。和 IPsim 不同，SimBIE 模拟是基于跨专业目标（有效的跨专业协作和实践所需的能力），且有跨职业机会（例如，沟通或挑战性的沟通）并且融入并促进整个模拟过程[例如，通过融入式模拟提供者（ESP）/同盟者]。这样的模拟教学案例发展是以跨学科为重点。为了更好地达到教学目标，本章节中我们将聚焦在儿科 SimBIE 的教案开发上，展示如何开发、实施和评估模拟教案。为了区分用词，本章将模拟强化 IPE 定义为任何为 IPE 进行的模拟培训的统称，而 SimBIE 是融入体验性活动的跨专业目标的模拟。

开发 SimBIE

进行需求评估

在开发模拟强化 IPE 时，需要进行评估。解决确切需求的教育更容易成功获得支持（如机构和基金），同时影响更加显著。需求评估的结果可以作为模拟强化 IPE 的目的或目标。需求可以从宏观、中观和微观层面上识别（图 15.3）。

在宏观层面，专业团体认同社会和职业的需要。越来越多的专业团体认识到需要促进和发展专业间合作的能力。外部资金通常会提供给这样的团体。团队能力是由国际和国家、专业和跨专业委员会制定的[49-51]，可以用作构建模拟体验的目标。

规划能力、认证机构所确定的改进领域、以及实际的病人安全或风险管理案例可以确定中间层的需求。中间层的需求更容易获得项目建设的内部基金和人力资源。围绕中间层需求开发的项目会促进机构系统中部门间和专业间的合作。

在微观层面上进行的需求评估，可以通过病人和家庭、个体学习者或学习者群体、教育者或监督者的回答确定。通过调查、焦点小组、市政厅或会议报告来完成。有助于发现需求的问题包括：

病人和家庭

- 请描述你认为你和你的孩子遇到的好的和糟糕的的医疗团队合作？
- 你看到什么或希望有什么经历？

学习者个人

- 医疗团队工作中你最怕的是什么？
- 你认为什么是良好的跨专业？你的临床经验还有哪些差距？

学习者小组

- 医疗团队中工作中什么会让你感到惊讶或害怕？
- 你对其他职业的有什么固定看法吗，这对你的临床行为有何影响？

教育者

- 在你的学生开始进行临床轮转之前你希望学生知道哪些团队工作的事宜？
- 在不同学科之间存在哪些学习差距？
- 在模拟中你发现了哪些团队相关的差距？

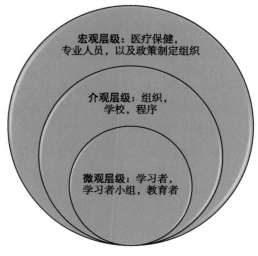

图 15.3 跨专业教育（IPE）评估需要宏观、介观、微观三个层级

监督者

- 与团队协作或沟通有关的病人安全有哪些是你担心的问题？
- 不同学科中存在着哪些实践差距？

制作 SimBIE 案例

需求确定后，开始撰写跨专业目标。当书写 SimBIE 目标时，根据分配给模拟和复盘的时间，选择能够实现和可观察的跨专业目标是很重要的。每个目标学习小组的教师应该达成目标共识。目标确定后就可进一步选择或撰写模拟教案了。

编写 IPE 教案时常常会使用已经为一个专业开发好的现有教案。如果是这样，那么需要修改，以满足每个专业团体的需求，确保学习机会的均等。

每个教案都应该有进度计划，用"如果 / 那么"概括，为教案的执行者提供参考。"如果 / 那么"即"如果发生 X，那么请做 Y"。每个学习者组的教师应该参与制定一个强有力的"如果 / 那么"列表，并且熟悉这些进展计划，并准备在这些情况下进行指导。

模拟教学，作为教学工具，应当在教学实施前确保其有效性。有效性不仅需要来自每个目标学习者的教师审查和修改每个教案，以确保其真实性和可实现性，而且需要试运行（比如在一个试点小组实施模拟）。试运行可以确保每一学习组案例的真实性，还可以测试教案是否体现学习目标，是否能达成学习目标并且是否可测量（表 15.4）。

表 15.4　基于模拟的跨专业教育（IPE）的发展：挑战和技巧

开发基于模拟的 IPE	
挑战	技巧
安排支持开发的教师	各个专业都会有对模拟教学和 IPE 教学感兴趣的教师。询问所在模拟教学项目或学校，这些支持型教师往往渴望参与并可灵活安排他们的日程安排
确定教案	一组跨专业的教师往往很容易就目标达成共识。决定一个教案通常会因为每个教师的偏好 / 专业面临更多的挑战。咨询每一位教师的想法，是否能就某种最能达到目标的方案达成共识
试运行的学员不能达成教学目标	简化。挑选 1 至 2 个教学目标并且重新试运行。在试运行之后建立一个讨论组，讨论如何能达到目标。确定选择了正确的教学设备——是模拟人还是标准化病人更合适教案？模拟教学是不是实现这些教学目标的最佳教学方法？

实施 SimBIE

模拟强化跨专业教育实施模型

在图 15.2 中提供的模型概述了九个步骤，这些步骤已被确认能够创建有效的模拟强化 IPE，同时还给出了评价教学的测量方法，以及对实践的影响：

1. 临床实践前的测量。
2. 创造一个心理安全的环境。
3. IPE 课前测量。
4. 破冰。
5. IPE 内容。
6. 任务前简介。
7. 模拟教学 + 复盘。
8. IPE 课后测量。
9. 临床实践后测量。

临床实践前和临床实践后测量

文献中的分歧要求测量和思考 IPE 对于临床实践或医疗系统等级的影响[8, 11, 16, 18]。我们将此作为 IPE 开始和结束的目标，并认识到这对许多教育工作者和 IPE 来说是挑战。在临床实践前后测量步骤难以实现的情况下，思考模拟强化 IPE 如何从临床实践转化来并再转化为临床实践是很好的方法，可以为未来的 IPE 活动做准备和减少教育实践差距[52-53]。

创造一个心理安全的环境

由于受陌生、等级、刻板印象以及个人和团体身份等社交障碍的影响，不同专业的学习者聚集在一起时，加强建立心理安全尤为重要。这里给出了四个建立心理安全环境的方法：声明、承诺尊重每个学员，关心他们的心理安全；注意内务细节；澄清期望、让每个学员建立起虚构的协议（即：告诉学员、教育工作者和员工已经尽最大可能使模拟十分逼真，承认模拟并非真实，但要求学员要像真实发生一样来完成个人和团队学习）[54]。虽然创建安全环境的步骤超出了本章的范围，但是应当注意的是团队参与和反思依赖于教育工作者建立的安全环境，只有当学员处于安全的环境，在 IPE 面对社交挑战时，学员才有可能冒犯错误的风险、畅所欲言、分享想法和提供对等的反馈[55]。

跨专业教育的课前和课后测量

有文献指出，影响学习的挑战是理解模拟增强 IPE 有哪些变量[3, 56-58]，通常对于方法学，不作直接研究和报道。IPE 前后的测量对于复制成功的 IPE 是必须的。创建用于 IPE 前后测量的示例，用于评估学员在

SimBIE 的观点[59]。该方法应该以这样的方式来检查，如果它被另一个课程采用或再次实施，是否能达到相同（或更高）水平的跨专业学习。虽然严格的测量（比如：对照的、随机的、纵向的、混合方法学）是理想的方法，但超出了本章的范围（见第 7 章）。

破冰

一段简短的介绍和交互式的活动可以使学员和老师们通过一种不那么正式的方法来了解彼此，建立团队氛围、减轻等级观念、建立团队整体性，有利于投入未来的学习[60]。

跨专业教育内容

最近关于团队训练和患者转归的研究发现，运用模拟教学能够提高教学成果，使用模拟实践与信息、示范等教学形式相结合，比单一模拟教学形式在学习、行为转化、组织结果上更加有效[16]。此外，在 SimBIE 之外进行补充团队训练课程，显著影响团队的表现和行为[61]。这说明除了模拟，还应向学员提供清晰准确的教学目标。

任务前简介

依据不同章节的教学目标，开发教案的教师应该确定哪些信息是必要的，并且适合于学习者在模拟之前了解，特别是学习者的角色分配。许多模拟培训坚信，只有学员的确是在做自己而不是其他角色时，模拟才最有效。例如，一名医师在培训中就应当担任医师角色，而不是扮演护士。这个学派认为从必须学习的内容中去除某些项目对个体学员来说会使之更为迷惑，并且可能增强 IPE 试图打破的陈旧模式，即已经对医疗显示出负面影响的陈旧模式。这些项目给学员提供一个普通的任务，让他们能够自由从事他们的临床工作（例如，"你是快速反应小组"）。一些模拟项目预先确定学员角色，提供多样性和真实的团队成员组成，并且相信通过扮演这些角色可以了解临床角色之外的其他角色[62]。基于我们的经验，作者反对预先确定个人角色，除非角色暴露是主要目标之一，如果是这样的话，复盘过程应该仔细讨论角色问题。

模拟教学

环境

正如前文在影响 SBE 和 IPE 理论框架部分强调的，真实可靠的培训经验中能够通过不同专业团队展示团队行为，为后续的反思及复盘提供丰富多彩的内容。无论教学对象是大学生还是研究生，有必要提前确定时间、日期和地点。开发运行 IPsim 的资源和后勤意义往往与本科项目有关，多中心的大规模队列是很常见的[63]。团队的规模不同，促进模拟重组、改变方法和改变地点[13]。

运用高科技儿科模拟的临床实践教案可以在临床区域中实施。这被称为现场模拟教学。原位模拟教学提供了具备真实熟悉的临床设备的自然培训环境，提高了案例的真实性（见第 12 章）。在模拟培训中心进行 IPE 的好处，包括减少注意力分散，影响临床工作量，提供了私密的安全的环境、消除了在真实场景中学员的社交障碍，通过在不太熟悉的环境中进行模拟来统一学习者。

儿科病人

模拟人通常被用作扮演儿科病人。需要注意的是模拟人的声音和语言习惯要根据病人年龄、大小、情况适当调整以保持其真实性（见第 10 章）。可以使用声音处理软件或者一些真实病人声音文件来提高仿真程度。

儿科病人的标准化病人十分稀缺。有一些培训项目雇佣儿童扮演标准化病人，但是更多的培训不愿意采用这种方式。请儿童作为儿科病人角色扮演的想法或效果需要进一步探索，并被列为未来研究的一个领域（见第 8 章）。

把家属 / 看护人纳入模拟培训

由于儿科护理包括家属或看护人的照顾，所以在进行模拟教学时可以纳入这些角色。但是应该有清晰的角色安排，并且在培训前进行演练。家属和看护人的引入为其他医疗专业提供机会（比如社工、婚姻和家庭治疗等）。这些其他医疗专业的角色扮演者可以由熟悉相关教案的家属和看护人担任，实现为教学提供真实情境（例如：为团队遗忘的教学目标提供额外信息）。

模拟中的标准化演员

根据教学目标，标准化演员（embedded simulated providers，ESP）可以参与，也被称为"演员"。这些角色的制定需谨慎并且需要排练。为了防止对职业的定型或冒犯，对角色的塑造必须是真实的，ESP 必须是筛选出的具备表现真实角色能力的演员。

模拟强化跨专业教育的复盘

复盘是模拟强化 IPE 中最关键的阶段。这个环节对团队过程进行反思和反馈（详见第 3 章）。在复盘中，团队成员能将他们在模拟中的行为与过去思想观念相结合创造出新的知识。一个案例通常留出运行模拟案例两倍的时间来进行复盘。如果教学目标在模拟中被反应，则自然的会在复盘过程中体现出来。如果模拟培训提供了一个常见的经历作为讨论素材，那么复盘中就要以团队行为中表现优秀和不良的细节进行发掘探讨，使得每一位学员能够通过复盘加深对跨学科实践中与个人相关因素的理解，并为将来的实践提供适当改进。

主持复盘的导师

教学人员常常会难以抉择谁应该负责主持跨专业团队的复盘。跨学科团队的复盘可以由任何一个或多个专业人员进行。这个人员最好是在之前有过正式的训练。跨学科总结的培训项目很多[64]。良好的引领人员不仅要有促进讨论的能力，还应该意识到自己围绕不同的专业和跨专业实践有固定思维和看法的局限性。因为这些局限性的存在，会在复盘过程中显露出来，并被强化，对跨专业学习产生负面的影响。

共同复盘

由于学员的多样性，可以选择共同复盘。主持共同复盘的导师应事先相互熟悉，包括专业领域和汇报工作的舒适度。为了优化推进该环节，应进行积极主动的设计（比如：在复盘时，当 Y 发生，就要开始 X）。

论题专家团队

许多培训项目认为每个专业都应该是复盘的一部分。如果由专家团队进行复盘，应该同时提供指南性文件，避免出现多方引导。通常需要进行临床、实践内容咨询的部分，由复盘主持者咨询论题专家。也有一些项目在跨学科复盘之后进行简短的、单一专业的讨论，反之亦然。如何将他们更好地整合进教学中，需要更近一步的研究。

视频

复盘也可以通过视频录像促进。要保证每一个学科都有机会在视频录像中观察自己的行为如何影响团队行为和案例运行的。在播放视频之前预览讨论主题有助于学习者从客观的角度看待视频。

评估 SimBIE 项目的工具

事件评估能够测量和分析项目的改进（内容、模拟和复盘）、学员学习和 IPE 对真实病人医疗的提高程度影响，但许多培训项目使用的工具都是自行设计，缺乏信度、效度评估。评估工具的具有良好的效度是指通过严格的检测，该工具能够准确测量预期测量的结果。评估工具具有良好的信度是指每次测量都可以保持持续稳定的测量结果（详见第 7 章）。评估工具的开发需要花费大量时间积累。新手在选择工具实施评价和数据分析前应该向评价方面和心理测量学专家寻求帮助。跨学科实践和教学国家中心网站上提供了适合于研究目的的信息和工具（https://nexusipe.org/measurement-instruments）。

报道框架

模拟强化 IPE 的研究结果应该得到推广传播。这些研究结果不仅能够使现有工作获得卓越的、科学的提高，并且寻找出提高学习效率的因素（例如：方法学、仪器和技术）。表 15.5 给出了发表模拟强化 IPE 教学工作中应报道的因素。现有的发表机制可能会限制复制所需的细节（例如：文字限制、使用方法的要求）。寻找其他方法（例如：MedEdPortal、期刊的网页附加版）来报道细节也是可以选择的。认识报道中存在的局限性，在选择了发表模式后，应该直接与作者和研究者联系询问相关信息，获取更加详细的信息。

表 15.5　模拟强化跨专业教育（IPE）报告建议的因素（授权转载[3]）

未来模拟强化 IPE 的建议报告项目
目标
学习目标与目的（教案）
教学活动的目标
模拟活动的目标
背景
作者撰写的专门术语和定义
现有文献
学员
样本量（总数和各专业组数量）
专业或培训组织
年级
模拟团队构成
教育工作者 / 研究人员
背景 / 证书
研究和教学活动的发展构成
研究和教学活动的实施构成
方法
设计
理论框架
干预措施
模拟方式
类型、模型和版本
教案的细节（视频补充和教案附录）
如果合并的话复盘的结构（结构或半结构的视频补充和附录）
测量
选择的原因
效度
信度
结果
讨论
可能导致正向结果的模拟因素
可能导致负向结果的模拟因素
面临的挑战
研究设计的强度
研究设计的局限性
今后的研究方向

模拟强化跨专业教育教学举例

案例 1

这项研究旨在开发、实施及评估一项跨学科教学项目，该项目针对本科生应用改善技术的儿科模拟来达到促进临床胜任力、沟通能力和团队协作能力的目标[65]。作者为医学本科和护理学生设计并实施了跨学科团队训练工作坊。这一工作坊的学习成果包括危重儿童的临床处理、学员的学习能力、交流沟通能力以及团队协作能力。共包含六个教案（支气管炎、喉炎、哮喘、脑膜炎球菌菌血症、急性胃肠炎和心衰）。学员在临床技能中心的两个模拟培训室内完成训练。这两个训练室被设计经典的儿科急诊治疗室。在对 95 名接受正反馈学习的学员进行问卷调查后，结果认为这样的学习方式能够帮助他们更好地掌握在危机环境中对急症患儿处置的核心技能，并且使他们有机会进行实践、反思自己的行为。

案例 2

该培训项目是针对预先注册的实习生、三年级护理学生、理疗学生和药房实习生，重点在模拟环境下的跨专业团队中，培养团队沟通、职业素养、共同解决问题和临床决策的能力[66]。作者阐述了该项目包含三部分时长为两小时培训，每个部分含一系列简短的理论授课、紧接着施以技能培训工作坊，最后同时运行两个暂停 - 讨论的临床教案模拟训练。全部学员同时参与培训，不应用视频回放进行授课。教学讨论以病情恶化的患儿、疼痛治疗和儿童哮喘为主题。每个部分都包含各自的以胜任力为基础的教学目标。课后对学员进行了 5 分制的调查问卷，全部四类学员都认为此次培训对探寻医学联盟和护士协作解决临床问题是有益的。然而内科组因为时间原因未能完成石膏技能站学习，为此他们表达了今后学习的兴趣和未能参加学习的遗憾。这个部分仅有物理治疗师组参加了学习。指导教师们反应了对于多个学科进行教学时合理安排时间的困难。跨专业教学人员参与了此次教学项目，由于指导老师也是来源于多个学科，使平衡临床工作和教学工作更加挑战。

案例 3

该项目在五个不同专业的本科课程中开展，包括已具备资格的临床医学、护理、物理治疗、影像和手术科室[67]。首先进行半天的前期学习。教学人员来自于三所不同学校，协作设计了成人教案场景，学习目标为标准化胸痛病人、慢性阻塞性肺疾病和基于人体模

型的心脏骤停的处置。学生通过观看视频进行案例学习，在课前课后分别对学生进行调查问卷，了解他们对跨学科学习的态度，良好医疗元素的看法。通过数据总结，绝大多数学员认为，在与其他学科组共同学习后自信心有所提高。事后多重比较（Post hoc Dunn's）检验发现视频反馈在不同专业组间的差异，医学生的积极性低于护理学生。

案例 4

该项目旨在帮助教学人员设计、实施和评价模拟强化 IPE 教学。作者开发了一个在儿科医疗模拟教案中，针对团队协作行为表现评价的测量工具。在这个项目使用准实验性研究设计，开发使用了 KidSIM 团队表现量表，对 196 名本科医学生、护理学生、呼吸治疗学生进行测试。学员组首先进行 20 分钟的急症诊治案例，接下来完成 40 分钟的复盘。团队组成包括 1 名医学生、1～2 名呼吸治疗生和 2～4 名护理生。团队训练包含脓毒症、癫痫、哮喘和过敏四类病例情境。教学目标为危机资源管理中的领导力、角色分工和职责、交流沟通、观察环境和资源应用。在模拟前，干预组接受 30 分钟的团队训练演示，讨论和简短的视频学习。在工具的信度和效度确立时，研究者发现了需要三个方面的团队表现，与文献一致，团队表现依赖于这些方面：①角色和职责；②交流沟通；③病人为中心的医疗。研究还发现，补充团队训练课程进一步提高了团队表现[61]。

结论

本章节简短地介绍了专业术语、理论框架、概念模型、开发、实施、评价和报道模拟强化 IPE。虽然本章列举了信息、建议和指南，但是学习如何在实践中进行模拟强化的 IPE，有很多领域需要进一步研究，罗列在表 15.6 中。关于模拟相关以及 IPE 相关因素的想法、计划和思考都能导致有效的模拟强化 IPE。

表 15.6　儿童模拟强化跨专业教育（IPE）未来的研究领域

研究领域	内容
基础领域	与成人相比儿科模拟强化 IPE 的不同之处在哪里？
	IPL 中个体学员的作用？如何在模拟强化 IPE 中测量考虑个人表现？
	由于多种培训项目存在，多站点学习在模拟强化 IPE 中是否可行？
	IPL 中哪一个更有效：SimBIE 还是 IPsim？

续表

研究领域	内容
实验设计	在 IPL 必修和选修课程中 IPE 的作用何在？
	对于模拟强化的 IPE，何为最佳成员、学科数量？
	在模拟强化的 IPE 中，学生参与时是以其学生身份扮演成员角色更有效还是以获许可后成员角色更有效？
评估	在模拟培训中，团队协作配合的高效度、信度的评估方法是什么
教学人员	在模拟强化的 IPE 中，教学人员作为混杂变量的影响度有多大？
	什么样的教学人员特点能够最好的预测 IPL？
	论题专家团队如何最佳使用？复盘中？
学员	学员的临床经验会怎样影响 IPL？
	如何达到更好的 IPL 结果？现存团队或临时团队？
杂交方法	比较模拟强化的 IPE 的不同杂交学习方法
模拟方法	在引入儿科标准化病人时，儿童演员的教学效果如何？
	儿科标准化病人和模拟人教学的各自特点如何？

IPE：跨专业教育；IPL：跨专业学习。

（译者 刘继海）

参考文献

第四部分
儿科专科模拟

第16章

儿科医院中的模拟

16

本章要点

1. 从小规模试点开始做起。

2. 纳入所有相关人员，最早接受模拟医学的工作人员在项目启动时即应加入。相关人员可以包括模拟医学项目的领导者、儿科医师、住院医师、住院医师培养计划的领导者、护理教育工作者、护理工作的管理者、呼吸治疗的管理者、医院管理者以及其他相关人员。他们的支持有助于保持研究动力，并最终克服困难。

3. 多学科协作至关重要，有助于识别关键问题，分析问题产生的根本原因，并确定系统性的解决方案。

他们还可能与外科专家及急救专家共同管理患儿，并在重症监护室内开展医疗工作。

儿科医师在医疗工作中扮演的角色越来越多，医疗服务范围也越来越广，这要求儿科医师与多学科住院医疗团队能够达成专业共识并在执业范围内有足够的专业能力。这需要对：①临床常见但棘手的事件以及②罕见的危重事件，进行定期的、长期的实践训练。作为一种教学模式，模拟医学有望帮助多学科住院医疗团队在真实的环境中有目的地实践上述事件。在接下来的章节中，我们将阐述如何为住院医疗团队进行模拟教学。

引言

儿科医院医学（pediatric hospital medicine，PHM）领域发展迅速。由于住院医疗环境复杂多变，临床工作者面临着很多考验。他们不仅要满足临床工作的需求，而且在医学教育、质量改进、研究及领导方面也要求有卓越的表现。模拟教学在培养儿科住院医师与多学科住院医疗团队中发挥了关键作用，使其能够为住院患儿提供最优质的治疗并改善疾病结局。

模拟医学应用于PHM的驱动因素

许多因素促使我们将模拟医学应用于PHM。首先，PHM的临床工作者需要具备核心竞争力[1]，进入该领域的医师大部分直接来源于住院医师[2]，然而，仅靠住院医师培训不足以使这些医师有核心竞争力。研究表明，大部分已完成培训的儿科住院医师在治疗和护理重症患儿方面仍然经验不足[3-4]。

儿科医师将面临更多、更危重、病情更复杂的患儿。其中合并有慢性多器官损伤、复杂或渐进性疾病的患儿数量增长最快[5]。除此之外，有些儿科医师还需要承担镇静、医疗转运及中心静脉导管置入等工作。

课程开发、设计与实施

人们常有误解，以为模拟情境全部来自急诊事件。但事实上模拟更为常见的情境同样重要，因为这些在住院病房内更常发生。模拟的重点在于优化防患于未然的治疗方案或预演某些棘手的情境，比如如何处理一项医疗过失。模拟情境越接近学员的日常工作，最终的复盘就越具有实践意义。

我们将提供三种适用于住院环境的模拟教学方案，每一种方案我们都会具体阐述其优点、挑战及实施建议。希望这能够为各医疗中心开展模拟教学搭建基础框架，从而更加贴合具体临床需求并实现教学资源利用的最大化。

即时模拟

即时（just-in-time，JIT）模拟是一种新颖有效的模拟方案，实施规模可大可小。其目的在于识别病情极易恶化的患儿，并模拟最可能的病情演变过程。这能够帮助该患儿的医疗团队预演可能需要的医疗操作。如果在现场进行模拟，那么模拟过程也就接近于临床医疗（见第12章）。

急救与复苏

如果多学科医疗团队能够提前练习具体的治疗策略，则有望改善患儿预后。研究表明，即时模拟可以提高重症监护室医护人员心肺复苏（cardiopulmonary resuscitation，CPR）的质量[6]，鼓励住院医师参与气管插管操作[7]，并降低中心静脉导管的感染率[8]。

即时模拟特别适用于培养医学生与住院医师的急救能力。例如，我们专门为儿科住院医师设计了即时模拟方案，用以补充模块化教学中的急救部分[9]。即时模拟课程每月进行一到两次。课程当天，住院医师的班长将提前选择病房中一位最危重的患儿，并设计该患儿病情急剧恶化的模拟情境。参与者包括患儿真正的主管住院医师与护士（假如患儿果真发生危险，他们将是第一道防线），另外还包括呼吸治疗师与重症监护团队。模拟情境的时间很短（大约 20 分钟），并在结束后立刻进行 10 分钟的复盘。在这项研究中，即时模拟能够增加儿科住院医师对关键技能的实际操作机会，并能帮助急救团队发现实际抢救中的困难环节。如果情境真实，并成功预测到患儿病情的恶化，那么就有可能改善儿科复苏的预后。

根据经验，我们发现了另一种在病房进行即时模拟的有效方案。这个方案致力于防患于未然，共需 10～15 分钟的情境设计。其中最关键的前 10 分钟优先交予医学生、住院医师与床旁护士共同处理，并且在情境模拟后进行 15 分钟的复盘。该方案对临床工作的干扰很小，可以定期举行，学员们将从中获得丰富的学习经验。为保证情境的真实性，即时模拟环节均在同一病房进行。诸如患儿目前的药物、静脉通路、监护水平、医疗设备、护理计划等细节都将纳入情境。学员们只有对患儿情况了如指掌，才能始终保持参与热情，并做出更加自然的临场反应。

即时模拟与临床技能 / 心理运动技能

医学文献报道了相当多的临床技能减退，这些技能都是复杂的心理运动技能，且日常应用频率较低[6-7, 10]（见第 11 章）。即时模拟非常适用于练习并更新上述技能，有助于改善患儿结局[8]。

在儿科重症监护室进行的一项有关心肺复苏效果的研究证明了即时模拟可以提高医护人员的临床技能[6]。参与研究的多学科医疗小组每天会从病房中挑选出最危重的 5 例病人，并对其分别进行简短的（5 分钟）心肺复苏模拟练习。模拟时将便携式的人体模型 / 除颤仪放置在病人床旁，从而最大限度上减少对临床治疗的干扰。每月至少参加两次模拟练习的医护人员将比那些少于两次的人更快实施有效的心肺复苏（21 秒 *vs*. 67 秒）。

正如上述案例所示，模拟教学的设计应该尽量简单、便携，从而使参与者能在实际操作之前迅速回忆起技术要点。有些技能专门应用于住院病人，如腰椎穿刺、更换气管造口管以及放置胸腔引流管。由于模拟过程基于一套成熟的知识体系，且变异性很小，因此很容易制定教学目标与评估学员水平。

实施即时模拟项目的挑战

开启即时模拟项目的第一个挑战是聘请一位资深的模拟教学领导者，确保足够的教学场地与教学设备，并获得所有相关人员的参与和认同。这些相关人员包括医疗教学单位、护理人员及其他需要的卫生专业人员。另外，将床旁护士纳入模拟方案也是一个挑战，这需要让他们对教学方案产生认同感与归属感，并作为临床带教老师获得相应的报酬。由于模拟方案中有实际的临床工作人员参与，而教学安排有时会与临床工作冲突，因此学员不一定能够准时参加模拟教学。课程方面的挑战包括提供适用于不同类型学员（包括医学、护理与综合医疗保健）的综合教学目标、减少教学目标的数量以适应特定的时间安排、确保病例的多样性（例如在毛细支气管炎高发的季节选择一些非呼吸性的病例）、对主持复盘的导师进行适当的培训。教学场地与教学设备的挑战包括保证病房、模拟人与设备的是否齐备。表 16.1 列举了完成即时模拟项目需要面

表 16.1　**实施即时模拟方案的要点**

优势	挑战	解决方案
贴近现实——情境、环境、医疗团队都是真实的	参与者的时间不易协调——课程安排在临床工作时间	原位模拟较少与临床工作发生时间冲突。在开始前 30 分钟向学员发送课程提醒。制定出勤制度。设立专用网站协调人力与资源
由于情境都来自真实患儿，所以极易构建	有限的学习目标无法满足所有学员需要	在设计情境的过程中提前搜索护理记录，从而确定相关的教学目标
适用于提前演练复杂的、程序化的心理动作技能	场所与设备的可用性	计划进行原位模拟的同时需预定备用场所，以防临床场所不可用
可能改善患儿预后	为导师和带教老师提供支持与报酬	为带教老师提供专业培训。相关人员定期开会解决教学过程中出现的问题

临的各种挑战，以及应对挑战的相应方案。

住院医师参加即时模拟教学

即时模拟还可以作为住院医师的教学机会，由高年资住院医师与住院总医师共同制订实施方案。这既有优势也有挑战。为完成教学计划，必须提前强调模拟课程的基本制度。需要有一位临床带教老师与一位资深的模拟导师为住院医师提供支持。最大的优势是住院医师可以借此学会如何主导模拟教学课程，并学会如何与多学科领导团队合作。挑战包括协调更多的人力与资源；沟通明确教学目标与主要职责分配；确保满足非临床学员的学习需求。根据我们的经验，如何沟通教学任务与目标，以及如何传达最新的日程安排对模拟教学成功与否至关重要。设立专用网站有助于交流上述内容，并分享空白的情境模板与病例附件等资源（图 16.1）。

病房中的急救模拟

急救模拟是根据当地医院的医疗环境与患儿人群整体情况（住院患儿与门诊患儿）进行设计实施的，可以增强急诊抢救能力。急救模拟需要医院全体紧急医疗救援团队的配合——标准的临床住院医疗团队，包括医院住院医师、护士、呼吸治疗师、重症监护团队和/或快速反应团队（如果有的话），以及相关的专科医师团队。在急救模拟中，多学科协作非常重要，这有助于

识别复杂的、系统性的医疗问题，而这些问题在单学科的诊疗过程中则很容易被忽略[11]。

病房每一位医护人员都需要具备基本的急救能力。这一点很难实现，因为危及生命的呼吸与心血管事件在儿科病房中并不常见。急救复苏技能通常是儿科高级生命支持（the Pediatric Advanced Life Support, PALS）的课程内容。大量研究表明，上述技能在课后 6～12 个月就被迅速遗忘[10]。急救模拟能帮助医疗团队复习和巩固 PALS 的课程内容与急救能力。研究表明急救模拟可改善患儿预后。一项里程碑式的研究指出，基于儿科急救模拟的即时模拟可以提高院内心跳骤停患儿的生存率[12]。

与即时模拟相似，急救模拟也可以在任何可能发生意外的场所进行，比如病房、影像中心、门诊区、自助餐厅、走廊、治疗中心等。急救模拟还可以模拟在人多拥挤的场所中实施抢救的情境，从而测验某些超负荷方案的安全性与可行性。

实施急救模拟项目的挑战

创建与实施急救模拟项目所面临的挑战与即时模拟项目是相似的。但急救模拟项目需要在更广泛的区域内招募其他医院参与。急救模拟通常是自发完成的（例如没有固定的日期和时间）。虽然这种随机性有助于考验团队，但同时也可能会干扰患儿的治疗，尤其是正在对危重患儿进行治疗的过程中（例如正在进行腰

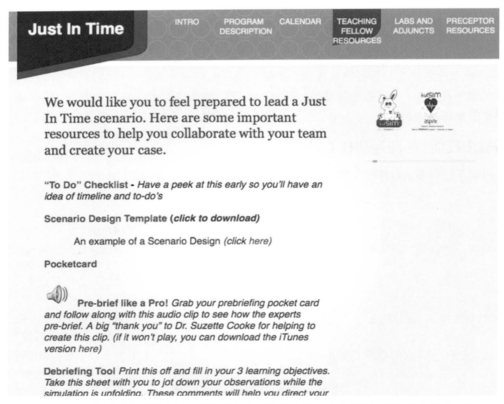

图 16.1　示范网页的屏幕截图，该网页有助于协调人员并分享资源（图片来自琳赛•朗）

椎穿刺或多学科会诊)。根据经验,如果急救模拟的领导者能够提前预设固定的日期和时间,那么绝大部分学员与教职员工都可以按时参加,并基本完成学习目标。我们建议将那些包含偶然性目标的随机急救模拟制定为专题训练。这些目标包括启动 CPR 的时机、住院医疗团队到达的时机、救护车 /PICU 团队到达的时机、以及在不同情境中上述团队 / 系统的运作模式(例如午夜与正午的对比)。假如偶然性并不是其中最重要的特点,那么提前设计的急救模拟就可以完成最核心的学习目标。

另一项急救模拟独有的挑战就是为教职员工和学员提供反馈。并不是每次急救模拟前都会有学习提纲,因此模拟教学的领导者必须精心营造并保持良好的学习氛围。高效的、架构性的、支持性的复盘对学员能否获得积极的学习体验至关重要。

其他的挑战还包括选择哪些学员来主导本次模拟练习、哪些学员做观众。经验较少的学员以及那些会因众人关注而紧张的学员对于急救模拟尤其畏惧。病房医护人员很快就会服从于重症监护小组的学员,而这种行为会大大限制他们自己的参与和学习。急救模拟项目的领导者必须提前与学员们沟通,从而明确参与人员,并确保在相关的环节中顺利达到学习目标。表 16.2 列举了在住院病房中进行急救模拟练习的相关挑战与解决方案。

表 16.2　实施急救模拟训练的要点

优势	挑战	解决方案
练习并巩固急救相关知识技能	随机急救模拟可能干扰患儿的治疗	如果练习不必须具备随机性,应提前通知日期和时间
跨学科团队的系统测试可以明确问题并提供解决方案	学习环境可能充满压力	明确每个环节的学习目标与参与人员,营造一个支持性的、架构性的复盘
可能改善患儿转归	维持定期的课程安排	每个环节至少安排 2 个领导者,保持项目稳定
提高临床小组的团队合作能力	住院医护人员与急救小组身份转变的困扰	明确住院医护人员的身份,并有效转变为急救小组成员。急救模拟训练正是锻炼这项能力的理想机会

住院病房中的继续职业发展项目

大多数模拟教育课程是专为学员设计的。但模拟教学的价值越来越受到许多医疗专业培训机构的肯定。模拟教学对于复习并更新之前学到的知识和技能格外有利,并在促进掌握新知识与新技能方面有无限潜能。一项有计划的继续职业发展(continuing professional development,CPD)项目可以为住院医疗团队提供良好的课程保障,而这是即时模拟或急救模拟项目很难达到的。

有些 CPD 项目是以特定的专科项目(例如独立的护理或医师团队)为开端,逐渐发展为多学科的模拟项目(见第 16 章)。还有一些则因为资源有限或特定意图(专注于特殊领域的学习目标)而始终局限在特定领域。两种模式各有优势,而关键是要选择最能满足参与者需求的方案,并能利用现有资源实现并维持方案。尽量成立多学科的学习小组,因为实际临床工作都是团队协作的结果,而且这能够使学员的表现更贴近实际工作(见第 15 章)。学员可以因此作出更有利于团队协作的应对策略,如充分发挥技术性技能、促进团队沟通、携手解决问题并共享专业知识与经验(如流程、资源与设备的使用、专业指南与临床实践的一致性,等等)。

阿尔伯塔儿童医院的 KidSIM 儿童模拟项目包含 CPD 职工模拟环节,由于预先设计方案非常完善,因此能够很好的适应临床工作。该环节的课程时间弹性较大,一般在 1～3.5 小时。每次课程都提前制定教学目标与学习纲要,从而建立安全的学习环境。课程需要的人体模型、教学场地与设备也会提前安排妥当。情境模拟通常为 20～30 分钟,随后紧接着进行相同时长的复盘。经典的多学科 CPD 环节(用时 3.5 小时)一般可以连续进行 3 个模拟情境。最终的复盘由相关专业的领导者主持,而多学科导师的联合点评则有望利用各学科的专业知识为学员带来更丰富的讨论。

理想状态下,住院模拟的目标应基于全面的需求评估,需综合考虑学员、住院病房中主管医疗与教学的领导者、主管质量改进的领导者以及急救小组成员的意见。模拟情境反映了儿科住院患儿的整体情况(包括危重症与病情较复杂的患儿),涵盖了从较为常见的危重状态到较少见的濒死状态(例如呼吸暂停、败血症、过敏反应)的一系列疾病状态。

课程覆盖范围广泛,几乎涉及住院医疗的方方面面。其中包括技术性技能、专业指南与新设备的临床应用、质量改进措施、医疗安全问题、沟通能力(包括病危通知与不良事件通报),以及跨专业的团队建设。将多项课程目标整合到一个场景中非常常见。例如,一项基于中重度哮喘患儿的模拟情境可以用来强化练习临床指南中的实践要点,也可以用来探讨最佳治疗方案(如非重复吸入气囊的使用)或静脉输注硫酸镁的医疗安全问题。或用于模拟(演员扮演的)患儿父母感到焦虑并需要医疗团队宣教和疏导的场景,帮助患儿父母缓解压力,配合医师稳定患儿情绪并提高依从性。最后,住院情境模拟可以为所有住院医疗团队的成员提供高质量的实践与学习机会。

实施 CPD 模拟项目的挑战

大部分 CPD 模拟项目最初面临的挑战是如何获得相关人员的认可。造成这种现象的原因很多，包括时间安排不合理、缺乏政策与财政支持、无法提供学分［如专业继续教育学分（professional continuing medical education，PME）］、羞于当众表演（尤其是在多学科情境模拟中）或未能取得临床行政领导的支持。虽然在理想状态下，模拟教学可以融入日常临床工作中，但许多项目仍无法完全实现这一目标。尽管如此，有些成功的 CPD 模拟项目在贴合临床并保证教学质量的同时，也获得了临床领导、模拟教学领导以及学员们的认可。能力评估在未来可能发挥更大的作用，既有助于分清责任，也有助于保证医院的医疗质量。

学员与同事一起参与模拟项目时，通常会羞于当众表演。为学员营造一个安全的学习环境有助于克服上述困难。实现这一目标（对学员和教职员工同样重要）需具备以下前提：所有的参与者都具备足够的能力与意愿，每个人都尽其所能，并对学习过程与自我提高充满兴趣[13]。模拟教学的领导者有义务尊重与维护参与者的正直品格。这些原则在项目开启时需提前说明，并在每个环节中反复强调。同时，复盘环节中对于那些有同事在场的学员，导师的措辞也应更加谨慎。一旦形成这样良好的学习环境，那么学习就一定是安全的、有意义的、卓有成效的。

已建设完成的 CPD 模拟项目后续面临的主要挑战则是如何长期维持。根据经验，为维持 CPD 项目的稳定发展，每个专业领域至少需要两个领导者。这样当其中一位领导者暂时离开或调离岗位时，另外一位备选者则可以迅速任职并维持项目的持续稳定进行。其他挑战还包括在病人数量季节性激增期间临床工作强度增加引起的人员相对短缺。现有的 CPD 项目可能会受到学员数量和资源（时间安排、场地、设备、领导者）的限制。最后，为确保 CPD 项目贴近临床工作，领导者必须定期评估学员需求、确认相关的多学科学习目标、定期更新模拟情境、创建系列课程、进行定期的项目评估。表 16.3 列举了在住院病房中开展 CPD 项目的相关挑战与解决方案。

未来发展方向

目前有许多新的模拟方案可以改善住院患儿的治疗。有些方案可能只关注于容易发生医疗事故或过失

表 16.3　**实施持续专业发展项目的要点**

优势	挑战	解决方案
可以从临床工作中抽出专门的培训时间	相关人员的参与度难以保障，尤其是在自愿参加的前提下	制定严格的考勤制度；营造学习氛围；学员通过掌握学习方法完成学习任务
模拟情境均贴近临床工作，而且所有参与者都是相关专业的临床工作者	课程内容需要持续更新，其中包括开发新环节以满足跨学科团队的需要	创建新的模拟教案时可以寻求相关学科带教老师的帮助；与模拟教学导师合作，并分享资源与情境方案
可以加强学科间的协作能力	在更换领导者时维持课程的持续稳定进行	每个专业领域至少设置两个领导者，从而保证项目的持续稳定

的环节。比如高效的工作交接、儿童绑架后应急预案的演练、"四点法"约束带的安全应用等。有些方案的适用范围则更加广泛。例如，"强化模拟"是在病房中设置一位模拟患儿来模拟一位真实的患儿或典型病例。这位模拟患儿有专门的护士照料，标准化病人的演员则会扮演患儿父母。这是一项资源密集型的模拟方案，可用来检测系统问题，并发现容易出错的时间点。模拟教学的另一项创新是向普通家庭传授急救技能。

住院病房模拟教学中有许多优先考虑的事项。现有的文献主要集中在儿科学员身上，而目前需要更多研究来评估模拟教学对临床教育工作者的影响。严格评估模拟教学中意义较大的临床节点有助于积累经验，从而促进未来模拟教学的发展。目前紧急救助过程中的技能减退现象仍然十分严峻，应开展相关研究确定模拟教学的课程频率与教学方法，从而提高临床工作者的抢救技能。像以往一样，模拟教学对患儿结局及实际临床工作的影响仍然是未来模拟教学研究的重点。

（译者　崔晓环　张建敏）

参考文献

第 17 章

小儿急救医学和创伤的模拟

本章要点

1. 小儿急诊科（pediatric emergency department，PED）的原位模拟培训在各个层面都是非常有价值的。这些课程可为个人提供练习复苏、稳定危重病人和创伤病人病情的机会，也可提供跨专业培训课程以提高团队合作水平。原位模拟也可作为系统测试和识别潜在的安全威胁的强大工具，以确保更安全的病人诊疗环境。

2. 开发小儿急救医学（pediatric emergency medicine，PEM）模拟项目的数据收集系统，对确保单位支持很重要。例如，记录住院医师和主治医师在培训项目流程中的表现相关数据，或通过记录原位模拟中发现的潜在安全威胁进而提出可能的解决方案等。将这些数据分发给项目主任和机构内的领导（如风险管理机构、首席医疗官等），促使他们认识到模拟项目是宝贵的资产而不只是消耗性开支。

3. PEM 新手训练营，可以有效利用模拟训练，帮助新的 PEM 专科医师建立扎实的知识、操作技能和代码管理等基础，这可以帮助他们顺利完成从住院医师到专科医师的转变。目前，在住院医师培训过程中住院医师的临床实践机会和所获得的经验较之前有所减少，因此模拟训练会变得越来越有价值。

引言

PEM 是儿科领域里一个独特的亚专业，在这个快节奏的临床领域中工作人员被赋予了非常特殊的责任。PEM 团队需要面对广泛的挑战，从父母很焦虑但身体状况良好的婴儿到患有高发病率或死亡率的严重疾病或外伤的儿童。这些患者大多数是没有太大差别的，也就是说他们并没有直接表现出不同，而往往只是提供主诉或某种异常体征。PEM 团队需要熟练

的快速评估并稳定病情，这需要适当的知识、有效沟通和某些特殊操作技巧［例如，呼吸道管理，心肺复苏（cardiopulmonary resuscitation，CPR）等］。类似于手术室和重症监护病房，其他科室很少发生的高风险事件在 PED 却往往很可能发生，因此医学模拟被认为是非常适用于 PED 这类临床环境的有效训练方式[1-2]。此外，基于模拟的教育（simulation-based education，SBE）是急诊护理、复苏以及其他如医患沟通和团队合作等等技能的有效学习方式[3-5]。由于这些原因，PEM 已经将模拟作为一种教育工具，并可在不同领域中使用。具体来说，这一章将综述如何在 PEM 学生、住院医师、总住院医师、主治医师和跨专业团队培训项目中使用模拟这门课程。模拟培训项目不仅可以提供学习和实践的机会，还可以包含对知识、核心胜任力和教育里程碑等的评估。本章将会回顾在 PEM 中使用模拟的各种驱动因素，包括但不限于质量监测、改善患者结局和系统测试等。

基于模拟的教学

课程开发、设计和实施

PEM 承担了培训各种学习者的角色：包括医学生，来自儿科、急诊医学（emergency medicine，EM）的住院医师，家庭医师，PEM 主治医师，以及专科护士、呼吸治疗师等。某些医疗机构已经描述过相关的教育目标，这些机构包括美国毕业后医学教育认证委员会、美国儿科委员会、加拿大皇家内科和外科医学院等等。为了满足相关教育需求，多个团体已经开发了相关课程，并且有的已经公开了其培训项目的开发、内容、实施和成果的相关信息和经验。

模块化和纵向课程

以一项旨在教授 EM 住院医师的 PEM 主题的模

块化课程为例,其中包括六个教学案例和三个评估病例(见表 17.1[6])。该课程设计则利用 ABCDE 作为助记符以增强医师对于儿科高级生命支持(pediatric advanced life support, PALS)路径中气道、呼吸、循环、伤残和暴露 / 环境各部分的记忆。该团队使用内容导图和评估来开发情境,谨慎地编写脚本,将干预措施标准化以达到合理评估结局的目的。课程评估阶段需要参与者再次回到培训课程以完成三个评估情境的评估。评估采用严格的评分量表,但基于这个模拟课程的特殊性,其评估结果的意义有限。研究发现培训表现和毕业后的时间有关,通过教学干预并没有直接改进评价结果。

另有一个专门为儿科医师设计的基于模拟的 PEM 标准化课程的实施和评估的例子。该课程包括九个模块,每周 30 分钟的课程,共历时 9 个月。在每次模拟之后,学员将接受复盘,并提供一份模块学习情况的总结[7]。该团队使用了科恩(Kern's)框架结构进行医学教育,并由十名专家通过改良版的德尔菲法来完善相关课程[8]。然后他们将基础复苏技能融入到每个模块内的特定模拟中(见表 17.1)。使用模拟团队评估工具(the simulation team assessment tool, STAT)在干预之前和之后评估团队的整体表现,主要评估基础复苏、气道 / 呼吸、循环和团队合作[9]。结果显示,除了循环外,每个部分都有统计学意义的改善[7]。

一组来自加拿大的 PEM 内科医师团队一直致力于建立一个全国性的基于模拟的 PEM 急症护理培训课程。初始公布的课程计划为每周一次、为期两年,案例库中有 43 个不同的基于 PEM 的病例(表 17.1)。课程分为第一年课程和第二年课程,分别为第一年 PEM 专科医师设计的六个核心模块和为第二年 PEM 专科医师设计的六个专科模块。随着学员在 PED 中轮转,他们共参加两次培训,并且有专门的数据库跟踪他们每次参与的培训场景,以防止重复参与相同场景的培训。课程还包括为有兴趣成为模拟培训教师的 PEM 学员提供进阶培训。该课程是一个极好的将知识、临床技能、技术性技能和人员资源管理(crew resource

表 17.1　基于 PEM 的模拟课程的主题和情境

	主题	情境
急诊科住院医师 (Adler 等)	气道和呼吸	休克:败血症,心源性休克 / 主动脉缩窄或心肌病
	呼吸	心动过速:SVT,三环类抗抑郁药过量
	循环	意识状态改变:DKA,β 受体阻滞剂过量
	伤残	创伤:非意外创伤,机动车辆碰撞
	暴露 / 环境	
儿科住院医师 (Stone 等)	复苏基础	哮喘,过敏反应
	气道和呼吸	癫痫发作
	循环	感染性休克,低血容量性休克
	团队合作	SVT,VFib
	核心主题	腹部外伤,闭合性颅脑损伤
PEM 主治医师(Cheng 等)	呼吸道	哮喘,吸入性肺炎,上呼吸道阻塞,急性胸痛综合征
	心脏	SVT,不稳定性室性心动过速,VFib,无脉性电活动 / 心脏停搏
	休克	败血症,低血容量,过敏性,心源性
	钝性创伤	腹部,头部,骨科,胸部
	环境相关紧急情况	溺水,低体温,电击伤,吸入烟雾,一氧化碳中毒
	婴儿 / 新生儿	非意外创伤,毛细支气管炎,先天性膈疝,先天性心脏病
	中毒	拟交感神经药,抗胆碱能药,胆碱能药,阿片类药物
	内分泌相关	DKA,肾上腺危象,甲状腺危象
	肿瘤相关	纵隔肿块,白细胞增多 / 卒中,肿瘤溶解综合征
	肾脏相关	高血压急症,急性肾功能衰竭 / 高钾血症,低钠血症
	神经相关	癫痫持续状态,昏迷 / 抑郁,烦躁 / 脑病
	穿透性创伤	胸,颈,脊髓,腹部

DKA: diabetic ketoacidosis, 糖尿病酮症酸中毒;PEM: pediatric emergency medicine, 小儿急救医学;SVT: supraventricular tachycardia, 室上性心动过速;VFib: ventricular fibrillation, 心室颤动。

management，CRM）技能结合的范例，并展示了如何开发、修改和切实将标准化课程应用于 PEM 学员的培训[10]。随后一项研究将德尔菲（Delphi）方法应用于整个加拿大，旨在确定适合整个加拿大范围内的全国性的基于模拟的 PEM 培训课程。该项目最初目录中主题有 306 个，最终敲定了 48 个"关键课程主题"，这些课程都是属于"只能通过 PEM 模拟教学培训"类别的课程。135 个主题被淘汰，剩下的主题被归入了 85 个"可以通过模拟教学"和 87 个"应该通过模拟教学"的主题。该项目提供了一个非常全面的内容目录，将成为加拿大全国性 PEM 住院医师模拟培训课程开发和实施的基础[11]。

新手训练营

新手训练营是另一种模拟教育形式，学员们通常在某个培训项目的初始阶段参加集中模拟培训教学，以帮助打下坚实的特定专业知识和技能基础[12-14]。一般来说，训练营是一种集中某个地区模拟资源的有效方法，而不是不同机构之间的培训工作的重复。最近，在美国成立了名为 BASE 训练营的 PEM 专科新手训练营，为第一年的 PEM 专科医师提供 2 天模拟训练的学习机会。BASE 训练营除了高拟真模拟器材为基础的模拟训练，还有结合任务训练器和遗体的操作训练，以创造渐进性的学习体验，涵盖了从团队协作、气道管理和创伤护理等各种主题。该 PEM 新手训练营也加入跨专业教育（interprofessional education，IPE），包括嵌入式护理课程。该 PEM 新手训练营是专门为第一年的新学员设计的，但也有为第二年和更高年资学员设计的高级训练营，因此可以满足有不同教学需要的学员的学习需求，是一种非常有价值的学习体验。

原位模拟

目前普遍认为，原位模拟训练是一种可改善儿科和创伤复苏中诊疗质量和患者预后的有效措施（见第 12 章及图 17.1[3, 15]）。PEM 可以将原位模拟训练纳入以模拟为基础的培训课程中，从而提供学员在真实的 PED 诊室中处理严重疾病和创伤复苏的练习机会。特别是可以培养学员在真实的就诊环境中寻找可用的诊疗资源的能力。另外，可以训练学员克服在实际临床工作中可能遇到的任何物理或空间的制约。然而，进行原位模拟的挑战在于，如何将培训课程安排进繁忙的临床工作时间表中，这是很有难度的。明确这些潜在的挑战并且合理安排模拟课程以避免影响到临床上患者的诊治护理是非常重要的，这有助于培训课程得到工作人员认可并取得长期的成功[16]。

即时训练

即时（just-in-time，JIT）训练是一种独特的教育模式，它指的是在实际患者诊治之前进行的训练。图片上是一个 PEM 团队评估婴儿腰椎穿刺程序的 JIT 训练的例子（图 17.2[17]）。在这个培训的案例中，学员们有机会观看一个正确的腰椎穿刺技术演示视频，然后在教师的帮助下练习该任务的步骤，直到他们掌握了腰椎穿刺所需的技能（由他们的督导医师评估）。虽然该项目能够增加学员的信心和提高学员腰椎穿刺的成功

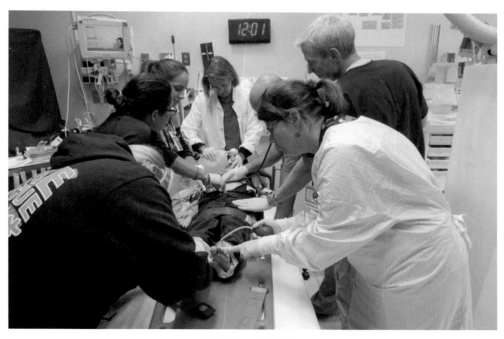

图 17.1 原位模拟

率，但如何将培训纳入忙碌的临床工作，这同样是现实存在的挑战。除了腰椎穿刺，还有其他已经使用 JIT 培训模式进行教学的技能培训包括气道管理和心肺复苏术等，JIT 培训模式可在 PEM 临床上帮助学员在真实患者身上实施操作之前能够练习相关技能[18-19]。

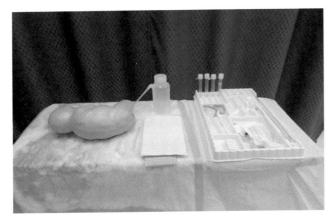

图 17.2　任务训练：腰椎穿刺

教育内容

小儿创伤

儿科创伤患者往往是 PED 中病情最重的患者，并且模拟刻意练习已被证明可以改善创伤的诊治[15]。国外有团队已经使用模拟来评估横跨 35 个不同的社区急诊科（emergency departments，EDs）的小儿创伤诊治水平的稳定性，并用于发现在儿科创伤处理过程中的医疗系统、设备和知识可能存在的不足[20]。小儿创伤的模拟情境包括钝性创伤、穿透性创伤、单独的头部创伤和非意外创伤等，这为团队成员练习一些高质量和高效的创伤诊治所需要的必要技能提供了机会。这些技能包括执行初次和再次评估并执行各种创伤相关流程（气管切开、张力性气胸针刺减压、胸腔闭式引流术等），其中一些操作在 PED 真实的临床工作中是很少发生的。加拿大皇家内科和外科学院的医师开发了一种新的儿科创伤课程，并命名为儿童创伤复苏（trauma resuscitation in kids，TRIK）。它结合模拟和基于网络学习为主的教学形式，用以教授核心知识、临床技能、行为技能和有效的创伤儿科患者的管理流程等[21]。通过 TRIK 等课程的培训，还可以提升 PEM 内科医师、创伤外科医师、护理人员和其他专职医疗专业人员面对受伤严重患儿时的团队协作和沟通能力。

操作技能培训

前面提到的许多课程都是适用于 PED 环境的特殊操作技能培训。不论是全身模拟人或专门设计的任务训练器，操作技能训练都可以达到两个主要目的。对于新手，其一是能够有效帮助新手在可控的环境中练习某些有创操作；其二是它可以在保障患者安全的前提下解决新手在儿科患者身上练习的伦理问题。操作性技能训练也可以让临床医师有机会通过全面培训来保持或反复练习某些日常并不常用的技能（详见第 11 章）。以下是在 PEM 常用的利用模拟进行操作技能训练的项目：

血管通路：静脉置入，中心静脉置管和骨髓输液（图 17.3）。

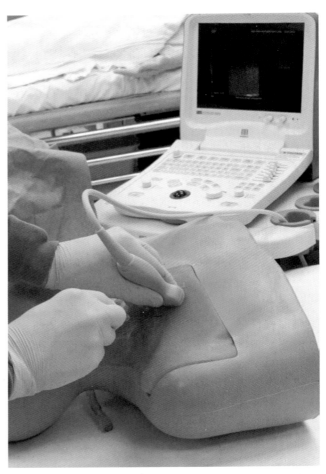

图 17.3　中心静脉导管（CVL）超声引导的任务训练（照片由 Gaumard Scientific 提供）

气道：面罩通气、鼻咽气道、口咽气道、直接喉镜、视频辅助喉镜、气管插管、喉罩置入和困难气道操作（使用胶纸弹力探针，环甲状软骨穿刺术 / 环甲膜切开术，气管切开，见图 17.4）。

心肺复苏：胸部按压，心脏复律，除颤和起搏（图 17.5）。

创伤：夹板，缝合，张力性气胸针刺减压，胸膜腔置管，心包穿刺，超声检查对创伤的重点评估（focused assessment with sonography for trauma，FAST）和灾难分诊。

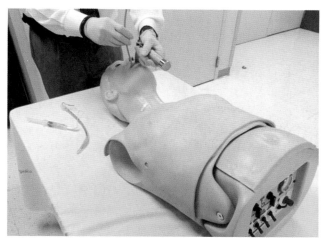

图 17.4　胶质弹力探芯插入的任务训练（图片由 Gaumard 科学公司提供）

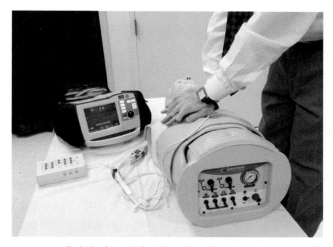

图 17.5　带有自动反馈功能的任务训练器的胸部按压（照片由 Gaumard Scientific 提供）

诊断/治疗：腰椎穿刺，导尿术和鼻出血填塞。

有多项研究着眼于操作模拟训练的效果。执行高质量的胸部按压对于无脉搏患者是一个非常关键的复苏操作，研究表明模拟心脏骤停后进行模拟训练可以让按压者获得良好的 CPR 技能。有研究比较了只有教师的培训、只有任务训练器自动反馈以及这两者结合三组培训方式的培训效果。结合教师培训和任务训练器自动反馈两种方式组的训练效果最好，可以保证学员百分之百地执行要求的按压频率和按压深度[22]。在短时间高频率的强化培训过程中，也发现结合教师培训和任务训练器自动反馈这组的胸外按压技能的掌握也是最好的[23]。

气管插管是另一种重要的挽救生命的技能。虽然气管插管并不是每天都会在 PED 中遇到，但这是 PEM 学员必须掌握的一项技能，是 PEM 医师在遇到需要气管插管的危重患者或创伤患者时必须已经牢牢掌握的一项技能。一项研究评估了转运护士和非麻醉科的内科医师在气管插管培训后再次进行插管技能培训的效果。研究发现，简短但频繁（比如每 3 个月一次）气管插管的重复培训课程可以有效地保持儿科医护人员气管内插管的水平[24]。

目前涉及患者诊治的所有领域的各种各样的儿科模拟培训器材都已商业化，包括但不限于护士和医师为导向的各种操作培训。开发这些产品的基础往往是市场需要，有的产品研制过程中最终用户的参与可能很少，这导致了培训器材的实用性有高有低。一项研究比较了商业化操作任务训练器和自制任务训练器，评估临床医师对它们实用性的评价。该研究包括胸膜腔置管，心包穿刺术和环甲膜切开术等多种操作训练。结果发现，自制任务训练器在胸膜腔置管和心包穿刺上的训练效果相对市场上可买到的模型的效果更好，但在环甲膜切开术，更昂贵的市场售卖的环状软骨气管切开术训练器的效果更佳[25]。

非技术性技能

在 PEM，应用模拟教学的最终和重要的领域是沟通技巧和专业化临床技能的培训。传统的护理、呼吸治疗和医疗教育已将大部分教育资源集中在病理生理学、药理学和解剖学等学科上。但在过去几十年，研究已表明有效的团队合作和沟通可以减少医疗方面的错误并改善模拟环境和真实环境下 ED 的诊治质量[4, 26]。而团队合作和沟通方面正是模拟教学有所作为的地方，包括 CRM 在内的许多模拟教学的重要部分之一便是创建高效团队（详见第 4 章）。有效团队的概念需要并鼓励 IPE，这意味着拥有不同教育背景的学员和专业人士一起接受培训。原位模拟是一种非常好的模拟形式，护士、医师和呼吸治疗师等可以一起参加 IPE，并且在团队完成 ED 场景中模拟儿科患者诊治之后一起进行复盘。给予学生阶段的护士、呼吸治疗师和药师提供这种教学体验，可以帮助学生形成他们对于 IPE、团队合作，甚至是他们对于模拟教学这种教学形式的态度和看法[27]。

模拟教学在 ED 中还有许多独特的应用价值，例如在需要告知一个家庭他们的孩子已经去世，或者向一个家庭告知在孩子的诊治过程中发生的一个医疗过错等临床上处理起来比较棘手的医患沟通等方面。模拟教学可以为住院医师和 PEM 专科医师提供机会练习处理类似较困难的讨论和沟通，并总结分析各种方法在处理具有挑战性情境时的优缺点。其他利用模拟教学进行困难沟通培训的相关话题在非意外创伤、家庭暴力等章节中也有相关描述（详见第 23 章）[28-29]。

儿科高级生命支持

正如本章前面描述的那样，危及生命需要紧急复苏的儿科急症在临床上可能并不多见。对于正在接受培训的儿科住院医而言，由于工作年资有限、需要主治医师和住院总医师更多的监督、以及急诊和危重疾病的培训时间相对有限，导致他们对急诊和危重病例的诊治经验有限[30]。内科医师、护士、呼吸治疗师和其他医疗团队成员在临床实际工作中练习和强化高级生命支持知识和技能的机会很少，因而导致很多正在或将会负责照顾危重患儿的医护人员可能并不能保持高水准的 PALS 专业知识和技能[30-32]。对于有责任提供儿科急诊或重症诊治的医护人员必须参加 PALS 培训。根据美国心脏协会（The American Heart Association，AHA）的规定，成为一个有认证的 PALS 执行者需要完成以视频为基础、教师指导下的时长达 14 小时的课程，其中包括一系列儿科急救模拟课程[33]。

模拟与儿科高级生命支持的结合

　　AHA 明确推荐将模拟作为提升培训效果的方法。因此，越来越多的模拟与儿科高级生命支持（pediatric advanced life support，PALS）课程逐步减少了由教师主导型临床案例情境学习，增加了动手体验式的教学。当模拟教学被纳入高级生命支持培训课程后，学员们在模拟器上的测试结果发现，他们的知识和技能能力得到了提高[34-35]。目前还没有数据表明如果增加模拟教学会改变传统课程授课方式所呈现出来的知识衰退。为了解决这个问题，一个新的 PALS 重新认证项目已经开发完成[36]，该项目采用高拟真的原位模拟情境提供间歇式模块化 PALS 训练。在该项目方案中，有着丰富经验的儿科危重症护室护士和呼吸治疗师参加了每个模块 30min、一共 6 个模块、12 个核心情境的 PALS 原位模拟和两个 15 分钟的自动体外除颤器（automated external defibrillator，AED）/CPR 演示，培训总共历时超过 6 个月[36]。虽然学员在模拟课程上花费了相当于传统授课方式的 PALS 重新认证课程的近一半时间，但是接受模拟培训的学员在生命支持技能上的表现优于只接受传统授课方式的同行。

　　快速循环刻意练习的原则（rapid cycle deliberate practice，RCDP）是一种可以给学员提供更多练习机会以改进他们的复苏技能的基于模拟的教育策略[37]。当在一个情境的练习过程中观察到学员发生某个错误时，这个情境将被暂时打断，以便教师可以给予学员专业的直接反馈。然后给学员提供其所需要的尽可能多的机会来反复重复该技能或行为，直到学员完全掌握了该技能或行为。经历初始学习阶段之后学员会逐渐获得更多的经验，他们会逐渐少犯一些错误并且能够更高水准完成操作[38]。参与过融合了 RCDP 原则进行的基于模拟教学的儿科医师在进行多项生命支持技能的考评时，发现其临床技能得到了持续的提高[37]。

　　模拟教学特别适用于多学科团队参与的高级生命支持情境培训。组织和领导多学科团队进行危重患儿的复苏尤其需要大量的培训和经验。意料之中，有研究发现只有 44% 的儿科住院医师认为他们有能力去领导团队进行一次复苏；同时值得注意的是，44% 的儿科住院医师还没有领导团队指挥复苏的机会[30]。实际临床工作中，主治医师和住院总医师等上级医师的监督往往也会导致住院医师作为复苏领导者的实践机会非常有限。模拟教学非常适用于填补该空白，并且当团队合作原则纳入高级生命支持培训课程后，复苏过程中的团队表现可以得到进一步的提高[39-42]。

心肺复苏技能

　　如果没有足够的实践机会，知识和技能的衰退是不可避免的[30]。在传统培训 6 个月后，本已熟练掌握的心肺复苏的关键技能（如胸外按压的频率和深度等）可能会迅速下降到学员在培训前的水平[43]。这一观点已由住院医师在进行复苏技能培训 6 个月后参加儿科 PALS 重新认证考核的结果证明[30,44]。在这种情况下，即使是训练有素的医疗专业人员也很难达到 AHA 所要求的高质量 CPR 的最低标准和在合适的时机实现快速除颤[45-47]。所有这些研究都说明，维持高质量的心肺复苏技能需要更频繁的复习重温[48-49]。

　　即使进行更新培训课程，AHA 所定义的高质量的心肺复苏仍是很难实现和维持的[46-47]。AHA 所推荐的胸外按压的频率和速度、尽可能减少按压中断等目标仍需要反复强化。AHA 建议在培训和临床上都可以考虑使用 CPR 提示/反馈设备以改善 CPR 的质量[39,50]。很多人自身体验和模拟教学的研究报道都提示，CPR 提示/反馈设备的确可以帮助提高 CPR 技术并促进复苏质量的改善[51]。一项研究报告显示，将心肺复苏培训过程中的实时反馈与模拟复苏结束后的结构性反馈相结合，其心肺复苏术的培训效果优于只用其中一种干预措施[52]。

复盘

　　复盘是 SBE 的一个重要组成部分（细节见第 3 章）。复盘的价值在于引领团队或个人在模拟情境之后反思，以改善他们的表现。AHA 建议所有的高级生命支持课程在每个情境练习之后都应进行复盘[39]。与以教师为主导的传统 PALS 课程不同的是，SBE 的教师都需要经过专门的复盘技巧培训[32]。AHA 提供在线的结构化、支持性复盘培训（structured and supported debriefing）课程来训练教师如何有效地进行模拟培训的复盘[53]。2011 年 PALS 导师材料里包含了一套在线的教师复盘模块和复盘工具，以帮助导师练习和提高他们的复盘技能[54]。

系统整合、质量改进和患者安全

除了本章介绍的在 PEM 课程培训和团队培训中对模拟教学的需求,各种形式的模拟已被用于设计、检测和评估儿科急诊抢救准备工作和从科室内、科室间和医院系统等层面进行细节反应(见第 6 章)。如下文和本教材其他部分所讨论的一样,传统的基于人体模型的模拟已经用于提高或保持医护人员的复苏技能、培养团队精神和提高团队表现。原位模拟和大规模演练也已被用于评估区域性和农村地区急诊病例(尤其是外伤)的诊治情况并探讨如何改进急救工作。综合性应用多种模拟方法已被用于如何解决 PED 患者的安全问题并促进 PED 各种临床工作的质量改进,从识别潜在的安全风险到测试新的仪器设备或新的护理途径的应用,以更好地学习评价发病率和死亡率(详情见第 5 章)。基于计算机的模拟和建模已成为帮助 ED 设计、人员配置和运营的重要工具,它的帮助使得在拥挤、病患如流的环境中评价质控改进措施和为流感大流行做好准备工作等成为可能。

模拟教学在儿科急救创伤领域的应用已经得到很好的研究。基于模拟的个人和团队训练,包括以人体模型为基础和虚拟现实系统,都已被用来提高儿科创伤团队的表现,并从机构层面进行跨学科的儿科创伤技能的教学[55-58]。同时,在美国,模拟也被用来评估更高一级的创伤诊治系统,例如以州为单位[20]。北卡罗来纳州的 35 所医院接受了模拟评估。评估小组利用模拟场景来评价这 35 所医院是否是依据已有的 PALS 和高级创伤生命支持(advanced trauma life support,ATLS)原则来评估和诊治一个 3 岁的创伤患儿,评估内容包括医护人员如何初次和再次评估患儿、诊治流程和诊治原则等。这项研究在本章中的前面已有提及,它能够帮助发现整个州对于 EDs 儿童创伤复苏的不足之处,并根据研究结果设计与实施基于模拟的教育干预,最终得以实现改善创伤诊治系统的目的[59]。

模拟也被用作评估和改善 PED 中的患者安全,它可用于发现潜在的安全隐患,或测试存在高风险的护理模式,也可用作多学科团队的训练工具来保障患者安全。一家儿童医院急诊科已使用以人体模型为基础的模拟来实施并检测质量改进项目,通过项目实施,最终决定主动采用计算机决策支持系统取代传统的复苏代码。虽然该研究的目标是为了比较不同的决策支持工具,但其结果也揭示了参与者在对危及生命的心律失常进行识别并分类的能力上存在一定不足,这是之前尚未被认识到的重要安全隐患[60]。正式的原位模拟项目(有些尚未公布)已被专门用于发现潜在的威胁以及尚需改进的领域[61]。在对具体安全隐患进行识别和

分类后,基于模拟的团队合作培训将重点放在沟通上,以提高医疗质量并减少可能的错误。经过培训后,医护人员的知识和态度有所改善,急诊科患者不良事件的发生率也有所下降[62]。其他通过模拟培训在 ED 中改进医疗质量和安全的例子,还包括使用原位模拟来测试并不断改进 ED 中的镇静流程[63],以及使用经听众反应系统强化的高仿真人体模拟器使关于病例发病率和死亡率的讨论会达到更好效果[64]等。

离散事件模拟(discrete event simulation,DES)是一种基于计算机的模拟技术,源自系统工程领域,已被广泛地应用于模拟复杂的急诊科诊治系统。DES 采用基于概率的统计和逻辑的经验推导模型来预测改变某个具体输入变量对较大型的系统性能的影响,它允许用户在一个受控但相对灵活环境中进行测试和分析某个情境在给予不同干预后的不同结果。其他在急诊科的管理和质控中可使用 DES 建模的有患者流量和拥挤程度[65-68],建筑设计和新设备的安置位置[69-71],最佳人员配备和资源利用[72-75],急诊手术单元、科室间和医院范围内的系统测试和优化[76-78],大规模伤亡和灾难的紧急应变能力等[79-83]。

建立小儿急救医学模拟项目的策略

有几种方式可以得到相关机构支持来获取建立和发展 PEM 模拟项目的资源。模拟项目的发起者应该开辟多元路径使项目成功创建,比如寻求与模拟专家和 PEM 之外的科室的合作。有了各方面的支持,模拟项目才能得到蓬勃的发展。护士、医院领导、护理员、医院的质量控制委员会以及社区咨询小组等等,都可能是意想不到的盟友。

在预防潜在花费巨大的灾难性医疗错误方面,模拟培训相对而言是一种成本较低的方法。如在前几节中提到,急诊科的多学科原位模拟,可以应用于测试和评估科室的临床表现、工作流程、设备和空间安排等,并可以识别需要工程师解决的系统故障或简单的机械故障。模拟培训不仅能提高医疗质量的潜力,还能减少可预防的医疗错误并节省机构的花费。

PEM 模拟课程可以促进跨专业培训,培养更有能力的员工,并给科室带来注重实践和合作的精神,促进自我反思和自我完善,这可能会间接地改善科室整体精神面貌。模拟学习的目标通常与质量改进或患者安全措施相关,这些措施会为科室产生附加价值。加强模拟教学应用于在所有可能的场合以提供高质量的医学教育活动,可以帮助单位汇聚到更优秀的住院医师、主治医师及其他医疗专业人员。

跟任何一个儿科模拟项目类似,一个成熟的 PEM

模拟项目所必需的资源可能涵盖高、中、低仿真模拟器以实现各种不同的培训目标。在考虑高拟真度的儿科模拟器时，模拟器的大小和寿命可能一样都很重要。在繁忙的 PED 中进行原位模拟往往需要一个可以被迅速组装和拆除的模拟器，以避免模拟训练在患者诊治时的意外中断。选择某个模拟器材时首先需要考虑不同的临床培训任务的目的和特点，比如喉痉挛时模拟器是否需要允许进行诸如环甲状软骨切开术等侵入性操作。当然儿科模拟器的仿真度可能存在一定的局限，但这不只在 PEM 领域发生。对模块、道具和脚本等临床情境的创造性应用可以设计多种适用于 PEM 的临床模拟情境。

低仿真任务训练器往往也可以基本满足 PEM 处理紧急的气道 / 循环问题或创伤的技能的练习需要。它们涵盖了从用于直接喉镜检查的简单气道模拟器到可用于超声下中心静脉导管置入的复杂模拟器。选择什么样的任务训练器取决于培训课程的目的（例如，为了发现在紧急创伤操作技能方面的缺陷）、临床需要（例如，对于外周静脉输液经验不足的护士的培训需要）和费用。

模拟项目的实施必须包括应有的技术支持。专门的模拟技术人员的存在可以让模拟课程教师教学效率更高，因为教师多是忙碌的临床医师，他们需要在临床工作之余挤出时间来开发和编排模拟场景。如果得不到技术支持，兼具娴熟技术的教师可能能担起这一责任，他还可以从感兴趣的 PEM 住院医师、主治医师、护士或学生那里寻求帮助，以实现模拟项目的有效运行。

得到经费支持的 PEM 模拟项目的责任之一是收集数据以显示有意义的结果。虽然最终 PEM 模拟项目的结果是揭示患者诊疗的改善，但需要有额外的数据以证明模拟项目运行的合理性。帮助毕业后医学教育项目（例如儿科住院医师培训，EM 住院医师培训和 PEM 主治医师培训等）接受必要的流程培训并记录相关数据对于项目主任是很有价值的。在针对新护士进行复苏和创伤培训时，模拟项目可以帮助 ED 管理人员跟踪出勤情况，并减少在此过程中的人员成本。通过原位模拟发现潜在危害、制订解决方案、测试解决方案并向相关行政领导和风险管理机构报告相关信息，以说明 PEM 模拟项目值得所需投入的费用和努力，这是另一个有意义的产出。最后，任何可以收集的数据都可以使用，用于改善临床医师或团队的表现，降低风险以及改善患者诊治和预后等，这些对于 PEM 模拟的运行维持和长远发展至关重要。

结论

如本章所描述，模拟已成功地应用于 PEM 的各个领域，当然还有继续发展的空间，因此模拟在未来可以得到更广泛地使用。教育项目和学员可以从更标准化的 PEM 特有的里程碑和流程的模拟课程中受益。其他基于拟真模拟的研究可以协助提高病患和外伤儿童的诊治效果。随着 PEM 模拟技术的日渐成熟，它可成为评估和确定操作者完成从气道管理到创伤复苏等关键技能资质的有效工具。在未来，模拟有可能会成为申请 PEM 专科医师面试内容之一，甚至可能是 PEM 医师认证所需项目之一。即使 PEM 模拟起步较晚，但目前已得到迅速的发展，相信未来 PEM 模拟还会有更重大的进展，当然也还有很多研究领域需要进一步的研究和调查。这些领域包括但不限于：研究模拟作为教育干预手段的最佳方案，包括低仿真模拟和高仿真模拟；探索实现预期的效果所需要的强度；研究培训干预后技能衰退的速度；探索保持各种关键操作技能理想状态的最佳培训频率；等。还需要研制仿真度更高的儿科模拟器，用于学员进行儿科测评时演示诸如低灌注或呼吸窘迫等征象。最后，随着更好的儿科模型和任务训练器材的开发，儿科模拟器材的培训效果和真实的儿童患者诊疗之间的相关性研究将会非常重要。所有这些研究对于未来评价 PEM 和其他领域在模拟教育方面投入的巨大努力和费用的合理性将会非常重要。

（译者　简　珊　肖　娟）

参考文献

第 18 章
新生儿救治模拟

18

本章要点

1. 模拟训练是新生儿医师的宝贵工具。对于个人技能的提高和团队协作训练至关重要，模拟训练有助于提高这些技能，改善病人预后，提升医疗质量及医疗安全。

2. 模拟训练可用于准备一些非常复杂的临床场景以及跨学科的救治，比如体外膜氧合（extracorporeal membrane oxygenation，ECMO）置管术、罕见先天畸形儿的分娩、以及识别潜在的医疗安全隐患。

3. 建立一些新生儿窒息复苏和稳定项目如新生儿窒息复苏教程（neonatal resuscitation program，NRP）、血糖管理、体温、气道、血压、实验室检查及情感支持项目（the Sugar & Safe care，Temperature，Airway，Blood pressure，Lab work and Emotional support，S.T.A.B.L.E.），以及高危新生儿急诊管理（acute care of at risk newborns，ACoRN），为模拟训练提供了框架和蓝本，使模拟训练实施更为简便。

4. 模拟训练是改善新生儿重症监护病房（neonatal intensive care unit，NICU）医疗质量的重要手段，可识别潜在的安全隐患，从而提高患儿安全。

引言

新生儿科医务人员一直是模拟训练的先驱者。妇产科医师、新生儿科医师、麻醉医师几乎是第一批使用高仿真模拟训练来模拟产房复苏环境，从而优化临床实践[1]。20 世纪 90 年代，新生儿高仿真和高科技模拟器已经用于新生儿临床医师及相关学科临床医务人员培训[2]。正因为新生儿复苏时存在很多未知问题[3]，NICU 高风险医疗环境，因此复苏团队所有成员的医疗决策制定、临床技术及团队协作等必须不断地更新和学习，这样才更有利于高危病人的管理。

更重要的是，模拟跨学科及多学科的临床情境训练，新生儿复苏团队中的每一个成员通过与队友充分沟通交流、能发挥自己技术的最大优势，使团队决策最优化。2004 年卫生组织联合会对 100 多例围生期和新生儿期不良事件进行了根源分析（root cause analysis，RCA）。其中 93 例新生儿死亡，16 例存活但合并严重并发症，72% 的病例在实施复苏时团队成员存在沟通问题，40% 的病例存在培训不到位的问题。所有这些不良预后本有可能被避免，因此推荐团队成员跨学科实战演练[4]。

情境模拟训练对初学者和已有经验的医护均有益处。与以往比较，高年资学员进入产房复苏、抢救机会少[5-6]，操作的机会更少，因此成功率下降[5, 7-8]。成人教育中最重要的是实践教育[9]，因此当前医学、护理以及健康相关专业的教学课程都已经把情境模拟作为培训中不可或缺的部分。模拟训练是让初学者做出正确的医疗决策、进行有效的团队协作沟通的方法，并为医务人员认证提供完整的能力评估[10]。

除了教育外，NICU 中模拟训练的另一个重要性在于优化工作流程，完善设施规划，设备运行及实现质量改进。通过对实际新生儿复苏过程进行摄像，从而提高教学的质量及培训水平[11]。模拟训练作为一个安全隐患的检测工具，已经融入了 NICU 病房设计及建设当中[12]。由于医务工作的首要任务是改进医疗质量和保护病人安全，因此，模拟训练可以帮助我们找到医务人员掌握知识、技术和临床环境的差距，提高各级医务人员的技术水平，同时模拟训练还可以测试新的医疗教育模式和设备。

模拟教学

新生儿科教案设计需考虑的问题

设计模拟教案应关注几个问题：目标受训者是谁？训练的学习目标是什么？模拟人仿真程度？标准教案

设计的重要性（详见第 2 章）

学员

　　绝大多数医务工作者所接受的培训来自本专业内部，又称单一专业培训。对单一专业团队，通过模拟进行刻意训练，使新生儿复苏团队的表现提升[13]。但临床工作中，照顾好病人需要跨专业的团队。新生儿模拟培训可显著提高包括领导力、沟通能力、合作能力在内的多种行为技能[14]。模拟教学的学习目标应当根据学习者的水平和组成而异，目的都是达到最佳的学习效果。

仿真性

　　使受训者置身在真实的模拟环境中可增强成年人的学习效率[9]。模拟训练可选择多种多样的训练工具（表 18.1）[15]。低仿真模型具价格便宜的优势，但仍然可以通过修饰周围环境而达到高度的心理和环境仿真[16]。对于新生儿窒息复苏培训中低仿真和高仿真模拟人的比较研究结果发现，二者在教学中无优劣之分[17-18]。原因可能是模拟人仅仅是模拟教学中的一部分。

　　模拟人有助于复制真实环境。市售的新生儿模拟人包括：囊状水瘤、唇裂、产钳头皮损伤、脊髓脊膜膨出、脐膨出、腹裂、多囊肾、先天性髋关节脱位。其他模型：人工血液和胎粪。网上也有类似的物品（比如水和红色颜料混和模仿血液；豌豆汤或绿色的宝宝食物模仿胎粪）。新生儿复苏培训导师应根据学员慎重选择最佳模型，有利于学员放弃怀疑进入最佳的学习状态，提升技术。

　　新生儿科的模拟训练所需的仪器设备不一。表 18.2 列举了目前在用的几种高仿真模拟人及其特性和适用于何种培训[15]。选择何种模拟工具要以教学目的和学习目标为导向。产科的模拟教具也会用于新生儿医护的培训，但本章未涉及。

标准化

　　标准化模拟体验对教学有效性价值最大化至关重要，包括标准的模拟设计流程，结构格式化教案、复盘和反思[9]。标准化模拟使学员能接受到相同的培训过程，而不受具体培训时间或导师的影响。

新生儿科教学设计需考虑的问题

原位模拟与模拟实验室培训

　　在模拟实验室内建立标准化的设备及视听（audio-visual，AV）比较简单。学习者和导师可以在一个专门的教室培训，不受任何干扰。其他优点：学员私密性、便于评估、为多个学员提供标准课程。但因为训练时间有限，与工作环境距离较远，这种培训并不适合所有学员。

　　原位模拟可将整个团队置身于临床实际工作环境中，有利于发现团队成员知识技术的差距及临床环境、当前政策及操作的潜在危险（见第 12 章）[19]。对于学员和培训老师来说，原位模拟教学有诸多好处，包括最佳的环境真实性、学员迅速入境（花费最少）、发现培训中的差距、发现环境中可能不利于病人的危险因素[19]。最近研究发现原位模拟在新生儿复苏培训中可明显提高技术能力及团队协作[20]。原位模拟的缺点包括模拟器和视听设备使用受限，临床环境场地受限，以及设备搬动需要人力等。值得关注的是，学员和周围病人及家庭的隐私问题。

新手集训

　　初学者由于技术水平不如他们的上级医师，因此更加迫切需求操作技能学习。区域性新生儿新手培训基地可为不同的培训项目提供合作并可分享教学资源。着力于挽救生命的技能操作的培训计划将被大力发展。大批的学员通过 1～2 天的培训可接触到许多标准操作。学员练习操作，接受实时反馈。随后学员

表 18.1　模拟训练工具的优劣

模拟器 / 训练器种类	优点	缺点	举例
部分任务训练器	便宜	专用于特定的操作	气道管理
	便携		静脉通路
动物 / 人类组织	解剖逼真	很难获得	胸腔管置入
	组织符合性	潜在传染源	脐血管操作
低仿真的模拟人	便携	不能复制生理变化	复苏培训
	无需电源、技术支持	要求导师及时改变状态	脐血管操作
			胸外按压
			胸腔管置入
高仿真的模拟人	能够模拟实时临床变化	需要技术支持	高级受训者 / 团队复苏培训
		最昂贵	电复律 / 除颤
		需编程	

表18.2　新生儿和婴儿高科技模拟器比较

| 模拟器 | 特性 | | | | | | | | | | | | | 医疗操作 | | | | |
模拟人	价格/美元	年龄	尺寸（重量，长度）	发绀	呼吸音	心音	胸廓运动	脐血管搏动	肌张力	声带发声	惊厥	无线	气管插管（气管导管型号）	脐血管置管	胸腔穿刺	IO通路	电复律除颤
Premie HAL S3009（Gaumard Medical）	16 000	早产（30周）新生儿	1.3kg，40cm	√	√	√	√	√		√		√	√2.5	√		√	
Newborn HAL S3010（Gaumard Medical）	19 000	足月新生儿	2.3kg，53cm	√	√	√	√	√		√	√	√	√3.0	√		√	
SimNewB（Laerdal Medical）	24 000	足月新生儿	3.5kg，51cm	√	√	√	√	√			√		√3.5	√	√腋中线	√	
SimBaby（Laerdal Medical）	37 000	6月龄婴儿	4kg，63.5cm	√	√	√	√	√	√	√	√		√4.0		√前胸第二肋间，腋中线	√	√
BabySIM（CAE Healthcare）	45 400	6~9月龄婴儿	7.4kg，65cm	√	√	√	√	√	√	√			√4.0		√前胸第二肋间，腋中线	√	√

IO：经骨髓腔静脉通路。

价格仅反映2013年9月水平，100美元浮动。实际价格可能有差距。价格会因配置不同而不同，比如一些辅助工具（控制模块/笔记本电脑、压缩机等），其他选项（监护器、模拟场景套件、现场解说）和额外购买的延长保修等。

回到工作单位仍然不断地提高操作技能[15]。新手培训基地很快成为确保新学员基础技术培训的常规，但是培训基地的作用对于新生儿特殊技能培训以及行为改善的作用还不清楚。

操作技能培训

在 NICU，病人病情稳定很大程度取决于有创操作是否顺利，这些有创操作包括（但不仅限于）气管插管、脐血管穿刺、胸腔穿刺、胸腔引流、腹腔穿刺、换血术。患儿血流动力学越不稳定，操作难度也越大，对于病情极不稳定的超小早产儿的操作是一大挑战，要求在一定时间内快速完成。

然而近期儿科专业毕业后培训发现新生儿专科操作能力很差[21-23]。最近一项对 5 个 NICU 新生儿插管成功率的多中心研究显示，顺利完成新生儿操作的仅有 44%，培训的级别越高，通过率越高。儿科实习生通过率最低 19%，高年资住院医通过率也很低[21]。这样的通过率低于研究生医学教育认证委员会（Accreditation Council for Graduate Medical Education，ACGME）实行前报告的水平[7, 21-23]，提示应该寻找更有效的方式培训学员，从而提高病人安全性。

因为在病人身上操作和练习存在很多问题，因此需使用替代操作。一些教育者使用动物或者人体组织，比如使用雪貂或猫练习气管插管，新鲜的脐带练习脐血管置管。有些在征得父母同意后在患儿尸体上练习操作[24]。这些方法存在伦理学问题，因此很难大量开展。模拟在培训中被大量使用。图 18.1 为新生儿复苏教程中脐血管置管和药物管理操作台。

操作技能评价

建立操作培训课程挑战是确认完成此项操作的最佳方法。因为没有明确的标准，不同的培训者在培训时操作可能不完全相同，使学员感到困惑。最佳解决方法是对每一个操作规范流程[25]。儿科领域外，操作核查表被广泛使用[26-27]。但在新生儿领域，规范的核查表较少[28-29]，而且很不全面（详见第 7 章评价部分）。目前基于模拟的儿科创新、研究和教育国际网络（the International Network for Simulation-Based Pediatric Innovation，Research，and Education，INSPIRE）正在着手制定儿科规范操作核查表，其中包括新生儿部分，比如气管插管、胸腔闭式引流、脐血管置管。

实施时的注意事项

模拟在操作技能学习方面非常重要，在 NICU 尤为突出，因为新生儿患儿不能经受多次和长时间的操作。学员在学习一项新的操作之前，应当先学习这个操作相关的认知方面的知识，然后再在模拟训练器上学习具体操作。从病人的安全角度考虑，在病人身上进行操作之前，必须确保操作者在模型上经历了很多次刻意练习而且在模拟培训中能够胜任这项技能[9, 30]。一旦操作者在病人身上操作成功，他必须定期在模型上接受训练以防技术生疏。一些儿科和新生儿学科的教育者分别为初学者和维持操作技术者制定了有循证学依据的流程框架[31]。

跨学科团队培训

NICU 病人治疗及护理需要多学科的合作。传统意义上各个学科单独培训，独立于其他学科，学员们不

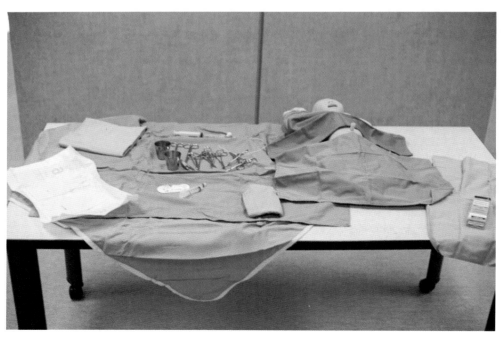

图 18.1　脐静脉置管操作台（由 Dr. Deepak Manhas 提供）

会学到如何团队合作。最佳的合作并不是天生的，需要在学习和实践中不断进步。团队的有效沟通在围生期和 NICU 中很重要，因为它关系到新生儿复苏的质量[32]，同时 RCAs 证实大约 3/4 的围生期发病与致死与此相关[33]。

在 1999 年发表了"人非圣贤孰能无过"后，医疗失误问题引起了公众的关注[34]，建议增加人为因素相关的培训，以改善医疗团队的表现。一些项目如 MedTeams、TeamSTEPPS™ 渐渐发展起来，将军队和航空的人事资源管理应用到医学上来[35-39]。许多研究文章均支持围生期和新生儿期的团队合作培训[40-43]。产科的团队合作培训可使不良事件结局得到改善[40]，缩短了脐带脱垂急诊剖宫产的时间[41]，使低 APGAR 评分（<6）和缺血缺氧脑病减少[41]。团队协作训练也使早产儿不良事件发生率降低[43]（团队训练内容详见第 4 章）。

新生儿团队训练

团队培训可显著提高新生儿复苏模拟情境训练的效果[44-46]。一场新生儿复苏培训课程里，51 个学员首先参加了一节 2.5 小时的团队协作课程，内容包括讲座、角色练习、录像回放以及讨论。这节课结束后继续参加标准 NRP 培训课程。学员们被随机分为干预组和对照组，干预组在随后的的技能培训中继续练习团队协作，而对照组仅练习技能。在课程结束后的虚拟测验中，学员们作为复苏领导者在低仿真模拟人上进行测试。结果发现，干预组学员在信息传递和决策方面都优于对照组（按每分钟观察者观察到的事件的数量来评分）。谨慎对待可能的危险或困难的行为和工作量管理在干预组分别为 100% 和 88%，在对照组分别为 53% 和 20%。团队合作在干预组每分钟有 3.34 次，对照组 1.03 次；这项研究的缺陷在于仅有医师参与，因此无法评估跨专业的团队合作[45]。

随着医疗技术的提高，高仿真模拟人对于学员培训的帮助更大，因为高仿真模仿产房内情境更真实。下面一项研究将 98 位儿科实习生随机分为高仿真学习组和低仿真学习组，以及对照组。结果比较采用盲法，主要比较了学员们的团队协作能力及复苏技巧。和对照组相比，干预组团队合作明显增高（每分钟分别为 12.8 和 9.0 次行为），改善了工作量管理，同时复苏时间缩短。并且这些技能持续的时间也更久，干预组在培训 6 个月以后再评估仍有不错的结果（干预组 11.8，对照组 10.0)[46]，可以看出，无论是使用低仿真还是高仿真的模拟人对决策制定和技术性技能的提高都有着显著的效果[46]，模拟教学的内容可以提高真实的复苏水平，尽管这类的证据现在尚且缺乏。

最新的新生儿复苏教程增加了跨学科合作及复

盘。这使学员们从孤立单一地学习一门技术转变为有效的沟通及行为技能的培训，这在实际复苏情境中非常有用。还有一些技术，包括熟悉复苏场地及抢救的仪器设备、潜在并发症的处理、有效领导与沟通力、工作小组、使用资源与信息、何时呼叫帮助等都包括在内[3]。图 18.2 显示的是复苏模拟场景中跨学科的合作。

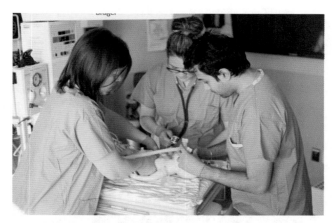

图 18.2　复苏模拟场景中跨学科的合作（由 Deepak Manhas 提供）

多种医疗救助人员均在跨学科团队合作培训中获益，包括产科医师、儿科医师、麻醉医师、护理人员、呼吸治疗师，照顾病人的技术人员、行政人员、血库人员及各自学员[47]。NICU 医护人员跨学科培训可采用 TeamSTEPPS™，培训包括两个模拟用以练习沟通和协作技能。因此设计了一些挑战，包括大量病人、原位模拟被取消、医务人员交接班、医疗护理发生冲突时的情境。总的来说，这些情境对将来的工作能提供有益的帮助。同时，学员提出的一些内容也被应用到培训中。TeamSTEPPS™ 框架可用于其他部门进行大规模的团队培训[48]。培训教育明显改善学员的考核表现[49]。如何证明培训对于死亡率及严重不良预后的改善还存在挑战性。有例证来自英国，显示培训课明显降低肩难产造成的产伤[50]（表 18.3）。

体外膜肺和其他内容

除了新生儿医护外，其他专业的人员也常常会介入新生儿的抢救及护理。新生儿 ECMO 作为 NICU 中最复杂的技术，要求操作机器的专业人士参与到医疗中来。模拟提供了 ECMO 的常规操作及急诊操作情境，包括采取及时准确的措施，减少死亡率及并发症。更为重要的是，ECMO 需要的置管术以及 ECMO 小组的领导和 NICU 团队的领导进行沟通，然后 ECMO 小组开始运行机器。情境模拟可以帮助这两个团队进行有效沟通。图 18.3ECMO 小组跨专科的合作。

表 18.3　新生儿肩难产并发症发生率（改编自文献[50]）

并发症	培训前/[例(%)]，n=324	培训后/[例(%)]，n=262	相对危险度(95% 置信区间)
出生相关产伤	30(9.3)	6(2.3)	0.25(0.11~0.57)
出生相关臂丛神经损伤	24(7.4)	6(2.3)	0.31(0.13~0.72)
臂丛神经损伤持续至 6 月龄	9(2.8)	2(0.8)	0.28(0.07~1.13)
臂丛神经损伤持续至 12 月龄	6(1.9)	2(0.8)	0.41(0.1~1.77)
锁骨或肱骨骨折	6(1.9)	2(0.8)	0.41(0.1~1.77)
5 分钟 APGAR 评分 <7 分	12(3.7)	6(2.3)	0.61(0.24~1.57)

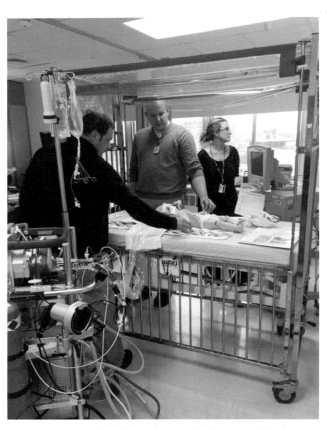

图 18.3　ECMO 情境模拟（由 SYN 提供：APSE 模拟中心）

在 ECMO 情境模拟训练中，每位学员都将有机会参与标准操作并回顾他们的表现，以确保每位参与者都理解重要概念[51-52]。ECMO 情境模拟既用于初学者，同时也用于跨学科等高级培训[53-54]。和传统训练项目相比，ECMO 情境模拟中学员学习的主动性更高（78% 和 14%）[51]。训练中提供了很多关键的技术性技能来解决 ECMO 中出现的紧急情况（比如，ECMO 突然停机，停机时加强呼吸机支持），紧急反应时间缩短（时间缩短 27 秒）。通过视频回放，采用盲法评估学员表现，经过训练后学员表现明显提高[52]。在一项研究 ECMO 置管术的情境模拟中发现，心胸外科学员参加完培训后，其置管平均时间明显降低，整体评分以及 ECMO 置管评分明显提高[55]。

情境模拟也可以提供一些复杂且少见的跨专科场景，比如宫外手术，先天畸形儿的分娩，连体婴儿，先天性心脏病，气道畸形，新生儿转运、医院外的分娩。每次情境模拟，在事件发生前团队可预先演练，在情境模拟中他们可决策何时需要叫帮手，解决仪器故障，并且识别潜在医疗安全隐患。通过复习这些复杂情境模拟将有利于医疗护理提高，保证病人安全。

新生儿培训中的模拟

一些新生儿培训项目已将模拟与他们的课程结合，如新生儿复苏教程（Neonatal Resuscitation Program，NRP），高危新生儿急诊管理（Acute Care of at-Risk Newborns，ACoRN），血糖管理、体温、气道、血压、实验室检查及情感支持项目（Sugar & Safe care，Temperature，Airway，Blood pressure，Lab work and Emotional support，S.T.A.B.L.E.），帮助婴儿呼吸（helping babies breathe，HBB）。这些训练项目都设计了独特情境，在此基础上设计其他模拟情境将会简单。图 18.4 提供新生儿情境模拟设计模板。

新生儿复苏项目

美国儿科学会（American Academy of Pediatrics，AAP）和美国心脏协会（the American Heart Association，AHA）在 1985 年首次提出 NRP 项目[56]。但课程中的知识和技术性技能 6 个月后就开始跟不上时代[57]。从第一版开始到现在，有 5 个修订版本。在 2010 年版国际复苏委员会（the International Liaison Committee on Resuscitation，ILCOR）中重点提出模拟训练在教学中的重要性[58-59]。在最新的一版中，知识和技术性技能学习贯穿于自学、操作学习以及整合技术学习中[3]。如今，NRP 强制要求模拟训练及复盘，其中非技术性技能和团队合作也成为了培训的重点[3]。NRP 导师均认为模拟训练和复盘对于 NRP 教育非常重要[60]。这种教育模式是否能提高学员的 NRP 能力还有待研究。

情境	
学员	
情境设置	
模拟演员	
模拟人	
设备	

学习目标	**复盘笔记**
认知 1. 2. 3.	
行为 1. 2. 3.	
技术 1. 2. 3.	

情境描述	
母亲病史	

年龄	BMI		怀孕情况
用药/手术史			
实验室检查			
药物/其他			

婴儿情况			

胎龄	CGA	体重	评分
出生史			
住院经过			
药物史			
其他			

A. 起始状态（生命体征）	
B. 预期行为（进展）	
C. 可能的进展（失代偿）	
D. 预期行为（进展）	
E. 期望终点（结局）	
F. 可能的干扰	

评语：

图 18.4　场景设计

BMI：体重指数；CGA：corrected gestational age，纠正胎龄（作者在 Nikki Wiggins 的协助下创建）。

图 18.5 是学员们在高仿真模型人上学习 NRP。

S.T.A.B.L.E

　　S.T.A.B.L.E 项目（血糖管理、体温、气道、血压、实验室以及情绪支持）是基于以上六种评价内容的项目。主要用于复苏完成后及转运前的准备。S.T.A.B.L.E 模拟主要用于毕业后培训。包括 4 个单独的新生儿情境，每个情境又包括三个从易到难的分期。这种情境设计介于 NRP 和 PALS（儿科高级生命支持）之间，包括除了基本生命支持外低血容量休克、心律失常、抽搐等情境。每个情境会涉及多学科合作及众多医护合作（医师、注册护士、医师助理等）护士、呼吸治疗师、后备人员[61]。一项较小的研究表明经过此训练后，新生儿入院体温、血糖水平以及住院期间死亡率均有改善[62]。

高危新生儿急诊管理

　　ACoRN 最早于 1995 年建立，主要针对宫内到宫外的过渡以及出生后不稳定的新生儿如何识别及处理。因此仅针对有高危因素的新生儿的评估、监测、诊断、干预。学员们通过高仿真或低仿真的模型练习高危新生儿护理的 8 步操作：①识别高危新生儿；②识别何种情况需要复苏；③首要评估（呼吸、心血管、神经、手术、液体、糖、体温）；④感染；⑤产生问题清单；⑥ACoRN 序列确认问题；⑦考虑转运至区域中心进行高等级照护；⑧为患儿及其家庭以及医疗团队作支持[63]。参加 ACoRN 工作坊后，学员表示自己在新生儿管理上的信心更大了，相关知识也更加丰富[64]。

帮助婴儿呼吸

　　每年由于围生期缺氧导致的足月新生儿死亡有

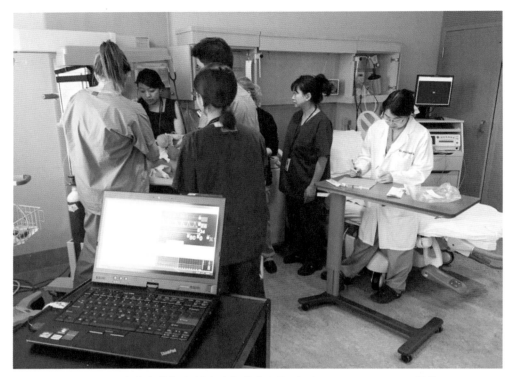

图 18.5   高仿真模拟人新生儿复苏教程培训（由 Douglas Campbell 提供）

814 000 例[65]。在经济不发达国家，尤其是南亚和非洲，占全世界 2/3 新生儿的死亡数[66]。HBB 项目旨在降低联合国千年发展目标国家新生儿因呼吸暂停而导致的死亡。HBB 首先由合作财团及 AAP 发起，世界卫生组织推广，在用医疗资源有限地区提升新生儿复苏技能。HBB 要求的设备很简单：一本计划流程、一个引导挂图、一个廉价的低仿真模拟人、简易呼吸器及面罩、吸引球、听诊器、学员工作手册。通过视频演示计划流程，简化的 NRP 流程包括保暖、擦干、清理气道、刺激、通气及监护。学员浏览计划流程，在模拟人上按步骤操作，形成结构化可观察的临床评价，对学员行为反馈。从这个项目实施开始，HBB 降低了坦桑尼亚新生儿出生 24 小时内的死亡率，但对出生无呼吸儿死亡率无影响[67]。印度的一项研究表明这项培训能明显降低死胎率，但对新生儿期死亡率无影响[68]。

质量改进、系统整合及病人安全

国家安全体系认为，情境模拟能让不同专业不同学科的人员在仿真环境中得到训练。模拟培训可以锻炼团队在面对复杂临床案例时的合作能力以及沟通技巧[69]。在众多的培训教育中，模拟训练对于提高病人安全最有效，但需要对训练评价和对不足进行分析，这样才可能达到特殊技能的学习目标（详见第 5 章）。近来发现病人安全性尤其是新生儿病人的安全性是多个

方面的，模拟训练极大地改善了新生儿安全策略[70]。由于认错了病人而将母乳给了患儿或病人诊断错误在临床中时有发生，但学习中并未提及[70]。与产科同道们一起学习，将模拟训练用于改善系统问题。这方面我们还有许多工作要做[71]。

录像记录及回放分析

为了改善 NRP 和新生儿课程，新生儿专业是最早使用录像记录新生儿复苏过程的学科[32, 72-75]。大约 50% 的真实新生儿复苏记录显示与 NRP 指南不符，并且有很多错误重复发生，沟通问题普遍存在[72-75]。录像分析存在技术和非技术上的问题，帮助相关课程体系的建立[75]，系统性地使用录像可改善病人结局。

NICU 设计及工作场地的改进

积极主动使用情境模拟来改善工作场地及避免不良事件发生深得广大医务人员及行政管理人员的赞同。通过模拟训练发现潜在的医疗风险在很多新成立的以及已经存在的 NICU 中多次被报道[76]。在设计新的病房前，医务人员通过情境模拟划出建筑草稿图，在动工之前发现问题、解决问题。有一项研究，93% 的病人安全性问题在转移到新病房前被发现并解决[76]。最

佳的新生儿复苏床和最适合的认知辅助工具是情境模拟最佳环境，而不是采取干预措施，希望能取得预期的临床效果[77]。

未来的方向

工作流程分析

模拟在新生儿界已被广泛认可，但其新用途还有待发掘。有些中心将模拟用于工作流程分析，比如电子健康记录的首次演示。这就需要精益思想，鼓励提高有效性、降低医疗错误、减少医疗支出、从而减少浪费[17, 78-79]。

新技术

新技术和新设备不断更新。市售多种新生儿和早产儿高仿真模拟人。高仿真模拟人有心肺声音，胸廓起伏，脉搏搏动、自发的发声及运动。这些模拟人可有真实气道用于插管和通气，脐血管可置管。还有一些模拟人可进行静脉穿刺和骨髓腔穿刺，动脉穿刺等。这些基于解剖学基础的模型学员们可以用来练习技术性技能操作，操作中只有按照正确的解剖学操作才能成功，比如说看到回血时证明操作正确。

展望

有即时视觉及反馈，放大教育体验，是模拟仿真教学的关键特征。整合了模拟人和虚拟现实（virtual reality，VR）的模拟（混合模拟）可提高学员成人外科手术的能力[80]。新生儿 VR 教学尚处于初级阶段。目前的 VR 教学仅限于气管插管，尽管很有前途，但目前尚不能取代低仿真气管插管头模型[81]。

和其他重症病房一样，危重新生儿救治不断更新。模拟是一个非常有价值的教学和研究工具，但仍具有很多挑战。模拟整合了时间和资源，因此课程设置必须紧紧围绕和支持目标。降低潜在医疗风险和提高团队的功能使原位模拟更具有逻辑性，但尚缺乏临床的证据。录像回放和团队训练是识别学习差距的有利工具，但是在医务工作者广泛应用之前仍需证据证明病人的预后与团队表现之间的相关性。

结论

模拟是新生儿医疗培训必不可少的一部分，包括一系列教育培训项目：NRP，S.T.A.B.L.E，ACoRN 和 HBB。通过这些训练，可确保全球的学员们接受同质培训，掌握行为技能以及解决问题的技巧，达到复苏教程的要求。

模拟训练同样可以改善患儿的医疗质量及安全。这些包括质量保证 / 质量改进（quality assurance/quality improvement，QA/QI），在一个复杂的病例中尽量消除不好的结局。相反地，使用模拟培训可以积极主动面对不常见的复杂临床情况。在设计新的 NICU 时，或者评估病人风险及转运挑战时，模拟可识别潜在风险及医疗安全隐患。一旦发现这些问题，环境危险因素就会被消除，认识的差距也会被纠正。同样，通过模拟工作流程分析、设备计划和实施，可以持续优化病人医疗状况。

通过努力，那些幼小、病情最重的新生儿可能得以存活且有良好结局。尽管目前已取得了很好的成效，但具体哪一种模拟方法对改善临床行为最佳尚不清楚，这也是未来研究的方向。

（译者　容志惠）

参考文献

第 19 章

儿童重症监护及转运模拟

本章要点

1. 模拟培训是儿童重症监护病房（pediatric intensive care unit, PICU）医务人员教学的重要方式。模拟技术的发展有助于教育者在教学过程中再现 PICU 各种技术的应用情境。

2. PICU 和转运教学中增加原位模拟的应用可最大化教学场景的真实性。

3. PICU 教学中新的模拟形式和复盘策略（如延长模拟教学时间和快速循环刻意练习）尚需进一步研究。

引言

儿童重症监护病房（PICU）是儿科专业环境最为复杂的科室。处理和衔接危重症患儿和高精的技术设备对医护人员来说是一项特殊的挑战。最近的研究发现 93% 的儿童院内心跳骤停发生在 PICU[1]。危重儿童需要得到快速诊断，制订详尽的处理方案并进行急诊干预或操作。患儿的病情复杂且变化迅速，需要临床医师具备最佳的评估和处理能力。

在这样的环境中工作的医护人员需得到良好的培训以应对不同挑战。尽管儿童重症医学风险很大，但儿童复苏事件较少见，这使实践培训非常困难。最近的儿科住院医师调查发现他们在基础生命支持，除颤和气道管理等方面仍有许多知识和操作上的缺陷[2-5]。随着被培训者在 PICU 轮转时间的减少，这一趋势可能愈发明显。全球有许多项目旨在减少儿科医师的工作时间，然而这恰恰错失了 PICU 的学习机会。

模拟培训是 PICU 一项理想的教学模式。一个高度真实的模拟可使 PICU 医师团队沉浸到危重患儿抢救情境中，进行精准的体格检查、诊断及治疗。在模拟情境中，团队可进行快速评估，使用血管活性药物，进行床边操作（如中心静脉置管或气管插管），并根据模拟人的治疗反应评估其病情。实时反馈有利于医师对最近的治疗进行重要的分析，并继续评估模拟人状态，调整治疗方案。

为提高重症模拟教学的实用性，原位模拟培训越来越普遍[6]。ICU 病人的看护，涉及高超的技术，特殊仪器、药物及专业团队等复杂资源。对环境的熟悉和运作能力是 ICU 病人监护的关键。原位模拟为医护人员提供 ICU 的工作环境，使用真实 ICU 器械、材料和团队。这样也避免了模拟培训中心为满足培训要求再购置和维护大量昂贵的临床器械。原位模拟也可用于评估医院制度，如评估应激预案或评估潜在的安全风险。例如，原位模拟可以显示医护人员拿除颤仪至床边的时间过长。抢救车布局的改变可缩短医护人员对真实病人不良事件的反应时间。这些潜在安全威胁可在不同领域应用突发模拟复苏（模拟急救）来评估。

PICU 病人的看护需要不同专业和学科的医护人员参与。对于这样一群人来说，有效的团队合作和交流是非常必要的。团队合作和交流不仅重要，而且对承担着高压力和高风险的 PICU 医护人员来说充满挑战。而模拟培训有助于这两个能力的培养。危急情况的模拟培训，可以指明和训练团队的角色分工和职责，同时也可以强调团队中另一项重要任务，即清晰的指令，有效的沟通（见第 4 章）。

重症监护课程的建立和实施

抢救和抢救团队的培训

心肺复苏较为少见，尤其在儿童中。随着快速反应团队的建立，儿童心跳骤停的发生率进一步下降[7]。心肺复苏是一项高风险且紧急复杂的任务，有效心肺复苏的实施（cardiopulmonary resuscitation, CPR），团队合作和危机处理能力是提供最优监护和减少发病率和死亡率的关键。大部分医院配备有跨专业和多学科的特别急救团队，此团队根据呼叫调度和排班，每日轮换人员。这些复杂的因素使得实现理想化的监护非常困难。为简化这些复杂危机情况的处理，美国心脏协会

（American Heart Association, AHA）对儿科高级生命支持（pediatric advanced life support, PALS）和新生儿复苏教程（neonatal resuscitation program, NRP）进行了标准化。尽管课程证书需每两年更新一次，但很显然这些知识和技术仍旧容易遗忘，甚至在成功完成课程的 6 个月后，知识和技术能力就会迅速下降[5, 8]。

模拟，特别是刻意练习，可提高个人复苏水平。一项回顾性病例对照研究显示，相比接受传统培训的住院医师，参与模拟为基础的高级心脏生命支持（advanced cardiac life support, ACLS）培训的内科住院医师对 ACLS 的流程更为熟悉[9]。特别是在儿科，一项"快速循环刻意练习（rapid cycle deliberate practice, RCDP）"模型被应用于培训初级儿科住院医师的基础复苏技能[10]。这一模型的应用显著改善了受训者开始胸外按压的时间、无通气和开始除颤的时间。传统的培训模式每一模拟部分后跟一次复盘，整个培训过程是连续的，并不中止。不同于此，RCDP 强调学习者尽可能把时间花在特定技能的刻意练习上，以达到超量学习和潜意识的自动化。若出现严重错误，立刻中止场景模拟，给学员即时反馈。这一方法最适用于疾病的治疗过程高度标准化，且诊治预案具有时效性的情况。同样的模型应用于其他领域如 NRP 和 CPR，也正在研究探索中。模拟培训也可让复苏团队熟悉真实生命复苏过程中可能遇到的特别挑战，如家属在场[11]。

尽管技术性技能是成功实施复苏的关键，有效的团队合作也同样扮演重要角色。跨专业重症监护团队通过模拟学习可改善其团队合作[12]。医师和护士团队在整体合作以及领导力和团队协作、语言沟通等方面表现出显著改善。一项儿科研究发现，参加过短期病例为基础的团队合作培训的住院医师表现出更好的团队合作精神和迅速的急救反应能力[13]。在一项更大随机试验中，参与者经过心脏骤停的情境模拟和结构化的复盘，知识和团队合作技能显著改善[14]。如何更有效地培训心肺复苏团队，尚待进一步研究。

无事先通知的突发复苏模拟训练（急救模拟练习）是一种有效的儿童复苏教学方式。可用于发现操作缺陷或潜在的、应该被纠正的系统错误[15]。近期的一项研究发现，一所大型的儿童医院实施了突发急救模拟训练[14]，在研究期间，住院病人心跳骤停后的生存率在 1 年内从 33% 提高到约 50%（图 19.1）。生存率的增加与实施急救模拟培训的次数具有相关性。突发模拟培训的特点使得复苏过程中的所有因素都可以被评估，包括病人心脏骤停的识别，启动复苏团队的机制和其他潜在的影响流程进行的安全威胁（如电梯是否可用）。复盘是模拟培训的重要部分（见第 3 章），这一环节也被应用于实际的病人复苏后，实时常规的复盘可改善 CPR 质量和病人预后[16]。

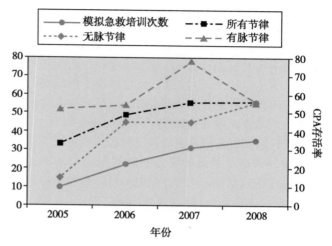

图 19.1　实际儿科存活率（右坐标数值）与急救模拟培训次数（左坐标数值）的关系

显示无脉节律、有脉节律和所有其他节律实际生存率。CPA：心肺停搏［来自 Andreatta 2011（获得许可）］。

重症监护的新手培训

因儿童重症医学的复杂性和上班时间制度的日益严格，针对儿童重症的受训学员许多培训项目不得不在岗前追加培训。常用模拟项目强化学习，以新手培训的形式进行。

2009 年的期刊上发表了一篇 2006 年夏季实施的针对第 1 年儿科重症专科医师新手培训的多中心描述性研究文章这项研究包括来自 9 个医疗中心的 22 名专科住院医师和 7 个不同中心的导师们。组织者在两天半的时间安排了 15.5 小时的重症课程，大部分时间用于儿童重症场景的模拟训练，少量的时间用来做任务培训和讲解（表 19.1）。主题包括：气道管理、血管通路、CPR、休克、脓毒症、创伤和创伤性脑损伤。本次培训采用"培训直至成功"的形式，即重复练习直至培训者出色地完成目标。这一培训方法是有效应用模拟的关键[17]。专科医师认为无论是课程刚结束还是专科培训半年后，该课程均可有效地提升个人自我评估的临床效率和自信心。这项课程连同其他类似课程仍在继续，培训的学员人数逐年增多（Akira Nishisaki，书面交流，2014 年 9 月）。

表 19.1　儿童重症监护医学新入职者培训课程

时间	课程
第 1 天下午	气道管理情境
第 2 天上午	中心静脉置管培训（授课和技能培训）
第 2 天下午	PALS 前沿进展
	PALS 情境
第 3 天上午	休克处理（授课和模拟培训）
	创伤

PALS：儿科高级生命支持。

重症监护护理领域

刚从学校进入临床的护士常常不知所措，对于需要熟悉不同类型的技术、复杂生理学和快速变化的病人的重症专科护士而言，这一角色转换更加艰难。模拟被应用于重症监护的护理领域，包括新生儿监护室和心脏手术监护室在内的重症环境的新生培训中，但有关儿科重症监护护理领域的文献极为少见[18-19]。这些课程强调高度紧张的氛围和时间限制下的器械组装。通过这些课程，学习者可提高自信心和重症思维能力，他们也喜欢在模拟场景中被叫"暂停"以获得困难部分的解惑。

即时训练

即时训练（just-in-time training，JITT）提供了在时间和空间都非常接近于真实临床环境的关于重症场景和操作的培训。成人学习最主要的特点是，进阶初学者们对即将应用于实践的内容更有学习动力，而实时培训也是建立在这一理论基础上。这项技术已被用于许多不同的临床情况，包括 CPR 和气管插管[20-21]。在PICU，JITT 气管插管可增加住院医师对实际病人进行气管插管的参与度，但遗憾的是它并没有提高气管插管成功率和减少相关不良事件[21]，但尚不清楚这一研究结果是否与样本量少或训练时被培训者的掌握度不足有关。JITT 也应用于床边 CPR 教学，它也被证明可提高 PICU 医护人员对胸外按压指南的依从性[20, 22]（图 19.2）。同时，JITT 也用于培训 PICU 护士进行正确的中心静脉置管更换敷料；JITT 后，护士需要被提示纠正错误的次数显著减少，最重要的是中心静脉相关的血流感染明显减少[23]。

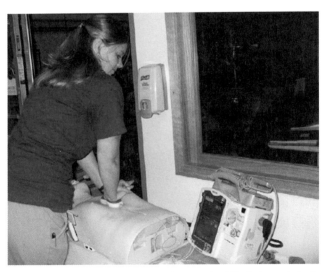

图 19.2　在儿童重症监护室使用即时训练进行心肺复苏（CPR）的"滚动复习"[来自 Niles 2009（已授权）]

技能获得

气道管理

儿童大部分心跳骤停来源于呼吸衰竭，因此儿童气道管理是所有急重症医护人员均须掌握的技术。尽管这项技术的重要性不言而喻，但在儿童气道管理者中的水平参差不齐，适当和及时的气道管理可逆转循环衰竭，延迟或困难的气道管理则显著增加发病率和死亡率。儿科住院医师气道管理的模拟培训中仍会出现许多极为致命的错误[24]。因此，尽管这项技术高标准，高风险且不常应用，医护人员仍必须掌握。

正如前面提到的，模拟已应用于 PICU 气管插管的 JITT 培训[21]。参加过模拟培训的学习者在 PICU 真实插管中表现更佳[25]。近期一项系统回顾和荟萃分析也指出了气道管理中使用模拟培训的现状。荟萃分析中提到的培训包括直接气管内插管，纤维支气管镜下插管，声门上气管插管，盲插管和手术气道管理，结果表明气道管理的模拟培训有助于学员知识和技能的提升；这一效果在真实病人身上并不明确，但对比其他教学方式，模拟培训更为有效[26]。

中心静脉置管

放置中心静脉导管常常应用于危重症患儿，目的是得到足够和稳定的静脉通路，用以给药、输注液体及营养物质、监测和包括血浆置换及透析等高级治疗。因此，中心静脉导管置入常常是救命的操作，但是麻烦的是这一操作可能由在不同培训阶段的重症医师、麻醉医师、急诊医师和外科医师在床边完成。

这项操作的复杂性和细微差别，保证病人安全意识的上升和学员获得经验机会的不可预测性等均激发了模拟在中心静脉置管中的潜在作用。许多报道指出培训重点不仅在实际操作的技术层面，还包括严格的消毒以防感染。床边超声常常用以辅助穿刺置管，这一附加技术也在模拟培训中有所体现。

越来越多的文献支持，模拟培训可提高在实际病人操作时中心静脉置管的成功率并减少中心静脉相关感染风险。一项近期荟萃分析证实了接受模拟培训的住院医师在真实病人身上行中心静脉置管有更高的成功率，且试插管的次数更少[27]。一些研究表明，模拟培训与中心静脉置管相关性感染的降低有关[28-29]。在儿科，超声引导下的中心静脉置管的模拟培训，在提升初次置管操作表现方面极为有效[30]；但是，这些干预措施是否在真实病人身上有效性有待更多的研究支持。

支气管镜

支气管镜是一项非常复杂的床边操作，常规应用于评估和治疗先天性或后天性上、下气道畸形，诊断和治疗气道和肺部感染，肺移植后的支气管活检和取异物。支气管镜操作者包括不同培训阶段的肺科医师、重症监护医师和外科医师。近期一项荟萃分析显示，与传统教学相比，基于模拟的培训可改善学习效果[31]。这一研究有一定的局限性，其纳入的儿童研究数量极少，且所纳入研究均缺乏真实病人的监测结果。

困难对话

PICU 模拟常常聚焦与模拟人和技术性技能本身，在 PICU 中同样重要的技能还有与家属沟通诸如不良预后、困难抉择和临终关怀等。模拟培训工作坊，使用标准化病人扮演家属，这一方法在提高儿科被培训者与家属沟通的能力方面被证明非常有效[32]（见第 23 章，"沟通"）。

特别课程

体外膜肺

体外膜氧合（extracorporeal membrane oxygenation，ECMO）是 PICU 一种严重心肺衰竭患儿的支持技术。导管置入静脉系统（呼吸支持或静脉 - 静脉 ECMO）或动静脉系统（心肺支持或静脉 - 动脉 ECMO）。血液从病人端被泵入氧合器以进行氧气和二氧化碳交换，加热后又泵回病人体内。ECMO 是一项多学科合作的复杂且极具挑战性的技术，需要 PICU 医师和护士、外科医师、麻醉医师、呼吸治疗师、手术室人员和 ECMO 专家或灌注师的参与，而模拟在 ECMO 的启动和施行过程中各种问题的教学里都起到了重要作用。

应用于 ECMO 置管培训中的手术任务训练器改善了置管时间[33]。一旦模拟人开始运转 ECMO，一系列技术用以模拟如低血容量、心包填塞和泵衰竭等 ECMO 相关问题。这些系统常常依靠夹闭和进出系统来完成灌注或脱水以模拟不同生理状态（图 19.3）。这些类型系统的优点在于团队应用实际的 ECMO 系统以增加器械的真实度。这些系统被证实改善了 ECMO 团队的许多技术性技能水平，如在机器故障时迅速将病人撤离循环[34-35]。模拟也用来识别 ECMO 潜在的安全威胁[36]。最近模拟为基础的 ECMO 培训项目被证实与 CPR 过程中减少 ECMO 置管时间和与核查表相一致的治疗过程具有相关性[36-37]。

心室辅助装置

心室辅助装置（ventricular assist device，VAD）病人的管理也需要一个具备专业技术和知识水平的专门团队。尽管一些 VAD 模拟器已问世，但它们通常用于评估各种模拟临床条件下的 VAD 性能[38]。在一项成人研究中，院前急救人员使用 VAD 模拟器评估不同 VAD 在紧急情况下的应用难易度[39]。它们在教学方面的应用效果需要更多的研究支持。

连续性肾脏替代治疗

模拟还可应用于培训 PICU 人员连续性肾脏替代治疗（continuous renal replacement therapy，CRRT）。模拟为基础的培训项目可改善 CRRT 治疗者的认知技能[40]。更重要的是，这一培训项目可延长 PICU 真实病人的 CRRT 管路使用时长[41]。

儿童心脏重症监护

儿童心脏重症监护病房（pediatric cardiac intensive care unit，PCICU）是另一种专业的环境，模拟教育可以在其中发挥重要的作用。PCICU 的急诊常常涉及不同亚专业的从业者（如外科、麻醉和新生儿）共同处理患

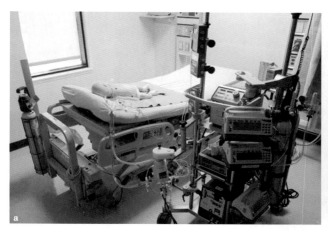
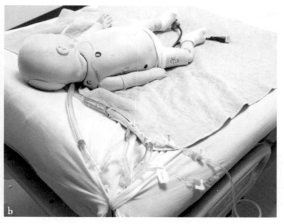

图 19.3　ECMO 模拟设置（a）动脉和静脉插管在模拟人下方或者体内是连接在一起的（b，特写镜头）

儿复杂的病理情况。在这种环境中应用模拟为基础的团队培训可增强人员自信心和团队合作精神[42-43]。模拟在培训超声心动图和急诊开胸等常规应用于 PCICU 的技术方面也极为有效[44-45]。

转运医学

儿童转运服务主要是指在同一或不同医疗中心间进行危重患儿转运。这些转运存在特殊的挑战性，如路途常常较远且转运环境并不适合病人监护。在快速行驶的救护车或直升机上空间狭小，评估条件有限，不利于病人的护理。转运环境太过糟杂，也不利于病情的评估（如听诊）。

模拟为基础的课程可用于练习评估，预检和病人的初步处理。儿童转运团队常常需要医护人员担当，这是他们执业以外的工作；模拟可以用于培训这些人员承担新的角色。转运环境的特殊挑战（如海拔影响、噪音或专业设备）是模拟培训的重点。另外，随着便携式模拟人的发展，团队可练习在不同环境下转运病人，以更好地体验每个环境下的挑战（例如，将病情不稳定的病人转运到电梯中，才发现一件极重要的设备遗漏在电梯外）。这种类型的模拟本身具有特殊的挑战，如从公众场合转运的私密性，无线技术的应用，以及当团队在不同医院环境间转运时引导者如何更细致地评估。

将模拟整合入 PICU

尽管模拟应用在儿童重症医疗的教学中有许多显而易见的好处，操作过程仍需要克服许多障碍。正如前面提到的，儿童重症医疗需要专业的人员和设备。但将目前的模拟器技术和 PICU 现有的设备相联系并非易事。例如，大部分模拟人可连接 PICU 呼吸机进行机械通气，但培养有经验的合格的儿童重症的医护人员非常困难。移动或获取真正的当前正在应用的 PICU 设备去模拟中心也是一项挑战。原位模拟可解决设备问题，但在忙碌的 PICU 寻找未用于病人的床位空间进行模拟很不容易。通常需要创造性的解决方案，如使用操作室或附近的教室。

结论

迄今为止，基于模拟的教育主要集中在危机管理上，尚无比如急性危重脓毒症病人的复苏，或者儿童 ECMO 的置管。然而，模拟有可能应用于更多的常规任务培训中。与其花费 10 分钟去模拟脓毒性休克患儿的复苏，不如延长时段的模拟训练，以创造更为真实的体验。这类情境中，模拟人可启动后运行 30min 或更长时间。办理入院的护士可能需要最初的评估，记录评估内容，确定需要优先完成的任务，然后监护病人是否有病情恶化。可以呼叫正在照护病人的医师，就像他们对一个真正的病人一样，激励他们自己对病人的状态进行评估。这些类型的模拟使得事件发生在真实的时间里，并非人为压缩到 10 分钟以内，因此看起来更为真实。更长时间的模拟事件包括涉及多个病人和医护人员的模拟，用于评估潜在的安全隐患或新的重症监护环境（例如，新的 ICU 开张之前）。

在重症监护领域，基于模拟的培训主要针对不同的学习者，尤其是实习医师和护士。尽管模拟在评估真实场景下的医护人员知识和技能方面极为有效，但在有执照的专科医师的继续教育培训中发挥着更为重要的作用。目前，重症监护模拟很大程度上依赖模拟人。模拟人技术的发展对其与 PICU 设备的衔接方面非常重要。随着其他技术的日益成熟，如虚拟现实（virtual reality, VR），一些上述的困难可能被部分解决。然而，未来的模拟研究应注重模拟技术带来的作用对 PICU 真实病人结局的影响。研究应致力于解决一些问题，如对不同内容而言哪一部分模拟培训是最有效的，以及对 PICU 病人结局的影响有哪些。

（译者 孙思娟   李璧如）

参考文献

第 20 章

儿科灾难与大量伤患事件模拟培训

20

本章要点

1. 灾难发生时医疗资源绝对不足。大量伤患事件（multiple casualty incidents，MCIs）导致医疗资源相对不足。灾难以及大量伤患事件模拟应引导医务工作者进行合理资源分配。

2. 医院可以通过模拟测试医疗系统，为多起车祸和校园枪击等事件做好准备。对院内及院前急救而言，无论对于医院、医务人员，还是院前急救服务如急诊医疗技师、院前急救人员和消防员来说，系统测试都是必要的。

3. 模拟提供了在某地或者偏远的环境中创建灾难和 / 或 MCIs 的培训机会。

4. 有效的灾难和 MIC 准备及应急培训需要课堂教学、视频讲解教学和低、高仿真度的模拟训练相结合，模拟训练中有涉及桌面推演、虚拟现实及实地演练模拟等多种形式。

5. 儿童受到灾难的影响很大，在灾难中受伤害的方式和成人不同。灾难训练需解决儿童特有的评估问题，管理儿科灾难受害者的身体和社会心理表现以及家庭和社区相关因素。

引言

按照定义，灾难和大量伤患事件（MCIs）是涉及众多受害者的偶发事件。灾难发生时医疗资源绝对不足，而 MCIs 发生时医疗资源相对不足或紧缺[1]。有研究描述了灾难事件的流行病学特点。一项韩国研究显示，10 年间，灾难和 MCIs 的死亡率分别为 2.36/10 万、6.78/10 万。灾难和 MCIs 伤害发生率分别为 25.47/10 万、152/10 万[2]。此外，研究显示人为灾害比自然灾害高十倍以上，据作者调查韩国的灾难及 MCIs 相对其他国家要少。

儿童灾难和 MCIs 模拟注意事项

引起儿童灾难及 MCIs 的特有因素包括：①伤害与疾病的类型和病因；②受害者的数量及人口统计学资料；③预期的持续时间；④社区的可用资源；⑤儿童特有的挑战。当计划以培训、系统测试或研究为目的的灾难和 MCI 模拟时，应考虑这些因素。

灾难或 MCI 病因

灾难和 MCIs 的原因不同是两者的区别之一。灾难 /MCI 事件可被分为：①自然灾害，如龙卷风和地震。②事故及差错，如 1984 年印度博帕尔发生的瓦斯爆炸；③人为的或故意的事件，如 2012 年科罗拉多州奥罗拉的影院枪击案，2001 年世贸中心灾难。灾难或 MCI 的原因影响现场及医院的伤害和疾病的种类，还影响事件的持续时间以及医务工作者是否愿意和能够做出急救和提供治疗的可能性[3-5]。

计划模拟灾难 /MCI 应该考虑原因和疾病及损伤的类型，其他考虑因素包括是否有危及医务工作者的持续性危险，如化学、生物、辐射或核事件，以及进行模拟社区的灾害脆弱性分析[6-7]。比如，在美国中西部的地区可进行应对龙卷风的急救模拟，沿海地区可模拟飓风或热带风暴。内陆和沿海地区对大规模枪击事件或校车事故可以进行相同的模拟训练。

受害者的人数

受害者的人数和个体病人疾病和 / 或损伤的严重程度、患儿的年龄分布、陪同的成人是否也需要照料和社区卫生资源（下文讨论）之间存在一个平衡，这需要在灾难或 MCI 中进行评估。在一个事件中，使医疗资源超负荷的模拟受害者的数量影响模拟训练的开展。模拟 10～50 名受害者的事件，可以使用标准化病人、儿童和成人志愿者和模拟人进行培训[8]。更大的事件就很难规划,可能需要桌面推演或计算机模拟。此外,个人灾难/MCI 受害者的需求可能有很大差异。混合模式的模拟可用一种方式来描述多个病人及其医疗需求[3],见图 20.1。例如,模拟人可以假扮为大面积受伤或严重疾病病人或者需要手术的病人(图 20.2),而标准化演员假扮能走动和能说话的病人(图 20.3)。有时候可以混合使用合伙人、模拟人和任务训练器。

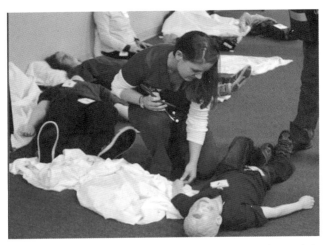

图 20.1　医务人员在混合模态模拟中进行灾难分类(照片由 Mark Cicero 提供)

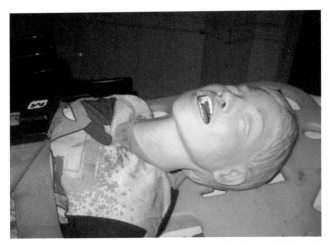

图 20.2　人体模型模拟住宅火灾中死于烟雾吸入的受害者(照片由 Mark Cicero 提供)

持续时间

灾难或 MCI 的持续时间可以是短暂事件和间断事件,如 2013 年在波士顿马拉松终点发生的爆炸事件;也可以是长期事件,如 1918 年和 2009 年的流感大流行[9-10]。此类事件的模拟应包括计划病人出现是短时间还是长时间,数小时或数天、或是两种时间模式的组合(图 20.4)[11]。如果模拟事件发生在几个小时内,如学校混乱枪击事件,可以同步模拟,并全程或部分时段跟随受害者,从院前至急诊(emergency departments,EDs)和其他医疗点,甚至最后到包括住院和手术室。根据实际情况,以非同步的和划分场景的方式模拟持久性的事件。

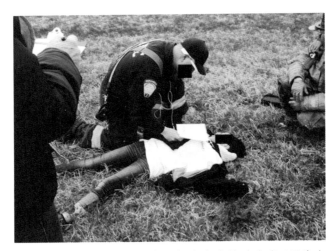

图 20.3　演员模拟一名在飞机失事中的受害者(照片由 Mark Cicero 提供)

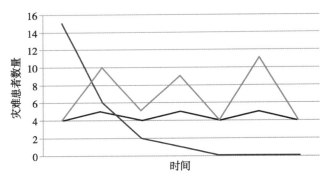

图 20.4　灾难中病人可能出现在时间点,或在一个时间段病人数量可能有间断性的暴发、突然降低或保持稳定的数值(照片由 Mark Cicero 提供)

社区可利用资源

发生具有相似原因、相似病人数量及相似急性程度的事件在一个社区可能是一场灾难,在另一个资源充沛的社区里就较容易处理。例如,发生在佛蒙特州农村的公交车事故,有 8 名儿童受伤,就有可能压垮当地医疗资源,因方圆 20 分钟范围内,缺少具备基本生命支持的救护车和能接诊的、具有绿色通道的医院[12]。相同的事件若发生在拥有紧急医疗服务(emergency medical services,EMS)和众多医院的大城市可能就会相对容易应对。对于模拟教育者和紧急事件的设计者对现有可用资源的另一个考虑是灾难是发生在发达国家还是发展中国家[13]。对于超出社区医疗资源负荷的灾难，可以和本地或偏远政府机构或非政府救灾组织、当地有急救能力的组织相协商。

处理儿童灾难/MCI 的棘手之处

儿童较成人对于灾难和 MCIs 更容易受到伤害的原因，包括认知、情感和生理上的弱点[14]。这些弱点纳入模拟，可以提高照顾儿童受害者的熟练程度，并使灾难和 MCI 反应系统的测试更加逼真。

认知方面，儿童不太可能理解正在发生的一场灾难/MCI 并寻求庇护。另外，儿童缺乏在持续性灾难/MCI 中去寻求可靠的照顾者的这种解决问题的技能。当孩子们脱离成人看护，就需要一个可靠的统一处理方案[15]。在规划一个灾难/MCI 的模拟时，加入病人的跟踪、家庭的团聚、当照护者照顾受伤孩子时所感到的焦虑以及孩子与照护者分别时所感到的焦虑，这些要素也是重要的。情感上，在灾难或 MCI 期间，儿童会受到大人的暗示。因此，当父母和其他护理人员表现出焦虑和恐惧时，孩子也可能会经历类似的感觉。事实上，现场看护者在 MCI 中的压力与儿童创伤后应激障碍有关[16]。在灾难和 MCIs 中，儿童存在很多生理上的脆弱。他们较成人移动少和寻求庇护的能力不足。他们的呼吸频率较快，因此容易比成人吸入更多高浓度的有毒气体和雾化毒素。当放射和核暴露时，儿童比成人细胞分裂更快且预期寿命更长[17]。因此，儿童因暴露引发的肿瘤风险更大。相对于成人，EMS 和一般急诊医师照料患病、受伤儿童更困难[18]。

单个病人急诊与灾害和 MCIs 的不同点

在单个病人急诊中，医疗系统和救援人员可花费个人时间和一切必要的资源救治危重病人。但是在一场灾难中，当处于资源紧张或超负荷的时候时，形势（包括道德标准）不同[19]。医疗团队的目标是最合理利用医疗资源来最好地救治最多的病人[20]。对于无生命的病人和那些给予抢救也不可能存活的病人，可能不予关照，这样可以救助更有可能存活的病人。一开始就要确定一个事件是超出医疗系统的承受还只是仅仅使急救系统变得紧张，这很困难。除非非常明确该事件不会超负荷，否则就应该迅速建立灾难应急系统、规划资源分配以及明确可用的急救员。

在灾难和 MCI 中，院前的互接和医院护理应当是健全的并协调良好。紧急预案应当决定病人运送地点。非常规操作或者何时停止复苏这些情况，可能需要由在场医师来决定。当可疑有化学、生物或放射性

药物污染时，应由消防员、院前护理和/或有害物质处理团队实行去污处理[21]。虽然公共卫生机构和临床组织互动频繁，但是在灾难和 MCIs 时，二者更需要采取一致的行动。公共卫生措施包括指示病例的识别、对医务工作者和未遭受灾难和 MCIs 的住院病人的保护、处理院内 MCI 病人、免疫接种和药物的发放。

灾难和 MCIs 导致焦虑以及对信息的需求。当灾难或 MCIs 影响儿童，家庭成员和其护理人员、社区成员以及媒体人员的出现可能会增加急救的复杂程度。家庭成员可能出现在灾难/MCI 的地点、寻找他们的孩子。模拟重新团聚的策略可能需要测试并进一步完善[22]。社区成员可能聚集在出事地点或医院会派出志愿者。记者和其他媒体将在场，执法人员也可能在场。尽管这些组织中没有病人，但是在灾难/MCI 应急预案中都必须有所规定。模拟也可以包括病人与家庭成员团聚、对拥挤程度的控制和需要媒体和执法适当地配合。

灾难/MCI 培训的原则

为灾难和 MCI 救援做准备，应该是不间断和反复的。模拟培训应遵循全风险原则、兼顾所有潜在的团队并提供知识技能和团队建设的培训。灾难和 MCI 应急培训不同于其他医疗状况，除了要为儿童的少见伤害和疾病做准备，还要为陪同患儿的成人患者提供医疗服务，培训还必须考虑到政策和急救原则、人力资源的利用、灾难、MCI 特有的心理问题、患者数量以及灾难/MCI 对环境基础设施以及医疗保健系统和结构的影响。培训应预见到非常规情况，例如，灾害和 MCIs 中尤其那些具高度不确定性，破坏环境的、压力增加的、固定的和缺乏态势感知等情况。对于远程灾难救援，尤其严峻的环境，培训还必须包括当地的态势感知、基础设施、天气、地区医疗条件、相关文化规范、社会经济和政治因素、政府和非政府的部署选择、个人准备和任务、责任和风险的部署。

有效并高效的培训把课堂和低、高仿真的视频教学法结合起来，包括桌面推演、虚拟现实和现场模拟演练。教室和在屏幕多媒体交互式教学和练习，可以有效并高效地介绍灾难和 MCI 的处理原则、儿童的弱点、不同类型的灾害造成的结果、各种 MCI、关于儿童受害者的评估和处理、面对灾情医院的政策和行为、对 MCI 的应对、态势感知的概念和细节。

桌面推演最适用于特定的方面，如灾难的政策和后勤保障、MCI 应急反应，尤其是在领导者的观点有分歧的群体之间。当现场训练不切实际和/或成本太高时，桌面练习也是有效的，比如大量病人的灾难和/

或资源匮乏地区的培训。桌面推演可结合现场演习以互补达到学习目标。建议儿童灾难教育者和规划者能够考虑把桌面推演作为一个有用的工具用于在模拟医疗。

虚拟现实系统，目前在开发阶段的初期，用于灾难、MCI 预防和急救培训，从个体学习者和 / 或团队的低仿真屏幕软件到控制环境和情况的高仿真三维软件都有，而且可以为个人、机构和 / 或组织定制。Ready.gov 网站有儿童灾难的屏幕游戏，见图 20.5。对于许多灾难事件学习者、特殊的护理人员和紧急医疗技术人员而言，在空间和时间上，VR 灾难 / MCI 训练的可行性比现场模拟演习更佳。

使用模拟人和 / 或演员组合的高仿真模拟尤其适合灾难和 MCI 急救的培训，因为它为灾害和 MCI，尤其是每个单独的设施、机构和 / 或组织，创造了唯一环境和情境。模拟必须包括评估和复盘。评估最好由旁观的观察员使用合适的核查表来执行。复盘应该由训练有素的引导者主持，针对有限问题，并且应该让所有学员都参与。

美国国土安全演习和评估项目（The US Homeland Security Exercise and Evaluation Program, HSEEP）可以指导灾难训练的评估和发展，包括模拟[23]。HSEEP 包括指导灾难培训，评估学员以及训练干预，通过模拟和随后的复盘中所显示的差距来提高实践能力。任何模拟，最重要的是确定模拟灾难和 MCIs 的总体目标和具体目标。教学干预的范畴包括针对训练的技巧和格式

化的评估。除了关注罕见的损伤和疾病、未知的病人的护理外，知识和技能的训练应该包含物尽其用的灾难急救思路。表 20.1 列出了教育干预的范围，包括模拟以及关于对培训、能力测试、灾难设计的有效性的干预措施的潜在应用。对灾难 /MCI 教育模拟使用和系统测试的细节将随后讨论。创建灾难 / MCI 模拟的模板，见图 20.6。

表 20.1　灾难 / MCI 训练模式的使用

	教室，基于屏幕	桌面推演	虚拟现实	现场操练
灾难原则和演练				
激活				
病人照护				
系统测试，团队协作				

颜色越深权重越大，模式是迭代组合的。

灾难原则和演练：灾难、大量伤亡事件的定义、类型、儿童的脆弱性、伤害、疾病；知识、技能；关键资源管理；事件的指挥；灾难和关键点的细节。

激活：计划要素，人员空间配置，设备的提供，安装。

病人照护：转运，洗消，分流，登记、追踪、留档，病人创伤、救治，统一部署、疏散。

系统测试，团队协作：动画现实，测试环境和系统准备就绪，团队，沟通。

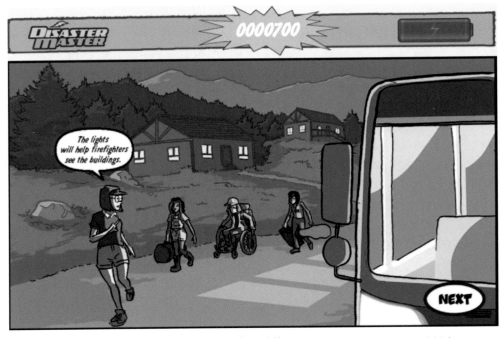

图 20.5　对年轻人基于屏幕的灾难管理训练（available at www.ready.gov/kids）

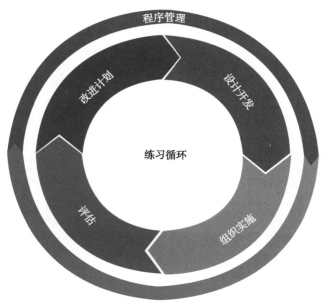

图 20.6 灾难 / MCI 训练模板

模拟在灾难 / MCI 预防教育中的应用

对于灾难和 MCI 急救的教育,模拟这种方式已经得到认可[24-28]。模拟被用作团队训练和形成性评价,目的是让学员获得灾难 -MCI 知识和技能。除了关注不常见的损伤和疾病、未知病人的护理外,知识和技能的训练应该包含(将最好的利用资源分配给最多的病人)物尽其用的灾难急救理念。模拟可以关注急救的特殊元素,安排单个或多个医院以及院前救援者参与,也包含一个或多个亚专业、医疗设施、地方、国家或国际组织和 / 或机构。灾难和 MCI 应急模拟应使学员离开常规环境,到损坏的杂乱的环境进行实践,那些地方可能是当地自己的医疗环境,或者是偏远的医疗资源缺乏的严峻环境。模拟应该特别指出在这种环境中,受害者的人口学资料、病人,以及在这种环境中实施救援都不同于常规,还要强调灾难 /MCI 特有的原则和实践。训练情况评价和复盘应注重个人和团队的知识和技能,以及团队合作。复盘除了对灾难、MCI 相关损伤和疾病的评估和管理的讨论,还包括在恶劣环境中获得成功与挑战的感受和想法,以及进一步提高的措施(见第 3 章)。

在计划教育干预时,必须考虑参与灾难 /MIC 模拟人员潜在的情感影响。许多患病和受伤孩子的模拟,其中有一些有严重伤病或死亡,会患有创伤后精神障碍,特别那些高危因素的学员。有经验复盘导师能发现在模拟中哪些人的确受到影响并给予随访,评估是否有睡眠障碍、强迫性思维或其他症状。复盘脚本示例见图 20.7。

灾难 /MCI 训练的模拟形式

应当战略性地结合教室和屏幕教学法,高 - 低仿真模拟来提供有效的、成本和时间合理的培训。

桌面推演

桌面推演为应用和巩固课堂和屏幕教学提供良好机会,评估灾难 /MCI 计划、医院和社区内外的物流和资源。每一节都有一个情境,学员分成多学科和跨专业组,分配不同的任务,运用从课堂和屏幕教学所获得的知识,让每一组展示他们的策略,有利于弥补差距进一步提高。桌面模拟也有助于规划全方位练习的后勤工作,确定培训议程、场景和复盘主题[25, 29]。对于规划大规模灾难,要模拟高仿真现场演练和资源匮乏的灾难环境并不容易,所以最好选择桌面练习[30]。练习类似于桌面推演和训练,可以在日常工作环境中操作,通过铺设场景和运用在灾难和 MCI 急救中未被要求的潜在的发生率不高的真实事件,来讨论和练习急救反应的要素,如应急、空间配置、人员、设备、补给、事故指挥、分类、当前病人的处置和病人的预期。

虚拟现实(VR)模拟

基于虚拟现实的灾难和 MCI 预防与应急训练可以把概念、计划、从课堂与屏幕教学中获取的知识和技能,以及桌面推演,融入到模拟灾难 /MCI 的环境和场景中去[31]。虚拟现实应用程序可以定制灾难、MCI 的类型和细节、环境以及急救设备、组织和机构的角色和资源。少数城市已经为此创建其城市的虚拟版。虚拟现实可为个人提供培训,也可以让虚拟急救者、自己或其他环境实际急救者互相组团合作。互动可以包括虚拟病人和陪护人员。游戏软件是虚拟现实的一种形式,它包括两个或以上的团队,通常是在竞争中运用规则、数据和程序来处理灾难 /MCI 情况。虚拟现实改变灾难 /MCI 的细节和环境背景,为不同类型、不同环境、不同资源的事件提供培训。虚拟现实训练可以根据个人或团体的情况,进行适当的间断重复培训,或者根据灾难或 MCI 风险,如当地的环境和 / 或时间等因素进行应急培训。

现场模拟

高仿真模拟演习在 EMS 内外均可进行,其他社区组织和医院提供机可用于测试组内的单个操作功能的部分或所有的元素,或分成多学科、多部门来测试个人、环境、系统准备及灾难和 MCI 的执行力。当演练集中在一个特定事件时,应该重视所有的危险情况。全方位训练所需的费用和时间限制了开展的次数。因此,在解决潜在系统缺陷后,高仿真现场模拟练习应保持专注实施灾难、MCI 预案和急救特定元素,而不是仅识别出即可,这点很重要。

灾难复盘脚本——分诊卡片的使用

学习者代码（比如: 人称，街道，州）: ＿＿＿＿＿＿＿＿＿＿＿＿＿＿＿＿＿　日期: ＿＿＿＿＿＿＿＿＿＿＿＿＿＿＿＿

复盘之前是否观看教学视频?（选择一项）　　　　是　　　　否

说明:

1. 对于下面列举的7项任务，检查每一项为**表现良好**或**有待提高**。
2. 选择**至少5项**做总结。每项任务限时**2分钟**。
3. 所选择的5项任务中的每一个，均需按照相对应的脚本进行总结。

任务	团队评价	我观察到或注意到什么	为什么这是重要的/值得关注的一个问题	询问
1-灾难情况的识别以及阐明灾难分诊	良好 □	能够迅速识别灾难并使每一个人都清楚	很好的意识到当地资源不堪重负而改变分流策略。整个急救小组在同样的设想下运作是非常重要的	灾难情况下的分诊策略与单个病人紧急情况相比，什么是根本区别?
	有待提高 □	不能准确识别灾难	意识到本地资源不堪重负，重要原因是由于分诊策略。急救团队所有成员在相同的设想下运作是至关重要的	我想知道在初始评估期间可以采取什么不同的做法? 可以采取哪些措施确保分类原则得到持续使用?
2-与医疗控制部门有关的灾难资源和协调的沟通	良好 □	你评估现场并确定存在灾难后，我听到你告知医疗控制部门	多个资源协调良好	请总结应该传达给医疗管理的重要信息
	有待提高 □	你虽然意识到灾难的存在，但我没有听到你向医疗控制部门传达	多个资源协调良好	你认为最重要的是向医疗控制部门传达什么信息?
3-濒危（黑色/蓝色）病人的分诊	良好 □	能够准确识别濒危病人	在灾难规则下，对于无脉搏、无呼吸病人不应过度消耗有限的资源	您能总结一下您判断这个病人濒临死亡的标准吗?
	有待提高 □	耗费大量时间试图拯救没有生存机会的病人	时间和资源花在这些病人上，而使更加需要医疗救助的病人得不到立即救治	我想知道在一场灾难情况下CPR的作用?
4-紧急（红色）病人的分诊	良好 □	准确识别需要立即医疗救治的危重病人	受伤最严重、具有最大生存机会的病人，获得优先救治	我们回顾下（XX）分诊法则，我想知道危重病人分诊标准?
	有待提高 □	不能准确判断是否病人需要立即vs.延迟治疗	病人有危急状况，需要立即进行干预，而我担心延误照护可能会导致进一步失代偿	我想知道哪些参数用于分诊病人?
5-延迟（黄色）病人的分诊	良好 □	能够准确识别需要进一步治疗暂缓治疗的病人，其身体状况和损害允许延迟	需要紧急救治的病人获得医疗资源	我们回顾下（XX）分诊规则，我想知道延迟病人的标准?
	有待提高 □	不能准确判断是否病人需要立即救治或暂缓治疗	病人占用了应该用于更紧急病人的急救资源	我想知道你用什么参数分诊病人?
6-轻微（绿色）病人的分诊	良好 □	准确识别不需要进一步治疗的轻微病人	使资源分配到需要紧急救治的病人	我们下回顾（XX）分诊规则，我想知道轻微病人的识别?
	有待提高 □	不能准确识别病人是否需要进一步治疗	虽然可用资源有限，但一些资源被分配给没有明显损伤的病人	我想知道你用什么参数分诊病人?
7-需要特殊医疗未成年病人的分诊	良好 □	认可你如何处理需要特殊医疗的病人	明确有问题的病人是急性受伤还是其本身就有的损伤，这是一项挑战	你是否能解释下分类病人的策略?
	有待提高 □	在该情境下处理需要特殊医疗的病人，是一项挑战		
综合表现	良好 □	你能够有效分诊诸多病人，表现出色	病人筛选、分诊是灾难中指挥者的重要作用	我想知道在7分钟内分诊全部10个病人的最大的挑战是什么?
	有待提高 □	你比预期需要更长的时间来分诊所有的病人		

在本节结束时，请总结说明:

总之，这个情境的学习重点是:

1. 分诊前需评估现场，明确灾难是否存在且是否会使当地医疗资源超负荷以及与医疗控制部门清晰交流。
2. 快速分类病人，哪些需要立即或暂缓救治，哪些死亡或濒死的，哪些有轻伤，不需要进一步的医疗救治。
3. 本州使用XX分类法，简要总结每个分类的关键点……。
4. 识别需要特殊医疗保健需求的儿童带来的挑战，包括把有基础缺陷的患儿和急性损伤的需医疗救助的患儿分开。

还有最后的评论或问题吗?

图 20.7　针对医护人员和紧急医疗技术人员（救护车）的，用于儿童灾害分类课程的复盘脚本（图片来源: Debra Wiener and Mark Cicero）

具有高仿真模拟人和标准化病人的原位模拟,是院前和医院人员提高技能的有效手段,使其学习灾难、MCI 分类的原理,从而可以灵活运用适用于灾难和 MCI 患儿的有效分类工具[3,24]。作为分类训练的一部分,医务人员要决定运输病人的地点和顺序,以及哪些病员可以优先使用有限的资源(如诊断性影像,血液制品,手术室等)。被缺乏儿科经验的 EMS 人员送来医院的患儿,有快速急救转运能力的医院人员应该明白再分类是很重要的,要评估和优先考虑病人的需求和分配医疗资源。通过模拟训练,可以评估他们的分类能力,导师可以确定应急培训的有效性[25]。

灾难/MCI 的模拟,使 EMS 和医院工作者,包括内科医师、护士、社会工作者、心理健康服务者、部门协调人员、应急的管理人员、保安以及其他人员,均需学习如何为灾难患儿消毒、分类、登记、跟踪,提供照顾。例如,学员可以遇到模拟的多种受害者,如创伤[32]、化学性伤害[33]或者爆炸事件[16]。对于初级、中级学员,模拟培训人员应该提倡其需要注意的几点。例如,病人的消毒,在有机磷中毒事件中阿托品和解磷定的使用,还有生命救援的干预措施,如人工气道、止血带止血。高级或者有经验的学员,可以通过病人受到多种类型的损伤中收获很多,并专注于快速稳定病人、优化护理、医院内外的处理。以模拟人和 SP 的混合模拟,对于展现全方位的伤害、疾病、心理健康和社会问题都可能是不可或缺的。

团队训练

针对灾难和 MCI 急救的团队模拟训练,应重视事故指挥系统。该系统包括指挥链、闭环交流、危急资源管理原则和实践(详见第 4 章)。对于院内急救的情境模拟,应强调的是:除非另有指定,应尽可能让救援人员承担病人医疗的角色。对于远程救灾,情境应体现基于知识和技能的训练,而不是标题。服务人员可能需进行事件的评估和管理,虽然这些事件在儿童中较少见或在日常工作范围以外,救援人员可能从未合作过,甚至相互不认识。对过程的评估和复盘应该着眼于团队。复盘的重点在于团队,应包含诠释和执行角色任务,沟通和团队合作(见第 3 章)。

对于灾难和 MCI 模拟训练的另一个考虑是心理健康反应和心理急救[34]。焦虑、恐惧或愤怒的孩子和照顾人员共同增加模拟的真实性,促使学员用学到的技术去解决灾难/MCI 产生的急性心理影响[35]。在面对混乱的环境,严重的伤势和疾病、事故的不确定性,对自己家庭和朋友是否受伤的担心,救援人员应该训练自己尽可能承受压力。正如之前所谈论的,对学员的随访也是很有必要的。

即时训练

即时训练是一种在预期事件发生之前就需立即进行的培训。这些事件最好是发生在相同的临床环境中。当医疗人员正在准备应对即将到来的灾难/MCI 时,应急训练不啻为一种有效手段,复习各种各类的病人和将遇到的大量的病患和损伤,复习急救、消毒、登记、分类、资源分配以及灾难/MCI 相关的病人特殊照护。部署远程救援,无论是国际还是国内灾难,除了解关于灾难本身和对民生及基础设施影响的信息外,应急训练还应包括对地理、气候、文化经济、地区政治以及相关的灾难救援和相关人员对防范和安全要求等信息的了解。医疗工作者对灾难准备模拟的有效建立也可以用于国内外的救援[36]。

模拟在灾难和 MCI 系统测试中的应用

灾难/MCI 是不可预测的,因为无法预测发生的时间地点。作为计划的一部分,模拟训练可用于评估 EMS 系统或者医院能合理治疗的病人数量、合理分配医院空间的策略、人员、设备及补给等,并比较在不同的情况下,应对策略的相对有效性。一个人参与的第一次模拟可能是在距专业教育之前很久。学校的防灾演习能确定从建筑物中疏散的速度并测试学生撤离的路径[37]。在全方位的演习中,学校灾难演习可以成为评估 EMS 和评估医院响应的起点。

对于 EMS 救援人员的训练,可以将偶发事件(灾难和 MCI)与相对较少的病人(儿童)结合起来。对于 EMS 系统,灾难和 MCI 的救援模拟测试能够揭示单个病人的理想治疗和伤亡人数之间的差距,以及和灾难、MCI 急救功效上的差距[38]。对学员的复盘、对训练的评估,制作一张可以提高训练成果的特殊行为列表。确定后续训练的时间,提高 EMS 系统治疗在灾害和 MCI 中受伤儿童的能力[39]。HSEEP 系统(见图 20.6)为模拟整合到持续系统评估、改进中提供了一个模板。

对灾难/MCI 患儿的分诊方式有很多[40-41]。是否可以做到最好,识别急性病或损伤儿童或改善灾难受害者的结局,这将取决于每次灾难的具体情况和救援的可用资源。模拟提供了一种手段来比较使用现有分诊系统时的结果,并将新系统与现有方法进行比较[42-43]。

在某些急诊室已长期重负的现有资源,在多大程度上仅仅是受到压力还是不堪重负,这将取决于灾难和 MCI 的具体情况、分类策略和实施情况。在 ED 和医院的模拟,可以测试灾难和 MCI 处理的计划[44-45]。此外,遵循 HSEEP 为基础的评估体系和制定可测量的模拟后目标，是改进急救计划的关键。全方位培训将院前急救和收治医院的急救整合在一起。

起初，无论是自然还是人为，化学、生物和放射事件都对医务工作者和患者造成了持续危害。体验穿着防护服提供医疗、交流是怎样的感受，现场模拟是最好的办法。2014 年，在西非埃博拉病毒大流行的期间，非常强调个人防护设备的重要性（图 20.8）。此外，现场模拟可以发现现场和医院消毒行为中的瓶颈和挑战[46]，包括净化设备的建立和使用、帮儿童脱去衣物、用肥皂和水清洗儿童，让救援者进一步预检分类、评估和处理。美国政府医疗保健研究和质量局提供了儿童消毒处理的详细视频资料（图 20.9）。对儿童处理的注意事项包括：低温风险、谦和问题、维持平稳，非急救患儿、病人识别、应对恐惧，必须消毒的特殊设备，如轮椅[47]。

在事件现场和医院，关于灾难 /MCI 救援系统的另一个实践测试是对病人登记、追踪、归档和团圆。病人登记方法是在受害人来之前或者快到医院时建立档案，并不需要知晓受害者具体身份。在灾难和 MCI 中病人跟踪可以通过简单的腕带、条形码、GPS 等实施[48]。面部识别技术和数字图像也可以用来加快进程并提高安全性，确保儿童和他们监护人的一致[49-50]。关于与父母分离的未成年人（包括不会讲话的儿童）的模拟可以用于测试病人的跟踪和团圆计划。

如果灾难 /MCI 导致不足以运行或环境不安全，模拟可以提供机会来测试医院的后备系统，协调内部基础设施，评估病人的疏散转移。在严峻环境中的急救模拟训练，可以用于测试系统调动团队成员，建立和运行移动医疗建筑，运行设备、补给以及通讯系统。

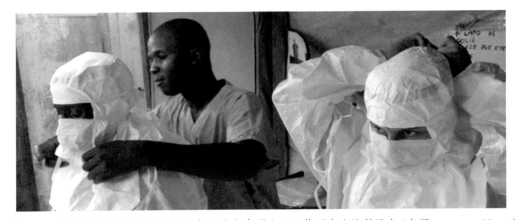

图 20.8　在西非埃博拉疫情期间，医务工作者在利比里亚使用个人防护设备（来源：www.usaid.gov）

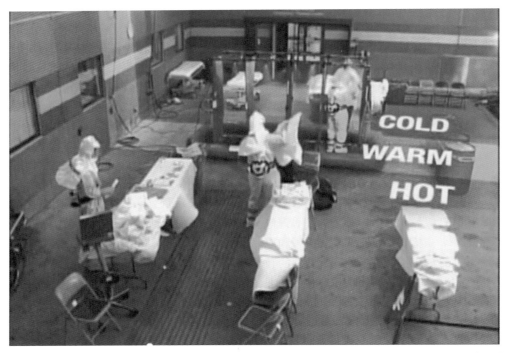

图 20.9　在洗消过程中，"热区"是受污染的患者进入的地方，"温暖"区是进行洗消的地方，"冷区"则是干净的患者进入医院的地方

未来方向

在未来十年，对于大规模伤亡和灾难的研究有几个重要方向。首先，将努力测试更大系统的灾难应急预案，例如消防局、EMS 和医院与公共卫生服务的互动。接下来，研究人员将聚焦即时训练的效果，以及在卫生体系中保持准备就绪状态所需要的教育再培训的频率。另外，模拟将用于测试儿童灾难方案的相对有效性，包括分诊方法。

结论

对于灾难 /MCI 救援训练，尤其是在儿科，模拟训练是非常理想的。了解灾难 /MCI 的要素及其准备和响应，对于开发和提供适当的培训非常重要。应根据需要将教室、基于屏幕的教学法和基于高和低仿真模拟人培训（包括桌面练习，虚拟现实和现场演练）战略性地结合起来，提供有效并高效的培训。模拟应该关注灾害和 MCI 特有的原则、情境和实践。

（译者 刘　芳）

参考文献

第 21 章

儿科麻醉模拟

本章要点

1. 儿科麻醉是一项多学科团队工作,模拟时尽可能考虑跨专业合作。
2. 在儿科麻醉模拟中,使用模型人的模拟教学并不能解决所有问题——不要忽视手术室内的屏幕模拟教学或利用标准化父母的围术期沟通训练。
3. 儿科麻醉操作不能从成人麻醉照搬,在儿童身上试行操作之前要先在相应年龄段的任务训练器上模拟。
4. 基于模拟的复习和更新对于社区机构中偶尔参与儿科麻醉和复苏的麻醉医师有所裨益。

引言

最早的有记载的儿科麻醉发生在 1842 年[1]。一开始人们就认识到小儿对麻醉的反应不同于成人。威廉·莫顿,最早的乙醚麻醉倡导人之一,不愿意在儿科麻醉中使用乙醚,因为乙醚引起小儿恶心呕吐的发生率远高于成人[2]。有趣的是,第一例有记录的儿科麻醉死亡病例发生于 1848 年——一位名叫汉娜·格林纳的 15 岁少女在氯仿麻醉下行内生趾甲拔除术[3]。

1948 年莫顿·迪格比-利医师编写了第一本儿科麻醉教科书[4],1950 年罗伯特·史密斯医师建立儿科麻醉培训体系[5],从那以后,儿科麻醉学逐渐发展成为一个独立的专业。在 20 世纪 70 年代,儿科麻醉专科医师培训就已经开始,但是研究生医学教育评审委员会(Accreditation Council for Graduate Medical Education,ACGME)直到 1997 年才官方认证儿科麻醉学作为一个亚专业进行培训。一些培训项目提供为期 2 年的高级儿科麻醉培训课程,内容包括心血管麻醉、教育、疼痛管理、临终关怀、科研以及质量改进[6]。

在英国,皇家麻醉医师协会(Royal College of Anaesthetists,RCoA)积极促进儿科麻醉学作为一个独立的专业,并定期发布儿科麻醉指南。在最新一期指南中,RCoA 建议将每年的多学科情境模拟训练纳入医师资格再认证的考核范围[7]。欧洲大陆很多国家已经采纳了由欧洲儿科麻醉协会联合会进行儿科麻醉培训的建议[8]。相比之下,在日本,2006 年公布了一项对日本麻醉医师协会成员的调查,该调查显示大部分成员认为对儿科麻醉进行细分的时机还不成熟[9]。

自 1999 年第一个计算机控制的儿科模拟人出现以来,多种不同年龄段、不同体型适用于儿科麻醉的模拟人已经逐渐面世。麻醉医师早已将模拟作为教学工具来使用,儿科麻醉医师也不例外[10]。儿科麻醉模拟培训为儿科麻醉必需的临床技能和判断力提供了预演机会,避免可能对病人造成的伤害。

基于模拟的儿科麻醉教学

尽管近年来儿科麻醉模拟在其他领域获得了极大的发展,本章也将予以讨论,但这一技术的主要作用仍是教学。区别于成人麻醉模拟和其他儿科相关专业的模拟(例如儿科急诊医学或儿科重症医学),儿科麻醉模拟教学有一些问题值得关注。本章将就下列问题展开讨论,包括学习者的类型、学习目标的重点、学习环境以及模拟模式。接下来我们将介绍一些针对儿科麻醉的任务训练器,并以一个儿科麻醉课程的范例来结束本章。

学习者的类型

儿科麻醉模拟课程必须以学员为中心,课程设计和授课方法也应个体化。在不同环境下,麻醉实施者各不相同,助手的专业水平和经验也参差不齐。例如,独立的麻醉医师在三级儿童医院可能从事全职工作,相反,在社区医院或综合医院只偶尔实施儿科麻醉。他们的日常儿科麻醉工作性质决定了工作强度的不同,对各种不良事件的适应程度也不同。这些都必须在课程设计中加以考虑和调整。在教学医院中,住院医师(住院医师,专科住院医师等)是麻醉医疗团队的一部分,社区医院团队则更加精简,没有第二个麻醉医师会立即到位。如果受训的麻醉医师是学员中的一员,那么应当同时考虑到他们的普通麻醉和儿科专科麻醉的技术水平。

在大多数发达国家,麻醉的主要实施者是一位医师,其职责的一部分被委派给一位称职的副手。然而,需要注意的是,全球大部分的麻醉是由非医师背景的麻醉师或护理麻醉师(nursepractitioner anesthetists,NPAs)完成的,如果他们也在一个学习小组中,那么学习内容应作出相应调整。提供给麻醉实施者的训练帮助应具有国家特色,这一点需引起重视。很显然,儿科麻醉的实施会涉及一系列的医务人员,因此,儿科麻醉模拟教学应重视这些医务人群。

学员类型组成——儿科麻醉跨专业教学(pediatric anesthesia interprofessional education,IPE)

儿科麻醉医师常与其他学科和专业共同合作,而不是单独发挥作用。跨专业教育有利于团队建设,共享心智模式和决策制定,并理解同事的工作和动机(见第十五章)。模拟的临床环境是研究这些问题的理想场所,并使我们对其他团队成员的思维过程有深入的了解。

从组织的角度来看,协调多名医护人员同时从繁忙的临床工作中脱身出来培训几乎没有可能。可采用的解决方法,例如学习的目标仅针对麻醉医师,团队其他成员由人扮演,但教师需求会增加。对教师或演员(有时称为植入式模拟人员,embedded simulation personnel,ESP)的选择、简介和剧本的编写很重要,在本书的其他部分也有讨论(见第 2 章和第 8 章)。总的来说,演员需按照剧本执行,他们能够提供帮助但不表现出主动性,他们的回答不应扩大化,这样才能引导初学者。有时候演员可能会倾向于提供过多的信息和帮助(可能是展示他们自己的能力),但这种做法会使初学者的学习效果降低。相反,如果演员确定学习者应该依靠他们自己解决问题,就会采取一种不切实际的不提供帮助、甚至是阻碍的做法,这也是不可取的,可

能会导致学习效果不佳。基于这些原因,使用真正的医护人员会比 ESP 更好,特别是在评估跨专业团队技能的时候。

学习目标的重点

与其他急症医疗专业一样,在儿科麻醉中遇到的临床挑战分为医疗管理、技术性技能和非技术性技能(也被称为人为因素或危机资源管理)。很明显,这类似于在评价胜任力中经常出现的知识、技能和态度三大领域。每一个都可以通过模拟来学习,但是构建的模拟过程必须强调学习目标的重点。这些领域常有重叠,因此联合这些领域作为学习目标的教案是很常见的。

医疗管理学习目标

模拟课程旨在传授儿童麻醉中医疗危机管理的知识和经验,很适合用计算机控制的模拟人进行模拟,麻醉医师作为学员和教师,在情境中扮演其他医护人员的角色。这些情境为麻醉医师提供了演练各种发生率低、要求标准高的管理策略的机会,而这些事件可能是儿童麻醉危机处理的基础。当学习目标的重点是医疗管理时,教师可以规范其他参与者的反应,从而控制人为因素(例如冲突解决、优先次序、资源利用等),尤其是一些为了实现医疗管理和非技术性目标的结合而设计的场景(见第 2 章)。

人为因素学习目标

侧重于非技术性技能(或人为因素)的手术室危机事件模拟非常适用于 IPE。在这种情况下,危机事件被写进教案中,促成多学科团队去处理各种问题,诸如:任务管理、决策制定、冲突优先级和领导能力等(见第四章)。在涉及麻醉医师的跨专业情境中,可能只有一部分麻醉学专业内容,IPE 所涉及的每一个学科都应该从模拟训练中获得同等的收益。

表 21.1 列出了一些涉及麻醉的跨专业模拟情境的潜在学员。

技术性技能学习目标

儿科麻醉有许多专门的技能,模拟是一种理想的训练工具,但是使用计算机控制的全身模拟人来模拟

表 21.1　举例聚焦麻醉的 IPE 课程的潜在学员

麻醉医师	麻醉助手	场所	操作者	其他专业人员	其他辅助人员
所有麻醉医师 / 主治医师 / 主任医师	诱导护士	手术室	外科医师	重症监护团队	手术室辅助人员
专科医师 / 高级学员	麻醉助手	影像诊断	内镜医师	急诊室团队	血库
住院医师 / 专科住院医师	执业护士	急诊室	肿瘤科医师	放射科团队	转运
医学生	呼吸治疗师		心脏科医师		
	手术部门医护人员		放射介入医师		

IPE: 跨专业教学。

是没有必要的。在将孩子交给一个新手麻醉医师之前，在部分任务训练器上可以进行刻意练习或掌握练习。这些设备的便携性决定了学习背景可以是有多个学员参与的计划课程，也可以是在进行实际操作前对单个学员进行即时培训。下面的内容描述了一些适用于儿科麻醉的部分任务训练器，以及结合多种模拟模式的混合模拟概念。

儿科麻醉模拟环境

儿科麻醉的涉及范围比成人更广，也更多样化。作为一名儿科麻醉医师，可能会在医院内的多种场合为患儿进行麻醉，模拟应反映出这种多样性。在任何麻醉医师为病人提供服务的临床区域都可以开展原位模拟，或者在模拟中心进行情境再现。每个场合都有一些细微的差别需要注意。

手术室

大部分的麻醉模拟在手术室内进行。如果麻醉工作站的厂家和型号与学员所属机构使用的相同，那么就能实现环境高仿真。如果无法做到环境高仿真，在模拟课程的开场过程中需要对麻醉机进行详细介绍。同样地，其他设备和一次性物品也应向学员介绍，并告知哪些设备可以打开、操作、拉伸、注射等。手术室内的设备、装置、托盘和一次性物品都可以被用来增加模拟环境的真实性。麻醉车应提供各年龄段儿科病人需要的所有一次性用品。即使在所有的模拟中都使用了同样大小的人体模型，学员仍然应该学会选用适当大小的器械。演员常常会扮演其他手术室团队成员的角色，可能是一个训练有素的助手（例如，诱导护士或麻醉助手）或是外科医师。需要斟酌是否需要第二位麻醉医师。在手术室跨专业情境模拟中，整个模拟队伍都由学员组成，较少需要演员出场。对于危机情境、人为因素情境、跨专业团队训练以及测试流程和核查表的可行性和实用性，手术室是一个很好的环境。此外，原位手术室场景模拟有助于测试新的手术室操作流程或设备（如引进新的麻醉工作站）的可行性，或有助于暴露潜在的安全威胁（见图21.1，见第5章）。

心脏手术室

心脏外科手术涉及复杂的跨专业流程，包括外科医师、麻醉医师、灌注师和护士的相互合作，非常适合在模拟环境中进行预演或培训。俄尔普斯灌注模拟人［Orpheus Perfusion Simulator®（Terumo，Ann Arbor，MI）］[11]的出现使灌注模拟器可以与其他模拟模式同

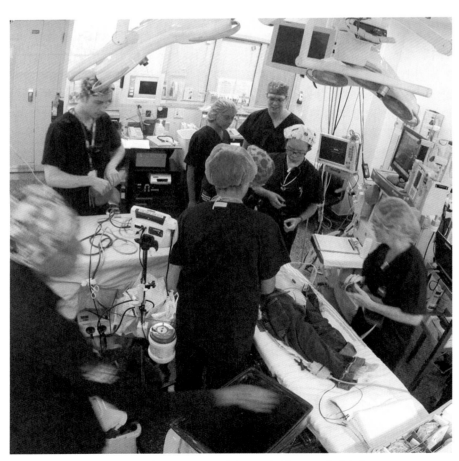

图21.1　耳鼻喉科手术室跨专业原位模拟（已获得授权）

时应用于整个团队的训练,构建原位混合团队模拟训练[12-13]。

围术期用药

模拟是发现术前和术后问题的有效方法。评估儿童全身麻醉或急诊麻醉的准备情况是模拟可能被忽视的用途之一。有时,在某个特定时间点,麻醉医师所能做的最好的决定是不为病人实施麻醉——这可以创建术前情境进行模拟。在这一阶段,麻醉医师必须收集信息,评估病人,并在急诊手术前做好准备。他们还必须就如何最好地保证安全、是否需要寻求帮助、选择以及准备急救药物等做出判断。这一切都可以通过模拟人持续恶化的生命体征施加给学员的时间压力来实现。其他的围术期情境包括沟通模拟,学员需与标准化的家长或病人进行困难对话模拟。表 21.2 给出了一些例子。

发生在麻醉后恢复室里的术后并发症是另一系列可以模拟的主题,气道、通气、血流动力学或精神状态等问题可能需要快速评估和干预。儿科麻醉后急性谵妄情况的模拟更具挑战性,向焦虑的父母(演员)解释谵妄的发生,会对于术后沟通、情况告知和专业素养等方面的提高产生有益影响(见第 23 章)。

表 21.2　儿科麻醉标准化病人 / 父母情境

病史采集或体格检查
术前知情同意
告知一起不良事件(例如:用药错误、术中并发症或急性谵妄)
沟通方面的挑战(例如:目睹了诱导过程,因患儿反抗激烈而不满意的父母)
用通俗的语言向焦虑的父母或青少年解释麻醉过程

创伤室、急诊科

儿科麻醉医师是创伤小组的关键成员。在创伤急救室进行的原位模拟有可能同时处理多个问题,可涵盖医疗管理和人为因素相关问题,但也会暴露某些需要团队全体成员协作的复杂医疗流程中的潜在问题。必须考虑模拟对真实病人处置的影响,并且必须制订应急预案,以备创伤室突然需要处理真实病人。通常情况下,真实的创伤病人送达前,院前急救人员会提前通知,这样一来就有足够的时间卸载模拟设备并接收真正的病人。这种方法的可行性必须根据相应中心的创伤呼叫频率来进行判断。教师应当事先同意学员在一定范围内寻找和打开设备及一次性物品。真实地取用每一件物品能够增加环境和概念上的真实度,但会损耗库存,事后必须如同接诊过真实病例一样严格检查并补充物品车。

手术室外儿科麻醉

除外科手术之外,其他许多场合也需要儿科麻醉。在儿童医院内多个场所进行的痛苦的或引起不适的操作都需要麻醉医师的工作,包括核磁共振检查,影像学引导治疗,心脏导管,血液 / 肿瘤科病房(例如,行骨髓采集和腰椎穿刺),胃肠镜室以及烧伤病房(例如,更换敷料)。这些区域较少遭遇不良事件,模拟带来的益处尤其明显。

儿科麻醉模拟模式

计算机控制的全身模拟人

目前很多医学模拟公司已经开发出了他们的儿科版模拟人。不同功能的新生儿、婴幼儿和儿童模拟人均已面世。这些内容在本书另有独立章节详细介绍(第十章)。它们各有优缺点,但都不是为儿科麻醉专门设计的。因此,市面上并没有一款特别适合儿科麻醉的模拟人。如果考虑购买一款新的模拟人,应邀请临床各专业将会使用该模拟人的教育者参加,由模拟人公司代表演示产品功能。这将在购买前为实际使用者提供了解产品对该专业适用性的机会。绝大多数主流高仿真模拟人都可以行气管插管,并通过手控装置、麻醉工作站或独立呼吸机进行通气。它们可展现真实的气道压力,压力通常是可控的(具体取决于模拟人)。需要注意的是,一些婴儿模拟人的肺容量比真实病人小,机械通气时所容纳的潮气量为 2ml/kg。尽管这是不切实际的低潮气量,但是在课程开始时可以就这个问题对学员加以说明。如果麻醉模拟教育者认为这方面的仿真很重要,那么在购买模拟人之前应考虑到该问题并加以确认(详见图 21.2 及第 10 章)。

模拟的父母或病人

标准化病人和父母(演员)在儿科麻醉模拟教学中是一种没有得到充分利用的有力工具,除组织演员和剧本之外,对管理和设备的要求最少。如前所述,标准化父母和病人对于重现儿科麻醉围术期交流中遇到的挑战和困难很有帮助。表 21.2 给出了一些例子(详见第八章)。

基于屏幕的模拟

儿科麻醉的很多决策制定的挑战都可以在桌面上模拟,使用移动设备或个人电脑上安装的软件即可实现。虚拟病人出现在屏幕上,情境在屏幕上播放,随着模拟故事版展开,学员有机会通过选择预定义选项来管理病人(见第 9 章),如虚拟交互式病例系统 [Virtual Interactive Case System(VICS)(Toronto,ON,Cananda)][14] 和美国安软 [Anesoft(Laguna Niguel,CA,USA)][15]。基于屏幕的模拟有助于提高学习者

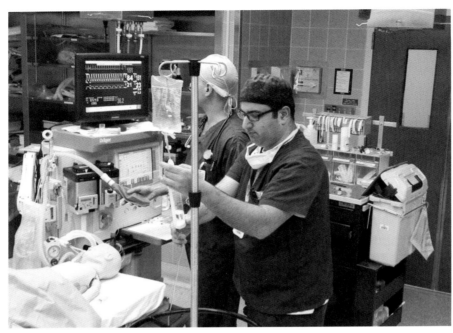

图 21.2　模拟中心内单专业计算机控制全身模拟人（已获得授权）

在接下来的模拟人情境模拟中的表现[16]。用于儿科麻醉的移动设备应用程序很多[17]，有的适用于模拟教学：ET- 耶鲁（ET-Yale，MySmartSimulation®，Saratoga Springs，NY，USA；见图 21.3），这是一个婴儿气管内插管训练程序[18]。还有一些其他的基于屏幕的麻醉模

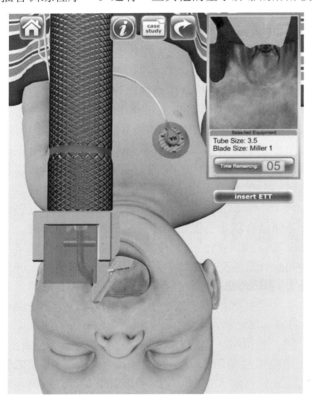

图 21.3　ET- 耶鲁气管插管训练软件的截屏［经 Marc Auerbach 授权（美国康涅狄格州纽黑文市耶鲁大学，MySmartSimulation 有限公司）］

拟器，可通过设置年龄、体重和其他变量来运行儿科病例。Gasman 软件（Gasman，San Ramon，CA，USA）[19] 可进行吸入麻醉药模拟；iTIVA[20] 能够模拟预先设定的全凭静脉麻醉方案，模拟的药代动力学数据以图形方式显示。能观察到药物方案调整对血浆和效应室药物浓度的影响。

儿科麻醉任务训练

总的来说，适用于儿科麻醉的任务训练器较少。有一些任务训练器适用于麻醉，但常无儿科适用版。另外有一些儿科任务训练器，但不是麻醉学专用的（例如静脉穿刺和腰椎穿刺）。有许多公开的和未公开的的例子，儿科麻醉医师即兴创造的任务训练器填补了商业市场的空白。普通的儿科任务训练器在本书的其他章节有提及。下文描述儿科麻醉专用任务训练器。

儿科气道训练器

很多厂商的生产线能生产婴幼儿和儿童的头部和颈部气道训练模型，可用于训练球囊 - 面罩通气，口咽、鼻咽通气道和其他声门上通气装置的型号选择和置入。大多数情况下，学员可进行直接喉镜暴露和气管内插管，但并不是所有头颈部任务训练器都可实现，因此教师在购买前应详细了解其性能（见第 10 章）。同样地，部分气道训练器有真实的鼻腔和鼻咽部，可用于模拟经鼻纤支镜插管，但其他的不行。另有一些非正常气道的训练器，例如皮尔·罗宾气道模型（AirSim Pierre Robin®，TruCorp，Blefast，UK；图 21.4）模拟了皮尔·罗宾综合征患儿的气道形态，可对困难气道处理

进行模拟和刻意练习。一些制造商也生产小儿环甲膜切开模型[例如,模拟急救模型(Simulaids, Saugerties, NY, USA)],特别适用于涉及儿科"不能插管,不能氧合"情境的混合模拟。

选择年龄/大小合适的气道装置是儿科麻醉的重要组成部分。无论是喉镜片(规格或设计)、视频喉镜、纤维支气管镜、气管导管还是各种声门上通气装置,选择错误的型号都不能获得预期的效果。模拟中心是一个面对这些问题并练习使用各种通气装置的良好环境。即使气道训练器在生理方面不够真实,也不会对学员掌握和处理各种困难气道产生负面影响。事实上,在一些气道训练课程中,模拟器甚至不像气道,取而代之的是一个黑盒障碍课程,学员操控纤维支气管镜通过黑盒子看到底部的目标。

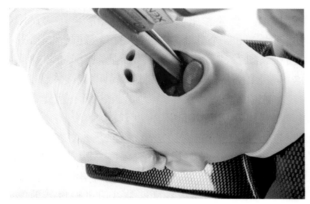

图 21.4　皮尔·罗宾气道模型(经 TruCorp 有限责任公司授权)

儿科区域麻醉模拟器

儿童区域麻醉模拟训练能够提高和巩固学员对儿科区域麻醉技术的认知和操作技能[21]。小儿腰椎穿刺训练器用途广泛,因此较容易获得。该模型可供实施鞘内注射,可用于脊髓麻醉管理及其相关操作的掌握学习,包括无菌技术、皮肤准备、铺巾等。其他类型的儿科区域麻醉训练器尽管存在但较为少见。小儿骶管注射模拟器(eNasco, Fort Atkinson WI, USA;图 21.5)可供学员训练骶管阻滞这一最常用的儿科区域麻醉技术[22]。此外,其他的如儿童硬膜外穿刺训练器仍属空白(例如,经皮腰段或胸段硬膜外穿刺置管)。这一阶段的其他儿科区域麻醉技术的模拟教学主要利用成人型号的模型替代,或由麻醉模拟导师临时制作小型号模具解决。可用于超声检查的模型以及可用于超声引导局部麻醉技术的穿刺针都可以由教育者自制,可以将物体嵌入各种低回声介质中,诸如明胶[23]、豆腐[24]以及其他各种溶液[25]。可制作出尺寸适用于儿科操作的模型。

儿科血管通路训练器

很多制造商提供儿科外周静脉置管训练器。这些模型中有一部分可以进行超声扫描,可用于模拟困难静脉置管,学员能够练习在超声引导下的外周静脉置管。小儿血管通路系统(Simulab 公司,西雅图,华盛顿州,美国)是一种小儿中心静脉穿刺训练器。中心静脉通路训练器一般都是与超声兼容,并有一个手控柄,操作过程中可制造动脉搏动感。有令人信服的证据证明,通过掌握式中心静脉通路置管模拟学习,学员能够更好地坚持关键步骤[26],提高成功率[26],减少并发症[27],甚至降低医疗费用[15](当教育成本与节省的医疗成本相平衡时)。小儿动脉置管是一项会让很多儿科麻醉新手体会到挫败感的技术。但小儿型号的动脉置管训练器仍处于开发阶段[28]。因此教育者必须决定是让学员在成人型号的训练模型上练习或是自行制造更小的型号。图 21.6 展示了一套自制的模拟装置,有储血袋并能模拟脉搏搏动,这样学员能够在穿刺针套管里看到特征性的回血。

儿科麻醉的即时训练

儿科麻醉即时培训是指在即将实际进行某项操作之前的学习活动。儿科麻醉即时培训大多在训练器上(例如,在真实的病人身上操作之前,在训练模型上练

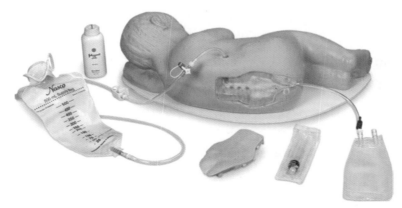

图 21.5　小儿骶管注射模拟器(Life/form® 经 Nasco Healthcare 授权)

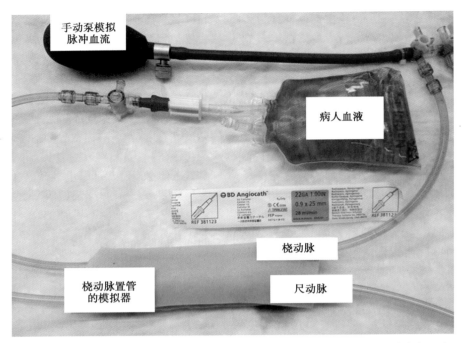

图21.6　自制小儿型号动脉置管训练器。(图片提供者：凯瑟琳·泰勒,思科儿童医院,多伦多,安大略省,加拿大;特蕾西·但,K.K.妇女儿童医院,新加坡)

习安全实施中心静脉置管的技术)或计算机控制的全身模拟人上(例如,在手术室内给法洛四联症患儿实施麻醉诱导之前预先模拟诱导过程)进行。

儿科麻醉的混合模拟

混合模拟指将多种形式的模拟结合在一个场景中,通常比较复杂。例如,"不能插管、不能氧合"是一个手术室内的混合模拟情境,这一情境开始于计算机控制的模拟人,当学员要开始颈前操作时,可转移到部分任务训练器(之前隐藏在附近)进行。

儿科麻醉课程示例

任何教育课程设计的过程都应当遵循一个预先设定的架构以确保流程稳定、易懂,能被评估和精炼。科恩等人提出了架构六步法[29](表21.3)。

表21.3　Kern课程设计六步法

序号	步骤
1	问题识别和需求评估
2	学员需求评估
3	目标和目的
4	教学策略
5	实施
6	评估和反馈

满足第一步的信息来源包括联络国家特定的许可授权机构、学院或董事会,这些机构能够指出什么是关键胜任力,以及他们有关于学员经过一次儿科麻醉轮转能否获得这些关键胜任力的数据。学员的需求(第二步)可以通过调查学员和他们的培训导师来确定,并评估当局授权委托的学习目标是否已过通过当前的儿科麻醉培训实现。目的和目标必须是具体的和可测量的,以便随后评估课程是否取得预期效果。第四步,教育者必须扪心自问,模拟是否是满足所确定的需求的最合适的方式。对新的儿科麻醉模拟课程实施阶段的描述已经超出了讨论范围,表21.4中列出可纳入课程的儿科麻醉场景。

儿科麻醉应急管理课程(managing emergencies in pediatric anesthesia,MEPA)是一个严格设计的儿科麻醉模拟课程[10, 30]。MEPA一直是儿科麻醉国际网络教育的基础,也是模拟研究的焦点,详见下文讨论。

表21.4　儿科麻醉模拟课程的可行情境

低血容量/脱水(诱导前识别)
麻醉机故障
喉痉挛
不能插管、不能氧合
静脉空气栓塞
高钾血症
大出血
局麻药中毒
术中支气管痉挛
呼吸机相关的张力性气胸

续表

严重的插管后喘鸣
过敏反应
新生儿剖腹手术
开颅手术中的 ICP 控制
恶性高热
小儿创伤
PACU 内咽部填塞物遗留
PACU 内心律失常
扁桃腺切除术后出血
阑尾切除术后全身性脓毒症

ICP: intracranial pressure, 颅内压；PACU: post-anesthesia care unit, 麻醉后苏醒室。

研究

儿科麻醉模拟的研究进展相对较近。库克描述了一个将医学教育研究分类的框架：区分为描述性研究（做了什么？）、论证性研究（是否有效？）和澄清性研究（为什么或如何发挥作用？）[31]。到目前为止，大部分儿科麻醉模拟相关研究还停留在描述阶段[32-33]。论证性研究可根据研究结果的等级进行分类。Kirkpatrick分类法[34]常用于研究分类。Kirkpatrick 1 级是指学员的反应，例如学员认为模拟体验是否有用[35]，或是如 Berlacu 等人所发现的那样，模拟可增强受训儿科麻醉医师的信心[36]。Kirkpatrick 2 级是指学员的学习结果，虽然模拟在这一等级的有效性获得了成人麻醉模拟的文献[37-38]和其他儿科急症专科[39]的支持，但是儿科麻醉培训在这个等级几乎没有做过研究工作[40]。Kirkpatrick 3 级是指在临床工作中发生的实际变化，这一等级在成人麻醉已得到证明[41]，但是麻醉模拟还没有研究验证过这一等级的结果。Kirkpatrick 分级的最高等级是 4 级，描述经模拟培训后病人的结局，这一等级的研究在内科学[42-43]和外科学[44]专业，包括小儿心脏骤停[45]都已有报道，但是麻醉模拟在这一等级仍缺乏证据。在麻醉专业中获取此类证据可能有较大难度，部分原因是由于在麻醉过程中病人安全性高、不良事件发生率低。在模拟研究中，成本被描述为"缺失的结果"[46]，目前几乎没有儿科麻醉模拟研究提到这方面的内容[47]，以每一美元花费获得的教育成果来评估投资回报比的研究到目前为止还没有。

评价

模拟有望用于小儿麻醉医师的能力评价。已证明，在口试中表现优异的麻醉学员未必能将口试中的良好表现带入情境模拟[48]。小儿麻醉医师的个人能力通常通过日常工作中的表现来评价[49]，但这种评价方式不适用于相对少见的危机情况，此外为了评价个人能力而允许出现不良表现是不符合伦理的[50]。

计算机控制的模拟人已用于很多情境下小儿麻醉医师技能的评价，包括支气管痉挛、恶性高热、静脉空气栓塞、喉痉挛、伴脓毒血症的阑尾炎、气道异物、新生儿复苏、婴儿惊厥、术后呼吸暂停、意外拔管、过敏反应、麻醉机故障、低血容量、无脉性心电活动、室颤以及局麻药中毒等[51-54]。结果测评包括采取关键干预措施的耗时[51]、特定情境的核查表[52-54]以及适用于任何情境的胜任力综合测评 -MEPA 整体评分表[52]。基于模拟的评价用于儿科麻醉是可靠的[52-53]，也有一些有限的证据证明效度（测试的目的是评估想要评估的内容）与其他变量的关系[55]：更有经验的住院医师在儿科麻醉模拟中的表现优于初级学员[53]。然而，在许多文献中我们也可以发现[56]，为了实现儿科麻醉的高标准，我们还有很多工作要做，特别是将模拟训练中学到的和实际临床中相结合，在实际临床实践中建立模拟表现与实际临床工作表现之间的关系以及间接效度，即什么是引入高风险模拟评价所带来的预计和未预计的结果[57]。美国麻醉协会（American Board of Anesthesiology, ABA）已将模拟作为麻醉医师资质持续认证（maintenance of certification in anesthesiology, MOCA）[58]的一部分，必须注意的是，目前只需要简单参与就可以获得认证，但是参与者实际上并没有经过测评[59]。儿科合并入 MOCA 的进程已经开始[60]，也已经有了儿科专业的 MOCA 课程。相似的还有英国内科医师的资质再认证体系，所有实践将被更新并在实践记录册中记录。虽然麻醉模拟可能符合实践记录册的一些项目，但基于模拟的评价并不是强制性的。在加拿大，模拟教学被授予三倍的继续医学教育学分，体现了模拟教学对于维持技能水平的价值[61]。

其他工具已经被用来评估麻醉中非技术性技能，比如形势认知、决策制定、任务管理和团队合作，尤其是亚伯丁大学（University of Aberdeen）的麻醉医师非技术性技能架构[anaesthetists' non-technical skills（ANTS）framework][62]。应用模拟来测评初学者在儿科麻醉上的非技术性技能非常具有吸引力，因为非技术性技能与病人的结局有关[63-64]，教导这些技能有助于改善病人的结局甚至是死亡率[65]。

质量控制 / 病人安全

模拟可以在不增加病人风险的前提下使一个医疗

体系感受到超出正常情况的压力。模拟可以反复演练（或训练）复杂的跨专业方案，有可能发现流程缺陷或潜在的安全威胁——医疗体系或诊疗路径中的缺陷是导致病人伤害的潜在危险因素。如同评估一家新的医疗机构的儿科急诊部[66]，模拟也可以用于评估一个新的诊疗环境。基于这些发现，能够提出政策建议，优化临床诊疗路径，因地制宜地改善诊疗环境以提高病人安全。在临床诊疗领域，基于模拟的评估已经成为主流。新的或重新装修的手术室或儿科急诊室麻醉区域在接待真实病人和开展实际临床工作之前进行模拟测试的例子很多（未发表的）。

环境、设施、设备和政策只能在一定程度上保障病人安全。最终，儿童的麻醉安全还是要依靠麻醉医师个人的知识、判断和技能。最近发表的证据验证了行为学评价工具对于"识别麻醉住院医师胜任力差距……对病人安全的重要性"的效度和信度[67]。但是，是否任何对麻醉医师胜任力的模拟评价最终都有利于病人安全，这一点仍然存在争议。

儿科麻醉模拟全球化

MEPA 国际合作组织[68]是一个国际知名的儿科麻醉模拟教育家网络。该组织是由 2006 年在英国布里斯托尔[10]一个地方课程发展而来，迅速扩大发展成为跨四大洲的多中心组织[30,69]。同时 MEPA 课程也是建立在不断发展的多中心模拟教育研究基础上[52]。此外，还有其他一些儿科麻醉模拟教育工作者希望加入的国际组织。INSPIRE 网络[70]有大量的儿科麻醉医师代表。医学模拟协会有麻醉和儿科的专业学组，但目前尚无儿科麻醉学的亚专业学组。

结论

儿科麻醉学的进展与住院医师值班时间限制（美国）和欧洲工时标准一致，限制了学员在儿科麻醉的培训时间。在英国，这代表着学员无法完成 RCoA 建议的高级培训的最低目标[71]。毫无疑问，模拟已被认定为解决这一问题的一系列方法之一。如前所述，模拟已经成为麻醉医师资质再认证的强制性组成部分，并且有可能扩大到更多领域。一些研究显示，一个有儿科经验的麻醉学团队能够明显降低儿童围术期并发症和死亡率[72-73]。一项重要的研究分析了围术期死亡的数据，建议麻醉医师应当避免偶尔实施儿科麻醉[74]。但事实上，在农村或是偏远地区的医院这一建议是不可行的。对此模拟提供了一个机遇，有助于当地的麻醉医师保持知识和技能水平。这包括偶尔做儿科麻醉的麻醉医师去到第三方中心，参加中心组织的课程，拓展及丰富儿科麻醉，同时第三方中心可以在学员所在医院展示原位模拟。这两种模式都有成功的先例。目前很多儿科麻醉模拟研究只是把模拟作为一种形式来探索，我们期待模拟作为一种工具越来越多地用于儿科麻醉评估的各个方面，无论是新设施、临床诊疗路径，还是危机事件预案。

（译者　李　波）

参考文献

第 22 章
小儿外科及亚专科的模拟医学

本章要点

1. 模拟医学是小儿外科的一种教学工具，可以在较大的外科教学课程中持续使用。
2. 越来越多的人选择儿科任务训练器，或者流程训练器，这种训练器的使用使得学员在手术室外也可以学习和巩固临床技能
3. 模拟医学可选择不同的模拟类型和仿真度，从而满足特定学员的需求。

引言

手术意味着医师要切割、打开身体并处理病变器官，签署手术知情同意书是患者对主刀医师专业水准最基本的信任。从未接受过医学专业教育的患者需要做一系列的假设来帮助他们做决定：比如通过外科住院医师毕业证来确认主刀医师拥有必需的临床技能，通过医学考试委员会的测试合格证书来推测其有足够的医学知识和专业判断能力，通过转诊推荐流程来推断医师在业内拥有良好的声誉和被认可的专业水平。外科医师培训一开始是让他们学会临床操作技能，随后是让他们维持这些技能的熟练度，在这个过程中一直都存在一系列特殊的难题和伦理学的困境。训练的过程中，我们要重视学习曲线的规律并认识到其中潜在的会危害患者的因素，在技能发展和专业知识获知的过程中制定合适的措施来预防这些潜在危险的发生，否则到了临床工作中，这些可预防的伤害就会真的发生在患者身上。

与职业运动项目不同，我们不会在每次手术后公开讨论外科医师在手术中表现，尽管有的医师在手术中体现了优秀的外科素质，而有的医师则表现得非常糟糕。外科医师表现不好，但如果没有发生不良医疗后果，一般不会面临被降职或开除的风险。但与玩游戏失败不一样的是，如果患者死亡或者伤残，患者及家庭因此而痛苦，外科医师也会面临潜在的医疗纠纷或

被取消行医资格的风险。虽然处于培训期的外科医师不会在公众聚焦下工作，但公众却相信他们是具有岗位胜任能力的。当患者是"儿童"这一群体时，问题会更多，因为儿童被认为是社会上最脆弱的群体，理应由最顶尖的外科医师为他们治疗。由此，本章将探讨模拟医学在培养小儿外科医师和维持他们的外科技能中发挥的作用。

刻意练习在外科教育中的应用

在医学和其他专业领域，人们已经普遍达成共识，即经验的多寡不一定与客观表现的好坏相关。根据埃里克森（Eriksson）的说法，通过设定特定任务的目标、及时反馈和给予重复的机会，将这三者有机地结合就可以达到卓越境界[1]。这种有计划的行为被称为刻意练习（deliberate practice，DP）。培养专业手术能力不仅仅停留在手术操作层面，而是能够评估以及解决问题，并适应不断变化和具有挑战性的环境。从伦理视角来看，我们是否可以接受这样一个概念，即需要 10 多年或 1 万小时才能获得专业知识以及外科医师的资质来诊治罕见和复杂的小儿外科疾病？就目前的北美外科学培训模式来看，该体系在安全性和有效性方面遇到了一些障碍，项目管理者必须应对病例数下降、医师独立操作能力下降、工作时间受限[2-4]和医疗诉讼风险增加的问题。由于病例数 / 医师人数比值的逐年降低，如果要保证在患者身上进行刻意练习的机会，患者重复暴露的威胁就大大增加[5-6]。此外，考虑到相对较少的儿童人口和小儿外科疾病谱，以上这些问题在小儿外科手术的专科训练中尤为突出。低年资外科主治医师每年进行腹裂畸形 / 脐膨出、肛门直肠畸形、先天性膈疝、食道闭锁和先天性巨结肠症这些手术不到 4 例[6]，胆总管囊肿、肝门肠吻合术、骶尾部畸胎瘤、创伤剖腹手术和其他手术的平均经验例数则几乎为零。

在过去的十年中，毕业的小儿外科住院医师的手术病例数量几乎没有变化[7]。尽管北美的小儿外科学员毕业人数有所增加，但平均病例数量仍保持不变，而且不同毕业生之间工作经验的差异十分显著。许多住院医师甚至以一个或更少的专业典型案例毕业。研究结果显示，小儿外科住院医师平均完成手术量少于5次，有些手术案例数为0：如食管闭锁修补术，胆总管囊肿切除术，输尿管造口术或骶骼关节畸胎瘤切除术[7-8]。另外值得关注的是，在离大型儿科中心比较远的地区，普通外科住院医师会接诊一些儿童，却很少做儿科手术[9]。目前尚不清楚是什么因素导致了这种趋势的发生，但病例数的下降与疾病分类无关，考虑与接受专科培训的人员或高年资受训者的专业领域有关。在北美社区医院，普通外科医师可以进行腹股沟疝和脐疝修补等手术，1989—1990年每人手术病例数为26.7，2007—2008年则下降到18.5，同比下降了30.7%[9]。多个外科专业培训实践证明病例数的多寡和训练结果的好坏是明显正相关的，所以病例的下降非常令人担忧，甚至会导致培训的暂停。事实上，已经有结果显示以下手术病例数量增加或者进行有针对性的训练会得到更好的培训效果，手术包括小儿体外膜肺氧合（extracorporeal membrane oxygenation，ECMO）[10-11]、幽门肌切开术[12-13]、阑尾切除术[14]、泌尿外科[15-16]和心脏手术[17]。

William Tunell在1974年的一篇社论中写道：

小儿外科医师的困境对普外科和胸外科住院医师的教育是有重要意义的，期望普外科和专科外科医师继续为儿童提供大部分手术医疗，同时期望小儿外科领域的优秀医师重视新生儿手术和儿童罕见手术[18]。

虽然北美的小儿外科医师增多，但大部分的困境仍然未解决。如果期望接受过普通外科手术训练的外科医师能开展相对简单的小儿外科手术，我们就必须想办法来解决病例减少带来的困境。此外，在小儿外科医师不断增加的情况下，如果要开展新生儿手术和儿童罕见手术，我们也必须考虑用一些替代方案使受训医师增加现实体验。模拟医学是一个可行的解决方案，不仅可以训练医师学会这些手术技能，而且通过持续训练使他们维持这些技能的熟练度。

小儿外科模拟医学的进展

技术飞速发展，一些特殊工具的出现使微创手术（minimally invasive surgery，MIS）成为现实，这标志着近20年来手术的重大变革。微创手术给患者带来了潜在的利益，包括疼痛减轻，伤口并发症减少以及更加美观，目前对这一点毫无争议。随着高清设备和单孔内镜手术的发展，微创手术仍在不断创新。在外科各个专科培训中，小儿外科是独特的，所有的学员必须完成成人住院医师的培训课程，还要借鉴在成人科室所学到的知识和手术技巧，扩展儿科亚专科的手术技能。大多数通用培训课程提供了逼真的模型（仿真度高低不同的培训工具），虚拟现实培训（基于计算机）和情境教学[19]。

根据McGill的经验[20]，美国胃肠和内镜外科医师协会（Society of American Gastrointestinal and EndoscopicSurgeons，SAGES）开发的内镜手术基本原理（Fundamentalsof Laparoscopic Surgery，FLS）项目得到了广泛的认可和采纳。在这里，外科医师将学习基于网络的课程，还要训练内镜下夹持物体和移动，组织切开、缝合和打结等基本手术技能。目前已经证明课程的建构效度能够区分新手和经验丰富的术者，也有一些证据显示在手术室中应用这些技能具有较好的一致性[21]。完成FLS项目现在已被纳入成人普通外科培训中，并要求在参加美国外科手术（American Board of Surgery，ABS）考试之前必须通过FLS项目。

小儿外科医师对这一系列技能的要求更高，他们需要在更小的空间和有限的视野范围内完成细微的解剖、缝合和体内打结等任务。例如，胸腔镜气管食管瘘修复对技术的要求很高，但这些技术都是基本的培训要求。Hamilton等人用计算机模拟模型证明空间限制是成人和小儿外科医师的主要区别[22]。

培训的影响目前还不是很清楚。许多外科教育者本身就处于MIS学习曲线的早期阶段，只有在他们自己完全掌握该项技能之后，才有可能把技术和经验传授给初级学员。例如，普通外科住院医师目前很少进行开放幽门环肌切开术，更倾向于采用腹腔镜技术来完成手术[23]。当然有证据表明住院医师应用MIS可能会增加手术时间和患者死亡率[24]。但如果在手术室以外增加刻意练习就有可能缩短技术学习曲线，改善患者结局，提高手术室效率。事实上，文献中描述的第一个儿科手术模拟实例就是腹腔镜幽门肌切开术（图22.1[25]）。MIS并不仅用于幽门狭窄，胃食管反流病[26]、肠套叠[27]、肠闭锁[28]和先天性膈疝[29]也都可以采用。

事先培训为的是让医师有能力承担更艰巨的任务，但也有可能产生意想不到的后果。在北美，成为小儿外科的住院医师至少有5年的事先培训，因此对他们手术能力的期望值较高。但当他们遇到新的生理状况、独特的疾病模式和不同的手术要求，仍然存在手术风险。儿童医疗中心的可预防错误（尤其是手术患者）的发生率比社区医院高[30]，这种现象与受训者之间的相关性还不清楚。

毫无疑问，小儿外科医师和住院医师都认为模拟教学对培训是有帮助的[31]。然而，只有一半的受访者经常接触模拟教学，少数人认为这样的培训能达到自

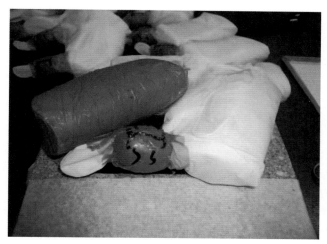

图 22.1 幽门狭窄模型

使用简单的材料模拟肥厚的幽门,因此可以大量生产。这个无生命的模型可以加入任务训练器,专门用于幽门肌切开术的训练。学员可以进行以下练习:①浆膜线形切割;②切开肌肉;③充分展开完成肌切开术,直到各部分可以单独移动(由肯塔基州肯塔基大学州立儿童医院儿科外科副主任医师 Joseph A. Iocono 博士提供)。

我提高的目的。教育工作者得到的提示是多方面的:合适的儿科模拟教具显著缺乏,模拟教学中缺乏刻意练习的设计,在未来能更有效地提高医师技能的虚拟组合模拟课程尚未开发。

将模拟纳入小儿外科课程

模拟项目的开发和模拟中心的建设是一项艰巨的任务,需要很多时间和精力。模拟课程在整个教学过程中的作用往往被忽视。模拟其实是一种很强大的教学和评价工具。但它也仅仅是一个工具。只有模拟课程融入整个教学,其真正的潜力才得到充分实现。现代外科培训是一个整合多种教学活动的复杂过程,根据培训计划,能够独立操作、能胜任工作的学生毕业是培训的终点。指导整个教学过程的计划就是课程。

课程确定了学习者所需要的教育内容。这些内容分布在所有技能领域,包括认知、技术和行为。认证机构试图在各种模型中涵盖这些内容,包括医学毕业生教育认证委员会(Accreditation Council for Graduate MedicalEducation,ACGME)的核心能力评分(表 22.1[32])和加拿大皇家内外科医师学院(Royal College of Physicians and Surgeonsof Canada,RCPSC)制定的加拿大专科医师医学教育指南(Canadian Medical Education DirectionFor Specialists,CanMEDS)中的能力评分(表 22.2,图 22.2[33])。这些模型的架构还在持续更新,ACGME 在 2014 年 7 月 1 日开启里程碑项目(分阶段考核)[34],RCPSC 在 2015 年开发 CanMEDS[35]。将来的学员如果

按照指南进行这些能力的训练,他们会得到进步。然而,这一项目能否通过鉴定将取决于是否有能让学员掌握综合技能的结构化课程。表 22.3 是笔者所在机构的一个简短的里程碑文件,用于指导先天性巨结肠病的课程。

表 22.1 ACGME 的核心能力

患者管理
医学知识
基于实践的学习
人际关系和沟通技巧
职业素养
基于系统的实践

ACGME 研究生医学教育认证委员会

(译者注:"基于实践的学习"已更新为"基于实践的学习和提高"。)

表 22.2 CanMEDS 能力(2005)[33]

医学专家
专业人士
沟通者
合作者
管理者
健康倡导者
学者

(译者注:"管理者"已更新为"领导者"。)

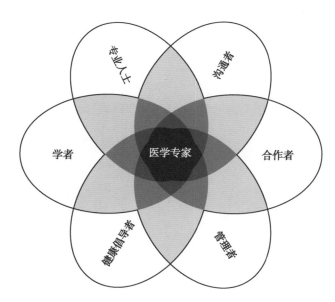

图 22.2 CanMEDS 医师胜任能力框架描述了专科医师为了获得更好的患者预后所需要的知识、技能和能力(版权所有 ©2005 加拿大皇家内科医师学院 http://rcpsc.medical.org/canmeds,经许可转载)

(译者注:"管理者"已更新为"领导者"。)

表22.3　在小儿外科课程中建立里程碑的示范（加拿大卡尔加里大学的先天性巨结肠课程里程碑）

学习内容	CanMED 角色	学习成果：目标/目的	源文件	具体的能力	学习/教育策略	评估方法或工具
本单元的目标是让学员学习诊断和制订治疗计划，也能够在一定条件下进行外科手术操作。持续治疗中将纳入所有的 CanMED 能力，并要求给患者家属建议	医学专家 学者 管理者 合作者 沟通者 专业的健康倡导者	解剖学、胚胎学的知识和 H.D. 风险的评估，包括家族史和21三体 新生儿远端肠梗阻的表现和鉴别诊断知识，包括 H.D. 不同类型的运动障碍的知识 创伤最小的诊断计划知识 先天性巨结肠生理学知识包括直肠测压评估、直肠肛门抑制性反射 慢性便秘的内科和外科病因知识	小儿外科第七版（2012）编者：Coran 等，Elsevier 公司出版 小儿外科学分册（专科医师）小儿外科手术学第二版（2014）编者：齐格勒等，McGraw Hill 公司出版	能力包括： 胎粪延迟的儿童的胚胎解剖和评估（包括 H.D.） 新生儿远端肠梗阻患儿的表现和鉴别（包括 H.D.） H.D. 患儿不同类型的运动障碍病史和查体的显著特点 最大限度地减少包括直肠活检在内的侵入性检查评估反射 诊断慢性便秘的大龄儿童内科和外科原因，包括变异型先天性巨结肠症	审查源文件/文献 基于病例的学习 有讨论机会的临床边教学 在临床环境中观察并有机会提问和讨论 案例介绍和小组讨论和回顾 上级指导，讨论诊断和循证治疗 直接观察上级外科医师的具体能力；随后有机会提问和讨论	观察病史（Hx）和体检（PE）；书面和 MCQ 考试来评估理论知识 结构化的口头评估来自应用的知识 在整个模块中，学员将收到来自主治医师和其他相关专业人员的非正式总结和形成性反馈 来自主治医师/专职医疗人员在治疗过程中的各种 CanMED 角色的评估：学者；管理者；合作者；沟通者；健康倡导者；医疗专家；来自专业人士的多源反馈（360°） 检查手术日志
	医疗专家 管理者 合作者 沟通者	方向： 从术前影像学和术中活组织检查确定无神经节细胞节段的长度，制订相关计划的知识； 有肠神经节细胞存在的难治性便秘的知识，包括变异型先天性巨结肠病； 对于非手术治疗和手术治疗先天性巨结肠的适应证和禁忌证的了解 了解先天性巨结肠需要紧急处理的指征	小儿外科第七版（2012）编者：Coran 等，Elsevier 公司出版 小儿外科学分册（专科医师）小儿外科手术学第二版（2014）编者：齐格勒等，McGraw Hill 公司出版	制订诊断计划来确定无神经节细胞节段的长度，并制订手术方案 能够从组织活检，直肠测压技术，放射成像和生物化学测试的结果来进行鉴别诊断，看有无治疗的可能 能够根据临床症状和无神经节细胞节段长度制订治疗方案；在患有肠梗阻，肠穿孔或小肠结肠炎的新生儿中制订先天性巨结肠治疗方案	在围手术期和手术中观察主治医师	结构化的口头评估在治疗过程中的各种 Can-MEDS 角色：医疗专家；专业管理者；合作者；沟通者；来自专业人士的多源反馈（360°）

这些总体能力目标的设置对目前的培训模式产生了深远的影响。然而，每个项目都必须制定自己独特的课程来训练和评估这些能力。这个课程是指导学习者的指南，也是开发模拟程序必须遵循的原则。为了达到总体目标，学习者将进行一系列学习活动。包括按规定进行临床轮转、选修一些课程、半天理论学习、大查房以及包括模拟训练在内的大量操作。每项活动都应该制定明确的可衡量的目标。下面的例子进一步说明了这一点。

包含关键外科技能目标的培训项目示例如下：

1. 描述普通外科常用缝线的特点和用法。

2. 用连续缝合的方法让筋膜达到有效和一致的闭合。

第一个目标是外科学员必须掌握的知识，第二个则更富有技术性。两者具有相关性，可以分开进行教学和评价，也可以联合在一起。该项目必须为每个学员进行教学并评价学员是否达到了这些目标。每个项目都应该为达成这些目标选择最好的教学和评价方式。事实上每个项目都有不同的方案，同样可以达到目标，没有规定哪一种是最好的教学方法。一个项目可以选择理论讲授或者网络学习来实现目标，也可以利用模拟教学，将学习目标整合到各项模拟技术中来获得同样的学习效果。同样，评价的方式也是多样的，可以通过笔试（多选题，简答等），也可以通过技能操作进行评价。

虽然上面的描述将教学和评价孤立开来，但事实并非如此。整个课程在不断升级，变得复杂，因此必须不断重新审视教学要点。学员在螺旋式的课程中重复学习并且巩固，这是现代课程的一部分，因此需要一个总体的规划。按照规划进行有计划地重复对学员的学习是有益的。

因此，在课程总目标的指导下，所有的模拟教学活动都必须有教学目标。这些教学目标应该直接对应到相应的课程目标。在模拟教学的所有文件和描述中应该明确这其中的联系，这样可以告诉我们的教师和学员如何将模拟教学整合到总体教学计划中。这种链接的文件被称为课程地图或蓝图，制定蓝图是一个项目成熟的特点。

如前所述，模拟可以用来培训课程要求的所有能力，也可以用于课程的任何领域（认知、技术和行为）。关键在于模拟教学的目标应该由课程纲要明确规定和指导。这可能比较困难，如果模拟课程已经自主开发，不在总课程指导之下，这种困难会更明显。此外，教学活动有多个学员群体，他们涉及不同的层次（医学生，住院医师和执业医师），学科也各不相同。如果不同层次的学员参与，效果应该反馈到他们各自的课程。这就促成了针对特定目标学习者的概念，可进一步定义和优化每个学员的个性化目标。

模拟和评价

模拟是一种很好的教育形式，特别是作为向学习者提供反馈（通常是形成性评价）的工具。另一个迅速发展的领域是使用模拟进行高风险总结性评估（见第 7 章）。美国和加拿大执业医师考试中使用的客观结构化临床考试（Objectively Structured Clinical Examinations，OSCE）就是很好的例子。

模拟在技术性技能评估中的应用也在被进一步研究和验证。已经开发了多种工具，如技术性技能客观结构评估（the Objective Structured Evaluation of Technical Skills，OSATS）[36]。这些工具可以被模拟程序用来评价学习者的能力[37]。在此基础上，一些经过验证的评价项目被开发，如上述的 FLS 项目[38]。在外科医师资格认证中使用 FLS 体现了这个项目的价值。FLS 已被 ABS 采用，所有人在获得 ABS 考试资格之前都必须通过 FLS。

目前只有个别项目不同程度地使用模拟作为评价工具。但随着模拟项目的进一步发展和成熟，这种情况会增加。与教学一样，使用模拟的评价项目必须对应到学习者的教育课程中。一个典型的项目要包含评价部分，以及一个教学地图或蓝图，并清楚地阐明所有的评价活动使用的地方和具体使用方法。一些早期使用模拟教学的人发现小儿外科是个特例，要根据学习者的特定需求来制定合适的模拟程序[39]。例如为了模拟小儿外科手术的特殊情况，设计了一个相对简单的模拟程序，在一个透明的环境中使用一个小盒子，让学员在其中进行移位和剪切。除此之外，标准的腹腔镜手术培训还需要训练腹腔镜下加持和移动，放置血管夹和镜下打结。笔者发现这种训练对既往有腹腔镜操作经验的医师（定义标准为 > 10 例）毫无裨益，但对以前没有经验的外科医师很有帮助，从而缩小了两者之间的差距。从目前学习者的情况看，只有医学生或初级外科住院医师可能从这种类型的训练中受益。

另外有团队对包含任务训练器的混合课程进行评价，利用虚拟实境（基于计算机）对没有微创手术（MIS）经验的小儿外科医师进行评价，包括操作完成情况和完成时间[40]。基线检测显示小儿外科医师的表现较成人外科医师差，无论是完成缝合的次数，还是完成缝合的时间。然而，在经过培训之后，差距基本上被消除了，尽管错误数量有一定程度的增加，尤其是缝线偏离预定目标的次数、任务耗材损失的数量以及松散缝合线的数量增加了。鉴于该研究是在成人模型上完成的，无法培训高级技能，也无法解决儿科特定问题，但确实证明了学习的潜力。相反，有人建议模拟模型也可以走捷径，如采用游戏式评价方法（时间），操作完成的快，得分会提高，但这存在潜在的风险，使学员无法习得好的技术。

在北美认可的小儿外科培训项目中，几乎所有住院医师/专科医师都将一系列毕业后教育课程纳入他们的课表。例如，高年资专科医师要参加了一个高级微创手术课程（MIS），该课程使用多种模型（包括不同级别仿真度的模型和动物模型）来训练高级的微创手术技能，并提供重要的指导。最初是为第一年的专科医师准备的，只有当外科住院医师的基本技能不断提高，才能进入一个更高难度的二年级课程。

小儿外科模拟教学

外科医师的核心技能是能够安全、有效地开展手术并获得一致的手术效果。高级手术操作培训当然更为复杂，因为高水平的决策和适应能力在其中变得越来越重要。那么，如何才能更好地培训小儿外科初学者掌握规定的技能、技巧或步骤呢？同时，为避免患者风险和不影响手术室效率，这种培训能否在手术室外完成？

有两种相互竞争但互补的方法可以用于外科技能模拟教学。第一种方法是先学习特定技能，然后到手术室环境中去运用。第二种是重建或模仿整个手术过程。越来越多的证据表明，学习者的水平决定了模拟的仿真度高低[41]。低仿真度的平台可能更适合初学者学习切开、缝合和体内打结等技能。高仿真度模拟提供了学习特殊技能的机会，例如切口和戳孔位置，局部解剖，组织处理和术中决策制定。一般而言，在这种本质上复制手术的仿真体验中，高水平的学习者获益更多[41-43]。有趣的是，这与模拟医学研究的结果有些冲突：在模拟心肺复苏的案例中，体检的真实性并不一定影响学习者对现场情况的感知[44]。

为此，根据小儿解剖特点专门设计了一系列的任务训练器，可以练习急诊条件下的呼吸道管理、血管通路的建立、胸腔穿刺插管和超声波定位应用等培训科目。如：TraumaChild（图22.3）和VascularAccessChild系统（Simulab，Seattle，WA，USA），Air Sim Baby，AirSim Child，小儿腹部外伤/急腹症超声诊断模型（Limbs and Things，Bristol，UK），四模块血管超声训练模型（Blue Phantom，Redmond，WA，USA）和Sim Junior（Laerdal，Wappingers Falls，NY，USA）（详见第10章）。

第一个经过验证的小儿腹腔镜任务训练器是由加拿大多伦多病童医院开发的[45-46]。小儿腹腔镜手术（pediatric laparoscopic surgery，PLS）模型与成人SAGES/FLS模型相似，但体积缩小了20倍（图22.4）。

设计者用一年时间内对婴儿进行了测量以确定适当的尺寸。与FLS项目一样，PLS模型已被证明可以区分外科医师是否有MIS经验，但目前仍然缺乏数据来确认PLS项目能提高术中效率或改善患者结局。

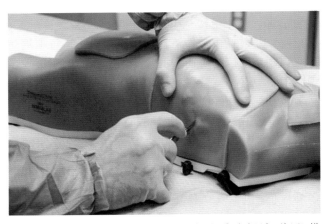

图22.3　TraumaChild（Simulab，西雅图，华盛顿州，美国）模拟5岁儿童，并允许学员练习胸腔引流（失血情况如图）、环甲膜切开术、经皮气管造口术、心包穿刺术和诊断性腹膜灌洗（转载经Simulab许可）

小儿外科逐渐开始应用特定程序的模型，但尚未成为主流。早期腹腔镜胆囊切除术的胆管损伤率高，这说明外科医师的学习曲线可能会对患者预后产生不利影响。外科医师的专业性（小儿外科医师与普通外科医师比较[12, 47]）和手术量[48]会影响幽门肌切开术的质量，即便是行开放式手术，手术水平不高也会出现较高的粘膜穿孔率或幽门肌切开程度不够。同样有证据表明，经验较少的受训者进行腹腔镜幽门肌切开术，并发症发生率更高。Haricharan等发现，即使在有经验的主治医师的监督下，普通外科住院医师（毕业后训练3～4年）在手术过程中引起黏膜穿孔的风险比小儿外科住院医师（毕业后训练6～7年）高5.4倍[49]。这样的数据不仅说明了亚专科培训的必要性，而且还表明那些经验较少的人在对真实患儿实施手术之前进行模拟培训是有益处的。事实上，这个学习者可能如上所述是一个入门级的小儿外科住院医师，也可能是刚接触MIS技术的高级小儿外科医师。有一些腹腔镜幽门切开术的模型已经在小儿外科领域被使用，但是迄今为止只有一个模型发表了相关数据[25]。这个模型是将外科手套塞进一个橄榄的内腔，重现了幽门肥厚的力学特性。这种模型的优点是可以重复利用且成本低廉。

胸腔镜和腹腔镜在新生儿中的应用是有争议的[50]，但正在尝试用于先天性膈疝，伴随气管食管瘘的食管闭锁和先天性肠闭锁等疾病。模型对这些疾病特征的还原是有限的，但正在发展。美国的一个团队已经研发出一种创新的新生儿胸部模型，将3D打印的

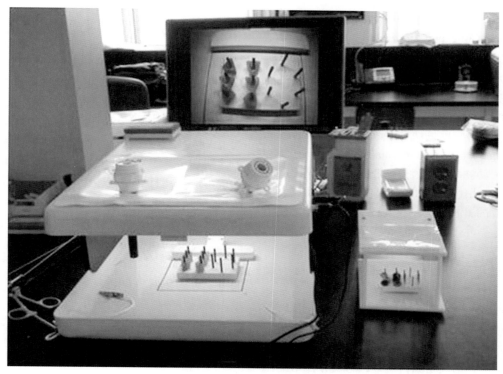

图 22.4　成人 FLS 模型与小儿 PLS 模型的比较

儿科模型比成人模型体积小 20 倍。PLS：小儿腹腔镜手术；FLS：腹腔镜手术的基本原理（图片由加拿大安大略省多伦多市多伦多大学病童医院助理教授 Georges Azzie 博士提供，转载请注明出处）。

塑料胸腔和牛的纵膈组织结合在一起[43,51]，图 22.5）。通过手术改变食管和气管形态，形成最常见的气管食管瘘类型，即近端食管闭锁和远端气管食管瘘。当这个模型被小儿外科住院医师使用后，该模型在与疾病的关联性、模拟身体的真实性、手术体验的真实性、材料的仿真度以及整体价值都得到很好的评价，因此早期有效性研究的得分很高。该团队已经对模型进行了修改，用于先天性膈疝和十二指肠闭锁的手术训练。

　　模拟手术解剖环境的另一种技术是使用动物模型，气管食管瘘的动物模型已经被成功建立[52]，但仍在寻找合成材料来替代牛或其他动物部件，从而提高模型可用性，避免伦理难题，并且有可能降低成本[51]。由于考虑术中二氧化碳潴留和潜在的吻合口并发症，MIS 是否会取代传统的气管食管瘘开放手术还有待观察。这些作者的观点是，鉴于这些病例数量不多，且对技术要求高，针对性的练习显得尤为重要。

　　MIS 技术的激增导致学员缺乏开放手术的训练，这对外科教育工作者提出了特殊的挑战。一些外科医师之所以不会将腹腔镜手术转为传统开放手术，其根本的原因是术者缺乏开放手术的经验。事实上作者也并没有看到专门针对儿童开放手术的模型。为了保持外科医师对传统开放手术的熟练度，一些项目被研发出来，一个非常优秀的示范就是美国外科学院（the

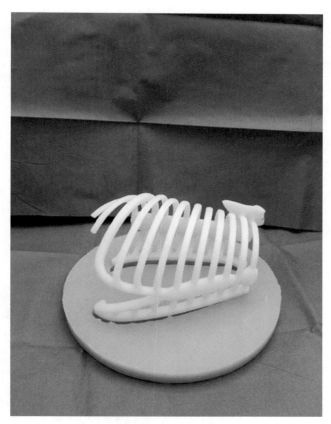

图 22.5　通过 3D 打印技术创造的新生儿胸廓模型（转载经过 Elsevier 许可[43]）

American College of Surgery，ACS）的高级创伤手术管理（the American College of Surgery，ATOM）课程，这个课程要求学员在动物（猪）模型上识别创伤并且进行手术修复。无论患者年龄如何，创伤手术的原则都是一样的，当然也可以使用较小的动物模型来专门模仿儿科环境。这种模型发展的局限性仍然是伦理、成本和实用性。美国外科学院高级创伤生命支持（American College of Surgery advanced trauma life support，ATLS）课程既往使用动物模型培训胸腔引流和手术气道等技术，目前已经从使用动物模型转变为使用模拟人进行培训。合成的开放手术模型以及动物模型均被用于体外生命支持（extra corporeal life support，ECLS）插管的培训[53-56]。利用多学科复苏模拟进行插管培训是结构化课程的一部分，已经证明这种培训有助于个人知识和技能的提高，团队整体的运作也是如此[53,57]。尽管缺乏经验，我们的机构将动物实验室，高仿真血管模拟人和情境化仿真模拟组合起来，使一个成功的 ECLS 课程上线了[57]。图 22.6 显示了在逼真的模拟人上进行培训是如何可以改善真正患者的结局的。

事实上，支持小儿外科模拟的文献证据很少。上面提到的一些数据证明某些模型具有内容效度（使用者判断具有实用性）和结构效度（具有衡量技能差异的能力），除此之外，没有数据能证明使用这些模型可以真正改善手术结局。幸运的是这方面的调查结果即将发表。研究团队早期开发 PLS 系统之后，Nasr 和 Azzie 正在使用运动和受力分析系统来分析个体活动，希望实时地针对个人进行特定技能的培训和教育干预[58]。外科模拟的价值是否与其目前获得的声誉相匹配还有待观察，但是在不久的将来，我们可能会看到这方面文献报道的增加。

小儿外科的情境模拟团队培训

在 21 世纪培训外科医师当然不仅仅是教会他们程序化的手术技能。我们更期望的是外科医师能在团队中发挥作用，能够有效地与患者和同事沟通，并成为社区的健康倡导者。在以胜任力为基础的外科教育框架中，非医学专业领域能力的权重明显增加，这也反映了这些期望。事实上，儿科人群对这种非医学技能的期望可能更高且更苛刻，尤其是患儿的看护人员轮替时（如父母）。本书其他章节讨论了许多有关团队培训和危机资源管理的概念（见第 4 章）。外科领域有一些非儿科专业的课程，如 ACS 领导力课程。ATLS 将理论授课、技能培训和基于案例的模拟相结合，已被证明可以提高学习者创伤复苏的技能和自信心，但其中最大的提升体现在团队行为方面[59]。目前为儿童创伤开设了一个新的模拟课程——儿童创伤复苏（Trauma Resuscitation in Kids，TRIK，RCPSC），可能与 ATLS 有类似的效果。请参阅 RCPSC 网站了解更多详情[60]。

跨专业团队在预防不良事件方面的积极作用受到了极大的关注。手术室中的模拟训练通常以紧急情况为中心，旨在提高团队沟通和工作效率。尽管在工作人员招聘和成本方面有一些障碍，但已被证明这种跨专业培训可行性高且成效显著，学员知识、信心和团队沟通能力明显提升[61-63]。

全球视角

小儿外科亚专科发展困境包括地理距离和资源有限的环境（见第 25 章）[64]。在发展中国家，小儿外科执

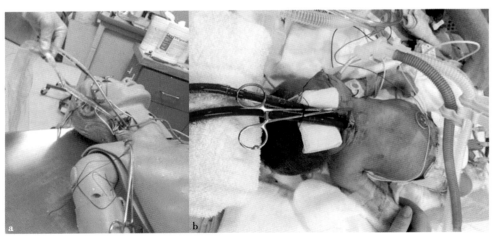

图 22.6　改进的人体模型用来训练体外生命支持（ECLS）颈部插管（a）；经过 ECLS 课程培训后的医师经历的第一次给患儿插管（b）（照片由艾伯塔省儿童医院 KidSIM 儿科模拟计划提供）

业医师与人口的比例小得令人惊讶。由于经济上的限制和缺乏专业知识，许多被认为是标准的医疗技术在世界上许多地区并不能应用。但是随着资源的改善，有兴趣学习这些技术的人数会越来越多。在非洲博茨瓦纳开设了为期 3 天的 FLS 课程，事实证明这个课程能够显著提高外科医师的技术性技能水平[65]。20 名外科医师参与了这个课程，在学习之前平均每人仅进行了 4.5 例腹腔镜手术，虽然最终只有 10% 的课程合格率，但学员在每个 FLS 任务以及总 FLS 模型评分上都有显著的提高。在资源有限的情况下，11 名外科医师在 3 天内就掌握了手术技能。如果 MIS 的好处也将使这些发展中国家的患者受益，那什么才是训练外科医师使用这些技术的最佳方法呢？显然，紧凑的课程可以提高技能，但不能取代持续学习，经验传承和老师指导。此外，课程所需的成本和人力资源也限制了课程的传播。远程模拟是一种很有前途的替代教学方法，它在不同地点的教师和学员之间进行连接，共同学习模拟课程[66-67]。使用互联网让教师和学员可以看到彼此以及他们各自的腹腔镜模型，已经证明这种训练模式优于自我练习[66]。这也适用于刻意练习模型，练习中一系列结构性反馈可加速学员的进步。远程模拟已经被用于小儿复苏和程序化的技能培训，而且已经证明远程模拟在远距离培训骨髓腔穿刺技术中是有效的[67]。

小儿外科模拟的新技术和前景

创新和科技继续飞速发展，预测未来手术的形式非常困难。医学影像学和介入放射学技术的进步已经改变了手术的模式。3D 打印机正在被用来开发高仿真模型，未来可能被用于制订特定患者的治疗方案和手术排练演习。动物模型逐步被合成模型取代，也许有一天会完全被虚拟模型取代。在手术室中，3D-MIS 正处于起步阶段，进行技能扩展之后，这项技术可能到达黄金发展阶段。最重要的是，我们必须记住模拟只是一个工具，需要有计划的课程指导。要做到这一点，我们必须让学员和对此有期望的患者参与进来，并维护这一社会联系。例如我们可以利用社交媒体在世界范围内播放外科手术，并与外科手术团队进行现场互动。只要患者的风险得到缓解，对学习者的潜在影响是巨大的。

结论

小儿外科的模拟还处于初级阶段。虽然外科教育工作者持续努力撰写相关文献，但迄今为止没有足够的证据显示模拟教学可以明显改善患者的结局。各级外科医师都面临实际管理病例数和独立操作能力下降的问题，而模拟教学是最有希望解决这些问题的干预手段。

（译者　张　文　周　莹）

参考文献

第 23 章

沟通技巧的模拟教学

本章要点

1. 医疗环境中的沟通可以像对病人 / 父母的个人介绍一样简单直接，也可以像传递坏消息时那样复杂。

2. 巧妙地传达事实内容和驾驭情感体验需要技巧和实践。

3. 模拟教学法可以训练医务工作者更好地驾驭所有的医疗沟通技巧。

引言

医务工作者、患者及其家庭成员之间的谈话在临床环境中不断展开。从日常临床际遇到具有挑战性的情境，如告知患者重病的诊断、谈及临终问题或讨论不良的医疗后果，这些谈话都很重要[1]。医疗相关的沟通无处不在，对于每一次必要的的检查、操作或手术，通常伴随有一次或多次的谈话。值得强调的是，在一个医师 40 年的职业生涯中，据估计平均有 160 000～300 000 次医疗谈话[2]。研究证实医务工作者如果具有更好的沟通和对话技巧，能改善患者的结局，提高治疗依从性，减少用药错误，减少医疗事故诉讼，更大地提高患者和临床医师的满意度[3]。

然而当这些重要的谈话真正发生时，医务工作者却总是表现得缺乏培训，技巧不够，而且自信不足[4]。模拟教学可以作为解决这一问题的一种方法。

典型的医疗谈话通常包括事实信息和情感两个方面。事实信息包括一些实验室指标、影像学结果、鉴别诊断、治疗方案以及某些特定诊断的教育。而谈话中涉及的情感则包括不信任、悲伤、焦虑、愤怒、恐惧、沮丧、宽慰和困惑等反应。患者和家庭成员有他们的情感反应，医务工作者也一样。举例来说，医疗谈话的事实信息可能是患儿血液测试提示他患有糖尿病，而谈话的情感方面，则是对于患儿、家庭和医务工作者来说，这个事实可能引发的情感、记忆和联想。患儿可能

会害怕，想知道什么时候会好起来。患儿的父母可能会感到悲伤和不知所措，想知道这个诊断对孩子的日常生活、营养、社交和发育会有什么影响。医务工作者则对这些测试并没有预示癌症的结果感到庆幸，不明白患儿家属为什么如此忧心。模拟教学提供了医务工作者根据需求和课程目标，训练医疗对话的全过程。在这一章中，我们将分享一些医疗对话模拟教学案例，从那些事实信息更丰富的对话向更高情感层次的内容一步步推进。关于团队合作和沟通的相关内容请参见第 4 章（"模拟团队训练"）。

临床情境的设置和介绍

虽然看起来微不足道，但医务工作者做自我介绍的方式，以及在最初几分钟传达的信息，为临床际遇和关系奠定了基调。众所周知，第一印象非常重要。自我介绍的方式多种多样，可以从简单的"你好，我是杰尼弗"，"我是杰尼弗，儿科小组的一员"，到复杂的"你好，我是杰尼弗•瑞德医师，是儿科医疗组的一名住院医师，今天我负责您的女儿萨拉"。例如，新手医师在以医师的身份来介绍自己时常常会感到不适应。医务工作者仅仅简单地从自己专业的角度来介绍自己是非常多见的，如告知患儿我是肾脏或麻醉医师，这样会让他们显得没有个性，而且患儿的家属会疑惑他们到底是谁。另一种常见的情况是医务工作者仅仅简单地介绍自己为管床护士或医师，这样会暗示自己只是一个临时的角色，还可能会使患者家属担心医疗的水平和团队的凝聚力[5]。部分医务工作者的这种不适应不仅体现在他们做自我介绍的言辞中，还体现在他们的语调、手势和一些非语言交流中。

从患儿及家庭的角度来看，有些人认为"你好，我是杰尼弗"，这种介绍显得非常友好，但其他一些人认为这种介绍太随意，以至于让他们无法确认这个人的角色和临床经验水平。这样的介绍方式可能在

无意中弱化了医务工作者的角色和经验，从而使医疗关系的建立和必要的医疗活动受到影响。当多个不同的医务工作者都穿着制服，看起来一样时，患儿和家属很难将临床辅助人员、护士和医师区分开来。因此在这样的情况下和繁忙的临床工作中，自我介绍显得尤其重要。一些看起来直截了当的自我介绍，包括个人姓名和在医疗团队中的角色，医务人员可以在模拟的情境下事先构思和练习，这可以使他们从中受益。

由波士顿儿童医院的职业教育和伦理实践学院创建的增强关系和沟通技巧计划工作组（Program to Enhance Relational and Communication Skills，PERCS），利用专业演员逼真的表演来帮助医师和其他医务人员来展现、制定和实践他们的自我介绍以及医疗环境中其他具有挑战性的对话所需的艺术和技巧[3, 6-7]。自我介绍"杰尼弗"或"杰尼弗·瑞德医师"是否让人觉得更舒适或更有效呢？如何在患儿和家庭成员可以理解的情况下去介绍医务人员在团队中的角色和位置？例如，作为呼吸专家或心理学家，如何表达自己的临床角色和描述自己在团队中的位置，并获得病人的信任？是否应该握手，尤其是在洗手对防止感染扩散至关重要的环境中？学习的过程是反复的，包括跨专业的同行、演员和教师，其中可能还包括患儿及家属。医疗工作者轮流模拟进行自我介绍，然后模拟与病人及其家属进行一些富有挑战性的对话。在每次模拟之后，人员之间相互给予和接收反馈，再继续模拟过程，直到他们做出清晰、让人舒适和有效的自我介绍。在整个工作组中，医务工作者可以学习和实践各种不同的交流、沟通技巧，有机会去观察其他人的表现，并获得个性化的反馈。参加了工作坊的跨专业学员在建立关系方面准备更充分，信心更足，具备更好的沟通技巧和能力，在处理困难谈话时的焦虑也明显减少[7-8]。困难谈话的案例将在后述章节中讨论。

询问病史

模拟教学法一直以来被用于训练医疗和护理的学生学习采集病史。例如，在过去的 15 年中，华盛顿大学医学院的学生过渡到临床轮转，就是使用标准化病人进行病史采集的训练（杰尼弗·瑞德，书面交流，2014 年 9 月）。模拟训练过程在医院住院病房进行并录像。在模拟训练结束时，标准化病人会向学生提供反馈，包括他们的沟通方式、非口头语言和他们沟通的可接受度。学生也有机会看录像资料，并和标准化病人及课程导师进行模拟过程的相关讨论。

一位医学生描述说，学生在医学院通常会按某个脚本进行训练，这个脚本就是实际临床工作中经常发生的情况，当病人提出问题，某个意料之外的信息或结果出现时，脚本结束[9]。与即兴演员进行模拟训练可以让年轻医师和经验丰富的医师一样，不断磨炼自己的沟通能力和相关技巧，能更从容和舒适地应对那些意料之外的情况。

口头交接班

交接班在医疗工作中非常普遍：医务工作者在每次工作中都会涉及多项交接班。因此研发了许多交接班工具，它们具有以下一些相似的目的：创建一个结构化的、简洁的交接班，既切合主题又不会遗漏关键的信息，还能让交班者有机会进行说明（见表 23.1）[10]。一家机构的实践经验证实了基于模拟的交接班训练可以让护士之间的关键交接班更有效率[11]。

基于模拟的交接班训练不需要太复杂。一个患儿从急诊室转至住院病房，住院医师可以使用标准的口头交接班核对表来确认，这是个很好的例子。住院

表 23.1　I-PASS 记忆法

记忆字母	描述	关键点
I Illness severity	病情严重度	在交接班开始时确定患者的病情紧急程度并予以关注
		建议用标准化的语言来分类每个患者，比如"稳定""严密观察"（患者随时有病情恶化风险，每个临床医师必须随时关注），或者"不稳定"
		可以包含代码
		分类可能因不同的单位规模、提供者角色或制度文化而有所不同
P Patient Summary	病史摘要	简单描述入院原因、导致入院的事件、住院过程和住院诊疗计划
		应该反映整个住院期间的整体计划，避免下一班的"待办事项"
		对病情评估、诊断和治疗计划进行修改时需随时更新
A Action items	动作项	对于团队人员下一班需要完成的某些特定工作制定一个"待办"列表
		应指定完成时间、优先级别和负责人
		如果没有操作项，也需注明

续表

记忆字母	描述	关键点
S Situation awareness and contingency planning	情境认知与应急预案	情境认知：了解团队成员的进展（患者状况、环境因素、团队成员）和每个患者情况（疾病进展情况、住院治疗目标的进展）
		应急预案：应事先考虑情境变化，当患者出现特殊情况时，治疗团队要有如何处理的预案
		典型的预案要有针对不同情境的的报告（"如果/然后"）
		对于稳定的患者标明"没有突发事件"
		确保接班的团队已经对患者的预期变化做好了准备，并能应对潜在危险事件
S Synthesis by receiver	接受者的归纳	接班团队需要准备一份具有说服力的总结，能简短复述患者的基本信息
		证实已经接受并理解了这些信息
		确保信息和责任的有效传递
		接班者要有机会澄清交班信息各要素，确保清楚的理解，并在交接过程中发挥积极的作用
		根据患者病情紧急程度不同，信息的长度和内容有所区别
		应该优先复述关键的诊疗动作和应急预案，而不是重述整个口头交班内容

　　I-PASS 记忆法［病情严重度（illness severity），病史摘要（patient summary），动作项（action items），情境认知与应急预案（situation awareness and contingency planning），接班者的归纳（synthesis by receiver）］，可以作为一种方法来规范现场口头交接班的过程。它还可以作为一个框架来规范书面的交接班过程，在文档中将个人记忆元素整合为计算机化的交接班工具，如果可能，最理想的是在电子病历系统中进行（授权引用[10]）。

医师可以配对：第一年的住院医师与第二年或第三年的住院医师进行配对。医务工作者经常通过电话进行交接班，学员可以背靠背，分别阅读用一个患儿的医疗信息。最初模拟时，由更有经验的住院医师使用交接班核查表来交接患儿。这样年资较低的住院医师有机会进行提问，听取高年资住院医师的回答并给出反馈意见。然后配对中的角色进行互换，由低年资的住院医师对同一个患儿进行口头交接班。针对不同的学员，可以重复进行相同的或不同的交接班训练直到达成学习目标。可以想象，在不同角色的医务工作者之间进行切换（例如，护士、药剂师、呼吸科专家），模拟各种不同的日常交接班工作（例如，换班交接）。

　　拥有更多资源的机构可以应用更多综合性的基于模拟的交接班训练计划，其中可能包括授课、计算机模拟和人员模拟。一个综合性的多机构交接班计划的实施可以减少医疗差错、预防不良事件、改善沟通，工作流程中不会出现负面影响[10]。

协商

　　医务工作者经常面临一个挑战，就是对团队其他成员简洁明了地表达自己的关注点，评价和诉求。许多团队成员在他们的交流互动中表现出沮丧或失望的情绪，因为他们觉得似乎缺乏理解和回应。从旁观者的角度分析他们的对话，就会发现对话有言外之意。

　　设想一下这个例子：

　　护士说："医师，10 号房间的患儿看起来不太好。"

　　护士考虑这样表达："10 号房间的患儿像是脓毒症，尽管没有发热，但他的心率很快，看起来无精打采。"

　　医师说："我会尽快去看他的。"

　　医师考虑这样表达："我还需要给 8 号房间患儿的会诊医师打电话，给 9 号房间患儿开医嘱，和 2 号房间患儿的母亲谈话，然后去吃点东西，10 号房间患儿才回来……他需要等会儿，我有时间去看他。"

　　为了帮助学习和练习这些对话，反复的模拟训练可以将重点放在如何交流自己的关注点和诉求上。在医疗机构中，向所有护士介绍如何表达关注点和诉求的 SBAR 模式［情况（situation）、背景（background）、评估（assessment）、建议（recommendation）］是护理工作的一部分[12]。表 23.2 将模拟分为三部分，每个护士护理一个病情越来越严重的模拟患儿。护士首先模拟电话沟通，最先与上级主管护士对话，然后与住院医师对话，最后与快速应急小组成员对话。

　　护士在每次对话中都要练习使用 SBAR 模式。电话的接听者（了解学习目标的教学演员）和导师都要给使用 SBAR 的学习者提供清晰的反馈意见。学员有机会反复训练，直到他们能熟练地进行对话为止（书面交流,杰尼弗·瑞德,2014 年 9 月)。最近的研究发现,培训护士使用 SBAR 作为交流工具的训练中,教学演员模拟(如上文所描述的)比传统的教学方法(如讲座)更为有效[13]。

知情同意

理论上,知情同意的过程包括向病人如实告知病情、风险、可选治疗方案、并回答患儿及家属的问题,应注意可能产生的情绪反应。有限的文献提示,模拟可用于评估和提升知情同意沟通技能。一项研究检测了不同医务人员(高级职称外科医师,高年资学员与初级学员)在知情同意对话中的表现。评估侧重于事实内容:手术风险的描述[14]。在一次教育干预中,麻醉学学员模拟与标准化病人互动,采集病史、体格检查,并获得知情同意。复盘包括以下几个方面:他们回答病人问题的能力,是否利用非语言策略营造开放的氛围,对病人姿势和特殊习惯的反应,以及整个互动过程中是否安慰标准化病人[15]。

传达坏消息

在儿科,向患儿家属传达坏消息是极具挑战性的任务[4, 16-17],会产生情绪压力,同时患儿病情可能对家庭产生长期影响[18-19]。尽管医务人员希望能很好地告知家属这些坏消息[15-16, 20-21],但家长们的表现差异仍然非常大[18]。模拟已经被用于帮助医务人员练习和评估他们在传达坏消息时的沟通技巧。传达坏消息也被称为宣布坏消息。然而,在我们看来,当医务人员通过模拟训练这些对话时,没有消息需要宣布,事实上,这些对话进行得非常顺利。

一个聚焦于如何向家属传达坏消息的模拟工作坊最近发表了它的构架和结果。住院医师先在教室接受课堂指导,然后以小组为单位参与三个案例的训练,每一个案例都是从模拟心肺复苏开始,然后是与一位扮演患儿家长的演员进行两次谈话,最后进行复盘。住院医师的自我报告显示他们传达坏消息的能力有所提高,使用由专家和家长完成的评估工具来观察,发现这种提升有统计学意义[22]。额外的形成性干预设置了患儿病情恶化或死亡的情境,学员有机会向标准化患儿或演员传递这个坏消息并获得反馈[15, 23-24]。

告知医疗差错

尽管病人安全得到提高,但医疗差错仍然存在,导致了挑战性对话的产生,这些对话包括事实信息的告知以及情绪上的应对[25]。加拉格尔强调,这些谈话最重要的特点包括:适当的道歉,解释该差错对患儿的危害及补救措施,并保证将对情况进行彻底调查,同时采取措施防止今后发生类似的错误发生[26]。模拟可以再次呈现医疗错误或不可避免的不良后果发生的情境,让医务人员进行医疗差错告知的训练,并得到相关反馈。上述的沟通课程使用了模拟教案,设置了住院医师用药错误的模拟情境,让住院医师练习向扮演父母的标准化演员告知医疗差错[23]。另一项研究是利用医疗差错告知核查表,评估住院医师对标准化病人进行医疗差错告知的整体质量[27](表 23.3)。这个研究有两个关键点:①仅仅提高差错告知的经验并不能获得高分,学员被要求使用培训项目中的特殊沟通技巧并提供反馈;②标准化病人、独立的观察者和进行医疗差错告知的住院医师都必须对相同的沟通过程进行评分。如果他们的分数相似,增加核查表的效度,从而为更广泛的应用奠定基础。

表 23.2　SBAR 团队成员有效相互交流信息的框架[38]

记忆字母	描述	教案示例:3 岁哮喘女孩,按哮喘治疗 1 小时后,仍有持续的呼吸急促,氧饱和度降低,疲倦的表现加重。
S	情况(situation):患儿怎么了	3 岁女孩有呼吸窘迫
B	背景(background):临床背景是什么	3 岁的女孩既往有哮喘史,按哮喘治疗 1 小时后,疲倦的表现加重,持续呼吸急促,氧饱和度降低
A	评估(assessment):我认为是什么问题	我认为她是早期呼吸衰竭
R	建议(recommendation):我建议做什么	让我们作为一个团队重新评估并改善她的治疗

将其整合到一个模拟进程中。例如,如果护士有机会与不同的医护团队成员一起重复 SBAR,或者随着患儿病情的进展,在第一次模拟之后,可以再次模拟 SBAR,或者与其他医疗团队成员一起,又或者提供更多的信息。例如:又过了一个小时,患儿没有好转,呼吸急促,精神不佳。

表 23.3　　差错告知评定量表的项目

[标准化病人与 42 名毕业后第二年内科住院医师的对话，用于确定住院医师告知医疗差错的能力，多伦多大学，2005。（授权引用[27]）]

关于医疗差错的解释
是怎么发生的？
告诉我在我的治疗中发生了什么差错
向我解释了差错发生的原因
后果是什么？
告诉我这个差错对我的健康有什么影响
告诉我如何纠正差错的后果
解释医疗差错事实的总体印象
诚实可信
对差错负责
直接的向我解释差错，我不必问一连串问题来获得差错的细节
没有隐瞒我应该知道的事
从来没有回避过我的问题（没有推托）
诚信的整体印象
同情
道歉：说他 / 她很抱歉，并以真诚的方式道歉。感同身受
允许我对这个差错表达情绪
告知我的情绪反应是可以理解的
同情的总体印象
防止今后的差错
告诉我将来会尽力防止类似的差错发生
告诉我他 / 她会做什么
告诉我他 / 她的计划，以防止将来发生类似的差错。
预防以后差错发生的总体印象
一般沟通技巧
交谈中一致性的程度
语言表达
非言语性表达
对我需求的反应
确认他 / 她提供的信息是否为我所理解
一般沟通技巧的整体印象

　　得分：每一项，1 分（未执行），2 分（不完整或无效），3 分（表现出色、完整、有效）；每个类别，总体 1～5 分（5 分为高分）。

临终谈话

　　儿科模拟的相关出版物中，关于停止治疗、告知患儿死亡、或训练与难缠家属谈话的内容是很少的[22-23]。

大多数出版物描述的是格式化案例，有些可以对沟通最佳实践提供集中反馈，而有些则不能[22]。能否将一些最真实复杂、需要很高的情感掌控能力的情境融入标准化沟通和模拟课程中，目前尚缺乏文献证实。

特殊的患儿群体

　　有两个特殊的患儿群体值得特别关注：青少年和心理疾病患儿。这些人群代表着截然不同的沟通挑战。许多青少年医疗关注高危行为和心理社会问题的病史获取并进行咨询。医务人员要具备收集和传达这些敏感信息的能力，就必须先获得青少年的信任，并维持好双方的治疗关系。以色列医学模拟中心的培训经验强调了这种沟通模式的独特性和仿真模拟训练的必要性[28-31]。在一次角色扮演的练习中，让一位高中戏剧系的演员模拟具有典型的问题青少年患儿，包括保密的问题以及在家庭和学校中遇到的困难。尽管这次培训规模较大，但学员还是领会到认真倾听，采取非主观的方法以及对患儿信息保密的必要性[28]。根据他们的经验，模拟教育者和研究人员开发了一个为期一天的课程，以加强医务人员与青少年的沟通[29]。此外，以色列还创建了一个模拟交流的程序，作为是青少年医学毕业课程的一部分[30]。

　　许多精神病治疗法都是以医患之间的对话为中心，交流能使他们更多触及心灵地沟通。此外，医务人员常因为缺乏经验而感到焦虑。目前模拟已被用于提高医务人员和精神病患儿面谈的技巧，促进治疗性沟通，减少医务人员焦虑[32]。对高年级护理学生而言，精神病护理的沟通技能培训是必不可少的，一项研究比较了高仿真模拟与传统讲授在培训中的差异，结果发现高仿真模拟在提高护理学生与心理疾病患儿沟通技能方面更为有效[33]。美国中西部已经创建了仿真的心理疾患病房，包括标准化患儿，这使得护理学生能够在仿真病房中进行技能培训，包括护理评估、用药管理、与住院的精神疾病患儿进行治疗性沟通[19]。

模拟方法和形式

　　以医疗对话为重点的模拟有多种形式，通常会组合成不同类型的模拟器创造最真实的体验。标准化病人已被用于研究和培训项目，以确保对学员反应、评估和反馈的一致性[22, 34-36]。同盟者或演员由于培训级别的和限制不同，已经被整合到形成性的培训计划中（见第 4 章）[23]。模拟器以混合法的途径进行组合，让学员体验临床情境（治疗结果不佳、医疗过错或患儿死亡），然后他们必须与标准化患儿或扮演家庭成员的演员沟通。多种模拟形式合并,学员可以引入既往的模拟体验情绪进入对话,从而使对话更加真实,甚至更具有挑战性。

选择何种形式取决于学习目标和学习资源。患儿或家属扮演者的表现越标准化和结构化,学员的学习体验就越一致。在告知不良结果之前,用真实患儿模拟会增加仿真度,特别是对经验丰富的医务人员而言,可以增加导师和学员情感的真实性和复杂性。学员和教师都认为专业的演员可以提高模拟情境的真实性。他们从非医疗的角度提供反馈,允许即兴创作,根据学员的需求对教案进行微调[37]。资源可能会限制培训项目的形式。标准化患儿或演员通常需要更多的时间来准备,同时还需要更多的财政资源,真实患儿模拟者和临床空间相结合,这可能需要有一个中心式或原位模拟空间,需要额外的资金、时间和实体空间,而这些资源有时可获得,有时无法获得。

结论

医务人员、患者和家属之间的对话无处不在。从日常临床接触到富有挑战性的情境,这些对话都很重要[2]。模拟对于如何帮助医务人员更有经验和更有效地处理好在每一次医疗对话,包含事实和情感,仅处于开始探索的阶段。为了精进医务人员沟通技巧,伴随着模拟领域的发展,我们将进一步探索采取的模拟沟通形式和模式。

（译者　陈　瑜）

参考文献

第 24 章
乡村地区的模拟教学

本章要点

1. 如同开展其他教育工作一样，在开展乡村地区的模拟教学之前，首先要明确培训目标，是团队合作和沟通、评估医疗体系和流程、程序化培训，还是其他。明确这些目标将有助于优化培训方法。

2. 原位模拟培训和移动模拟培训是进行乡村地区模拟培训的两种有效方法。

3. 加强与其他地区或本地其他机构的合作，可以进一步拓展模拟培训资源。

4. 负责人和其他参与人员的预先规划及投入对乡村模拟培训计划的成功发展和维持至关重要。

引言

在韦氏字典中，乡村的定义为"涉及农村及其居住人口，而非城市"[1]。在医学文献中，这个定义各不相同，甚至存在争议。常常有人试图将那些人口密度存在争议的地区或者接近城市中心的地区纳入进来，但可能每个国家或地区对其最终的定义都不同。然而明确乡村地区的定义非常重要，因为这样可以便于人们讨论这些地区可能面临的一些挑战。比如，为患病和受伤的儿童患者提供高质量的医疗服务。在美国，约20% 的人口居住在乡村地区，而这些地方的执业医师不到 10%[2]。其他国家也有类似的数据报道[3]。在这些乡村地区，由于医疗人员需要服务的患者分布区域广阔，因此已完全并入当地社区医疗[4]。这些地区的医院的患者普查水平较低，和大城市相比，亚专科人才相对缺乏。尽管如此，这些地区的患者仍然需要得到安全、有效、公平和高效的医疗服务。本章节我们将讨论模拟教学（simulation-based education，SBE）及其在乡村地区对儿科医疗教育和培训的潜在作用和影响。值得一提的是，由于资源短缺，发展中国家和地区的基础设施、人才培训、设备、耗材和药物通常十分匮乏，因此这些国家和地区的 SBE 将在 25 章单独进行讨论。

为给急症及外伤儿童提供优质护理，医疗团队成员需要进行持续教育并反复练习。许多急诊患儿多在较少接诊儿科病例的小型社区医院接受治疗，而不是较大的教学型儿童医院接受治疗。事实上，85%～90% 的急诊患儿是由社区急诊科（emergency departments，EDS）的普通急诊科医师接诊的，而美国 50% 的急诊科每天接诊的儿童患者不超过 10 名[5-8]。乡村地区接诊危重婴幼儿的概率较低，而当地医师鲜有渠道向专业儿科医师进行咨询或者进行儿科相关专科继续教育。2008 年有人出版了一本书籍，尝试图绘美国儿科专科医师联系渠道以及具有儿科重症监护病房医院的分布情况。作者发现，超过 64.1% 的儿童居住在距离儿科重症医疗资源 50 英里以内的地区。然而也有一些州的这一数字低于 10%[9]。有文献报道，大型儿童医院与小型社区医院中的儿科患者接受到的医护质量是存在差异的[10]。

在讨论 SBE 及其对乡村地区儿科教育的影响时，重点要关注为什么要将模拟教学应用于这些地区。像开展其他教育工作一样，负责人应该预先确定模拟教学的学习目标。模拟培训的目标是提高医学知识、进行技能或能力的评估、实现跨专业团队合作和沟通，还是作为医疗体系和流程的评估工具？虽然这些内容在了其他章节中已有详尽描述，我们仍将对每个主题进行分别讨论，探索模拟培训如何用于乡村地区的医务人员、管理者和教育者，以及这一特定环境中的挑战和所需的导师。

医学知识的评估与提高

医学决策制定和临床推理的经典传授方式是以课堂为基础，在床旁培训中进行完善，并通过临床实践加以巩固。在过去的 10 年中，SBE 已经被证明是一种有吸引力而且有效的培养医务人员的方法，并已成为该培训过程中必不可少的一个组成部分。模拟教学往往集中在大城市的三甲教学医院，在这些地方，它经常用于训练学员，以使医务人员用最佳方式应对一系列医疗紧急情况。在儿童患者少的乡村地区，医师的儿科专业知识和技能可能会很快生疏。遗憾的是，这些地区的医师接受儿科继续医学教育的机会有限，而模拟教学正好可以因此发挥重要作用。即使在资源较少的医疗中心，医疗决策制定也可以通过屏显模拟项目进行练习和评估，通常被称为在线或者计算机模拟培训，也被称为"严肃游戏（serious gaming）"。SBE 可以轻易地实现儿科情境模拟教学。根据预先设定好的程序，医护人员可以预演他们的医疗决策制定对患者预后产生的各种不同影响。举例来说，情境模拟可以再现一些罕见或紧急的事件，包括灾难伤员分类，以及急诊科或儿科高级生命支持（pediatric advanced life support，PALS）方案。通过在线或者计算机教学，医务工作者可以体验式学习关键时刻的决策制定，从而更容易获得培训机会。屏显模拟将在第 9 章进行详细的讨论。

原位模拟与移动模拟

原位模拟指在实际临床环境中，培训医疗团队在自己的工作环境中，使用自己的设备和资源对患者进行管理（详情可参照第 12 章），这种方式的现实性强，而且参与者满意度也很高[11-12]。通过观察团队在每个模拟情境中的表现，专家可以在复盘中引导团队对已出版的临床指南进行讨论，并且根据文献及时更新各种儿科疾病的最佳临床治疗方法，范围涵盖小儿呼吸衰竭、脓毒症和创伤相关主诉，甚至心脏骤停。

人们评估了 SBE 在美国许多急诊医院中儿科培训方面的应用[10]。急诊医院是指那些地处乡村地区，规模偏小，一般不超过 25 张住院病床，但每天 24 小时接诊的急救单位。设置这些医院是为了向乡村地区那些需要长期住院或者需转诊至其他机构接受专科医疗的患者提供急救和门诊治疗，这些环境中的医务工作者很少会遇到重症儿童。这项研究建立了一个高还原度的现场环境，让医务工作者能够练习这类儿科患者的管理。尽管关于这项干预措施对实际临床医疗的影响尚无报道，但研究者称，医务工作者对于这类患者的诊疗明显更加得心应手[11]。这项研究结果得到了其他类似项目研究的支持，这些研究表明，在完成这些模拟培训后，医师对这些低发生率、高紧张度事件的处理变得更加熟练[13-14]。

除用于培训医者应对低发生率、高紧张度事件之外，SBE 也可以用来考察医疗机构对某类型患者的应对机制。原位模拟正越来越多地用于这一目的，并已证明可有效甚至高效评价不同情境下的医疗体系及诊疗过程[15-17]。在 2006 年，人们就曾利用原位模拟来评估北卡罗莱纳地区急诊儿科患者的医疗情况。人们模拟了一名在跌倒后受伤的三岁儿童，评估跨专业团队对于该患儿的接诊及管理能力。这次模拟不仅评估了医疗服务质量，还测评了许多系统流程层面的问题，包括缺乏相应型号的设备（如颈托）和对于安全转运到 CT 室的准备不足[18]。类似的方法已被用于评估医护系统和流程，以及已有或新医疗环境中潜在的安全威胁[15, 17, 19]。在乡村地区医疗机构，由于儿科接诊流程和医疗系统很少能得到测评，SBE 可作为有价值的工具用于质量改进（详见第 6 章）。

然而重要的是要认识到，原位模拟，特别是在乡村环境中的原位模拟，还面临着诸多挑战，比如需要提供实际的医疗场地和设备。对于那些医疗场地有限的地区，需要详尽规划急诊患者就诊时各种突发事件的应对措施。除此之外还有一点非常重要，那就是管理机构、医师和护理人员需要在模拟前一天进行相关讨论。

如上所述，将所有乡村医疗人员运送到一个远距离模拟培训中心或在当地创建一个原位模拟机构，并不容易实现，所以越来越多的机构选择了移动模拟培训的方式。这种形式的模拟教学，直接给每位参与者提供了模拟需要的各种资源。移动模拟教学一般为两种形式。第一种是将模型、设备和模拟导师送至乡村医疗机构进行原位模拟，如上文所提（图 24.1）。第二种形式是将列表中所有人员及设备资源以及医疗场地，设置在一个改良的救护车、旅游车（如房车或大篷车）、厢式货车或巴士里面（图 24.2）。和原位模拟不同，这种方式可提供标准的模拟环境而不受现实中的患者影响。个人和跨专业团队可以在不购买和维护昂贵模拟设备和资源的情况下，进行流程演练或建立高还原度的模拟场景。然而，在创立、构建或参与这样一个培训之前，还有一些具体的问题要考虑。表 24.1 详细说明了原位模拟和移动模拟应考虑的重要问题。

值得重视的是，这样的模拟训练需要大量的资源。他们不仅涉及模型的使用和技术支持，而且还需要邀请相应的专家进行评价和讲解，而这才是一个成功的 SBE 最重要的组成部分。如前所述，在乡村地区非常缺乏儿童急救的专业人员。为了解决这个问题同时不浪费移动模拟资源，更多的机构选择使用远程医疗。这种技术使得当地医务人员可以迅速获取儿科专科医师对患儿医疗的咨询意见，同时这种形式已证实的确会提升儿科医疗护理水平[20-22]。同样，有人对远程医疗在教学中的应用进行了研究，这种方式可以使一些地区在没有相关专家到场的情况下，通过远程评估进行情境模拟和流程训练[23]。

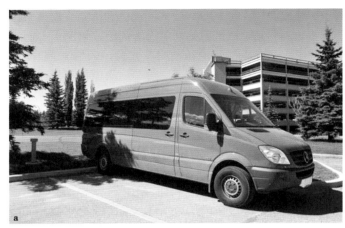

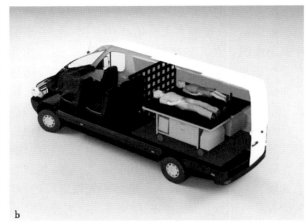

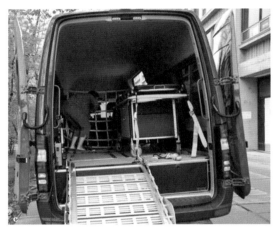

图 24.1　移动模拟培训单元范例，设计用来运输转运担架、模拟设备、医疗设备和实施培训的教学团队（经阿尔伯塔健康服务中心，eSIM 模拟培训机构授权转载）

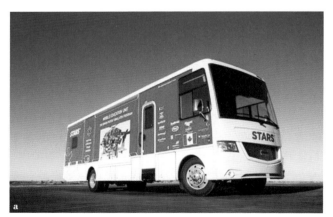

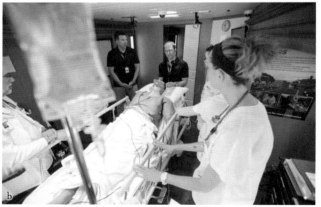

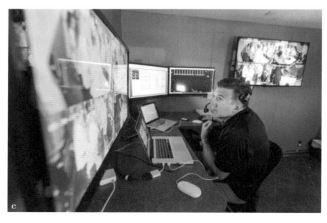

图 24.2　移动模拟教学单元配置范例

其中包括：移动的患者医疗场地（a）；所有相关的模拟设施、医疗设备、视听装备（b）；一个控制室（c）。这种设计使得移动模拟单元可以完全独立地进行模拟培训（经 STARS 航空救护队准许转载）。

表 24.1　在开展原位模拟和移动模拟培训时应考虑的问题

原位模拟

原位模拟	
是否使用当地医疗机构的设备和药品？	就这个问题我们需要考虑如何获得所需药品，设备更换需要的时间，同时要考虑这样操作带来的花费
如果不使用当地的设备和药品，如何保证用于模拟教学的设备和药品不会被用于真实的患者身上？	对模拟教学使用的设备和药品进行特殊标注和保存，同时要进行专门的检查，保证这些用品没有另作他用
如果通过模拟培训发现了安全隐患，该用什么方式将其公布？	重要的安全隐患需要及时汇报给医护相关负责人。如何追踪这些隐患的解决过程？
正在工作中的医护人员是否可以参加模拟教学？如果参加了，那么如何保证实际患者的及时接诊？	设置备班人员或者提前设置培训的中止方案。另外，设置备班工作人员所需成本如何覆盖？参加模拟教学人员的最佳数量是多少？理想状况下，这应体现真实的临床实践状况
何时何地进行模拟教学培训？	是否有专门进行培训的场所？这个场所什么时候能够使用？这种场所在早晨一般很少人使用。培训需要持续多久？选择恰当的培训时间，使得既可以达到培训的目的，又不影响正常的医疗工作

移动模拟培训

移动模拟培训	
是否关注设备、资源或儿科患者诊疗流程的评估？	如果关注这方面的评估，那么原位模拟更加适合。如果不关注，那么我们如何肯定那些设备能充分反映我们自己设备，从而获取参与者的最大支持？
学员如何适应移动模拟中心？	需要单独留时间用于总结移动设备的问题，必要的话，允许在设备上进行实践操作
移动模拟如何融资及招募员工？	我们要先确定如下问题：参与者是否是根据时间付费参加？接受培训人员的最适数量是多少？模拟培训是否真实重现临床情境？是否可以通过给予继续教育学分来吸引医务人员参加培训？
移动模拟中心可以设在哪里？	地点是否方便参与者前往又不会妨碍医疗工作？

多学科间的团队合作和沟通

长久以来为了实现跨专业教育，模型模拟教学一直用于培养团队精神、沟通技巧和沟通能力，并且已证明是有吸引力并且行之有效的[12, 24-25]。大量的模拟教学证明，团队合作、优秀的领导以及良好的沟通在处理紧急情况时起着非常重要的作用，而当表现不佳发生医疗差错时，他们也扮演着重要角色[26-28]。团队训练已经显示出其在提高团队工作效率上的重要作用[29-31]（详见第 4 和第 15 章）。与此同时，SBE 也提供了一系列的方法来评估技术和非技术性技能，这对于乡村医疗环境非常有帮助[32-37]。完整的儿科评估工具清单见第 7 章。

最近，乡村医疗的另一研究领域引起了大家的兴趣，那就是认知辅助（cognitive aids），包括核查表。在其他高精尖行业，如航空和核电行业，核查表和模拟培训被用来训练处理少有但紧张的高压力事件[38-40]。在医疗保健领域，有证据显示使用核查表可以提高患者安全，比如使用术前访视单，可以大大降低沟通障碍[41-43]。已证实，在模拟器上培训使用核查表可优化手术室危机事件的处理流程。使用这种核查表，同时也可以改善乡村地区小概率事件中的患者结局。

在编写这些流程时，需要重视情境的真实性，因为这是吸引参与者的重要原因，在设置场景和建立学习目标的整个过程中都应该注意这一点。每个可能遇到的模拟情境都应该在使用之前进行仔细地规划和反复地试验。制定的情境不应该着眼于罕见情况，而是要着重模拟临床管理已经成熟甚至已经有指南指导的病例，如败血症、儿科的高级生命支持和癫痫持续状态，这些病例模拟不仅会完善和巩固儿童急救的相关知识，同时会引起当事人对于团队合作和沟通的重视，并且培养这种能力。在常见儿科病症中培养基本知识和相关技能，将会对乡村地区的儿童医疗护理产生巨大影响，在处理少见病例时也能产生积极的作用。由医师、护士和其他医疗人员共同制订模拟病例及方案，将更有助于解决临床实际问题，同时改进方案中的漏洞和不足。

模拟教育中的协同合作

在模拟教学计划中学习者可以进行大量的学习和培训，但乡村地区获取模拟技术以及专家协助指导的途径有限。然而通过与大型学术中心合作，有可能获取这种教育方式。每个乡村地区都有各自的学习目标。许多地域决定因素都会给一项模拟教学理想方式的发展和维持带来影响，这些因素包括地理位置、患者数量、患者主诉和敏感度的不同、相关设备和人力资源。乡村医疗机构可以通过网络与较大学术机构建立联系，通过这种方式实现模拟教学。然而，更小、更孤立的机构可能难以访问这些资源。在全世界建立多个模拟教学中心，这样多个地区的学术机构可通过与其他专业的合作，在更大的范围、更多的机构间推进模拟教学。

2012 年有人发表了一篇关于加拿大某区模拟教学的研究成果[44]。出于"汇集多个省份重点学科和卫生部门的决策者共同设计一种更完善的 SBE 模式……"的目的，成立了不列颠哥伦比亚省模拟教学组织（The British Columbia Simulation Task Force）。该组织草案通过一份需求评估向人们介绍了其方法和结果，同时向整个不列颠哥伦比亚省的医务工作者提供了获取 SBE 渠道的教育模式。这种模式无须考虑其地理位置和各机构之间的关系。他们认为理想的模式是：结合线上及网络学习，同时通过高校和各地区的模拟中心、移动模拟中心，使用特殊设计的移动设备，在乡村进行原位模拟教学（图 24.3）。他们指出，目前这一系统的实施尚在起步阶段，但已经成为学术中心和乡村地区医院之间合作的一种模式，提供 SBE 给所有希望得到模拟教育的医者。

在我们的经验中，建立一个这样的外展项目需要相互信任和尊重。这种合作关系与基层医院科室间的内部交流有着明显地区别。在表 24.2 中，我们列出了可能推动这种关系建立的因素。

然而随着信任关系的建立，人们可以在更广泛的地域内开展更多的合作，并使这些教学中心的课程标准统一化。课程内容在包含乡村医疗中心重要内容同时，还涵盖了乡村医疗团队在儿科医疗工作中遇到的已知病例。在加拿大阿尔伯塔南部乡镇，KidSIM 儿科模拟培训项目（阿尔伯塔儿童医院，卡尔加里，加拿大）通过移动设备进行原位模拟培训，在 4 年里形成了 12 种标准化方案（即每年形成 3 种情境方案）。标准化课程可使模拟教学团队更深入地了解每年产生的 3 个方案，并在当年的各个乡村模拟教学点中反复应用。这种方法切实可行地保证了情境病例的一致性和高质性。在乡村地区实行这种方法的主要优点在于，他们讲授的一系列病例均有助于构建基础知识，以目标驱动的方式相互促进儿科急救医疗过程中的临床及团队合作技能。此外，通过标准化的案例（和流程），继续教育学分更容易申请，这是乡村医务工作者们的一个额外动力（Vincent Grant 在 2014 年 12 月的学术交流中提出）。地区转运团队是协助模拟教育课程的关键部门，可通过快速反应团队或电话咨询为乡村或社区医院提供支持。作为一个熟知危重症患儿转运相关知识的专业团队，威尔士西北部和西部儿童患者转运队

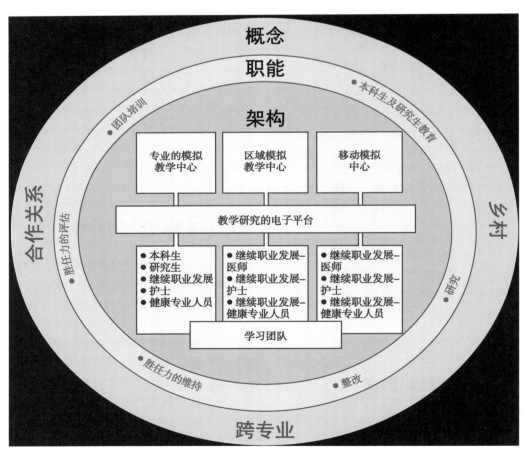

图 24.3　乡村地区的模拟教学模式图（经参考文献[44]准许转载）

（North West & North Wales Paediatric Transport Team，NWTS）的延伸计划旨在每年向 28 所医院的具体教学目标提供移动模拟教学（2014 年 12 月由 Kate Parkins& Kathryn Claydon-Smith 参加学术交流时提出）。这些模拟培训教育计划将由基层医院的临床或者教育部门预先制定（图 24.4）。人们采用了各种方法以达到共同合作教学的目的。一些乡村地区的模拟培训日程表见表 24.3。

表 24.2　从基地中心发展乡村地区模拟教学外展项目：关系建设

主要任务	实施步骤
向跨专业和多学科的主要负责人介绍模拟教学的概念	探讨模拟教学在乡村地区的可接受性
	探讨如何让模拟教学在乡村的大环境下发挥最大作用
	解释教育、团队培训和流程改善方面的可选方案
	建议各个医院根据自身的优势开展模拟教学
	在乡村人力范围内选择合适的培训师，以推动模拟教学的发展
	讨论模拟教学过程，强调合理的场景模拟，总结重点
	表明结果，及如何追踪模拟教学的干预效果
	讨论设备和人员开支，以及不断增加的复杂程度
	考虑为参与者申请继续教育学分
组织活动召集尽量多的员工进行技术培训	要求乡村地区团队视频在线参与，并鼓励其进行事件反馈
	模拟教学结束后，一起为任何寻求或需要整改的队员制定整改计划
定期组织会议 / 电话会议以进一步维系关系	总结获得的进步和面临的挑战
	计划制订新的情境病例
	扩大本地的参与人数
	回顾成果
考虑更广泛的地域合作，以期在多个乡村医疗中心建立标准化课程	寻找其他地区或区域的潜在合作者
	考虑将现有的资源和课程进行分享的可能性

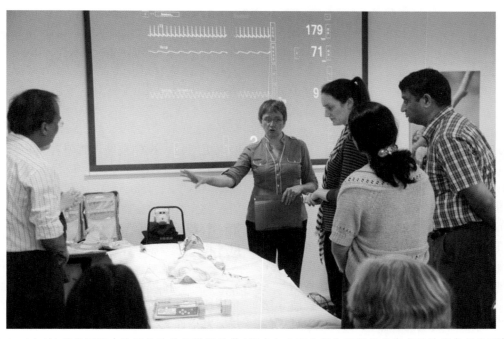

图 24.4　（乡村）基层医院在培训基地进行模拟教学（经威尔士西北部和西部儿童患者运输服务部许可转载）

表 24.3 乡村合作模拟教学的日程示例

KidSIM 儿科模拟培训项目〔阿尔伯塔儿童医院,卡尔加里,加拿大(AlbertaChildren's Hospital, Calgary, Canada)〕	上午课程安排
全天授课	1. 所有学员在技能培训站接受技能培训与指导(45 分钟)。(其他成员进行基于模拟人的模拟培训)
可在临床(原位)或教室进行授课	
4 名导师	2. 将所有学员分为 2~3 组,在 3 个沉浸式情境模拟病例中循环培训,包括复盘在内一共持续 45 分钟
最多 20 名跨专业学员	下午课程安排
	新一批学员,重复上述技能培训站和 3 个情境模拟病例的培训
NWTS(英国)组织的原位模拟项目 1	上午的课程安排——循环进行
	1. 疑难病例讨论(1 小时)
全天授课	两个病例——由 NWTS 和一个基层医院各提出一个病例(每个 30 分钟),例如,吞入纽扣锂电池后导致的大出血
授课在急诊科或者病房进行	
4 名导师	2. 有部分任务训练器的、基于病例的技能研讨班(90 分钟),例如骨穿和液体管理
20~30 名多学科学员	下午课程安排
	高还原度现场团队模拟培训(45 分钟,团队通过使用自己的设备,制订治疗方案等)
	一半的学员进行模拟操作,其余学员进行旁观
	所有学员进行互动讨论及总结(1 小时),例如脑膜炎双球菌性脓毒症的临床管理
威尔士西北部和西部儿童患者运输服务部(英国)组织的原位模拟课程 2	两组间进行上下午课程循环
全天授课	1. 有部分任务训练器的气道病例(1 小时),如意外困难气道的管理
需要在专门的培训场地进行	2. 有模型的呼吸道病例(1 小时),例如为哮喘患儿实施高流量湿化氧疗及建立无创通气通道
4 名导师	3. 循环病例——部分任务训练器(1 小时),比如对休克患儿通过骨髓腔进行液体复苏
20~30 名多学科学员	4. 有模型的神经系统病例(1 小时),例如,在基层医院对癫痫持续状态的患儿使用硫喷妥钠后拔除气管导管

流程和技能培训

SBE 的主要目标之一是学习与评估那些应用较少的临床技能。在传授和巩固各种精细、需要反复实践的技能方面,模拟训练已被证明是一项非常行之有效的方法。这些技能包括中心静脉置管、腰椎穿刺和紧急气道管理[45-47]。对于位于乡村的医务工作者来说,这是一种非常有效的手段,因为当地患者的数量和病例的种类都远远不足以培训这些操作技能。这也是一个可以在相对较低的预算中完成既定目标的可选方法,因为成本更低,对于培训人员的专业程度

要求更宽松。操作技能训练将在第 11 章中进行详细讨论。

通过模拟教学发展乡村地区医院的适应性

适应性可以被定义为"一个系统或地区应对变化和持续发展的长期能力"[48]。适应性侧重于日常事件与突发事件之间的动态关系,以及优化面对这类压力事件的反应流程。本节旨在探讨不同形式的模拟教

育如何提高乡村地区医疗工作的适应性。我们还将讨论这种教育战略在乡村医疗设施筹备工作中的潜在作用，特别是在专业评估、知识传播和保健宣讲领域的潜在作用。

　　虽然之前已有讨论，但对筹备工作或备用状态进行反复检查是十分有意义的。乡村医疗保健系统（包括院前急救医疗／院前服务及医院）为大多数需要就医的儿童提供了紧急救援和医疗护理。几十年来人们渐渐认识到，卫生保健系统的准备工作对于这种迎接挑战至关重要，这种准备包括提供从早期复苏到转运至高级生命支持过程中所需的相应人员、设备、预案和基础设施[49]。目前的战略目标是提高医疗系统的应变能力和持续发展的能力，包括在国家或区域层面进行医疗督查和定期干预。医疗设施水平的审核以及对不良事件严密检查的目的在于评估、实现和维持儿科高质量医疗。2001 年美国儿科学会（American Academy of Pediatrics，AAP）和美国急救医师学会（American College of Emergency Physicians，ACEP）公布的"急诊室儿科管理：预案指南"就是国家战略的范例[50]。这项指南包括：工作人员的培训指南、符合年龄和尺寸要求的设备和用品清单、相关政策、流程以及患者转诊的流程。后续研究表明，尽管已有国家构架和指导方针，医院在接诊和处理儿科急诊时仍然无法保证同质性[51-52]。一项美国研究发现，这些因素与儿科急诊准备工作不足以及乡村基层医院服务能力、设备缺乏有关[52]。一项由美国卫生系统急救护理发展委员会（美国国家医学研究院）发布的随访报告强调，在基层和乡村进行首诊的儿童患者数量巨大，同时也强调医疗系统需要随时准备应对各种类型的病例[50]。

　　如前所述，患者比例是乡村地区的一个关键问题。乡村地区危重症儿科病例数目不足，不仅不利于医者临床技能的培养，也无法推动基层医院基础设施的建设，理解了上述原因，才能推动国家指南的进一步发展。推动国家指南发展的另一个原因是：乡村地区的医师可能缺乏鉴别伤害严重程度的能力、对临床病情的紧迫性认识不足、临床决策制定错误，以及在处理儿童患者特别是危重儿科患者时缺乏信心[50]。简单来说，改善乡村卫生行业的适应性有两种方法：一种是加强医疗设施和系统建设，另一种是训练医务工作者的技术性技能（包括医疗辅助人员、急救人员、医师、护士和其他保健专业人员）。而 SBE 在两者中均发挥了不可或缺的作用。未来发展的一个重要方向是如何将这两种方法相互穿插，以及如何在此基础上继往开来。

　　这包括了利用模拟培训鼓励所有参与医疗筹备和保健服务的人员进行健康宣教，包括乡村地区。健康宣教可以有效改善医疗机构的服务质量。为提高工作效率，医疗专家们必须有分析医疗人员及其所在机构之间相互作用关系的工具。现场评估调整工具（Field Assessment Conditioning Tool，FACT）就是这样一种工具。FACT（图 24.5）用于评估乡村基层医院对儿科创伤处理的数量和质量水平，揭示哪些部分做得已经非常优秀，而哪些环节还需要进一步改善[53]。FACT 的使用恰恰也是基于 SBE，同时通过"以模拟为基础的儿科创新、科研、教学国际网络"（http://www.inspiresim.com）开展横跨三大洲的国际合作。使用情境模拟的方式开展健康宣教、辅助乡村地区的医疗决策制定是一条潜在的、富有成效的探索途径。目前一项国际多中心研究正在开展工作，旨在确定这些工具的效用，而且重点关注美国、新西兰和英国主要创伤中心的卫星医院[53]。采用高还原度的模拟器代替创伤儿童，该研究探讨了 FACT 的应用是否会允许个体启动其所在机构的医疗管理方法改革，并将该经验推广至团队其他成员中。同样，乡村基层医院和大型医疗中心之间的密切交流在提高其医疗服务质量同时，还可以使教育、继续职业发展和流程改进受益。因此 SBE 是实现这种合作的一种有力途径，同时还可为所有医者提供相互借鉴、学习的机会。

结论

　　本章阐述了以下几个主要内容：模拟教学是如何为基层医护人员提供学习机会，从新手发展为专家；结构化模拟教学方式的理论依据；如何应用模拟教学发现乡村地区医院急诊室工作的不足并改进医务人员继续教育方案，如何应用原位模拟来发现乡村地区的医疗安全隐患[15, 18, 54]。SBE 的不断完善为将来人们更好地迎接乡村医疗发展中遇到的挑战提供了平台，同时还可作为一种有效的能力评估方法[55-57]，用于评估其他教育方法的效力[54, 58]以及质量改进情况[59]。在乡村地区实施模拟教学的潜在困难包括：资源匮乏、缺少和专业人士的沟通渠道以及缺乏获得专业设备的途径。因此，早期应就模拟教学目标相关问题获取主管医师、护士和医院管理层的支持。目标是为了完成跨专业教育、增强团队合作和沟通能力，还是为了制定流程、培训操作技能？是为了制定应对那些少见但高危事件的处理决策，还是为了评估现有的医疗护理系统和流程？一旦明确了目标，就可以明确达到这些目标的理想方法。这些方法包括在线教育、流程和技能培训以及原位模拟、移动模拟或医疗中心的模拟项目。研究远程机制以易化汇报程序及跨专业培训，实现各区域和国家机构之间的合作，这些努力都是为了使所有儿科医疗护理人员、所有致力于随时随地提供安全高质医疗护理的人士更方便地获取资源。

现场评估调整工具
FACT：乡村医院对创伤儿童接诊准备情况的评估量表

积极因素

**思维
模式
调查**

> **说明：** 创伤医疗小组所有准队员会被邀请观看一个受伤儿童初步评估的录像，接着在网上匿名完成一份调查问卷，回答当出现不同的生命体征时他们将如何处理，以评估准团队−医疗系统中的各种延误/推迟情况

病例： 一个6岁男孩，从树上跌落，GCS评分3分，一侧瞳孔散大，在面罩吸氧下维持自主呼吸

问题： 男孩现在的生命体征稳定，在进行CT扫描之前还需要进行什么处理？

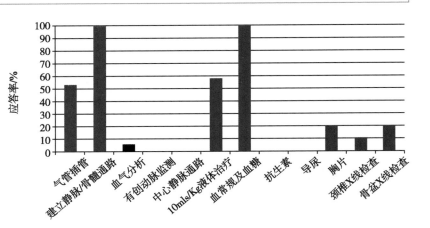

下一个病例： 同一个患儿，病史及初步检查结果同前，但是生命体征不同，具体变化见大屏幕

问题： 在生命体征进一步稳定之前，你是否会进行CT扫描？

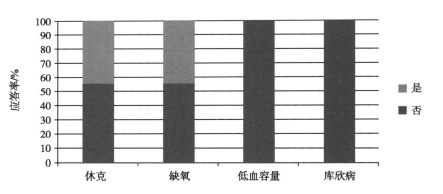

问题： 在你的机构中，存在哪些延误/推迟CT扫描的医院及团队因素？

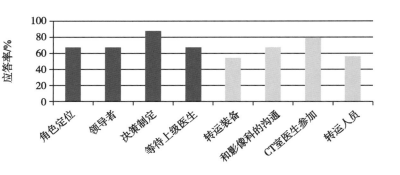

续表

FACT：积极因素

实地考察

说明：WHO基本创伤护理清单，所有项目最多3分

基本气道管理	控制出血	夹板固定骨折	病例记录
高级气道管理	建立静脉通路&适当的液体管理	闭合骨折的处理	医学继教（CME）证书
氧气	输血功能	内/外固定	质量改进计划
胸腔引流	伤口护理	脊柱固定	创伤小组

知识考察

说明：
随机挑选一个创伤管理团队，就儿童创伤管理完成50道判断题

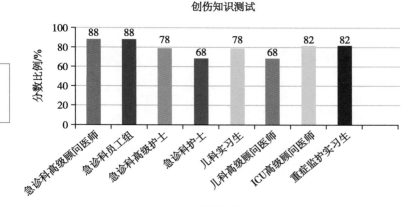

创伤知识测试

坚持最佳实践　　　　　　　　　**关键时间点**

说明： 两名创伤儿童（使用高仿真模拟人代替）被送到急诊室治疗单位，按照诊疗常规，依次进行创伤应急呼叫及医护团队治疗

应坚持以下策略：
完成儿科创伤高级护理的初步和二次检查。
评估和处理直接危及生命的创伤
在大型创伤中心，一旦发现严重颅脑损伤应该给予适当的神经保护，同时准备转运，进行影像检查和手术治疗
启动大出血应急预案同时进行适当的处理

患儿1

上级医生到达时间/分钟	瞳孔检查时间/分钟	宣布瞳孔散大时间	进行气管插管	和主要创伤中心进行讨论
<1	3	4	12	3

患儿2

上级医生到达时间/分钟	建立动静脉/骨髓腔通路时间/分钟	首次大量输液时间/分钟	大出血应急预案启动时间/分钟
1	2	4	4

快速腹部彩超时间/分钟	输血时间/分钟	和高级外科医生讨论时间/分钟
3	15	8

FACT：积极因素

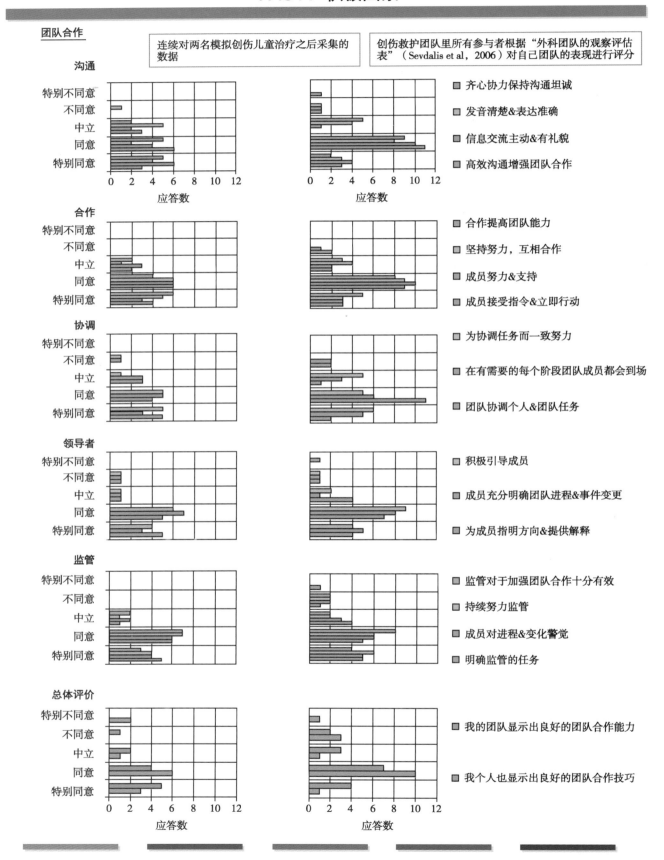

团队合作

| 连续对两名模拟创伤儿童治疗之后采集的数据 | 创伤救护团队里所有参与者根据"外科团队的观察评估表"（Sevdalis et al，2006）对自己团队的表现进行评分 |

沟通
- 齐心协力保持沟通坦诚
- 发音清楚&表达准确
- 信息交流主动&有礼貌
- 高效沟通增强团队合作

合作
- 合作提高团队能力
- 坚持努力，互相合作
- 成员努力&支持
- 成员接受指令&立即行动

协调
- 为协调任务而一致努力
- 在有需要的每个阶段团队成员都会到场
- 团队协调个人&团队任务

领导者
- 积极引导成员
- 成员充分明确团队进程&事件变更
- 为成员指明方向&提供解释

监管
- 监管对于加强团队合作十分有效
- 持续努力监管
- 成员对进程&变化警觉
- 明确监管的任务

总体评价
- 我的团队显示出良好的团队合作能力
- 我个人也显示出良好的团队合作技巧

续表

FACT数据资料

说明：由团队成员确定的，可改善医疗护理水平的团队-医疗机构交互因素

患儿1数据资料

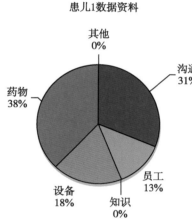

其他 0%
沟通 31%
药物 38%
员工 13%
知识 0%
设备 18%

患儿2数据资料

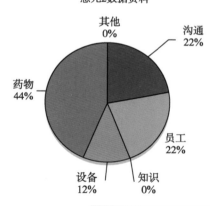

其他 0%
沟通 22%
药物 44%
员工 22%
知识 0%
设备 12%

分类	亚分类	管理评论的频率 患儿1	组织评论的频率 患儿2
沟通	团队成员间沟通	1	2
	与团队外成员沟通	0	0
	和接线员沟通	4	0
	信息提供	0	0
团队成员	角色定位	0	1
	未参与	1	0
	人数不够	1	0
	参与者太多	0	1
	到达太慢	0	0
相关知识	临床知识		
	设备相关知识	0	0
设备	缺少设备	1	0
	设备故障	1	0
	设备提供不及时	0	0
	不熟悉操作	1	1
	建议	0	0
药物	制定/核对不及时	6	4
	无法获得	0	0
	未掌握使用方法	0	0
	位置	0	0
其他	通道障碍	0	0
	未登记	0	0

风险　说明：研究基地医院中不良事件标准风险模型的相关数据资料

患儿1 团队反馈（每个人提交各自评价）	事件等级
"接线员告诉我没有儿科创伤小组" "作为产科麻醉医师被呼叫参加" "接线员不清楚如何呼叫儿科创伤小组"	主要
"被紧急呼叫去急诊室，而未被告知是儿科创伤急诊"	次要
"喉镜没有电" "儿童急救车里没有适合的面罩和呼吸回路"	中等
"没有骨科医师的参与"	低等
"由于无法打开橱柜和冰箱，气管插管明显延误" "找不到药品柜的钥匙" "不知道谁有药品柜钥匙" "很难找到药品及抽药用物" "准备麻醉药品的指派护士业务不熟练" "ICU护士更熟悉快速序贯诱导用药/流程"	中等
"没有告知需要的设备在哪里，所以很难找到设备"	低等
"重症医师在处理别的病人"	低等

患儿2 团队反馈（每个人提交各自评价）	事件等级
"没有足够的场地安置患者"	次要
"在获得紧急呼叫手册和液体时耽误了很长时间" "在线紧急呼叫计算器登进太慢" "在访问crashcall.net时存在明显问题"	中等
"非接线员呼叫A&E警报" "不清楚谁是谁" "不知道所需设备在哪里"	低等
"血制品应该更早一点送到"	中等
"没有及时做血气分析以了解血红蛋白水平"	低等

图 24.5 FACT评估报告示例（对有CT检查能力的医院）

进一步来看，模拟教学在完善医疗设施和系统、培训/维持医疗从业人员的高水准专业技能方面都发挥着关键作用，这里涉及的医疗从业人员包括护理人员、紧急医疗服务人员、医师、护士和医疗保健专业人员。如果认为一个危重患儿的生命征得以平稳的原因，是整个医疗团队及其所在医疗机构相互影响复杂作用的结果，那么我们可以假定医疗工作者和医疗机构之间是共生的关系。为了提高医疗护理水平，乡村卫生医疗系统需要每位参与者的努力，反之亦然。未来模拟教学的主要方向可能是探索如何在乡村地区更好的开展模拟教育，如何更好地实现模拟教学推广（无论是在

所有准队员间的横向传播还是政府医疗机构的纵向传播），以及如何真正影响到患者的医疗护理水平。

（译者　于流洋　安海燕）

参考文献

第 25 章

资源有限情况下的模拟

25

本章要点

1. 在资源有限情况（limited-resource settings，LRS）下成功实施模拟计划的关键要素在于要考虑到其可持续性和可传播性，与当地卫生机构和当地利益相关者合作，选择合适的模拟人，以及教育方法中文化和语言的影响。

2. 在 LRS 下模拟教育（simulation-based education，SBE）应用的优先领域包括患者安全，临床决策制定，技术性技能，团队合作和沟通发展以及适当的资源分配。

3. 远程模拟是一种可以在模拟计划发展更好的地方和 LRS 之间分享资源和教育专业知识的方法，而移动医疗技术是一种数据采集的方法，以便在 LRS 实施模拟计划后展示临床效果。

4. 研究中已证实发展中国家的创伤和新生儿复苏模拟培训可降低死亡率，但这迄今为止尚未在其他类型的培训计划得到证实。

5. SBE 形式的广泛传播计划，如帮助婴儿呼吸（helping babies breathe，HBB）可潜在影响千年发展目标（millennium development goal，MDG）4，以降低 LRS 下的新生儿发病率和死亡率。在全球范围内展示这些类型的项目的有效性是重要的，把它们作为一个平台来理解成功的和可持续的教育及其实施策略。

引言

资源有限情况下模拟的用途

在过去几十年中，医学和护理领域的技术取得了重大进展，既用于临床护理，也用于教育用途。因此，旧的模式"看一个，做一个，教一个"已基本上被其他形式的更符合患者安全优先的形成性教育策略所取代。SBE 作为医学教学策略有很多用途，并可以提高新手和专业临床医师的整体医疗和教育的水平。许多医学和 SBE 的技术进步已经在发达国家立足，在塑料模具上实践的概念也在发展中国家有所增加，不同形式模拟在资源有限情况下的应用趋于国际化，这些作为医疗健康教育全球化的一部分是一个令人鼓舞的趋势。

以不伤害患者的方式促进医学和护理方面技能发展的需求一直是全球教学改革的主要推动力。教育基础设施建设和资源整合（如模拟）的发展在发展中国家更加凸显，尤其是在 LRS 下。由于执业临床医师和设备的数量不足，发展中国家的疾病发病率和死亡率往往最高。

新生儿早期死亡是指出生一周内死亡，区域内新生儿早期死亡的数量与地区面积成正比。2004 年，全世界有 770 万名医生在工作。如果医生按人口分配，每 100 000 人中就有 124 名医生。最集中的 50% 的医师生活在少于世界人口五分之一的地区，世界上只有 2% 的医师服务较为落后的五分之一地区。美国、中国和俄罗斯是护士工作人数最多的地方。而芬兰和挪威等欧洲西部地区的人均护理人数最多。人均护士人数最少的是海地、孟加拉国和不丹，而这些地区对护士的需求远远超过许多其他地方（www.worldmapper.org）。

一项世界卫生组织（World Health Organization，WHO）的患者安全研究确定了工业化国家需要向发展中国家学习更多的 10 个关键健康领域；有限技术模拟训练是这些关键领域之一[1]。本章节描述了 LRS 中使用的各种类型的 SBE，包括基于模拟人的模拟，局部功能性训练模型，标准化或模拟病人（standardized or simulated patients，SPs），虚拟现实模拟和基于屏幕或计算机模拟。本章节还将重点介绍在国际上多个 LRS 实施的 SBE 计划，作为联合国建立的千年发展目标[2]。

从业人员和临床医师在资源有限情况下的儿科教育

由于专科医师的缺乏，LRS 下，婴儿和儿童通常由全科医师照顾。然而，尽管许多这些从业者通常技术熟练并在临床上很机敏，但在照顾重病或受伤的儿童方面几乎没有正式的培训机会。当面对生病严重的孩子时，这会导致一种思维麻痹。当儿科患者发生紧急情况时，一种处理并不适合所有人。众所周知，管理重症患儿时需要考虑的临床要素会带来重大的认知负担，例如基于体重的液体量和复苏药物剂量，基于年龄的鉴别诊断以及不同大小婴儿、儿童和青少年复苏设备需求[3]。还有许多其他生理、心理和社会心理因素也会影响这些环境下儿童的临床管理[4]。对非洲和亚洲部分地区 LRS 下的从业临床医师调查发现，他们在管理重症儿童方面存在显著的自我评估知识缺陷，可优先进行该领域的技能培训和教学。从业人员缺乏流程/指南知识，动手实践的机会有限，复苏设备（例如除颤器）功能相关知识的缺乏，是管理重症儿童的主要障碍[5]。这就是儿科模拟可以在识别和寻求解决这些知识和技能差距方面发挥主要作用的地方。

资源有限情况下模拟培训的实施和干预

北美和欧洲所使用的医学教育的评价和评估方法在 LRS 下常常是不精准的、昂贵的、不现实的。因此，方法革新对于在此情况下实施新的评估方法来说至关重要。模拟是这些创新方法之一，可用于城乡医疗执业临床医师的教育和评估，包括社区卫生工作者和在 LRS 下运作的传统接生员（birth attendants，TBAs）。在许多情况下，一个国家缺乏可用的训练有素的医疗和护理人员是妨碍改善医疗保健结果的主要障碍。在发展中国家，初始评估不充分、治疗不当、监测不足导致预后不佳，部分原因是院内医护人员通常对于生命支持技术训练不足[6-11]。在建立可持续系统以管理紧急情况时使用模拟可以有助于消除这些障碍。

有关发展中国家复苏培训文献的系统性回顾表明，发展中国家的创伤和新生儿复苏培训可以降低死亡率，但在其他培训计划中并未得到证实[12]。例如，一些发展中国家的创伤复苏培训研究表明，在院前和医院人员经过培训后，存活率得到改善，死亡率降低了 3%~33%[13-16]。就新生儿复苏而言，一项研究显示医院人员操作表现的改善与窒息相关死亡率的下降有关，另一项研究显示社区中 TBAs 表现的改善与总体死亡率的降低相关[17-18]。两项关于新生儿复苏计划的研究检查了培训对新生儿（28 天）或早期新生儿（7 天）死亡率的影响，并证明成功改善生存率[19-20]。另外，一些涉及成人生命支持培训的 LRS 研究未能证明培训与患儿长期生存率的改善相关[21-22]。遗憾的是，在进行系统回顾时，并没有 LRS 临床环境中关于儿科生命支持培训对患者结局改变的研究。

简言之，无论在发达国家还是发展中国家，基于社区的干预措施可降低死亡率[23-28]。大多数研究通过使用培训干预，观察在不同时间间隔的认知评估的差别，评价知识获取方面的积极成果，但没有将认知知识与患者结局联系起来的研究。许多研究报道了训练后的精神运动技能，但很少有人使用经过验证的评分系统。最初为资源丰富的环境而设计的不完整的情境化 SBE 通常会阻碍有效的教育。表 25.1 提出了教育者为克服这些在 LRS 下的障碍而采取的方法。

表 25.1　**克服在有限资源情况下实施模拟教育（SBE）计划障碍的相关因素**

与当地专家合作，保证首要主题，同时适应当地的文化和临床情况
创建适合当地临床环境的模拟情境
追踪操作表现并在培训后评估患者结局
预设高于预期的要求以维持基本的功能性设备以保证充分的实践
增加本课程的分配时间，以纳入当地的文化规范，并考虑非母语人士的语言理解

其他研究评估了复苏和急诊医疗以外领域培训计划的模式，例如罗马尼亚和博茨瓦纳农村地区的外科培训计划，技术性技能显著提高[29-32]。许多外科模拟研究都集中在 LRS 下局部功能性训练模拟的可行性和成本效益以及使用这种类型的模拟来开发培训计划以解决发展中国家的人力资源短缺[33-36]。用于 LRS 的创新模型和模拟器必须解决其可携带性、可持续性和成本效益问题。他们必须简单化而又保持仿真度。在圭亚那使用的一个例子是一种可重复使用的工具，用来介绍为 LRS 设计应用的儿科骨内（intraosseous，IO）输液的标准空心针，而 LRS 下通常难以获得进行紧急骨内输液时标准的 IO 针[37]。另一个例子是开发一种低成本模拟器，用于管理非洲产后出血（postpartum hemorrhage，PPH），以训练 TBAs 和护士助产士使用双手加压来管理 PPH[38]。这种模拟器效能的评估包括培训不识字的学员，因为一些生活在农村的 TBAs 可能没有受过教育。产科领域的另一个例子是创建了一种廉价的低技术生育模拟器，该模拟器已成功用于墨西哥和其他国家的产科紧急情况培训（图 25.1[39]）。其他研究已经讨论了使用这种低技术模拟器与 SP 协同作为混合模拟的一种形式，以增强学员的真实感[41]。所有这些仿真模型都代表了克服 LRS 成本和访问限制的创造性思维。这些创新的扩散有利于发达国家和发展中国家的医疗保健。

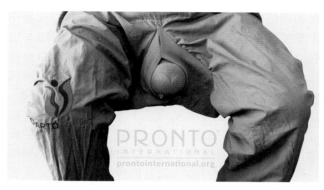

图 25.1　PartoPants™

这种模拟器是由一对外科刷手裤子修改后制成的，这些裤子配有阴道、尿道、直肠和其他解剖标志。由模拟分娩、产后出血或子痫发作的女演员或标准化病人佩戴。这种低技术，低成本的模拟器已用于一项名为 PRONTO（Programa de Rescate Obstétrico y Neonatal：Tratamiento Óptimo y Oportuno）的大型培训项目，其重点是提高产科紧急事件中妇女和新生儿的护理质量，实现世卫组织千年发展目标 4 和 5。2014 年初，已有 6 个国家（墨西哥，危地马拉，肯尼亚，埃塞俄比亚，纳米比亚和印度）使用该模拟器对 2 400 多人进行了培训（图经 PRONTO International 许可使用[40]）。

资源有限情况下模拟中的挑战和障碍以及克服它们的建议方法和解决方案

文化要素

上面的例子表明，模拟是可行的，并且可以在全球环境下有效。但是，在 LRS 进行模拟和复盘需要考虑该地区的文化和语言，以最大限度地发挥效用。文化是指共同的动机、价值观、信仰、特性，以及可传递给后代的，由集体成员共同经历的重大事件的诠释或意义[42]。在西方文化和非西方文化之间，学习和概念化实体（比如团队组成）的方式往往存在差异[43]。在复盘的过程中，这种差异可能变得更加突出，这会在下面进一步讨论。通过适当的文化情境化，模拟可通过集中刻意学习和复盘来改进团队功能中的若干领域，包括成员身份、角色、背景、过程和采取的行动[44]。

然而，在体验式学习中，个人在参与复盘过程中也必须进行反思性实践。大多数关于复盘模式的研究都来自西方文化，因此并不总是可以适用于其他文化和环境。在复盘中，理想的教师是能够促进学员在反思小组进行讨论。然而，有些文化把面子看得很重要，认为尊重和顺从指导员或教师比表达个人观点更重要，模拟复盘老师可能会发现学员小组很少交流发言，看似不愿意参加反思性实践。部分原因可能是在非西方文化中，信息传递过程（交流沟通的传递）的概念非常不同。团队模拟的学员在反思团队表现时往往往会很犹豫，因为这似乎是在挑剔批评团队领导者，尤其是当团队是跨专业团队和混合性别时[44]。

文化也会对不同的团队动态的概念产生影响，包括等级制度、领导 / 追随者模式，以及团队中的角色划分。这可能是受到不同文化价值观的影响，比如在团队动态和团队学习中，更让人带有成见的西方个人主义相对于更具东方特点的集体主义[32]。同样的，有一些文化重视共同学习，而有些认为学习是个人进取[42]。在来自不同文化和国家的成员组成的特别小组中，这种分歧可能会对沟通和有效的患者管理造成障碍，并可能在 SBE 中产生问题，从拒绝接受模拟中的虚拟合作，到不愿意参与积极的学习策略。模拟本身通常可以帮助改善沟通并为这些团队创建一个超越文化界限的共享心智模型[44]。这些共享心智模型可以提高医疗团队在患者管理中的功能[45]。

对这些文化问题没有一个通用的解决方案，可能成为有效实施模拟计划的障碍。在许多方面，导师充分意识到并承认此问题和文化差异是克服潜在障碍的第一步。然而，文献中的一些研究描述了 LRS 下的 SBE 计划（从虚拟患者到计算机化患者模拟）所做出的课程改编，以解决文化谦卑、社会文化约束、当地流行病学和语言差异[46-48]。课程改编还必须考虑文化对自信和领导风格、回避不确定性、反思能力和个人内向 / 外向程度的影响，以保证取得成功。相较于教学和复盘，导师需要花费更多的时间将这些因素考虑进去。

语言对学员学习和理解的影响

任何新的国际化模拟计划的实施如果想要取得长期成功，都需要考虑文化敏感性和语言因素。在对亚洲、非洲和南美洲不同国家的医疗专业人员进行的一项研究中，医师和护士认为语言是进行模拟后分析和总结过程中发生误解的主要因素[44]。说话的口音、发音的方法，不同的口语或直白的语言障碍被认为是误解的源头，而团队成员对此缺乏认识。作为一种可行的解决方案，广泛应用熟练的同声传译和提前翻译教学材料对于成功实施 LRS 模拟计划至关重要。如上所述，当语言作为一个因素时，导师和教师在进行教学和复盘时需要分配比平时更多的时间，特别是在应用同声传译时。使用具有临床背景的同声传译人员而非外行可能会有所帮助，因为这有助于医学术语在其他语言中的逻辑翻译。

语言对于复盘的技巧和策略的影响

文章"是时候考虑文化差异对复盘的影响"讨论了导师对于理解个人参照体系或心理模式的重要性，以便优化复盘的结构[49]。但是，如果复盘导师与学员之间存在母语上的差异，复盘要达到上述效果可能性很小。在大多数西方交流模式中，演讲者传达想法要精确不带歧义，而对比更注重接收者导向的文化，则听众有责任负责交流沟通。有些文化可能会更重视谦恭的交流沟通而非坚定自信的交流沟通，并可能在复盘时使用缓和的言语，使得学员和听众不感到冒犯。然而，在医学领域，这可能对临床环境中的患者安全构成威胁，尤其是缓和的言语不能正确地解决知识或技能缺陷。这些潜在的障碍成为使用同声翻译和母语人士作为复盘团队的一部分的重要论据。母语人士应该更能理解文化价值观和语言特质，以便在复盘中发挥作用，从而充当过滤器和解释器，以最大限度地促进交流和反思学习。上述讨论的障碍也可以通过广泛采用良好判断力和倡导/探究模式得以部分解决[50-51]。如果这些模式能够恰当地教授下去，可以迎合多种多样的文化，因为该模式是探索学员观点、信仰、假设和参考框架的跳板——而所有这些因素都可能成为不同文化传统复盘老师与学员之间文化误解的根源。然而，即便采取了开诚布公复盘的方法，教师发现对于那些服从权威和年长者文化的学员来说仍然存在很大难度，因为学员可能不愿意表达反驳教师的意见。在这种情况下，建议对模拟环境的目标和规范进行明确的准备，但困难仍然存在[49]。

其他可促进讨论、积极反思和自我剖析的复盘的模式和技巧也可能对 LRS 下有语言和文化障碍的学员有帮助。当 LRS 下应用培训培训师模式进行教学时，对于新培训师来说，明确地理解角色模式、区别针对学员表现给予的反馈和复盘至关重要（见第 3 章）。一些导师非正式地报道过，在不同语言背景的混合群体学员中、甚至是国际化环境中进行临床床边教学和复盘中，结构化和支持性的复盘模式 GAS［收集—分析—总结（Gather-Analyze-Summarize，GAS）］均得以成功应用[5, 52]。该模式是与美国心脏协会（American Heart Association，AHA）合作开发的高级心脏生命支持（advanced cardiac life support，ACLS）和儿科高级生命支持（pediatric advanced life support，PALS）课程发展而来的，是一种以学员为中心的过程，可被迅速吸收，可扩展应用于不同级别的学员，旨在标准化情境模拟之后的交互式复盘，使其成为 LRS 下和模拟课程中使用级联培训培训师模式的理想选择。除提升学员的自我反思和自我剖析外，GAS 模式通过讨论和反思促进了表现差距的缩小，从而得出了学员在后续实践中如何改变行为[53]。它可以将每个情境的教育目标纳入复盘中的分析阶段，从而确保教学会议的目标得以实现，并讨论和解决任何表现或知识差距的问题。GAS 模式已经成功地整合到 PALS 期间实时使用的复盘工具中，以增强并标准化 PALS 导师的脚本化复盘[54]。这种脚本化的复盘比非脚本化的复盘能更有效地提高知识获取和团队领导者行为技能的获取[55]。在 PALS 教导和儿科 SBE 的其他用途中，很容易看到这些工具如何适用于 LRS。

同样值得考虑的是，根据学习目标和目的，模拟结束和进行中的复盘的技巧对于 LRS 下的学员会发挥一定的作用。当存在显著的语言障碍并且正在使用同声传译时，导师会发现进行中的复盘有利于纠正认知错误和增强实时理解，特别是关注技能发展时。这是一个重要的考虑因素，应该由导师和复盘老师在 LRS 中建立课程和计划时就予以讨论和商定。当学习目标包括快速掌握程序性或团队性技能时，一些导师会发现纳入快速循环刻意练习模式对 LRS 的学员很有帮助。这种方法，应用明确目标、反复自我学习的概念，为技能的掌握创造了肌肉记忆。利用了更多的指导性反馈，并优先为学员提供了通过复盘进行辅导以反复练习技能的机会[56]。当对某种技能的掌握成为一个关键的学习目标时，这种模式可整合到 LRS 下的 SBE 中，而语言差异阻止了复杂或冗长的复盘。

从本质上讲，SBE 和复盘的这种方法将通过反思进行反复实践与促进性讨论相结合，将这种方法运用于 LRS 会有利于学生汲取专业经验并增强他们吸收新概念的积极性。

本地支持注意事项

与国内从业者或利益相关者、卫生部（ministries of health，MOH）和非政府组织（nongovernmental organizations，NGO）的伙伴关系有利于克服 LRS 中的竞争优先权和潜在资源转移的障碍。虽然这并非一件容易的事，但一些团体通过与当地医学院、学术机构和 LRS 大学合作建立、发展和培养与 MOH 和教育部的关系并取得成功，但每个国家的实际情况不同，效果也不一样。HBB 等一些计划保留了国与国之间的合作组织和学术附属公司的在线名单，以努力促成各种 LRS 计划的实施。应该考虑合作性的和跨学科的国际化项目的机会，以便促进计划和教育干预措施的广泛传播。与 MOH 合作建立 SBE 计划是计划倡导的重要组成部分，具备广泛的认同、采纳和传播的现实潜力。当考虑到在儿科复苏和儿科急诊医疗中流程的执行和教学时，确保所教的内容与当地 MOH 的指南保持一致至关重要。这些指南在 LRS 中可能与 PALS 课程中的传统流程有所不同，这是由 LRS 中所见的疾病和合并症的类型所致，例如营养不良或登革休克的液体复苏注意事项。

计划的交付和传播模式应该考虑到教师的培训，这也有利于计划的可持续性并鼓励当地利益相关者的投资。任何努力在 LRS 中着手进行模拟的个人、团队或组织都应该愿意对该环境下的系统加强和能力建设进行投资。展示和衡量教育计划短期和长期影响的安排是在这些环境中获得或维持教育计划资金的关键。建立切实可行的教育目标和严谨的研究方法用以衡量影响力是实现变革的基础。地方医疗卫生人员应作为合作伙伴跨领域投入，纳入多元化的观点和经验以实现实际目标。

计划的可扩展性和可持续性

通常情况下，对于试点教育计划，最初在临床环境之外的规划教育会议或培训课程往往更容易,这可以保证质量,且可以快速教授大量学员,同时利用最简单的物流干预。大规模教学的能力可以降低支持机构每名学生的直接价格。然而,这些方法通常会对已经有限的体系产生不可预料的间接成本。会议式的教育干预可能需要大量的人员离开临床岗位,并且往往没有足够的多余人员资源,导致培训期间临床人员配备显著减少。此外,大型会议导致了更常规和更少的实践培训——形成了一刀切的模式。最终,大群体教育倾向于走向单向性的教学培训,并降低与 SBE 相关的教育转移效应。在考虑这些潜在障碍的解决方案时,在 LRS 下非常重要的是要考虑导师与学员的比例,以保证对于 SBE 成功至关重要的小群体学习方法。

远程模拟和移动医疗技术

在 LRS 下推进国际模拟领域技术革新的是远程模拟。这将模拟原理与远程互联网访问相结合,向 LRS 下的目标学员教授操作性的技能,制定模拟复苏课程,或者远程教授其他概念。该技术已成功应用于手术领域来教授腹腔镜技术以及 IO 针置入术的步骤[22, 57]。远程模拟也可用于授课,例如医院和偏远医院之间进行儿科复苏培训和复盘,以改善偏远医院从业者心肺复苏(cardiopulmonary resuscitation,CPR)各节点的质量[58]。远程模拟可成为一种克服 LRS 缺乏专业知识和技术的方法,由发达国家的导师进行远程教学和 / 或本地教师发展。

诸如短消息服务(short message service,SMS)和多媒体消息服务(multimedia message service,MMS)之类的手机短信应用可以提供一种数据采集和报告方式来支持 LRS 下模拟教育领域。移动医疗是使用移动通信技术提供的与健康有关的服务。许多现代信息和通信技术在 LRS 下未能广泛应用。但是,在许多中低收入国家,手机信号往往已经覆盖了偏远地区,移动医疗工具已成功用于数据采集设备、评估工具和实时监控技术和平台,以提供可持续的干预措施[59]。一些研究者报告了使用手机收集加纳和利比里亚偏远地区妊娠情况、产后出血(PPH)发生率和其他健康状况的相关数据[60-62]。使用这种类型的技术可以远程的评估在这些情况下的模拟培训后的技能保留和真实的临床成果。

资源有限情况下模拟人和功能性训练模型的实现

技术与仿真度以及两者在资源有限情况下创造可持续性的作用

当考虑 LRS 下模拟计划的可持续性和可扩展性时,在发展中国家中仿真度和学习转移的概念即突显出来。通常认为高科技模拟人或设备可转化为高仿真环境并能将学习成果转移到临床环境。然而,情况并非总能如此,在许多 LRS 下并非是可行的、可持续的,其中限制条件可以从缺乏经过培训的人力资源到反复失去的持续的电力资源。HBB 计划下面的例子展示了一个在发展中国家使用低到中等仿真度设备创建可持续教育框架的大规模和广泛的模拟计划举措[63]。

资源有限情况下模拟人设计的注意事项

任何专门针对 LRS 开发的医疗技术或模拟器必须要考虑到符合当地特有的环境状况。这些包括:

1. 恶劣的环境条件,包括极端温度、湿度和粉尘。

2. 供应链 在 LRS 下,模拟器的分配和修理是具有挑战性的。许多国家通常缺乏对高科技模拟器的工业支持。因此,要求一次性使用、更换部件或频繁维修的模拟人不太可能持久可用。

3. 缺乏操作员培训 LRS 下的模拟人通常需要足够简单,即便受过有限培训的社区水平的卫生保健人员也可以安全有效地使用它们,将其用于传播教学计划。因此,他们的设计必须相对简单且对用户友好。

4. 成本 LRS 下人均医疗保健支出仅是发达国家的很少一部分,这导致了 LRS 下医疗保健产品的巨大成本压力。模拟技术对于 LRS 中的政府和个人来说通常是负担不起的。这将不可避免地导致现有制造商对 LRS 下市场缺乏医疗技术供应。

5. 对质量的需求 LRS 下市场的模拟技术至少应与发达国家的质量和信度一样高,以便设置恰当并达到预期的效果。如上所述,在发达国家中失败的模拟器通常可以很容易地被替换或修复,但在 LRS 下可能是不可能的。

6. 国家特有证据的缺乏 大多数模拟技术和设备都是为资源丰富国家的人群设计和开发的,这些国家通常是这些产品的主要和最有利可图的市场。绝大多数功能性训练模型尚未在 LRS 中进行评估,这使 LRS 人群因不理想设备使其教育需求容易受到影响。

MamaNatalie®(娜塔莉妈妈)分娩模拟器

MamaNatalie® 是一种模拟设备,由 SP 或导师穿戴,可以模拟 PPH、高风险分娩以及各种其他产科并发症(见图 25.2a, b)。模拟人与 NeoNatalie®(新生儿娜塔莉)配合使用,用于培训 LRS 下的 TBAs 和助产士,在婴儿出生后他们可能需要同时管理母亲和婴儿。该模拟器越来越多地应用于 LRS——那些仅由社区卫生工作者和 TBAs 进行急诊产科护理的地方,作为帮助母亲生存:分娩后出血(Bleeding After Birth,BAB)计划的一部分。该模拟教育计划旨在减少 PPH 的发生,这是全球孕产妇死亡的主要原因,也是 WHO 千年发展目标的另一个目标[64-65]。

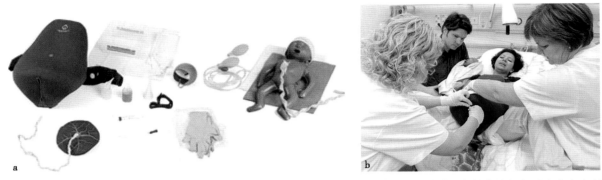

图 25.2　MamaNatalie® 分娩模拟器（a）。它的就地使用（b）：该模拟器绑在操作员身上，由操作员担任母亲的角色并人工控制培训场景。模拟器具有以下特点：模拟产后出血、胎儿的定位和分娩、胎盘分娩、胎心音、宫颈标志、插导尿管、子宫按摩和子宫压迫止血（照片经 Laerdal Medical 许可使用）

NeoNatalie®（新生儿娜塔莉）新生儿模拟器

　　NeoNatalie® 是一种低技术可充气的新生儿模拟器，旨在教授基本的新生儿复苏技能（见图 25.3a 和 b）。模拟器的功能包括哭泣、自主呼吸、球囊面罩通气的胸壁运动和脐带脉动。它是为 HBB 计划而特意制作的，并已用于 LRS 下传播如下的 HBB 课程。

在资源有限情况下应用模拟人进行计划实施的示例

帮助婴儿呼吸计划（HBB）

　　HBB 计划是美国儿科学会与其他合作伙伴共同发起的倡议，由世界卫生组织发展为课程。这是一个在资源有限情况下应用模拟进行的新生儿复苏课程[63]。先前的针对农村社区接生员的基础新生儿护理（Essential Newborn Care，ENC）和新生儿复苏计划（Neonatal Resuscitation Programs，NRP）的课程计划显示了喜忧参半的结果[66-68]。来自观察性研究的数据显示，社区卫生工作者可以执行基本的复苏技能，这些技能有可能大幅度减少分娩相关的新生儿死亡，但是在解决家庭分娩和农村分娩问题以及 LRS 下设施远离转诊机构的策略方面存在重大差距[69]。HBB 计划的制订是为了弥补这些差距。

　　该计划在肯尼亚和巴基斯坦进行试点，在该计划的实施前 / 后对学员的知识和技能评估显示出重大收益。袋 - 活瓣 - 面罩通气是一项技能，需要更积极的实践和指导，以便学员掌握[70]。该计划随后在几个 LRS 国家得到实施，在这些背景下的有效性研究正在进行中。在印度，应用培训培训师的级联模式培训了从农村初级保健中心到地区、城市医院的近 600 名接生员。调查人员在实施培训前后对 4 000 多例婴儿出生进行了调查，并证明整体培训地区的死产大幅减少。然而，新生儿死亡率总体保持不变[71]。

　　HBB 战略还用于培训坦桑尼亚的主讲教师，随后他们将这个计划交给了地区教员，他们依次培训设施更小的卫生保健人员。在干预后的 2 年内，死胎率降

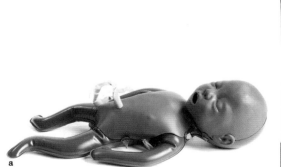

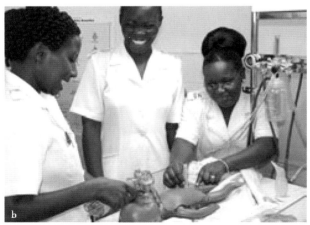

图 25.3　NeNeatalie® 新生儿模拟器用于新生儿复苏及其在塞内加尔的就地使用（a）：一种可充气的便携式模拟器，旨在教授基本的新生儿复苏技能。模拟器在充满水时有其固有重量，具有自主呼吸、可触及的脐带脉搏和哭声等特征。它可用于角色扮演场景，如正常的产后护理、标准复苏、正压通气和胸部按压。培训材料已被翻译成多种语言供全世界的 LRS 使用（b）（照片经 Laerdal Medical 许可使用）

低 24%，早期新生儿死亡率（在首 24 小时内定义为死亡）降低 47%。该计划侧重于农村设施的基层接生员，而不是基于医院的医师[72]。在埃塞俄比亚、卢旺达和尼泊尔，HBB 计划的实施也得到了正式的研究，并初步实现了千年发展目标 4，即降低儿童死亡率的目标[73-75]。这类课程的初步成功证明了在 LRS 下应用 SBE 的循证课程的可行性。

挽救儿童生命的计划

挽救儿童生命（saving children's lives，SCL）是 AHA 与费城儿童医院合作发起的一项举措，旨在利用 SBE 进行情境化复苏培训计划来降低五岁以下儿童死亡率（under-five mortality rates，UFMR）。它旨在增强医疗保健人员治疗肺炎和腹泻的能力，改善系统级的资源可用性，并提升从业人员行为表现的质量。从 2013 年底开始，该计划已在坦桑尼亚和博茨瓦纳试点，早期数据显示从业人员的信心和正确管理急性肺炎和腹泻的知识显著提高[76]。SCL 计划也在印度古吉拉特邦进行试点，以培训社区卫生工作者与当地的紧急事件反应体系协调工作，在疾病早期确定并治疗社区儿童肺炎和腹泻。

微笑行动——模拟教育在儿科围术期培训中的应用

SBE 也在基于任务的医疗保健中发挥作用。微笑行动是一家专注于唇腭裂修复的非政府组织，致力于提高那些流行病学上普遍存在唇腭裂的 LRS 国家的能力。与 SBE 专家合作，为 LRS 国家微笑行动的儿科志愿者制定了教育性围手术期儿科医师（perioperative pediatrician，POP）培训计划。基于 AHA 的 PALS 课程，POP 根据 LRS 围手术期突发事件中常见的临床情况量身定制。该计划由来自不同文化和语言背景的临床医师实施，由来自九个不同国家的学生试用[77]。高仿真模拟器和实时语言翻译被用于加强主动学习。在为期 2 天的课程中，超过 50% 的时间花在了亲自动手的模拟培训上。针对 POP 课程开发的 SP 情境普遍用作任务期间的初步模拟规范，在基于任务的手术期间在临床护理团队实施第一例外科手术之前实施。这些情境化的应急情境模拟作为一种机制，使临时任务团队能够讨论对患者安全的威胁，强化应急方案，并在外科手术任务期间出现的紧急情况下分配团队角色。

紧急分诊评估和治疗

紧急分诊评估和治疗（Emergency Triage Assessment and Treatment，ETAT）是 WHO 根据英国高级儿科生命支持培训设计的一项为期三天半的课程，适用于 LRS。其模拟场景旨在教导临床背景有限的卫生工作者对患病儿童进行分诊，并对 5 岁以下儿童启动气道及呼吸、循环系统和神经系统急症的治疗。虽然不强制模拟人模拟，但课程利用现有的资源和设备来培训学员，增加了学员工作环境的相关性[78-79]。

应用功能性训练模型进行模拟教学的示例

关于 LRS 的 CPR 训练的研究有很多，但很少有研究比较 SBE 教学模式与反馈[80-81]。有一项研究是这样做的，调查具有反馈的 CPR 功能性训练模拟人和较低的教师与学生的比例是否可以培训学员以及传统的教师主导的 CPR 教学[82]。应用 CPR 功能性训练模拟人收集博茨瓦纳医疗保健人员的基础表现数据，然后将学员随机分配到三个培训组：教师主导组、有限教师与具有反馈功能的模拟人组、自主学习组。随后，在培训结束后直至训练结束后 6 个月，对学员的表现进行连续考核。优秀的 CPR 技能获得意义重大，并可维持 3 个月到 6 个月。应用模拟人反馈的新型训练并不逊于传统的教师培训[82]。这是令人鼓舞的数据，支持在 LRS 中使用具有反馈的功能性训练模拟人。在 LRS 中开发和维护大型培训基础设施时，具有反馈的模拟人的使用可能更加可靠，同样具有性价比。

在资源有限情况下使用模拟病人或标准化病人和混合模拟

模拟病人或标准化病人（standardized patients，SPs）已用于 LRS 的教学和评估[83-85]。LRS 下可能会远离三级医疗机构，因而可能没有那么多需要专业医疗的患者，SPs 可以通过提供特定疾病进程的标准化表现为学员补充经验，进行形成性和终结性的学习。SPs 还为新手在学习环境中提供了心理上的安全感，特别是在敏感检查（如盆腔、乳房或直肠检查）的实践中，在某些社会文化和宗教环境中可能更为重要。在一些保守的社会中，女性患者可能会拒绝某些受训人员，并且不愿意让学生对他们进行检查。

缅甸的研究人员使用 SPs 扮演患者母亲的角色来评估从业人员诊断和治疗小儿疟疾的能力[84]。SP 模拟的另一个发展是利用在线虚拟患者对马拉维的医疗保健教育者进行技术指导和能力建设[86]。这些虚拟患者由医疗保健专业团队人员来设计，用于国内医学教育。

SPs 提供一定程度的仿真度，这在单独使用模拟人时是不可能的。然而，局部功能性训练模型和模拟人为学生提供了练习有创操作的能力，如静脉置管、导尿术和敏感检查，那些 SPs 可能不希望进行的操作。当一个局部功能性训练模型（如骨盆检查模型或直肠模型）和一个 SP 联合使用时，就像在混合模拟的情况下一样，学生能够在展示基础临床技能的同时，参与现实的人际交流并练习沟通技巧（见图 25.4）。混合模拟也

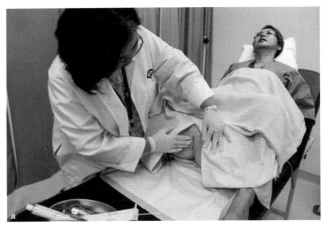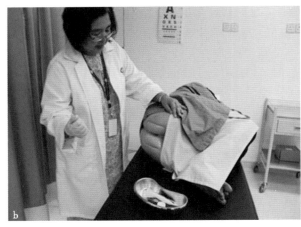

图 25.4　敏感检查的混合模拟

照片（a, b）描述了局部功能性训练模型（骨盆检查模型和直肠检查模型）与标准化病人结合使用以评估临床检查技能和患者沟通技巧

在多元文化或保守的社会中，可能很难招募到愿意让新手进行敏感检查的标准化病人，例如乳房、骨盆或直肠检查。混合模拟提供了一种方法来规避这些问题，同时为新手保持标准化的教育体验（照片经马来西亚吉隆坡 Perdana 大学临床技能部门许可使用）。

应用于中东地区医学和护理学校的课程，在这些课程中，性别和宗教偏好常常限制学生进行异性、特定性别的检查[85]。调查人员可以证明，学生在参加了旨在教授这些技能的混合模拟后，提高了对采集性生活史和乳房/骨盆检查技巧的信心。

资源有限情况下模拟教育的未来

随着医学教育的全球化，LRS 将成为 SBE 的下一个前沿。如果整个医疗社区能够解决许多千年发展目标，那么它必将全球教育改革作为一个优先考虑的平台来实现这些目标。模拟可以而且应该在这个平台中扮演重要角色。事先预见和解决这些许多固有的挑战将是至关重要的。计划的传播、可持续性和当地支持的重要性是不容忽视的。创造可持续性可能是一个艰难的过程，其中涉及跨职业的当地国内合作伙伴是这一过程中的关键和关键组成部分，以获得多样的观点并确保计划的实用性。其他挑战将包括由卫生部、教育部和其他政府机构在 LRS 国家管理这些类型计划的相互竞争的优先事项和潜在的资源转移。

教育者还必须考虑疾病的全球流行病学特征，并确保 SBE 计划以国家特定或地区特定的方式解决流行病学问题。基本要求是创建符合当地需求和方案的学习目标和计划目标，以解决与特定国家或地区相关的医疗问题。在儿科领域，LRS 下的许多 SBE 平台已经开始实施，但进一步证明这些计划的短期和长期影响将是维持资金和利益的关键。如上所述，在 LRS 下进行模拟的组织必须愿意在建立这些计划的环境中进行系统强化和能力建设的投资。医学教育界目前有责任确保这些计划通过使用严格的研究方法取得成功，最终目标是在全球范围内改善儿童当前和未来的医疗保健水平。

（译者　关　烁　冯　艺）

参考文献

第 26 章

以患儿及其家庭为中心照护的模拟

本章要点

> 以患儿及其家庭为中心的照护（patient- and family-centered care，PFCC）的四项指导原则：尊重和尊严，信息共享，参与和协作。这些原则也是所有 PFCC 模拟的基础。
>
> 1. 为了满足家庭文化和语言的需求，PFCC 的模拟可有所调整。
> 2. 患儿和家庭是 PFCC 模拟学习体验的中心，既是学员也是教育者。
> 3. 创建一个家庭，而不是一个医疗环境的模拟，以便患儿和家庭护理人员能够探索和实践如何在他们自己的环境和资源中进行照护。

引言

什么是以患儿及其家庭为中心的护理？

PFCC 是一种医疗方式，强调家庭在婴儿、儿童和所有年龄段的家庭成员的健康和福祉中所起的重要作用。这种医疗保健的计划、实施和评估，是基于医务人员、患儿和家属之间的互利合作关系。一旦实施，这种方法将决定政策、方案、设施设计和日常交互。实施 PFCC 的医务人员认为医疗互动是一个契机，可以帮助患儿和家庭的照护和决策[1-4]。只有认识到情感、社会和发展支持的重要性，医务人员才能够让这些家庭和患儿成为医护团队的基本成员。在儿科，PFCC 医护人员明白，家庭是孩子的力量源泉和支撑，孩子和家庭的观点在临床决策中起了重要的作用。积极的 PFCC 经验会导致更好的结果，增加父母对自己角色的信心，提升患儿和家庭的满意度，也能鼓励儿童和年轻人承担起自己医疗保健的责任[1-2]。

PFCC 有四个指导性的核心原则[1]：

1. 尊重和尊严　PFCC 医护人员倾听并尊重每个孩子和家庭。护理针对的对象是一个人，而不是一种状况。医疗护理的规划和实施要结合患儿和其家庭的价值观，信仰和文化。

2. 信息共享　要通过有用和明确的方式与患儿和家庭共同分享完整、诚实、公正的信息，同时要考虑到文化和语言的差异。这种不间断的交流能鼓励患儿和家庭有效参与医疗保健和决策制定。

3. 参与　鼓励、支持患儿和家庭在他们所选择的层面上参与决策制定。让患儿和家庭发现他们自己的优势，使他们建立信心去参与医疗的决策。

4. 合作　与患儿和家庭在各级医疗保健层面开展合作，包括：提供护理、专业教育、制定方针和项目的开发、实施、评估，以及医疗设施设计。PFCC 鼓励发起安全和质量方面、运营问题和研究方面的合作。

患儿和家庭是医疗团队不可缺少的部分，应该鼓励其参加他们自己的医疗计划。家庭对孩子的护理有着独特的视角。他们的观察对于任何护理计划的制订都是至关重要的。这个协作过程有利于改进临床决策制定、改善随访、更有效地利用资源，改善患者安全状况。PFCC 也增加了医护人员、患儿和家庭的满意度。

这种家庭的参与和合作也可能超出了他们对自己的孩子的护理。病人和家庭的意见应指导系统的构建和护理流程以及患儿交流。此外，对于医护人员来说患儿和家庭是有价值的教育者。他们的观点可能会为未来的病人和家庭互动提供有益的经验。家庭对护理的反馈和整合是医护人员学习 PFCC 有用工具。

为什么模拟教学是以患儿及其家庭为中心照护的重要组成部分？

认识到 PFCC 的模拟（simulation for PFCC，simPFCC）除用于教育以外还有其他用途，这很重要。医学模拟至少有 5 种以上的不同用途。鉴于模拟可以采用多种不同的方式，PFCC 的开发和使用也有不同的方法。

1. 使用模拟来改善质量和患者安全　模拟可以通过系统测试和整合作为识别潜在安全威胁的渠道（见第 5 章）。模拟可以通过重建不良事件来进行根本原因分析，或者它可以在实施前用于测试新的患儿护理设备、护理过程和空间，以帮助预防不可预知的结果和潜在的危险。在这里，患儿和家庭可以作为内容专家参与模拟的系统测试，通过参与医院环境和系统的模拟来帮助发现对患者安全和病人满意度的威胁。这为患儿和家庭提供了一个在医疗系统设计、护理过程和设施设计方面积极协作的机会。

2．使用模拟来评估能力　有效的情境和评估工具可以用真实和标准化的方式评估个人或团队的技能（见第 7 章）。在此项内容里，患儿和 / 或家庭成员可能成为评估的对象［例如评估家长是否有能力经外周中心静脉置管（peripherally inserted central catheter，PICC），为有肠道问题的儿童正确、无菌地实施全肠外营养（total parenteral nutrition，TPN）］或实际评估过程的一部分（例如对于医务人员使用标准化指南讨论不良消息能力的模拟评估）[5]。这些内容确实需要病人和家庭的参与。

3．使用模拟进行科研　模拟可能成为科研的焦点，无论是作为科研工具还是科研本身（参见第 30 章）。使用患儿和家属进行科研不仅需要极大的尊重和尊严，而且还可以加深我们对如何真正对 PFCC 给予尊重和尊严的理解。在这里，患儿或家属的参与将遵守与任何人类主题研究相同的规定。应用 simPFCC 进行科研的案例已开始在文献中出现[6-7]。

医学模拟以外的研究表明，积极的 PFCC 体验可以带来更好的结果，增加父母对其角色的信心，以及更高的患儿和家庭的满意度。那些推动旨在改善 PFCC 的计划和举措的机构已成功降低了医疗事故理赔，减少了医疗差错，缩短了住院时间，改善了患儿满意度，甚至改善了员工满意度[8-10]。虽然我们还不完全了解模拟教学工作对改善患儿和家庭的医疗体验或实际患儿护理结果的影响，但这将是一个广阔的研究领域。

4．使用模拟进行宣传　模拟医学可以被用于宣传：通过支持模拟团队对大众进行宣教，并通过公共关系、立法和媒体来促进医疗模拟发展。

所有这些机会都会加强个人、社区和人口层面的信息共享，例如，一个专题为"减少可预防性感染"的模拟培训日可以培训外行人员的洗手技术和抗生素剂量。患儿和家庭成员可以参与和 / 或从这些类型活动中受益。

5．使用模拟进行教育　医疗模拟的最常见目的是教育。其核心是：模拟作为一种培训的模式，培养个人和 / 或团队新的认知、技术和行为技能，不仅适用于卫生保健，也适用于许多领域。模拟是实践性的教育模式，弥补了课堂学习和实际临床实践之间的差异。它创建了一个安全的、可信的学习环境，首先为学员提供刻意练习的机会，随后对行为进行反馈和反思。它为认识错误和从中学习创造了一个安全的环境。这些要

素创造了一个与 PFCC 原则一致并紧密结合的教育方法（表 26.1）。医疗模拟的教育活动可以把家庭、患儿甚至其他家庭护理人员作为目标学员，帮助非医务人员学习和练习关于他们自己或家庭成员护理的特殊的医疗问题。例如，一名带着气管切开使用呼吸机的出院婴儿的家庭参加气道的紧急培训课程；癫痫出院的患儿家庭学习常见的癫痫发作处理以及如何使用急救药物；患 I 型糖尿病的青少年家庭学习如何处理危机值；等等。

表 26.1　如何使模拟与以患儿和家庭为中心的照护紧密结合

以患儿和家庭为中心的护理原则	相关模拟课程
尊重和尊严	
护理针对的对象是一个人，而不是一种状况，医疗护理的规划和实施要结合患儿和其家庭的价值观、信仰和文化	模拟可以按照各自的节奏进行重复和刻意练习
	在一对一的模拟和复盘中达到个性化的学习目标
信息共享	
通过有用和明确的方式与患儿和家庭共同分享完整、诚实、公正的信息，同时要考虑到文化和语言的差异	即时的亲身实践练习增加了探讨和分享家庭护理所需的相关信息的机会
	培训可根据文化和语言的需求进行修改
	复盘为那些有能力提供护理的家庭护理人员提供了完整而真实的反馈机会
参与	
让患儿和家庭发现他们自身的优势，使他们建立信心去参与医疗保健的决策	模拟是主动的，需要患儿和 / 或照顾者高度亲身参与
	在模拟活动中积极参与护理，使病人和家庭有机会在护理中成为积极的学员，而不是旁观者
合作	
与患儿和家庭在各级医疗保健层面进行合作，包括提供护理和护理教育	学员关注复盘，可以反映患儿和家庭护理人员的目标
	与医务人员并肩作战，这与协作式的教育方法是一致的
	向家庭护理人员介绍设置个性化的患儿和家庭成员目标

重要的是要认识到，家庭护理人员也可以在面向医务人员的模拟教学中起到教育者的作用。他们可以作为模拟工具，通过在场景中扮演家庭成员或患儿的角色来帮助医务人员学习如何更好地练习 PFCC（例如，用模拟教学课程来训练临床医师发现医疗差错）。在 PFCC 的模拟中，他们也可以作为模拟教师，帮助达到学习目标，并做复盘。根据需要，医务人员或非医务人员都可以成为目标学员群体。然而，本章将重点关注家庭护理者和患儿作为目标学员的模拟教育课程的开发和实施。

创建 PFCC 模拟的后勤支持

谁应该接受培训?

　　模拟培训可以提供给家庭护理者团队的所有成员,这可能包括家庭成员:父母、兄弟姐妹和其他亲属;患儿自己;参与患儿护理的非医务人员,例如教师、保姆或同事;以及院外家庭医务人员,如家庭护理和院前护理人员。例如,因食物过敏发生过敏反应的青少年会受益于注射肾上腺素的模拟训练。此外,如果患儿自己在那时丧失行动能力,那么家长、老师和朋友也会受益于此类相同的针对肾上腺素注射所需技术和认知技能的模拟教学。

应该模拟什么?

　　应该模拟什么有无数可能,主要集中于认知、技术和 / 或行为技能。模拟可能对于教授非临床的家庭护理人员技术性技能非常有用(表 26.2)。这些可能包括每天执行的新任务。模拟培训将确保在出院前或新诊断后恰当的表现并增加护理者的信心。同样,对于一些偶尔或者很少做的任务进行模拟,可以为这些事件提供一些练习或者说一些心理准备,而这种练习和心理准备在某些高危情况下是至关重要的。

表 26.2　应用 SimPFCC 可教授的技术性技能范例

日常任务
吸痰
神经性膀胱患儿的导尿术
通过胃造瘘管喂食
放空胃空肠管
伤口护理
石膏护理
外周置入中心导管(PICC)的护理
胰岛素的使用
非常见任务
更换胃造瘘管
更换气管切开管
低血糖的处理
罕见的任务
进行心肺复苏(CPR)
抗癫痫药的使用
自动体外除颤器的使用

　　模拟也可以用来教授关键的决策和其他认知能力。这种类型的模拟着重于内容、知识和护理者的想法。这些可能包括对护理需求的认识,医疗干预的知识以及决策制定的认知(表 26.3)。

　　教授家庭护理人员和教授医务人员关键行为技能的模拟教学是相似的,这些技能注重在高风险或危及生命时的危机资源管理和(护理人员之间的)人际沟通技巧(表 26.4)。

表 26.3　可以使用 SimPFCC 教授的认知技能的一些示例

临床实例	认识护理的需求	有关医疗干预的知识	关键点的决策制定
癫痫发作	识别癫痫发作的体征,例如强直 - 阵挛性运动、咂嘴、眼球转动	对于持续时间超过 5 分钟的癫痫发作使用地西泮纳肛治疗	持续癫痫发作需要进一步紧急干预和 / 或呼叫紧急医疗服务(Emergency Medical Services,EMS)
过敏性反应	识别唇部和舌头水肿、喘息和呼吸困难等症状	如何立即给予和注射肾上腺素	如果病人有意识并且能够吞咽,可以在等待 EMS 时口服给予苯海拉明
气管切开术	识别呼吸窘迫的体征,如呼吸频率增快,吸气凹陷和紫绀	更换气管造瘘管的指征	紧急情况下的处理选项:如果不能重新插入气管造瘘管,可以使用较小尺寸的管,或者可以通过口给予正压通气
胃造瘘管护理	识别胃造瘘管失灵的表现,如气球爆裂	何时更换胃造瘘管的指征	知道何时需要医疗护理,例如腹胀或胃造瘘管周围皮肤发红

SimPFCC:以患儿和家庭为中心的护理模拟。

表 26.4　可以使用 SimPFCC 教授的危机资源管理技能的示例(改编自行为评估工具[11])

危机资源管理技能	在任何临床状况下护理的预期目标
熟悉环境	能够在危急情况下尽早找到紧急设备和物资
有效的沟通	在护理过程中,与另一位家庭护理人员进行闭环式沟通
最佳的工作量分配	分配给其他护理人员适当的任务,而不是多任务处理
角色明确和领导能力	负责危急情况,采取适当步骤来控制局面
有效利用资源	请求帮助,如在紧急情况下呼叫 EMS,使用认知辅助工具,如心肺复苏宣传册

模拟应该在哪里进行？

　　模拟课程的地点取决于模拟的目标和实施场景中的学员的类型。根据情况，在医院内安排一些初步模拟教学可能是比较有益的。这能为家庭提供充足的资源，在出院前帮助他们磨炼技术、认知和行为技能。这也可以安排在传统的教育空间，如教室或模拟中心。最理想的是，调整医院空间，模仿家庭环境。例如，改造护理休息区来模仿家中的客厅，或者重建病房来模仿家庭哺育室（图 26.1 和 26.2）。

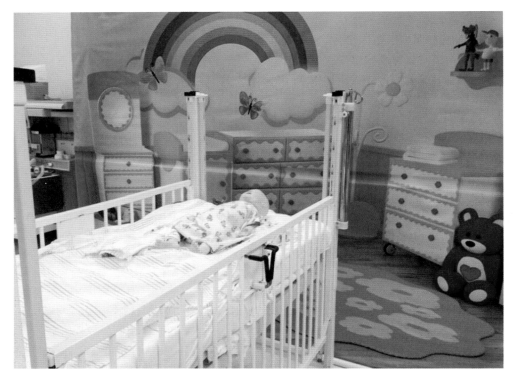

图 26.1　用一些家庭哺育室的背景和家具让病房更像家庭环境（照片来自 Jen Arnold，M.D.，得克萨斯儿童医院）

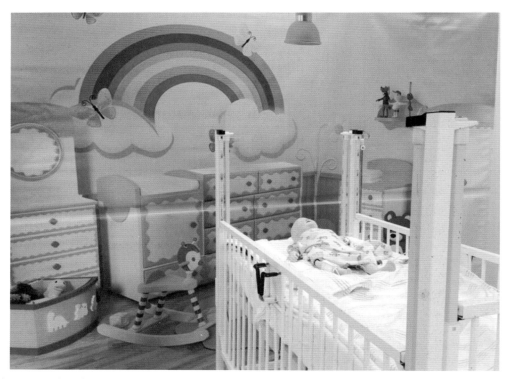

图 26.2　增加一些从家里拿来的玩具，动物公仔和篮子进一步改变病房（照片来自 Jen Arnold，M.D.，得克萨斯儿童医院）

这种加强的拟真性可以帮助家庭更好地适应、了解他们的角色，并认识到他们的家庭资源。最后，模拟也可以在医院外进行，例如在家中、学校或日托所中。这种原位模拟鼓励非临床护理人员在家庭环境中复习和加强他们的技能并解决问题。

模拟安排在什么时候进行？

在开发 simPFCC 时，必须考虑时间和频率。目前有限的数据已经为这个问题提供了明确的答案。来自心理学、教育和模拟领域的现有数据表明，最佳学习方式不是单次或快速大量的训练，而是重复、频繁的训练[12]。尽管对于患儿和家庭护理人员的医疗模拟培训的时间、频率以及持续时间尚不清楚，但是大多数教师可以根据模拟培训的具体学习目标、家长或护理人员的能力、教师的资源、空间和设备做出决定。在对护理人员和家长进行模拟教学课程的时候，要重点关注个别家庭的需求。无论是在模拟环境还是在其他环境中，当患儿和家庭准备来学习时，我们还要考虑很多影响因素。因为病情和住院时间的不同，患儿或家庭成员在住院期间可能在心理上或情感上对这种的教育毫无准备。然而，如果认为模拟可能是比传统的说教、视频或书面方法更有效的、更好的教育形式，那么对于某些要在家护理的慢性病，出院之前就要对这些方面进行教育[13-14]。在一项评估针对已诊断 I 型糖尿病儿童父母的模拟培训课程的研究中，家长更喜欢在出院前进行基本和关键技能的穿插教学，在诊断后 1 个月进行复合主题教学，并在诊断后 3 个月回顾糖尿病管理[15]。穿插教学能提供获得知识和技能的机会，而不会给患儿或护理者造成压力。

尽管 simPFCC 的时间和频率方面需要进行大量的研究，但对教育的需求是至关重要的。研究表明，多达 70% 的患儿和家属在出院前有教育需求，但从未被满足[16]。为了帮助指导这些决定，请询问表 26.5 中列举的与特定医学复杂性相关的问题，这些问题是培训的重点，也是有用的资源。

表 26.5　simPFCC 引导关于时间决策制定的问题

1. 医疗问题对于患儿和 / 或家庭护理人员而言是短期还是慢性健康问题？
   - 出院前的模拟培训将有利于那些人员处理新的诊断和情况
   - 模拟训练的频率可能与疾病的慢性化和护理人员的学习需求成正比
   - 当有新的诊断或健康状况改变时，需要更进一步的培训

2. 在诊断时病人是住院病人还是门诊病人？
   - 如果住院病人，应在出院前进行培训。如果是门诊，尽可能快地进行培训
   - 了解病人和家庭护理人员在时间、旅行和其他资源将有助于确定住院和门诊病人的培训频率和持续时间
     - 住院期间，与患儿和家庭护理人员的接触可能更方便
     - 如果是门诊病人，患儿和家庭护理人员会优先安排私人和其他事务，再安排培训的时间

3. 这些被教的技能是高风险还是低风险？
   - 对于住院病人出院前进行培训，对于预后不良的高风险门诊病人尽快进行培训
   - 对于预后不良的高风险的病人，应该更频繁地培训帮助护理人员维持技能水平
   - 对于更高风险的医疗问题，需要更长的培训时间来达到和维持技能水平

4. 什么是患儿和 / 或家庭护理人员的情绪状态，焦虑水平和准备学习水平？
   - 极度的焦虑或压力可能会压抑学习和训练的动力，可能需要推迟到患儿 / 家属准备就绪才能进行
   - 焦虑和压力的标准化评估工具可能有助于确定患儿和 / 或家庭医师何时准备接受培训
   - 随着时间的推移，间断的、时间更短的、目的更明确的专门培训，能减少受打击的患儿及家庭护理者准备就绪时的问题

5. 护理人员多久进行一次技能培训？
   - 技能要求越频繁，培训越需要尽早开始，特别是在出院之前
   - 如果预计这种技能使用不频繁，则需要提供更多更新的机会
   - 如果患儿和家庭护理人员经验越丰富，需要培训的时间就越少
   - 对于高风险、低频事件和技能需要更长时间的训练

6. 被教授的技能需要学到何种复杂程度？
   - 一般而言，被教的技能越复杂，就应越早进行培训，以便有时间重复练习
   - 难度提高的穿插式教学可以改善学习

7. 培训的教育目标是什么？即熟练掌握还是传统式的指导
   - 如果目标是熟练掌握，就应尽早开始培训，以便尽快达到学习目的
   - 熟练掌握将需要更长的训练时间，给与刻意练习的机会，直到护理人员完全掌握为止
   - 为了达到熟练掌握的目的，需要更频繁，规模更小但难度增加的培训课程

模拟应该如何实施？

从确定教学课程的目标开始

　　simPFCC 的设计和开发涉及许多关键步骤。确定良好的学习目标是至关重要的[17]。这些目标指导情境教案开发。在模拟课程中向患儿和 / 或家庭护理人员传授的目标可以有多种来源，都是来自指导者（医疗团队和 / 或教师）和学员（患儿和家庭护理人员）。导师指导的目标可能包括患儿治疗计划的目标，如伤口护理或特殊药物的治疗指南。其他导师指导的目标可能包括用于在家中处理潜在并发症或紧急情况的特定技能，比如如何为有气管造瘘术和呼吸机支持的患儿实施 CPR 或排除呼吸机故障。

　　根据 PFCC 的原则，所有模拟教学课程还应覆盖到以学员为中心的目标，使患儿和家庭护理人员能够确定自己的学习需求。以学员为中心的目标可以通过在模拟课程前与家庭交流（表 26.6）和学员在复盘中的反馈来确定[17]。使患儿和家庭护理人员参与并创造最佳的学习氛围，将他们置于学习体验的中心。

　　患儿和家庭护理人员的模拟情境最终应结合学员和导师指导的目标，最大限度地获得学习成效。这种混合的方法是为了确保教学计划能为患儿和家庭以及监护他们的医务人员的教学需求而量身定做。

表 26.6　帮助确定以学员为中心的教学目标的样题

到目前为止，这种经历对你来说有什么意义？
把你的儿子带回家，你最担心的是什么？
你女儿癫痫发作时你怎么办？
你想从这次课程中学到什么？
当你在家里照顾孩子时候，你有什么挑战或困惑？

为患儿和家庭建立一个真实情境

　　一旦确定了具体的目标，下一步就是创造一个真实的情境，来有技巧地安排学员，也就是患儿和 / 或家庭护理人员（见第 2 章）。在医疗护理中，我们仍要尽可能了解学员参与度和情境与真实环境相匹配程度之间的关系。一些研究人员认为，模拟的真实程度必须与模拟的具体目标和目标人群相关联，并量身定制[18]。复制家庭的环境因素加强了模拟的拟真度，并使 PFCC 的原则和目标得以实现。为 simPFCC 创建一个家而不是医疗环境是非常重要的，以便患儿和家庭护理者能够在他们自己的环境中运用他们自己的可用资源来探索和训练（表 26.7）。

表 26.7　创建真实场景的要点

选择一个大小和年龄与患儿大致相同的模拟人或任务训练器
教会他们在家中使用的同样的设备和用品
在模拟期间，患儿和 / 或家庭护理者将使用到的有限工具、设备和用品
重建一个患儿和 / 或家庭护理人员生活环境，即使用培训技能的类似环境

选择一个模拟器（或不选择）

　　可使用的模拟器种类繁多。通过使用任务训练器，局部任务训练器和 / 或全身的由电脑操控型的交互式模拟人（human patient simulators，HPS），可以成功达到教学目的[19-20]。然而，正如儿科常见的情况一样，没有可以满足教学课程所有具体要求的模拟器。因此，需要进行修改和调整。例如，目前还没有带气管切开的 HPS 模拟人。因此，气管造瘘教学的 simPFCC 可能需要对模拟人进行修改，例如在模拟人内现做一个造口或在模拟人的现有气管的顶部放置造口。这个修改可能会导致模拟人保修失效，因此建议教学者在改造之前要向制造商确认。但这种改造可用于报废模拟人，促进有效回收利用。这种类型的教育需要同时使用多种类型的模拟器。

　　对于许多目的，尤其是涉及操作技能，局部任务训练器可能是最合适的。局部任务训练器只复制身体特定部分，是学习特定技能或过程的关键要素。例如，改装后的泡沫垫可以用来模拟大腿肌肉，教学员在过敏性反应中做肌内注射。

　　电脑控制的全身模拟人，不仅具有与某些任务训练器类似的性能，而且具有更先进的功能，例如能呼吸、发绀、产生心率、发声、甚至模仿癫痫发作。这些先进的功能使学习者能够与模拟人更具互动性，并对不断变化的病情作出反应。这可以在更真实的环境中提升患儿和家庭护理人员在迫于时间压力下做出决策和解决问题的能力。

　　在 simPFCC 中可以考虑使用标准化演员来扮演现实生活事件中的多种角色。例如，一个标准化演员可以扮演 EMS 调度员的角色，帮助训练家庭成员在家里发生紧急情况下如何与 EMS 沟通，或者扮演一位协助家庭成员提供护理的家庭护士（参见第 8 章）。

　　最后，环境本身可能就是模拟工具。可以使用家中的房间或空间，甚至可以根据家庭护理人员预期的护理计划重建环境。这能够使家庭护理者识别家庭环境中潜在的安全威胁。文献已经证实了使用环境作为模拟工具的好处[6]。通过重建居住空间或模拟住宅，伤害预防的研究人员成功地使用模拟来帮助家长识别潜在的风险和危害[6]。

情境的引导

一旦模拟情境开发出来，对它进行测试是很重要的。确保所选择的场景设计、道具和设备可以达到预期教学目标。请那些经验丰富的、去护理过类似复杂医学问题患儿的家庭护理人员进行模拟情境测试和实践，可以使教案设计者能够在真实性、可信性、实用性方面获得有价值的反馈意见。

预先向学员进行任务介绍

尽管在我们的日常生活中，模拟活动的实际例子随处可见：击球笼，高尔夫球练习场，互动式视频游戏和驾驶模拟器，但是医疗模拟对于家庭来说还是比较新鲜的事物。因此，他们需要对这种类型的学习进行定位。模拟教育的最佳实践建议任何参与模拟的学员都要面向一个安全和可信任的学习环境[17]。这是一个重要的考量因素，因为任何学员在参与模拟时都会存在一些心理风险。对于患儿或家庭护理人员来说，这可能更为重要：相比较于仅学习如何处理对自己具挑战性的情况，他们要单独处理自己的孩子或家庭成员的问题，他们的压力和焦虑水平可能会更高。这也包括设置一个安全和私密的学习环境，口头告知学员犯错是可以接受的。在复盘中，应该具体说明将使用的反馈类型，包括使用视频回放。

让患儿和/或家庭护理人员观看模拟事件的视频也可以帮助他们做好准备。学员要知道课程的要求是什么。要告知他们假设这是个真实的事件，并让他们用语言表述他们每一步的想法。鼓励他们用孩子的名字去称呼模拟人是有帮助的。让家人知道，他们有很多机会练习，直到他们有信心，这将缓解他们的焦虑。要对患儿和/或家庭护理人员进行关于具体的模拟器和模拟环境的介绍。他们需要知道模拟器的功能是什么以及如何克服模拟人的局限性。例如，目前的全身模型不能在癫痫发作中表现出眼球转动或四肢强直。通过视频展示或由导师向家庭成员描述这些症状将有助于他们的参与，并避免在模拟情境中出现困惑。

模拟教案的运行

simPFCC 的实施可有多种不同的形式。课程的分配时间和学习目标的选择等因素将影响教案和复盘如何进行。一些课程可能会持续较长的时间，20～90 分钟，然后是复盘，让学员有更多的时间反思和讨论。其他课程可能会短得多，有些不到 10～20 分钟，复盘的重点主要是提供纠正性反馈，反思时间不多。选择哪种方式根据教案的学习目的以及家庭护理人员需掌握的任务。课程的持续时间还取决于学员、情境或任务

的数量以及掌握某种技能所需的时间。使用 simPFCC 可以不同于医务人员。掌握性学习和刻意练习的成功结合可以用于模拟研究：教授家庭护理人员处理癫痫发作和使用急救药物，作为他们的院外治疗的一部分[7]。在模拟教学中，通过使用主张/探寻并结合导师的指导，学员有多次机会学习如何处理他们孩子的癫痫发作。

谁来指导？

simPFCC 的具体导师取决于模拟的目标。组成 simPFCC 的专家包括三种：临床内容专家，模拟和复盘专家，以及 PFCC 专家。至关重要的是，当患儿和家庭护理人员是目标学员时，复盘老师能够就情境的临床方面给出适当的反馈，也能在复盘时回答临床问题。医务人员学习者由于具有临床背景知识和技能可以自然而然的进入模拟。然而，患儿或家庭护理人员在参与模拟之前可能几乎没有临床知识或技能。与任何模拟教育一样，导师应该具备模拟理论、情境运行和复盘方面的专业知识。此外，理想中模拟导师应该接受 PFCC 核心原则的培训。在对患儿和家庭护理人员复盘时，重要的是要知道培训要求与患儿协作并具体化。试图把教学集中到一个特定的病人，而不是一个状态，是比较独特的情况，并且需要模拟教育工作者和患儿和/或家庭成员之间的专业合作关系。医务人员是相关临床专家，但患儿和/或家庭护理人员是与患儿及其环境相关的专家。进一步来说，对于气管造瘘术后出院回家的婴儿，如果不考虑患儿的特殊病史和护理计划，不知道患儿呼吸窘迫时表现出的具体症状，不规定在患儿特定的家庭环境中如何提供护理，仅仅简单教授如何处理紧急气道问题是不会有效的。家长或家庭成员要具备一定专业知识来识别问题，并根据患儿情况和家庭环境进行处理。在这个例子中，婴儿出现呼吸窘迫的症状和体征，他们家中有哪些资源（即家中有多少人可以协助以及哪些设备和用品是可用的）都是病人特异性的。为了使 simPFCC 取得成功，培训需要在各个层面真正地协作。考虑到患儿和家庭护理人员在模拟方面面临的这一独特挑战，理想地设置一个协同复盘老师，包括非医疗保健专业人员，如家庭顾问或在场的患儿和家庭护理人员。

复盘：如何在 PFCC 模拟中进行？

复盘过程对于有效的医疗模拟教育至关重要，被认为是模拟教育最重要的方面，对学习的影响最大[21-24]。

表 26.8　　以患儿和家庭为中心的护理课程的模拟模板：SimPFCC 对有癫痫婴儿的父母进行癫痫发作处理和药物的使用的培训

内容：训练癫痫婴儿的父母如何在家中处理癫痫持续发作	
目的要求	
导师为中心的目标 ● 确定模拟的技术，认知和行为目标	技术： ● 正确使用鼻内咪达唑仑 ● 在癫痫发作期间摆正体位来保护气道 认知： ● 列出处理发作的步骤 ● 说出可能发生的具体药物副作用 行为： ● 与 EMS 有效沟通 ● 与另一位家庭护理人员进行有效的工作量分配
学员为中心的目标 ● 在家庭访谈或复盘期间确定以学员中心的目标	问学员的示例问题： ● 到目前为止，你感觉这种经历怎样？ ● 带孩子回家，你最大的顾虑是什么？ ● 当你的孩子癫痫发作时，你什么感受？ ● 你今天想从这次课程中收获什么？
谁应该接受培训？	
确定家庭照顾者团队的所有成员	潜在的学员： ● 母亲和父亲 ● 祖父母 ● 专业护理人员（如保姆）
根据患儿的年龄和情况考虑是否将患儿纳入培训	● 兄弟姐妹 ● 托儿服务提供者 ● 家庭护士
模拟应该哪里进行？	
需要确定理想的位置（在医院与或者家庭环境中的原位模拟）	重建一个和患儿和 / 或家庭护理人员使用技能最相似的环境 ● 改造医院的家庭休息室成为家庭起居室。椅子放上枕头，移动家具变成家庭环境
何时进行培训？	
确定何时开始训练基于： ● 迫切需要培训 ● 短期或慢性健康问题 ● 新诊断或现有诊断 ● 住院或门诊	在癫痫发作的情境中，对于有慢性疾病的住院病人，这是一个新的诊断 早期的出院前模拟培训将是有益的
持续时间： ● 考虑家庭中成员的可接触性，依从性，注意力范围，压力水平等因素	模拟课程可能需要在父母下班后进行 如果学习者注意力短暂，模拟课程时间可能需要缩短
考虑培训的目标	对于癫痫发作而感到焦虑或紧张的家庭护理人员的模拟，时间要短，目标要少 有些家庭成员可能希望与其他家庭成员学习，而不是单独学习 熟练掌握将需要更长的时间
培训的频率要求：评估与预期事件频率相关的风险干预	如果婴儿入院时间短，一次就足够了。鉴于处理癫痫发作技能的高风险和低频率，建议出院 3～6 个月后再次培训

续表

内容：训练癫痫婴儿的父母如何在家中处理癫痫持续发作	
目的要求	
团队如何开发模拟？	
建立一个现实的情境	
● 选择一个和患儿年龄体型大致相仿的模拟人	* 电脑控制的婴儿模型
● 教导在家使用相同设备和用品	* 适合在家使用的医药包，包括针头，注射器，鼻腔雾化器，酒精棉签和过期药物瓶
● 家庭中有限的器具，设备和用品	
对家庭成员进行任务前简介	* 让妈妈用手机记录发作的时间，然后联系 EMS
	* 让家人可以使用易于获取的枕头来摆体位
	* 解释模拟是一个安全地方，学员可以犯错，每个人都会保密的
模拟开始前的介绍和指引	告诉家长，他们可以随时停止模拟寻求帮助
	提醒家长要像平时那样行事，并大声说出他的想法
	鼓励父母使用孩子的名字称呼模拟人
	解释父母需要罗列使用的药物，对模拟人真实注射
	设定情境的明确预期（例如，模拟将持续 6 分钟，随后将进行讨论）
	向父母展示模拟人的癫痫发作的特征
	导师要阐述癫痫发作期间通常有眼球转动和分泌物，但模拟人不会呈现
复盘	
复盘：模拟经历反应阶段 - 开放式的问题，引出父母的反应和想法	"感觉如何？"
	"你对今天的课程有什么想法？"
复盘：分析阶段	"正如我所看到的，我注意到你完美地抽取了药物。我想知道没有给药的时候发生了什么。"
使用开放式的主张 / 探寻问题来解决所有以教师和学习者为中心的目标	
复盘：缩小行为差距	"所以，下次你的孩子癫痫发作，你会有什么不同的做法？"
随访计划	
后续训练计划	时间安排将取决于模拟课程期间发现安全问题以及有待改善的差距
使医务人员和家庭护理人员的团队形成闭环	病历中的记录模拟训练
	与医师和家庭护理团队讨论培训
	与医师和家庭护理团队讨论培训
	要求反馈正在进行的家庭护理以及潜在的继续教育需求

EMS: emergency medical services，紧急医疗服务。

和培训医务人员一样，在培训非医务人员时，识别和解决在模拟情境中发生的行为距至关重要[25]。如何做到这一点可以是极其可变的，因为反馈来源有很多（导师、同伴、实际模拟器等），而且在模拟过程中的不同时间出现（在模拟体验之时或之后立即出现）[26]。在医学模拟中，模拟教学的最佳实践和方法论还有许多问题亟待商榷，尤其是复盘的技巧。非医务人员模拟课程中何为最佳的复盘方式仍未确定[24]。具体的复盘技巧参见第 3 章进一步讨论。当为家长和家庭护理人员进行复盘时，我们建议使用与已知的医疗模拟最佳实践相一致的特定方法。这包括设置一个安全和可信的学习环境，在复盘中把反馈具体化[27]，使用成人学习策略，如果可能的话进行视频回放，专注于教学目标和学员的目的。尽管在体育和军事领域，视频辅助的复盘被认为是具有优势的，但是在医学模拟的研究中却得出了混杂的结果[24]。根据我们的经验，如果允许在复盘的时候进行视频回放，对于患儿和家属的学习会有加强作用。然而，我们只建议经验丰富、运用自如的导师应用视频进行复盘[28]。表 26.8 提供了一个用于策划 simPFCC 的完整示范模板。我们鼓励读者在对患儿和家属计划和实施模拟教学时可按照这些步骤来进行。

结论

simPFCC 的前景是广阔的，因为这是医疗模拟领域的一个新兴的发展。评估利用 SimPFCC 作为患儿教育方法的计划或机构的成果至关重要。了解它如何提高患者安全和预后、提高患儿对护理计划的依从性、提高医院效率和减少患儿教育的费用至关重要。此外，需要更多的研究来了解哪些患儿照护流程和教育需求应该被模拟，什么是实施 simPFCC 的最佳实践，以及这些培训如何从心理上影响患儿和家庭，包括他们的生活质量。对家长和家庭护理人员进行模拟教学会对他们产生怎样的社会心理影响尚未可知。研究首先需要确定他们接受培训后是否感到安心，训练教会他们在紧急情况下的具体的技能，抑或，培训实际上让他们感受到压力，因为培训在提醒他们，他们不得不去处理孩子或爱的人在家中出现的紧急情况[29]。接下去我们再去确认给他们增加或减少的压力和焦虑是否影响他们照料病患的能力以及患儿的最终转归。

（译者　赵宇华）

参考文献

第五部分

儿科模拟项目开发

第 27 章

模拟运作和管理

本章要点

1. 儿科模拟教学已成为儿科医务人员教育所公认的必要部分。
2. 咨询委员会通常是作为模拟项目投资人、社区合作伙伴和模拟教学项目三者的纽带。
3. 项目管理员必须灵活地根据具体情况来调整模拟教学项目及其投资人的优先事项。
4. 必须明确建立成本和收益之间的平衡，以成功建立和维持一个模拟项目。

引言

正式的管理和运作模式可以在儿科模拟教学中采取多种不同的形式。有些项目与现有的教育或临床机构联系在一起，而有些项目是独立的并对其活动负责。做出何种选择常基于资助模式、教师隶属关系和空间的考虑[1]。在做出任何这些选择时，基于长期计划的业务（包括未来发展的潜在战略）进行组织安排尤为重要。这可能很难预测，但对我们考虑任务、愿景和目标时很有帮助。本章将从选择教师、咨询委员会成员和工作人员到信息技术战略、设备类型、贷款协议和运行模式，回顾建立儿科模拟教学项目的基本内容。尤其要注意的是，在这一章中，我们将模拟机构作为项目提出来，意味着有些机构实际上可能有模拟教学中心，而有些没有特殊的场地和资金的机构，可能依赖原位模拟作为他们的培训形式。

组织和资源

愿景与使命

建立长期目标的愿景和使命对于成功着重于与项目相关的决策制定、规划和增长至关重要。愿景和使命需要在项目开发初期就制定出来，以指导其目标和方向，并衡量其进展情况，反之又有益于下一步规划。许多社区组织不仅着眼于一段时间内的财务进展，同时也考虑与既定愿景和使命有关的成败，尤其是当其与评估、成长、社区存在、利益和影响的里程碑相关时。重要的是，任务和愿景不能太远大，而是要根据项目规模和资源制定可实现的目标。因此，愿景和使命也应该与模拟中心的运行模式相符。

一般来说，使命包含与项目存在原因以及倡导模拟的能力有关的信息，它是项目在社区内投资其模拟部分和服务的一种方式，同时作为未来可持续发展的衡量标准。愿景严格遵循其使命，但它更多地描述了本项目的规划，或多或少涉及项目未来的潜力和产出（表 27.1）。

表 27.1　模拟项目的使命、愿景和价值观声明的示例

使命	利用模拟和技术，加强医学教育，培训和促进患者安全结局
愿景	建立卓越模拟医学，利用临床模拟技术为跨学科医疗团队的所有成员提供安全的学习环境，训练和维持所需的医疗技能，确保在固定和部署的环境中做好准备和提供安全的患者医护
价值	我们一直致力于为患者提供最高质量的医护，并致力于为所有工作人员提供有利的学习环境。利用跨专业团队培训方式，我们成为一个创新、独特、卓越的中心。我们的员工对组织的成功至关重要，我们重视他们的能力、专业知识和视野。在员工的想象力和热情的推动下，我们的潜力无限

利益相关者

模拟项目的结构可以非常多样：有些是由兼职或全职的、无偿或有偿付出时间的教职员工组成的，而更大型的模拟项目则有专职人员，他们还接受咨询委员会指导。

咨询委员会可以由一个机构的内部利益相关者

和 / 或作为客观顾问的外部成员组成，并为决策人员在模拟项目的可持续性、领导力和增长方面的决策提供专家领导。有时会建立咨询委员会，以便从各种临床领域和部门获得广泛的代表性，这些领域和部门将是模拟项目的主要用户，以及独立于项目本身管理机构的本地企业或社区领导的外部代表。这就形成了利益相关者、社区合作伙伴和模拟程序之间的连接，有助于对项目的方向作出关键性的决策。儿科医疗机构在更广泛的社区中发挥着宝贵的作用，同时也是与学校、医院和工厂在内的较大实体机构建立伙伴关系的主导者。社区中强有力的联系对儿科医疗机构（在这种情况下由模拟项目显示）和周围社区两者都有益，培训对周围社区的优势显而易见。内部和外部利益相关者在连接儿科模拟项目和社区方面都非常重要，并为该方案带来丰富的专业知识，从而有助于在模拟项目中培养卓越和创新。

空间

无论是大学、医院还是功能相似的教育系统，大多数模拟中心都与现有的教育系统相连，并且是现有教育系统的一部分。确定模拟项目的效用和支持非常重要，即模拟中心将用自己的资源来支持谁，而谁又会用资金支持模拟项目。现场评估概述了技能空间、教学区、视听（audiovisual，AV）设施、管理和存储的必要性和能力（表 27.2，图 27.1，图 27.2）。

提前对模拟中心各个房间进行规划可以实现最大的灵活性，也就是为了最高的利用率进行全面、早期规划。表 27.2 还给出了在项目包含实体空间的情况下模拟空间的概念和理由。虽然每个项目都会有所不同，但重要的是要根据预期的模拟类型和规模来确定大致空间。绝对的空间分配不是一个好的方案，空间是一个实体，相对于个人项目；更大更多样的模拟项目需要更大更多样的空间。

在医院或学院内有专用空间的项目在使用和功能上会有所不同。很多时候，这些因素直接关系到可利用性。医院内有固定的项目培训点是非常普遍和必要的，能够使培训稳定获益。现场模拟可在正常工作日内对医务人员进行培训，培训相关的人力成本减少[4]。对于工作场所外项目，提供交通应考虑作为预算一部分。

存储空间是项目中最基本但却被严重低估的部分之一。存储是独一无二的，一个不断增长的项目将需要更多的空间，以维持其设备的增加，为使模拟变得更加有保障，这是不可避免的。

没有专用空间的项目本身更具挑战性。虽然可以通过原位模拟利用临床空间，但也必须考虑设备需求、患者安全和保密问题（详见第 12 章）。原位模拟，转运和组装设备和模拟人运送到临床空间所需的额外时间均应纳入考虑，以及确保临床空间可用于模拟活动。

表 27.2　规划模拟中心时对空间的考虑因素

模拟实验室	实验室的设计必须具有灵活性，以模拟各种临床领域
	空间可以配备气体、空气、模拟器、监控器、临床设备、药物和电话
	设计可适应的空间来重建多种环境进行训练（例如，使用模仿不同环境的窗帘）以提供更大的灵活性
控制室	可配备单向镜面玻璃，在模拟实验室提供无障碍视野
	控制室需要电话接收模拟实验室、天花板和同事麦克风的通话，以及能够从控制室运行模拟器以及在有效模拟空间内运行的计算机
复盘室	正式的复盘室为学员和导师提供了一个独立、安全的环境，让他们反思自己的经历，并重新审视他们的学习目标[2]
	理想情况下配备有视听记录和回放功能
视听教材	将视听记录和回放系统整合进实验室和评估报告室，提供多种角度的录像，以后可以用来反思、教学、研究和质量保证
教室	其他指定的学习空间必须提供给教学、课程、会议和技能培训
	设计可灵活转换成小房间的房间有利于举办额外的同步课程[3]
行政和办公室	为中心参与日常操作的主要模拟人员提供专用工作区
前台	这个区域是访问者的第一印象，应该设计成反映中心的视觉感受
	这个区域可以用作等候室，并通过在媒体屏幕上显示的每日时间表来指导学员和工作人员
扩展空间	为模拟人员和学员配备数据端口和计算机的工作站
安全的存储和杂物间	足够的空间来存储额外的模拟人、医疗车、临床设备和技术服务器
模拟库	现实或虚拟场景库、实验室、诊断图像、支持文档和其他资源，用于运行模拟场景
扩展存储和停车场	移动教育车辆的停车场和外联设备的存储

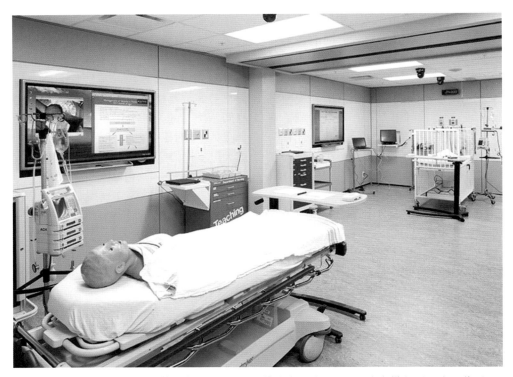

图 27.1　备有可伸缩墙的模拟实验室（经亚伯特儿童医院 KidSIM 儿童模拟项目许可使用）

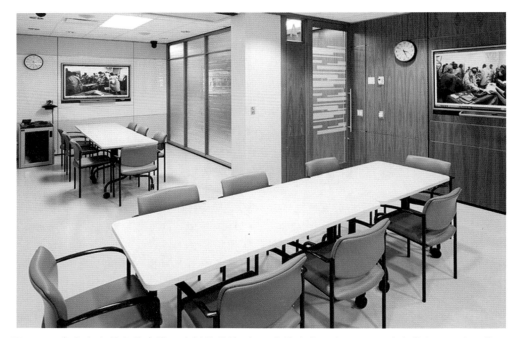

图 27.2　复盘室和教室的布局可选择伸缩墙（经亚伯特儿童医院 KidSIM 儿童模拟项目许可使用）

教职员工

　　为了提供有效的模拟教育，能胜任和训练有素的师资是必要的。选择合适的教师不仅势在必行，而且为教师建立明确的角色对于满足模拟项目运行的各种课程的需要也很重要。根据这些既定的角色，应该确定和提供正式的师资发展，以确保教师获得必要的知识和技能来有效地执行这些明确的角色（详见第 14 章）。如果不仔细地确定所需的角色，就很容易忽略成功课程的几个方面：提供课程的广度、目标听众、课程准备、评估和研究、质量改进、增长以及教职员工的发展。鼓励模拟中心的行政领导明确他们项目中所需的角色，然后创建一个组织结构图，描述这些角色在课程中的功能（表 27.3，图 27.3）。

　　组织结构图和管理结构的开发将定义上面列出的

表27.3 模拟项目中的角色和职责

头衔/职位	职责
模拟项目主管	监管整个项目
	统筹项目目标与利益相关者、需求保持一致,回应所有实体(中心或中心以外)的模拟请求。
	作为项目的主要联系人
	确定组织结构并将责任委托给项目的其他成员
项目经理/运营经理	负责项目内部的日常运作
	确保项目中的所有操作都能正常运行,例如模拟人和其他设备、人员和时间安排
业务经理	监督该项目的财政运作
	负责任何和所有的财务义务和要求,并与咨询委员会(如果存在)或项目的其他理事机构合作,以确保财务管理
模拟教育协调员或模拟教育者	负责小组的日常模拟活动
	开发教育课程
	在模拟中充当教育者、模拟人操作员和/或模拟中的引导者
模拟操作员	负责项目中任何模拟人的操作和故障排除
	模拟人的日常操作员
模拟技术员	负责模拟项目的安装和拆卸
	也可以在一些模拟程序中扮演操作员的角色
模拟研究主管/协调员	监督模拟项目的研究活动
	还负责与机构审查委员会(the institutional review board, IRB)进行互动,开发和监督研究协议
行政助理	承担课程前必要的文书工作、同意书(即视频发布或保密发布)、课程后评价和/或总结
	负责模拟的许多复杂的部分,监督文件的正确收集、处理继续教育以及输入到程序数据库中的其他关键信息,例如学员姓名和人口统计数据
视听/生物医学支持	根据执行角色的人的背景,这可能是两个角色或一个组合角色
	排除故障和修复视听或模拟设备的任何问题

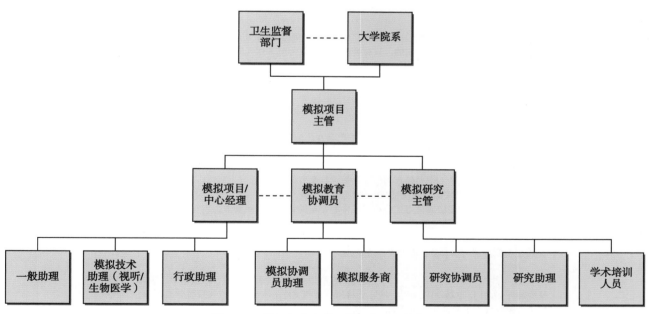

图27.3 模拟程序人员/教师的组织结构图

每个角色如何适合于模拟项目。理想情况下,所有模拟项目工作人员都应该能够查看组织结构图,以确保大家对组织结构以及不同个人如何对项目的总体目标作出贡献有一个统一认识。

标准操作流程和政策

一个模拟中心应具备标准操作流程(standard operating procedures, SOP)来明确定义项目中的角色、职责、义务和参与规则。SOPs 规定模拟设备的安装、拆卸和维护流程，涵盖各种主题，例如（但不限于）：行政和监管流程、新进人员的培训、薪酬、质量保证、评估、保密声明和学员情况介绍。医疗模拟学会提供了一份政策和流程手册，有效地概述了许多标准流程问题，解决了许多模拟项目领域中的问题[5]。

模拟项目的主要职责之一是跟踪用户的教育和培训目的，以及认证需求。理想情况下，必须采取文件复制或电子手段来收集、存储或访问这些信息区域。许多学习管理系统可以帮助完成这项任务，并利用系统数据进行统计，这些统计数据有助于对项目进行整体描述。

信息技术

操作中不容忽视的一个领域是隐私和问责制。在医疗卫生的各个领域，以及许多商业领域，保护个人隐私已成为电子数据保存的基础。儿童模拟教学项目也不例外。早期与机构信息技术（information technology，IT）专家进行讨论，不仅有助于将信息私有化，而且能为关键数据上下传至服务器的网络提供保护。许多模拟中心与外部供应商共同建立用于研究、复盘和数据

收集的 AV 产品，以及学习管理系统数据库，这两种资料库都依赖于安全和受保护的链接。这包括让外部供应商为模拟中心的 IT 基础结构提供安全链接，用于升级、修复等。大部分细节的讨论在模拟项目代表与来自机构 / 供应商的 IT 代表在安装之前完成。

学员的数据必须在服务器中受到保护，并且未经学员同意时不能被共享。未经模拟中心主管和 / 或模拟中心负责人的特别同意，数据也应被视为机密。这通常通过学员和模拟教学项目之间的书面协议（同意书）来确认。许多儿科机构也会考虑让所有学员签署并同意一份保密协议，这是学员和机构之间的一项软约定，该约定要求学员不得与其他学生分享他们在模拟过程中所经历的情境信息。这是为了保留模拟情境，并让其他学生在不提前知道内容的情况下进行挑战。这在测试或高风险评估环境中是必不可少的。软约定意味着如果这个约定被打破，学员不会有任何后果；但他们和机构之间有协议，不能在中心之外讨论这个问题。特殊情况下也必须得到特定的书面同意，例如视频录制学员，以及这些录像是否可用于教育和研究目的（图 27.4）。大多数机构都有一个研究伦理审查

视频记录使用及保密协定

本模拟中心致力于素质教育及培训。为了达到这个目的，学员的行为会直接或通过视频记录并被常规观察和评估。由于视频录制创造了一个潜在的持久的图像记录，因此以下文档介绍了关于使用这些记录、机密性、安全性和记录保留的策略。

所有的学员和教职员工都必须理解和遵守这些政策。

1）在模拟中心生成的所有视频记录都保存在模拟中心服务器室内的专用网络服务器上。
2）视频观看是根据需要来控制的。只有模拟中心的教师或工作人员在具备合理的培训需要时方有权限使用录像。
3）在教学过程中获得的视频可以用于以下方面
● 向学员提供反馈以改进他们的行为；
● 正式评估学员的成绩和/或能力；
● 帮助评估和改进课程；
● 评估和改进我们使用模拟人或非模拟人的教学及评估过程；
● 为教授以后的学员提供帮助；
● 研究和学术目的。
4）视频将按照模拟中心记录保存与销毁政策进行保留
● 视频通常在课程结束后会被保留1年，然后电子销毁。
5）禁止复制、副本或以其他形式公布模拟中心发布的音频或视频脚本。违反这一政策的学员将被开除，教职员工可能被解雇。

视频录制同意书（供学生、教师及标准化病人用）

我，_____特此授权模拟中心对我进行录像，以供教学、学习、回顾、研究和评估之用。如本协议所述，我在此将所有视频文件的发布和保留权仅授予模拟中心。我清楚了解录像仅用于教育和研究目的。其他任何用途都需要特定的书面许可。姓名缩写_____

用户签名　　　　　　　　　　　　　　　日期
见证人签名　　　　　　　　　　　　　　日期

致敬：美国卫生科学统一服务大学，贝塞斯达，马里兰州

图 27.4　知情同意书模板（感谢 Joseph Lopreiato，美国卫生科学统一服务大学）

机构，要求每项研究都需要签署个人同意书。这些同意书必须在一定时期内安全储存。

安全保障

所有 SOP 都必须在模拟环境中有特定的安全与保密书面计划。因为它属于 IT 范围，所以在前一节讨论了它所涉及的安全性。然而，当考虑到以下情况时，保持计划也很重要：

（1）模拟人和训练用模拟人：包括不使用时存放的位置。

（2）其他设备的储存：在这里可以存放额外的设备，不仅是在现在，而且在将来随着团队越来越多地参与到您的项目中来，还要考虑这些设备。在考虑具有属性分配的模拟程序时，这可能是一个独特的问题；然而，如果项目完全建立在原位模拟的基础上，仍然需要考虑存储。必须考虑在一机构内使用相同类型和型号的临床设备（例如，除颤仪，静脉输液泵等）。

（3）计算机和 AV 设备：包括不使用时的安全和存储。此外，处于机构更新和安全的考虑，许多设备都需要保留和连接到网络上。

（4）安全计划——包括与任何学员、教师或访客有关的事故或伤害。

（5）在模拟过程中使用的药物：无论是真实药物，还是水或生理盐水模拟的空瓶。有些药物可以从医院药房获得，部分药物在存放时已经过期；或者有一些卖复制药物的经销商，复制药物几乎和真实的药物一样，但通常成本相当大。

（6）急救车：院等医疗设施内是否有真实的急救代码/急救车的复制品。如果它们可以在实验室里的环境中使用，那么那些可能不知道两者区别的访客是否可以在紧急情况下方便地拿到它们？必须考虑在同一机构中使用与真正的急救车相同类型、型号和内容的复制品。

（7）工作时间后访问：包括在模拟中心/原位培训的正常工作时间后，可以接触模拟人和其他设备。

SOPs 的安全和保障还需要包括明确和一致的产品和设备的标识，以避免在真实的病人身上使用。这就需要考虑项目的所有方面，不管是药物、除颤仪，还是其他不应该用在实际病人身上的设备。在实际病人设备和非病人的医疗使用之间必须有一个自然划分。这在原位模拟中尤为重要。

特殊政策和程序

在儿科模拟项目管理和实施时，还有许多其他的政策和程序可以详细讨论。表 27.4 包含了从现有模拟中心共享的各种政策示例的综合列表，以促进讨论并为开发中的项目提供指导和帮助。这些都是一般的指导方针，仅作为模拟中心特定领域政策的出发点

和内容。

经费和收入

仔细规划经费和潜在收入来源有助于确保模拟项目的长期可行。虽然具体的模拟项目在资金支持方面可能有着独特的差异，但总体资金的潜在来源有相似之处：从内部（医院、大学）和外部（用户费用、研究资金和慈善事业）来源。慈善资源通常用于更大、更昂贵的物品，如设备（如模拟人和其他临床设备）或设施（建造模拟实验室或中心）。这些资金来源一般不是用于经营，包括薪金和福利。将内部机构支持和创造性地利用外部支持结合起来的长期方案，使一些模拟项目能够自我维持，同时也规划设备持续需求和长期增长。

成功的慈善资助可以是一次性或多年的承诺。着手处理直接获得或通过既有基金获取的外部资金来源时应该非常小心和有创造力。争取慈善基金支持的竞争非常激烈，因此如何创造一个引人注目的案例，突出明确的需求，以及分享正面成果并邀请他们成为解决方案中的积极伙伴都是十分重要的。邀请公众参与模拟环境（观察或参与模拟）有助于他们更清楚地理解需求。内部资金来源也可以采用类似的办法，但应更多地强调结果和组织利益。组织支持通过共享培训计划的价值，进而提供更多的模拟资源和资金，帮助促进成功[6-7]。

独立于所追求的资金流，清晰地理解项目的总体愿景，特别是模拟中心的需求（包括设备和人员），在模拟项目/中心的早期规划中是极其重要的。可用的资金来源清单见表 27.5。

设施费用

为模拟中心提供资金的一个途径是向终端用户收取设备费（表 27.6）。这是确保长期可持续性的有效途径，使模拟项目能弥补一些模拟设备的损耗和最终购买新模拟器，更换临床用品和其他消耗品。然而，设施费不太可能用于资助人力资源或新的基础设施。因地区差异，每个地区的成本不同、每个机构的模拟需求不同，目前没有适合于每个项目的模拟设施收费体系标准。费用计算根据项目从其他来源收到的运营资金数额而变化。租赁政策和收费体系应与主要利益相关者共同制定和审查。收费结构包括使用模拟教室和临床设备、一次性用品、使用复盘室以及技术和教育援助。甚至连承办活动和课程都需要考虑。与利益相关者进行的审查很重要，因为收费用户的使用可能会影响某些团体对中心的使用。有些项目在创建收费表时存在差异，基于用户团队是内部的还是外部的，以及在正常工作时间内使用还是在工余时间。当将设施费用纳入运营模式时，需要考虑的一些用户团队分类：工

表 27.4　**模拟项目政策与流程示例**

流程	设施使用：在设施中可以／不能预订的物品
	过程：获取并确认任何对模拟空间和设备的请求，由谁负责，以及如何负责过程，谁负责最后的批准和通知
	费用表（如适用）
	优先权：如果对空间、人体模特、设备或培训人员有重复请求，供应商有优先获取权
	取消：使用空间、模拟人或设备（用户）的取消流程；因天气或其他因素（包括通信计划）而考虑关闭中心或取消会议
视频录制	总则：关于何时和是否可记录会议的政策和条例
	通知：预先告知参加者拟进行录影会议，包括录影目的及价值的背景资料及完成的同意书
	分发／存储：关于如何使用录像和谁将被批准使用录像以及谁有权批准这些请求的具体说明，和各自机构内的其他法律考虑
	销毁：录像何时及如何被销毁？
	出版物：通常也在书面协议中披露；是否允许公开学员／服务商的录像，是否作为质量改进会议的一部分，媒体形式（如 PPT），或是研究伦理认可的出版物（照片或从视频中获得的照片）
设备／实验室使用（每日清单）	设备：标准设备的使用和测试（如气体、监视器、电池、门锁）
	气体：可能需要一个单独的和更详细的气体清单
	模拟人：开机和关机程序
	文书工作／计算机：数据收集功能齐全，准备就绪
	故障：报告程序
	关机：模拟教学结束后的清理流程
	重新储备：实验室和设备
教案	使用模板
	结构和强制性最小组件
	作者规则
	存储规则
	何时可以使用教案 - 批准政策
	实施：推荐的流程；同行评审／验证过程
供应商关系	β 测试：如果供应商有兴趣使用任何项目设备或模拟人来测试产品；各机构的合法性以及知识产权方面的考虑
	礼物：何种捐赠或礼物是可以接受的，谁必须批准任何形式的补偿或服务
	事件：供应商参与项目操作、课程或使用设备的审批流程
	展示：批准项目中使用任何展示的过程
	资助：通常是一个必须以组织的方式行事的详细过程；为申请和／或接受一个项目的拨款而进行的准备工作
	设施接触：在工作时间和工余时间使用设备的协议
其他	课程学员的观察：讨论课程、班级和模拟将如何进行；在特定会议期间的任何给定时间内，模拟会议将允许谁参加的动态
	对非学员的观察：参加会议的人如果不是班级或团体的成员，是否允许其观察其他学员；需要同意书吗？是否向学员披露？
	要求的免责声明和事件前的陈述／同意书

表 27.5　资金和收入的潜在来源

机构	组织层面的资金
	需要在开发过程的早期参与管理和购入[6]
部门	对模拟学习目标感兴趣的部门会集中资源,进一步资助培训和员工
	通过突出单位特定的目标和邀请内容专家来引起部门的兴趣
基金会	由内部和外部基金会管理和分发的礼品和捐款
	研究基金会指南、申请要求和项目开发过程早期的截止日期
拨款	赠款资金的竞争日益激烈。找一个合适的职位提交更具竞争力的申请[7]
联邦政府	联邦政府为创新思想的研究和开发提供资金[7]
	联邦政府资助机构的例子有加拿大卫生研究院(Canadian Institutes of Health Research,CIHR),国立卫生研究院(National Institutes of Health,NIH)校外研究办公室、国家科学基金会(National Science Foundation,NSF),和国防部(the Department of Defense,DOD)
行业	通过捐赠设备、设备折扣、资金、奖学金和工作人员培训,在世界模拟或医疗保健支持项目领域处于行业领先地位
自我再生	内部收费结构的实施所产生的收入,例如空间使用费、设备租金和举办付费课程和会议
数据库	庞大的数据库集合了可搜索的研究资助机会
	例子包括但不限于;资助项目信息网络(Sponsored Programs Information Network,SPIN) http://infoedglobal.com/solutions/spin-global-suite/ http://pivot.cos.com/

表 27.6　项目费用结构示例

	外部 ● 非慈善性 ● 组织 ● 行业	外部 ● 注册慈善机构 ● 内部 ● 学员费用 ● 研究	内部 ● 没有学员费用
模拟中心 每房间每小时的活动时间(包括设置和清理时间)	每模拟室每小时收费①	每模拟室每小时收费①	不收费
模拟中心 工作人员	每个工作人员每小时收费	每名工作人员每小时收费	不收费
高仿真设备外借使用	每小时收费	每小时收费	不收费
低仿真设备外借使用	每小时收费	每小时收费	不收费

①同时预定多个房间可享受整体折扣

作时间内的内部教员、工作时间以外的内部教员、外部教师现场培训、设备和人员的外部使用、注册的慈善机构、非慈善组织、行业和研究团队。研究人员应该把这个费用体系纳入他们的赠款提案。

收益对于制定可持续发展项目至关重要,但要考虑收取外部使用费和中心内部团队的可用性之间的平衡。

模拟项目的支出

收支平衡的另一边是模拟中心的成本,包括模拟人和临床设备、一次性临床项目以及人力资源。模拟培训的实际成本在很大程度上取决于目标人群、模拟的目的和技术的应用。商业案例在区域和国家之间会有很大的不同,并且会有不同的驱动力和经济优势[1]。其他变量包括仿真度水平、对空间的要求和机构支持的数量,这将是确定特定场地预算的关键因素。除了模拟人、AV 设备、空间设计和临床大型设备的大量费用外,还应考虑维护、担保、标准化病人、医疗用品、家具、计算机和购买场景等额外产生的成本[8]。创造性降低成本还包括使用其他临床单位剩余的医疗用品和设备以及过期药物和其他临床用品[6, 8]。

能胜任和训练有素的师资是一个组织中最有价值且昂贵的资源[6]。充分培训费时费钱,因此尽量减少员工流失非常重要。在模拟开发过程的早期过程中尽量不要选择难度过大的项目,这对于最终实现可持续发展至关重要[6]。尽早确定项目的人力资源需求也是非常重要的,因为这将影响他们对运营经费的投入。对未来增长的规划同样重要,尽管在争取最初的运营资金时展望未来有时很困难,特别是当模拟项目的使用完全基于估算时。模拟中心人员的多元性也很重要,例如教师队伍、模拟技术员、管理人员、行政助理、助手、AV、IT和生物医学支持等。模拟和临床设备为这种教育模式赋予生机,但模拟中心的工作人员对保持项目的生存和可持续性至关重要。

结论

　　模拟项目的实施和维护是一个复杂的动态过程:涉及人员、时间、空间和金钱。在实施高质量、可靠的并可持续的模拟教学过程中平衡上述各项因素极具挑战。通过关注客户的需求、适当地规划和组织资源、SOPs、强烈的使命感和目标可以克服这些挑战,从而使模拟项目满足社区的需求。本章为旨在利用自身机构和社区内的教育需求的新的和现有的模拟项目提供了基础。

(译者　李杏芳　李　瑛)

参考文献

第28章
模拟教学项目开发

本章要点

1. 从一开始就期待正面影响真实患者的治疗效果和体验,这看起来是过于雄心勃勃了。如果没有必要的项目计划、数据收集以及基于模拟结果的分析,可能无法实现从模拟向现实世界的转化,例如观察模拟教学环境中实践的变化。

2. 学员在模拟中不是简单地按照导师的指示完成任务,更重要的是他们将在模拟教学期间的经验和真实医疗过程相互关联,学员在 SBE 期间执行和分析任务时的投入,将用于不断修正和改进现有的医疗流程,以及在真实医疗中更高效和更安全地实践。

3. 课程设计的目的是有计划地帮助学员通过体验获取、改进或维持知识、技能和 / 或行为,并能发现明确的问题和 / 或健康需求。这些可能与影响医疗行为过程的单个或多个因素有关,这些因素可以是内部也可以是外部的。包括:患者表现和预后,医务人员(healthcare provider, HCP)胜任力,人群的需求,机构的需求,系统和流程或教育课程和项目。

4. 对于大多数模拟项目来说,持续发展的最大障碍是需要模拟项目的机构持续的投入和支持。这种投入方式和支持包含很多形式,从简单地配置 SBE 的教学场地,到号召教师和医师参与来建立正式模拟教学项目预算及师资团队,等等。

5. 当地项目中正式师资发展可以促进本机构的模拟教学意识,增进对模拟教学的共同理解。

6. 除了模拟教案的设计和实施,在模拟教学项目里导师应围绕教学目标(例如临床决策,团队行为,沟通技巧和操作技能)采用适当的复盘方法。

引言

本章描述 SBE 项目中涉及计划,实施和结果测量的重要概念。从 SBE 计划的最开始阶段,就应认真考虑总体目标以及该项目如何适合已有课程体系和其他学习机会。此外,从儿科项目的立场来看,在确定项目目标时不能低估儿童或家长的看法。最成功的医疗 SBE 项目旨在对患儿结局产生确切影响,并对其父母有价值。这些可能在转化医学中被定义为第三阶段(T3)结局,即由教育干预措施直接对于患者或者公众健康结局的改善[1]。一开始就期待正面地影响真实患者的治疗效果和体验,这看起来是过于雄心勃勃了。然而,如果没有这些考虑,我们就可能会忽略那些必要的项目计划、数据收集以及项目较早期结果的分析(例如,观察学员在模拟教学环境中实践的变化和他们真实环境实践的改变)[2-3]。任何在 SBE 项目中能够记录到的可以改善病人医疗照护的结局,会受到患儿或照护者、学员或所在机构的高度评价,这将决定未来资金的投入。

为了建立一个有效和可持续的 SBE 项目,需要仔细审查和充分理解教育和培训在卫生保健系统干预措施有效性层次中的作用。其他因素必须到位,并与培训倡议协调运作,以便获得真正和持久成功的任何机会。这些要素包括强制功能、自动化和电脑化、简化和标准化、决策支持工具(如提醒和查核表)、规则和策略[4]。尽管 SBE 项目作为独立干预因素的效用方面存在争议,但它无疑是一个至关重要的因素。除了为每个学员提供刻意练习和反思的机会这一内在价值之外,SBE 项目还能够影响、形成和结合所有其他元素,把现有的医疗系统打造成一个紧密联系、安全高效的体系。重要的是要欣赏学员在 SBE 和实际照护病人之间的联系;而不是简单地作为一种教学模式。在 SBE 过程中,学员在执行和分析任务时的输入可以被用来不断修改和改进现有的医疗流程,以实现更有效和更安全的工作实践(图 28.1)。

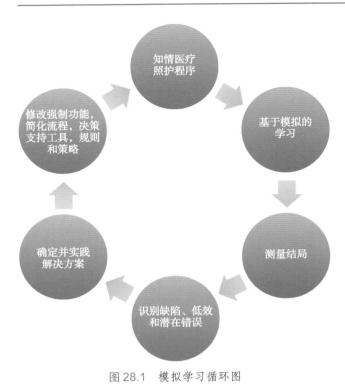

图 28.1　模拟学习循环图

支撑模拟教学的学习理论

为了充分领会 SBE 的价值，回顾学习理论和相关概念是重要的，这些理论和概念强调了利用经验来支持学习过程的价值：体验式学习和反思性实践，刻意练习，掌握性学习和自发性。

经验学习理论包含如下概念：反思性实践，刻意练习，掌握性学习和自发性。经验学习理论背后的基本前提是，学员通过实践学习，在学习过程中，他们体验到一定的结果，从而使他们的思维过程得到启发[5-6]。经验学习理论源自约翰·杜威（John Dewey），库尔特·勒温（Kurt Lewin）和简·皮亚杰（Jean Piaget）[5]。它由四个阶段组成：具体经验，观察与反思，抽象概化，以及测试新概念的直接实验。杜威是 20 世纪最有影响力的教育理论家，他认为经验是强化学习结果（具体经验）的必要条件。他的理论聚焦于理解经验、概念和有目的的行动之间的辩证关系。经验告诉我们想法，而这个想法给我们带来冲动和最终引起的行为。即便没有老师引导的讨论和复盘过程，经验本身也是反思的原动力[6]。勒温对于此理论的贡献在于他增加了我们对组织行为的理解。他认为人的行为既发挥个体特征的功能，又反映了受到团体调动能力影响的当下社会状况。对他个人来说，为了改变和重新形成新的更好实践（抽象概化），需要通过小组针对之前不良的假设或实践展开反思进程，讨论和反馈（反思）来达到个人

行为的稳定和变化。他还相信，只有当学员因其行动而出现积极结果时才会产生重新认识（直接体验）[7]。最后，皮亚杰定义了抽象概化的过程。行动产生的未预料到的和不良的后果会造成了个人和团队的压力，强调需要接纳新的理解或同化当前的理解和思考过程，从而达到预期的结果[8-9]。

经验学习循环的四个步骤都是必不可少和迭代的，学员生活中的所有经验都遵循这个过程。模拟为学员提供了一个优化的流程来体验发生在真实生活中的经验，只不过这种体验是为了满足学员的需求而有目的地控制[10]。模拟还允许立即重播体验过程，这帮助学员有机会体验那些由他们的行为和行动所产生的积极正面结果。

刻意练习的概念强调通过集中注意力，反思和有反馈的重复来提高一个人的表现水平。弗朗西斯·盖尔顿（Francis Galton）是第一个提出刻意练习概念的。盖尔顿认识到即使一个人天资聪慧可能会预示成功，但要达到真正期望的能力水平仍然需要练习[11]。刻意练习的概念也是学习曲线和技能学习理论所支持的。对学习曲线的研究，明确显示了当个体和团队越来越有经验时，小组实践对于表现水平的不断提升会随着时间推移而减缓[12]。技能掌握的理论描述了从新手到专家学员需要不断提高表现水平的特点。根据德雷福斯（Dreyfus）的观点，随着个人技能的提高，他们对抽象的原则依赖会更少，转而更多依赖具体经验。另外，任务或行为的复杂性和被医务人员或者团队使用的频率会影响学员自发能力，经常经历的任务和行为会更加容易主动学习[13]。布鲁姆（Bloom）强调了顺序学习的价值，让学员在被赋予更复杂的表现任务之前掌握基本水平能力[14]。最后，掌握性学习的概念也是布鲁姆创造的一个术语，学员要掌握必要的知识才能达到学习目标，这需要学员有学习动机和良好而设计严谨的课程，从而使学员有足够的时间实现结果 / 目标[14]。SBE 课程以经验学习理论为基础，使学员们有机会参与刻意练习以达到掌握性学习[15]。当课程设计是基于成人原则和经验学习理论时，更有可能直接把学习的成效转化到工作场所。

课程设计和开发的步骤

SBE 的课程设计描述了一个框架，框架包括选择，构建，排序和管理选定的经验来支持学习[16]。精心策划的体验为个人或团队提供了一个学习机会，他们可以参与刻意练习、运用他们的知识、技能和行为（knowledge, skills, and behaviors, KSB）来管理患者的医疗事件，从而达到最佳的结果。学员在这个过程

获得学习；反之，这些经历进一步展示个人或团队的 KSB[6]。在拉丁文中"课程 -curricula"一词的意思是"跑步或跑马"，是实现理想成果的途径[17]。在目前的用法中，术语"课程"是用于描述：①教育项目；②一个课程；③工作坊；④旨在传授 KSB 的支持性学习的任何教育活动[18]。有效的课程设计强调以下原则：①应以成人学习理论的原则为基础；②学习目标应反映学员的能力和需要；③评价应基于学习目标；④评估非常重要，因为它提供关于课程对支持性学习效果的有用信息，也提供了进一步改进课程设计的机会，并最终反馈于实际医疗过程[1, 19-20]。在 SBE 课程中，课程设计用于规划一段体验，以传授、改进或维持 KSB 为目的，用以解决已确定的问题和 / 或健康需求。这可能与影响医疗行为的单个或多个内部和外部因素有关：患者表现和预后、医务人员能力、人口需求、机构需求、系统和流程，或教育课程和项目。

为了描述本章课程设计，我们将使用科恩（Kern）的六步法的简化版本[16, 18, 21]。这里使用学习结果替代第 3 步中的目标，将评价加入第 6 步，以明确评价和评估的必要性，以便了解课程的有效性。表 28.1 给出了科恩改良六步法。

六步模型可以定义为线性或循环过程，从任何步骤向任何方向运行，步骤 6 的结果可作为进一步课程改进的前提或先导。下面我们以开发和教授医学生儿科跨专业课程过程中的经验为例阐述如何结合六步法来进行课程设计[22-24]。

表 28.1　课程设计的改良六步法

步骤	基于 Kern 等[18]的研究	
步骤 1	问题识别和一般需求评价	以 360° 视角看待问题
步骤 2	目标需求评估	了解所有学员群体的具体、特殊需求，了解以往经验和学习方式
步骤 3	学习结果和学习目标	为学员设定明确的期望（明确的、有序的，可实现、可测量的）并制定评价标准和工具
步骤 4	教育策略	阐明提供课程所需的内容和形式：适当的内容和充分接近现实，以培养学员的能力或专业知识
步骤 5	实施	确定课程授课所需的资源：专业和机构支持，确定授课教师，SBE 师资培训，资金，空间场地，设备，时间和行政支持
步骤 6	评价、评估和反馈	根据期望的表现水平来评价和评估课程，并通过 SBE 活动的反馈告知课程设计者

SBE：基于模拟的教学。

第一步　问题识别和一般需求评估

课程通常是为解决问题或满足健康需求而开发的。为了开发一个有效的课程，程序开发人员应该努力获得问题 360° 全貌；首先，谁受到影响，其次是对患者、医护人员和团队、机构、系统和流程以及当前教育项目的影响程度。这种方法应该暴露导致问题的内部和外部因素[16]。在这种方法中，这些因素被标记上诱发，促成和强化标签[18]。诱发因素如：能力水平和人想要改变的态度等。促成因素来自系统和环境，是能够支持或阻碍变化的力量。强化因素反映了对通过学习发生行为改变后的经验的认知。当体验是有价值的和积极的，这种经验就更有可能被持续下去，反之可能不被重视。一旦确认问题和内、外部因素，课程开发人员就需要搜寻所有可能的资源来确定针对此问题当前所要做的努力。回顾目前的方法和实际行为与期望行为之间的落差，这对于明确存在的差距是非常重要的；这就构成了课程的自然框架。从真实的实践环境中取得的观察和经验、不良事件回顾、与各利益相关方进行非正式或正式讨论、能力评价、问卷和调查都是可以用来收集这些信息的方法。

示例

一个三级儿童医院要开发一门跨专业课程来教授针对常规儿科急诊情况进行危重评估和处置技能[22-24]

问题 / 需要：尽管跨专业教育（interprofessional education, IPE）得到普遍认可，但在本科生医学教育中少有尝试[25]。在这家儿童医院中，护理学生，呼吸治疗专业的学生和医学生每周都单独参加 SBE，学习如何处理常见的急症和主诉，同时学习如何以团队的方式工作。然而，这部分完成得并不专业。

问题的范围和诱发因素：通过与各专业培训计划的相关领导层进行讨论，暴露出以下因素需要通过跨专业课程来解决。诱发因素包括：没有接受过其他的跨学科教育不了解相关概念、相互冲突的时间表、没有跨专业教学课程的启动资金。促成因素是：每个星期三所有学生都在儿童医院参加临床学习，所有学生都要求学习常见的儿科急诊。强化因素是：教师对跨专业教学有着积极正面的个人经验，一些资源已到位（模拟项目资助此课程），以及跨学科教学培训增加了重要的现实意义。

第二步　目标需求评估

开发有效的课程取决于对目标学员的了解，包括：以前的经验、胜任力水平、学习方式、项目资源以及对步骤 1 中定义的诱发、促成和强化因素的理解。这些信息巩固了教学目标也为情境教案设计提供了必要的相关性和现实意义，学员可以在课程中找到真实工作中的线索，从而更加愿意在刻意练习中进步。如同在步骤1中列出的，这个信息可以通过正式或非正式途径收集。

示例

目标学员是本科护理学生，呼吸治疗学生和医学生。护理的学生是在4年制课程的第3年，他们的经验比医学生和呼吸治疗学生少，呼吸治疗学生在其相应课程的最后一年，接触了更多的KSB学习。尤其是护理学生对静脉用药的经验很少。这些信息用于开发围绕常见急症表现的教学目标，教学目标应适合所有学员对相关疾病的识别和初步治疗。我们预期学员将有机会从其他专业学员的接触中受益，学员可以收获其他团队角色的理解和尊重从而增加团队合作能力[22-24, 26-28]。星期三被确定为提供跨专业教学课程的理想时间，因为所有在医院的学员都会出席。我们设想模拟教学会更适合学习风格不同学员，因为模拟过程中学员通过体验来感受所有视觉、听觉和肌肉运动刺激。每个学科的两位教师领导参与，在跨专业课程设计上达成一致，并组建课程的教师团队。每次模拟环节都由来自三个专业中两个专业的核心教师引导，为跨学科课程提供专家。SBE的胜任力通过资助参与的教师参加当地模拟导师师资培训工作坊来达到。

第三步 结果和目标

基于胜任力以学员为中心的教育关注以学员为临床实践做好准备为结果[29]。学习结果是关于学员成绩的广义陈述，反之学习目标更具体用于描述达成成果的途径[30]。结果和目标有多方面的功能：为学员和项目设置明确的期望，创建清晰思路的模板，概述内容的开发和资源需求，重要的是可以开发评价标准和工具[30-31]。目标的起草是为了确定实际表现达到预期标准或预期结果[31]。在六步方法中，以下五个要素常用于简化流程：谁（利益相关者/学员）来做什么（表现），要在什么时间（条件）做到多少以及做多好（标准或预期达到什么程度）[18]。用于描述表现水平的动词应该反映不同学员在KSB的复杂程度[19]。可以使用不同的词汇分类法来识别这些级别。布鲁姆使用认知，精神运动和情感领域来说明知识技能/行为和态度目标复杂性的6个级别[14]。米勒（Miller）使用知道、知道如何做、展示如何做，实际操作来区别知识回顾、描述操作过程能力和解决问题的能力、以及在可控环境下的行为能力展示和真实临床环境中的行为[32-33]。当学习目标或结果是为跨专业教育学员制定的，教师必须针对不同专业的学员制定

各自相关的教学目标，这样才能确保他们的参与[34]。在所有情况下，重点应放在编写学习目标或结果上，使学员或课程的期望明确、有序、可实现和可测量。

示例

在基于模拟的学习环节（条件）结束时，护理、呼吸治疗学生和医学生将通过儿科急症的诊治（例如哮喘急性加重；标准）来展示医疗小组的有效团队管理（表现）。在这些学生中，90%将在儿童医院进行临床轮换期间参加一次3h的跨专业教育课程，并向他们的同事推荐经验。学员将：①识别（表现）哮喘急性加重的临床体征和症状（标准）；②按照医师的医嘱及时给予（表现）一个剂量的支气管扩张剂（标准）以改善呼吸和通气；③在完成任务工作（标准）时使用闭环式沟通（表现），以便每个团队成员都知道完成的任务工作；④建立（表现）清晰的角色分工，确保有人被分配成为领导、有人管理气道、有人记录、有人完成操作和有人给药（标准）。

第四步 教育策略

教育策略阐明了用来提供课程的内容和形式。内容制定的开发是围绕每个学习目标展开的。这里讨论可能用到的关键指导性设计的特征。通过足够的细节内容支持课程预期结果，同时注意不能超出学员接受能力，这是一个重要原则，也就是说应该以学员的能力或胜任力水平为基础[35]。情境是用于支持个人和团队的学习目标。通过整合事件中具有特征性的关键线索，创造出接近现实的情况。通过这种方式，情境提供了接近现实的（但不是真实的）体验，其目的是提供可反复练习的、情境事件中具有特征性的关键线索，让学员实施诊疗策略，医疗行为，这些有助于他们在现实中取得成功。学员有不同KSB或专业知识，需要他们对不同的环境和关键线索所作出各自的回应，这些环境要素和关键线索应服务于所有教学目标[36]。

为了确保模拟教学最好地贴近现实，情境的特征常常来自真实的例子。大多数临床情境的初始内容，涵盖了许多临床经历的常见的要素，例如建立团队并介绍，角色和职位，定位和检查设备以及正确佩戴个人防护设备。在绝大多数的情境里，对这些初始元素的关注和反馈被描述为两分钟训练，并且有可能发展为反复进行SBE的学员的自发行为[37]。通过详细描述患者表现、环境和可用资源的具体情况等有效的情境细节可以指引学员了解相应情况，使学员可以把学得的知识转化到现实中。为了达成教学目标和期望的处置，在SBE中有效情境细节需要描述。许多项目使用模板来标准化方法，并为教师创建共享心智模型（参见第2章情境教案构建）。

教学设计的最终选择取决于很多因素，包括学习目标、学员知识、技能、专业水准和跨专业的多样性、可用时间以及项目的可扩展性。在一些项目中（包括规模较小和资源较少的项目），这可能会导致更多地使用角色扮演[38-39]，而在资金充足和资源充足的教育项目中，教师可以使用部分任务训练器，具有触觉反馈的训练器，低科技和高科技模拟人以及标准化病人（standardized patients，SPs）[40-41]。部分任务训练器和具有触觉反馈的训练器主要用于技能训练和混合模拟，通常与SP结合使用，但由于模型的反馈通常有限，因此需要导师更多参与到情境中[42]。尽管代价昂贵，而且使用不频繁，但SP是一种有用的资源[43]。低科技和高科技模拟人经常用于个人和针对团队的训练目标，因为导师可根据学员的能力和行为水平控制模拟人[44]。在所有情况下，不管技术水平，真实环境的其他要素，包括确保以家庭为中心、临床决策、临床医疗工具以及相关设备，应整合并用于SBE教学课程，为学员创造适当的仿真情境和临床相关性。

立即重复同样的模拟体验有潜在优势，因为这会使学员意识并体验到患者积极结局的成功策略，并通过演练将新信息整合到现有框架下的工作记忆中，成为长时记忆保存[45]。因此，理解大多数学员要达到所要求的最低标准所需的模拟训练强度是有帮助的，但对于任何特定技能或学习目标的达成，我们却很少知道所需的训练强度，并且可能在个体之间有很大差异。对象棋运动员的一项研究表明，有些运动员成为大师的时间，使用刻意练习的方法，所用的时间相对较少，而其他运动员则需要长达八倍的时间[46]。在SBE中，很可能有几个因素会影响所需的培训强度，包括学员以前的经验和先前的技能掌握情况，以及任务或学习目标的复杂性。例如，一项针对医学生获得胸腔穿刺术所需技能的研究显示，需要三至四次训练才能达到掌握的标准[47]。

> **示例**
>
> 被用于为本科跨专业教育的四种常见情境模拟教案是：哮喘、细支气管炎、癫痫发作和感染性休克。模拟中心使用儿童模拟人。环境的建立模拟城市中心的急救治疗室。希望学生团队完成：集合、沟通和分配角色，并佩戴适当的个人防护设备。在每种情况下，团队都要完成气道、呼吸和循环评估，连接心电监护仪，测量无创血压和氧饱和度，并持续监测患儿情况。期望学员通过静脉通路和补液提供血流动力学支持，并通过给药进行处理。任务要求与相应学科的实践范围一致，即各自学科教育计划。在小组复盘之后，立即重新运行相同的情境，让学员立即利用新学到的行为和管理策略。

第五步　实施

实施课程需要如下资源：专业和机构支持，确定参与的教师、资金、空间、设备、时间和行政支持。为确保SBE的适当教学技能，应事先对教师进行培训。利用可用的学习空间，无论是模拟中心还是在医疗机构的临床区域内的原位模拟，都会影响课程安排和协调的复杂性。实施是对课程的可行性的最终验证，因此通常建议试运行以更好地理解实施中的挑战。

> **示例**
>
> 在跨专业教育的本科课程中，试运行提供了关于有效实施课程所需运维支持的重要信息。试运行也暴露了需要额外的师资来支持模拟人运行的问题，从而帮助教师更加注重观察和复盘。

第六步　评价、评估和反馈

课程设计的最后阶段是评价、评估和反馈。虽然术语评价和评估经常互换使用，但有一个重要的区别[48]。评价是获取关于学员/项目成果达成信息的过程，而评估是对成果达成质量的评判——学员/计划是否符合学习成果中所阐述的期望或标准？评价（非正式或正式）和评估的需求通常取决于谁需要信息以及如何使用信息。然而，评价的问题和标准与结果/目标相一致的基本原则至关重要[30]。正式评价对指定结果的信度和效度在任何教育项目中都需要足够的资源、资金和研究设计、方法以及统计分析方面的知识[49-50]。

一开始就应确定期望的表现水平。这需要一个已经被证实具备相应能力或专业知识的参照组来完成任务，用客观的评价打分，以确定完成任务表现的一个可接受评分范围。核查表，行为表现量表（有时包含用于实现特定角色任务的时间）以及问卷调查都是用于收集和检查这一级别证据的工具[51]。

被广泛认可的柯克帕特里克（Kirkpatrick）四级培训评价模型表述了学习对个人，团队和系统的影响[52]，一级描述学员对课程的反应，通常被称为学员满意度；二级侧重于知识，技能和/或态度方面的学习类型；三级评估个人或团队的行为改变以及完成任务工作的能力或有效沟通最终提供及时的医疗处置；四级评估系统的成本和收益，以及学习如何使实践、民众和医疗服务系统受益。

另一种方法是应用SBE研究范例并利用转化科学的原理来证明在模拟中心（T1）在改善下游患者医疗实践（T2）和改善患者和公众健康（T3）方面取得的成果[1]（见第30章）。

最后,学习活动的反馈用于课程设计,在某些情况下也用于实际的护理过程[2]。

示例

在本科跨专业课程中,使用了新颖,具体,经过验证的跨专业教育态度问卷和团队表现考核量表来评价课程的有效性[22]。反馈信息通过内部传播给所有专业和利益相关者,并通过同行评审的出版物进行外部传播。这些结果支持 IP SBE 与学员行为和态度之间的关系(Kirkpatrick 评估模型的二级)。最终目标是显示患者结局有差异(Kirkpatrick 的四级或 T3 结局)。学员和患者的受益必须与交付的 SBE 的成本相权衡。因此,跨专业课程被认为是有效和可行的,因此是可持续的。

SBE 的课程设计创造了一个指导教育体验的场所,以加强利益相关者的学习。无论采用哪种课程模式,利益相关者都应该保持六个步骤中提出的课程设计的基本原则。在所有情况下,应该考虑以下因素以确保设计出最适当的教学设计和成功项目:

(1)在模拟学习活动中,事先确定参与者需要获取的基本知识库,然后回顾并反思。

(2)适当接近现实,利用现实环境中的工具,沟通途径和策略,为所需的行为和行动提供可重复使用的线索。

(3)有足够的时间反馈和反思行为和行动;作为一个经验法则,至少有 50% 的可用时间应该分配给这个活动。

(4)有机会重复相同的模拟经验,使学员能够意识到成功的战略,取得积极结果。

(5)数据收集和分析以捕捉学员知识、技能和行为,这些技能和行为是成功实现学习目标的重要组成部分,可用于指导未来的课程和实际医疗过程。根据预先设定的结果进行仔细评估,为项目开发和真实医疗提供信息,并应努力为转化科学框架提供证据。

建立模拟教学文化

将 SBE 等新型教学方法融入已建立的医疗教育文化非常困难。其他重要的教育革命,如关注患者安全和 IP 教育的出现,都与 SBE 密切相关,都有入侵和影响一种既定文化的相同需求。模拟教学项目的发展和增长在这方面可能面临许多挑战。本节将重点介绍如何通过对学员、教师、管理人员和潜在的慈善资金来源的具体影响来促进干预、融合和变革。所有这些策略都是建立和发展有效 SBE 项目的手段。

任何组织的文化变革,包括医疗保健和医疗保健教育,都很困难。众所周知,改变人们思考和行为的方式需要时间,即使经过充分的时间后,所发生的变化可能也很小。那些推动变革的人认识到变革的障碍并使用既定战略推进事情是非常重要的。

在创造伟大的过程中,没有一个明确的行动,没有一个宏大的计划,没有一个杀手级的创新,没有一个幸运的突破,没有一个奇迹时刻。相反,这个过程就像无情地把一个巨大的、沉重的飞轮往一个方向推,一个接一个地转,形成动力,直到突破或超越一个点[53]。

变革的障碍

组织的变革有四个主要的共同障碍,其中大部分都适用于医学教育和 SBE。第一个障碍是认知,因为人们必须清楚地理解改变的原因。第二个障碍是所有利益相关者改变的动机。在已建立的组织内,变革可能被视为困难和 / 或可怕。在这种情况下,即使面对压倒性的证据,行为有时也不会受到显著影响。第三个障碍是资源,因为这种变化需要将资源从某些地方不可避免地转移到其他地方。这些资源可能是物质资源或人力资源,但这很有可能会对相关的项目产生深远影响。第四个障碍是机构政策,代表组织的历史,这可能是最难影响的。与现有文化 / 历史不一致的策略最有可能失败,因为文化可能会是最大的王牌,它胜过任何创新的机会[54-55]。

克服这些障碍的策略包括:承认并非所有人都会立即转变;寻找早期接纳者或对同行和同事有不同影响力的领军人物;在项目中赞扬这些领军人物的成就;重新分配资源,使其能在这些领域中取得成功,特别是那些需要较少资源但会导致重大变革的领域;确保战略尝试同时尊重现有文化的优势;衡量和监测文化变革的演变。衡量和监督细节变化尤为重要,因为大多数人只有在变化导致重要结果后才会改变他们的信念和态度(即改变文化)。这些信仰和态度的个人(和组织)发生转变往往需要最长时间[54-55]。

从不同群体纳入学员

在参加 SBE 的所有学习小组中,这种教学形式的最早采用者(即受者)是形成性培训过程中学员:来自各种医疗专业的本科生和毕业后住院、专科培训医师。虽然这些学员在参与方面实际上可能没有多少选择,因为这些培训课程也是他们正式课程的一部分,但他们也是习惯于以新颖方式学习的一代学员。在将他们的技术应用于真正的病人之前,有一种内在的理解,即需要练习和排练。与前几代的医学专业学员相比,他们也更多地接触到沟通和跨专业合作的非临床专家角色。随着大多数本科院校 SBE 水平的不断提高,当前一代医学专业人员在其形成性培训中已经接触了 SBE[56]。基于他们接受这种方法，他们很可能会寻找使用 SBE 进行专业发展的项目和机构。您可能会说我们目前正处于代际转变期，下一代医疗专业人员将会精通和接受 SBE，患者安全和跨专业团队培训。大多数模拟项目通过在形成性培训部分培养学员而获得了最实质性的发展。为了满足这些学员的持续需求，有几个非常重要的领域必须得到充分的处理，以确保他们接受这种教学方法仍然坚定不移（表 28.2）。

更难以参与的学员是那些已经从事继续专业发展的专业人士，特别是那些公认为处于临床实践高年资专家。多种因素可能是这个群体参与的重要障碍：模拟方式与真实环境存在显著差异，训练环境难以为专家的操作创造足够真实情境所需的线索；他们在同行或低年资同事面前表现会有焦虑[57]。这些阻碍参与的因素有一些正在慢慢消退，主要归功于将 SBE 纳入已建立的课程，并不断改善项目的设计和实施，如儿科高级生命支持，新生儿复苏项目和高级创伤生命支持和其他项目。减少参与焦虑的有效策略包括：对模拟环境进行详细介绍，让学员以小组形式在模拟前了解的情境或主题，并请高年资临床医师先观察情境模拟再参与。随着 SBE 技术和科学技术的提高以及这种教育形式在更多的继续医学教育和持续专业发展领域的应用，不愿参与的问题越来越少。这样，两代人完全接受 SBE 作为一种被接受、被欣赏和被期望的教育方式，将来会进一步普及。

表 28.2　**实现学员入门的工具**

目标	行动
从小处着手，聪明成长	将 SBE 纳入预定教学范围 已建立课程的适用范围 事先介绍 早查房 / 报告 学术半日 放缓的临床日 邀请其他专业人士参与
有教育意义	课程规划 需求评估 明确的目标 将合理期望与学员水平相匹配 评估
建立合理情境	尽可能让学习接近真实 不要忽视常见表现和建立 / 评估基线 使用合理的非典型表现的常用情境 使用与级别相应的不常见表现包括真实的多媒体资料（图片，视频，实验室检查，X 线片，ECG 等） 包括适当和真实的教学演员

SBE：模拟教学；ECGs：心电图。

通过教师参与的能力建设

随着 SBE 提供的各个学习团体的项目的不断增长，也需增加模拟导师和协助者（教员），有助于提供和复盘这些教育课程。虽然正式的师资培训将在本章后面提及，但在规划建立或扩展项目时需要考虑一些重要因素。首先，许多参加 SBE 培训的教师他们自己接受过 SBE 教学，但在职业生涯中职称相对较低。这个团队的优势在于他们年轻，富有热情并相信 SBE。主要的缺点是他们的临床经验不足，他们有能力向更多的高级学员进行适当的复盘和反馈。这些教师要接受正式的复盘技巧培训，并且由更多已具备资质和丰富经验的模拟导师指导并与临床经验丰富的工作人员合作以确保高水平的专业化内容。其次，教师参与的一个重要障碍是他们通过模拟项目获得直接报酬的可能性。有些项目能够通过运营预算、慈善捐款或其他成本回收方式直接支付其教师费用。如果财务报酬是一个障碍，应考虑在临床领域找到已经在组织内部获批的相对应的报酬，或者至少让他们获得某种福利（例如，年度业绩评估、参与证书、师资培训等），包括发展交换安排，例如根据教师的出席情况升级或免费成为其他相关项目的参与者。

最后，还有一些运筹问题阻碍了教师的参与。这些可以通过有组织的指南阐明仿真设备；通过建立"模拟解决方案"远程链接信息开放给现有教员专业知识和技术；在每个情境和复盘中，至少两位相关的导师建立项目指南形成一个积极的指导和反馈计划。

从医院领导层获得认同

对于大多数模拟项目来说，长久和可持续性发展的最终障碍是负责模拟项目机构管理部门的持续认同和支持。这种认同有多种形式，从简单地允许 SBE 出现在工作场所，到提倡工作人员和医师参与、建立模拟项目和工作人员的正式预算，以及其间的一切。对于那些努力让 SBE 项目获得管理部门认同的人来说，有几种策略可以提供帮助。首先，SBE 很可能成为员工重要的招聘和留用工具，特别是对 SBE 及其相关要素（包括患者安全和跨专业合作）两代医务人员的认知转变。其次是强调在患者安全、提高医疗服务提供者信心、提高效率、改进系统、更好的团队技能和改进士气等方面有明显的优势。最后，尤其对于那些对 SBE 真正意义上没有认识的人来说，要通过观察现场模拟或有计划的演示，展示 SBE 的优势。邀请公认的模拟专家为组织领导提供客观专业知识，相对于传统教育形式，强调 SBE 的优点。将 SBE 与改善患者结局、提高系统效率和改善跨专业合作士气联系起来时,将特别有效。影响管理者的最后也是最重要的工具是展示对上述领域的研究和评估。评估基于患者或 T3 的结局,这些研究结果在不同领域表现出差异(例如,重复用药错误、干预次数、临床空间的充足性、交接班 / 沟通问题、静脉通路混淆等)。或参与包括多中心研究在内的大型合作研究计划,这将为 SBE 在全球范围内的效率、有效性和整合提供证据。

项目资助

如果没有确定持续和可持续资金来源,模拟项目的发展取决于他们慈善募捐的能力。筹集资金用于发展空间、购买设备、甚至资助项目的某些要素,这种筹集能力在 SBE 领域可以非常有效。筹集慈善捐款目标包括医院慈善机构、公司或者与当地有联系的公司,以及当地的社区慈善机构。其中的许多组织非常看重 SBE 的吸引力及其对所参与社区的健康和福利的影响。有些组织可能已在其日常开展的活动中采用模拟培训或体验式学习实践。吸引慈善捐赠者参与的关键是:①由真正的医务人员进行经常的演示来说明在他们临床实践中模拟的优势;②积累改善患者结局的证据、证词和成功案例,以证实模拟在医疗方面所产生的显著改变;③宣传模拟提高医务人员信心、团队合作和沟通更良好,以及提供更有效且最终更安全的医疗服务等方面的明显优势;④说明模拟项目对招募和保留员工的作用;⑤强调模拟是当前医疗卫生专业教育危机的潜在解决方案之一,也就是说,我们所有的形成性受训者都可因模拟获得足够和可重复的临床经验。

模拟师资建设

师资建设指的是"医疗专业人员为提高自己在教学方面的知识、技能和行为的所有活动,他们的角色可以是教师或教育者,也可以是领导者和管理者,甚至是研究人员或学者,这种培训活动可以针对个人,也可以针对团队"[58]。师资建设项目改善教学实践,增强个人优势,促进组织内积极的文化变革[59-62]。医学教育中师资培训的综述概述了一系列活动,包括基于事件的会议,如工作坊、研讨会、课程或纵向的培训计划(如专项培训)以及在教学工作中由有经验的指导教师进行针对性同行反馈[60-61]。师资培训活动的主要特点包括促进提供同伴反馈的有效关系,多种教育方法,以及在更多专家同事的支持下参与真实的教学实践[63]。这些是 SBE 师资培训特点。

定义模拟教育者的胜任力

医学教育者的专业化趋势非常突出,模拟也不例外。英国医学教育者协会提供一套实用的医学教育者专业标准,包括核心价值和关键通用胜任力领域,该标准同样适用于模拟师资培养[64]。能力框架包括:①设计和规划学习;②教学和引导学习;③学习评价;④教育研究和学者计划;⑤教育管理和领导力。美国医学模拟协会(US-based Society for Simulation in Healthcare, SSH)制定了模拟教育者认证标准[65],与英国医学教育者学院有一些重叠,包括以下关键要素:

- 专业价值和能力(例如课程完整性、动机和领导力)
- 了解模拟中的教育原则知识、实践和方法(例如,设计模拟教育干预,仿真,模拟形式和反馈)
- 实施、评价和管理模拟教育,包括反馈和复盘。

要成为认证的医学模拟教育者(certified healthcare simulation educator, CHSE),美国的申请人必须完成知识考试,其中超过 80% 的项目与以下两者相关:①使用模拟对学员进行教育和评价(52%);或者②阐述模拟原理,实践和方法的知识(34%)[66]。除书面考试外,教育工作者还通过推荐信,个人陈述以及提交课程履历表来证实其在关键领域的熟练程度。通过额外模拟教学活动相关的日志手册积累,合格的 CHSE 可申请高级教育者身份,作为他们在医疗模拟领域担任其他人导师(模拟导师的导师)的能力标志。

为师资建设创造安全的学习环境

区域性的正式师资培训项目可以促进大家的认识和相互分享对模拟教学的共同理解。对于模拟教育者来说,一个特别重要的领域是如何建立一个支持性的,但具有挑战性的学习环境,这对促进学员的心理安全,从而达到大家能够共同承担人际关系中的风险至关重要[67-68]。任何对心理安全的威胁可能会破坏学习过程,因此所有模拟导师都要能在模拟情境的基本技能实施前进行概况介绍,为模拟学习活动构建安全的氛围[68]。一个相关的核心原则是处理仿真问题;模拟教育者如何预测和处理这些问题是至关重要的[69-70]。有关帮助教育者创建安全学习环境的特定师资培训策略,请参见表 28.3。表 28.4(通用复盘的方式和结构),表 28.5(促进讨论)和表 28.6(确认与发现行为表现的差距,准备复盘要点)概述了模拟项目如何实施结构化本地师资培训活动以增强复盘技能的建议点。

表28.3 师资发展中关于复盘的高收益的目标：任务前介绍和创建安全的学习环境

通过课程评估表征求学员的反馈意见
包括关于感知心理安全的项目，即"我对于犯错误并讨论这些问题感到轻松"——提供了有价值的程序化反馈
标准化的任务前介绍
为学员发放课前介绍讲义/介绍视频
为教育者准备的介绍核查表
情境模拟开始前的核查表（针对教育者团队）
学员和导师团队介绍
导师介绍学习目标和情境
设备功能完好并准备就绪，包括根据需要准备录像
师资培训会议
期刊俱乐部：阅读文献并进行讨论
建立支持性但也具有挑战性的学习环境：阅读和讨论文献
Rudolph J W，Raemer D B，Simon R. Establishing a safe container for learning in simulation：the role of the presimulation briefing. *Simul Healthc*，2014，9：339-349.
使用模拟演员：使每个人达成共识、使用相同的术语
Pascucci R C，Weinstock P H，O'Connor B E，et al. Integrating actors into a simulation program：a primer. *Simul Healthc*，2014，9（2）：120-126.
真实性的作用
Rudolph，J，Simon R，Raemer D. Which reality matters？Questions on the path to high engagement in healthcare simulation. *Simul Healthcare*，Fall 2007.

培训模拟教育者课程

对发展教育研究人员和领导者的全面讨论超出了本章的范围。由全球领先的模拟项目设计了1～5天不等的师资培训课程，为模拟教育者提供师资培训机会。基础模拟教育师资培训课程的共同特点是涵盖了许多有效的模拟教育核心概念，即：①成人学习理论；②课程设计和发展；③模拟活动的教育设计；④教案设计和开发；⑤团队合作和领导力原则；⑥评估和评价；以及⑦复盘。这些课程中的相当一部分是为成人患者医疗照护的模拟课程提供的，其中几个被高度认可的课程是专门提供给儿科模拟教育者的。模拟教育者培训课程的样本见表28.7。

除了设计和实施外，情境模拟中围绕教学目标（临床决策、团队行为、沟通技巧和操作技巧等）的复盘技巧是教育者存在巨大需求的方面。模拟界常用各种复盘方法，大家更多关注在哪种情况下运用哪种方法最佳。在诸如复苏技能[71]和中心静脉导管置入术[72]这样的操作技能训练中，结合使用反馈和复盘的方法来达到刻意练习及掌握性学习非常适合。而针对临床决策和团队行为情境模拟选择如开诚布公式复盘更适

表28.4 师资发展中关于复盘的高收益的目标：通用复盘方法

复盘
复盘的通用方法
将此作为优先考虑事项，特别是对于新手导师而言，向他提供反馈框架
确保导师模拟结束后询问学员反应的阶段并让学员有机会发言
确保导师给学员提供机会来陈述需要学会的关键信息
开发/修改认知辅助或复盘的脚本
作为开发复盘脚本的指南
Eppich W J，Cheng A. Promoting excellence and reflective learning in simulation，PEARLS：development and rationale for a blended approach to debriefing. *Simul Healthcar*，2015.
师资培训会议
期刊俱乐部：阅读文章并进行讨论
DASH 工具
Simon R，Raemer D B，Rudolph J W. Debriefing assessment for simulation in healthcare，DAS.2009：https://harvardmedsim.org/debriefing-assesment-simulation-healthcare.php.
OSAD 工具
Arora S，Ahmed M，Paige J，et al. Objective structured assessment of debriefing：bringing science to the art of debriefing in surgery. *Ann Surg*，2012，256：982-988.
复盘的三维模型
Zigmont J J，Kappus L J，Sudikoff S N. The 3D model of debriefing：defusing，discovering，deepening. *Semin Perinatol*，2011，35：52-58
PEARLS 工具
Eppich W J，Cheng A. Promoting excellence and reflective learning in simulation（PEARLS）：development and rational for a blended approach to debriefing. *Simul Healthc*，2015：in press.
复盘的小型工作坊：模拟复盘
让学员观看情境模拟短片。依据视频为学员分配角色参与到模拟复盘过程。可单独进行或成对进行复盘。明确实践复盘结构
观察员可以在工作坊导师前向进行复盘的导师提供反馈

DASH：医学模拟中复盘的评价工具；OSAD：客观结构化复盘评价工具；PEARLS：促进模拟教学中卓越和反思性学习的工具。

合[73]。提供反馈和促进有效的复盘是模拟教育者的核心胜任力，详见第3章。发展和增强导师的复盘能力是一项持续的师资培训需求，初阶导师可以参加为他们设计的师资培训课程[74]。来自特定课程的多位导师同时参加这类课程，会这有助于教育者团队目标一致培养共同的技能。

表 28.5 师资培训中关于复盘的高收益目标：引导讨论

促进讨论

提高自我意识

录制一段复盘情况的视频，让教育者回顾他们自己的复盘情况

帮助教育者看到他们实施方法的有效性（例如，问题的使用，沉默的使用，非言语交流）

请教师使用评价复盘的工具完成评价（DASH or OSAD）

在常规课程的复盘过程中，让更多有经验的模拟教师观察更多的初级教师；提前告诉教师他们将会获得关于复盘方面的反馈意见

避免提供太多的反馈 - 关注几个关键点

专注于强调以坦诚但无威胁的方式进行复盘

师资培训会议

期刊俱乐部（阅读文章和讨论）

McDonnell L, Jobe K, Dismukes R. Ames Research Center. Facilitating LOS debriefings: a training manual. 1997.

将引导技巧的经典文献进行裁剪以符合不同水平参与者的需求

Rudolph J W, Simon R, Dufresne R L, et al. There's no such thing as "nonjudgmental" debriefing: a theory and method for debriefing with good judgment *Simul Healthcl*, 2006, 1: 49-55.

关于复盘方法的文章非常适合团队的复盘

Kolbe M, Weiss M, Grote G, et al. TeamGAINS: a tool for structured debriefings for simulation-based team trainings. *BMJ Qual Saf*, 2013, 22: 541-553.

综述一些关于复盘的进阶题目，如：指导团队自我纠正，系统建构主义方法（如连环问题的使用）

模拟复盘（如上所述，重点是通过口头和非口头的技巧促进讨论）

DASH：医学模拟中复盘的评价工具；OSAD：客观结构化复盘评价工具。

基于工作的导师制师资培训和同行反馈

在完成这些课程之后，将有经验的导师和新手导师配对共同完成常规教学工作，有助于促进师资培训。在这种基于工作，即工作同时的导师制师资培训中，经验较少的新手导师在更有经验的教育者支持和指导下实施真实教学活动，有经验的教育者可以提供所谓的"脚手架"支持从而帮助新老师获得更多经验[63]。有经验教育者的示范同样可以发挥重要作用[75]，特别是在协同复盘时[76]。同行反馈是基于工作的师资培训的一个关键组分，包括多种来源，如具有专业知识的模拟教育者同行[60,77]。在临床环境中同行对于教学的观察并给予相关的反馈是有帮助的[78-80]；这对模拟项目中建立反馈文化有益，其中无论是教育者还是学员都应

表 28.6 师资发展中关于复盘的高收益的目标：
确定和探索表现的差距

识别和探索表现差距；促进良好表现

确保导师在模拟开始之前回顾案例目标（有助于团队形成）

期刊俱乐部（阅读文献和讨论）

Rudolph J W, Simon R, Raemer D B, et al. Debriefing as formative assessment: closing performance gaps in medical education. *Acad Emerg Med*, 2008, 15（11）: 1010-1016.

回顾复盘作为形成性评价手段，要确定行为表现方面存在差距存在于哪些方面，并以此作为复盘中分析阶段的指导

关于确定表现差距并准备复盘要点的工作坊

播放模拟的表现的视频

引导关于行为表现差距的讨论（可使用优点 / 不足的方法，重要的是了解表现的积极方面以及需要改进的方面）

引导讨论来帮助导师们确定在某个潜在类别方面的表现差距（如交流、领导力等）

产生复盘要点

针对特定主题精炼开放性提问

在正常的教学过程中观察一次复盘，并提前告诉导师他们将在课后获得反馈

避免提供太多的反馈——聚焦几个关键点

当学员的表现差距和预先设定的学习目标相关时，导师要着重强调改进表现差距的策略

师资培训会议

模拟复盘（见上文，重点解决具体的表现问题）

该珍视给予反馈和接受反馈的过程。在以工作为基础的教师发展背景下，对同行反馈的清晰沟通是一个关键的成功因素[78]。使用复盘评价工具，例如医学模拟复盘的评价工具（Debriefing Assessment for Simulation in Healthcare，DASH）[81-82]和客观结构化复盘评价工具（Objective Structured Assessment of Debriefing，OSAD）[83]，可以作为复盘的统一认识基础引导同行反馈并给予指导。

儿科模拟中的专项培训

模拟技术在儿科医疗领域的惊人发展和整合刺激了培训下一代儿科模拟教育者的需求。为了满足这种不断增长的需求，一些儿科模拟项目提供了特殊的模拟专项培训，旨在为有激情并愿以此作为职业生涯的儿科 SBE 人员提供完整、沉浸式和纵深的培训。这些专项培训项目通常持续 6～12 个月，但也有些更长，并可取得相关领域学位（例如硕士或博士）。有些模拟项目仅提供单项模拟教育或模拟研究培训；也可以与相关领域的临床工作相结合。表 28.3 列出了模拟教育和研究的专项培训的核心内容和主要活动。参见第 29 章列出的儿科模拟专项培训项目。

表 28.7　模拟教育者培训课程

课程名称	课程 / 机构	网址
儿科模拟教育者培训课程		
ASSET 课程 基础课程 高级（困难）复盘课程 协同复盘课程	KidSIM 儿科模拟项目，艾伯塔省儿童医院	http://www.kidsim.ca
模拟导师工作坊	波士顿儿童医院模拟人员项目	http://simpeds.org/course/pediatric-simula-tion-multi-day-instructor-workshop/
儿科 SET	PAEDSIM e.V.（德语课程）	http://www.paedsim.org/
模拟导师项目	CAPE，露西尔帕卡德儿童医院	http://cape.stanford.edu/programs/for-health-care-instructors.html
基本要素师资培训	澳大利亚儿童模拟中心，悉尼儿童医院网络	http://www.schn.health.nsw.gov.au/health-professionals/work-and-learn/learn-with-us/ kids-simulation-australia
其他课程		
SET 课程（英语和法语）	加拿大皇家内科医师和外科医师学院	http://www.royalcollege.ca/por-tal/page/portal/rc/resources/ppi/simulation_education_training_course
全方位导师工作坊（英文和西班牙文）	美国波士顿医疗模拟中心	https://harvardmedsim.org/center-for-medical-simulation-ims.php
基础和高级模拟导师课程（英文，荷兰文，法文和德文）	EuSim	http://www.eusim.org/home
iSIM	匹兹堡大学 WISER 中心与迈阿密戈登大学医学教育中心合作	http://www.isimcourse.com/

ASSET: advanced skills for simulation educators and teachers，为模拟师资提供高级技能；SET: simulation educator training，模拟师资培训；CAPE: Center for Advanced Pediatric and Perinatal Education，高级儿科和围产期教育中心；iSIM: improving simulation instructional methods，模拟教学方法改进。

社区、网络和在线资源

　　模拟协会组织通过年度会议和网络研讨会等在线资源为师资培训开辟蹊径。国际儿科模拟学会特别为来自世界各地、领先的儿科模拟教育者、研究人员和创新者提供频繁的网络研讨会，同时 SSH 有一个可供个人或机构使用的在线网络研讨会学习库。加拿大皇家内外科医师学院提供了一系列免费的播客，作为模拟教育者寻求理解模拟教学关键原则的入门资源。表28.3 是模拟医学专业教育组织支持模拟教育者培训的示例。

结论

　　有效的 SBE 项目通过对学员在模拟学习环境中所观察到的行为和行动的认知过程的深入了解，引导学生进行学习。成功的 SBE 项目旨在为隐性学习和获得新的策略和解决方案提供机会，为未来的课程和真实医疗过程提供信息。世界各国正在迅速建立有效的模拟设计和程序应对"知其所以然"和资源基础的需求，然而仍需证实 SBE 对于培训未来医务人员的功效。SBE 项目有助于医务人员更智慧和更有效地提供安全医疗服务。每种新技术或医疗创新都可能为那些长期存在或之前不为人知的疾病提供新的解决方案，SBE 可能为我们发现和认识这些创新性实践提供可能。然而要有效地规划、实施、复盘和重建真实医疗实践需要经济成本、时间和很多额外的努力。但这些努力是有意义的，应自始至终地如实记录教育和有意义的患者结局数据来证实其价值所在。将来精心设计的 SBE 对于任何一个安全、高效和反应灵敏的医疗体系都将是至关重要的。

（译者　陈志桥）

参考文献

第29章

开展模拟研究项目

本章要点

1. 开展基于模拟的研究项目需要以下条件：对模拟研究方法和具体问题有良好的理解；建立任务、愿景以及短期和长期目标；管理项目使研究得以进行并指导下一代研究者的特定组织架构；对研究项目各组成部分的过程和结果持续评估。

2. 建立一个个人发展计划（individual development plan, IDP）并且定期跟进以确保研究学员获得成功，并且与研究项目的任务和愿景保持一致。

3. 定期以会议形式对研究项目进行评价，包括正在进行的研究项目的阶段性报告、以确保与项目的任务、愿景以及短期和长期目标保持一致，论文摘要和稿件的提交和接受，以及内部和预算外经费建议提交和奖项接受。

引言

什么是模拟研究？

在过去的十年里儿科模拟领域发展迅速。一般来说，模拟研究分为两类：评价模拟作为一种训练方法的有效性研究和将模拟作为一种调查方法的研究[1]。将模拟作为一种训练方法的研究用来检验模拟体验的独特特点是否增加了教育整体的有效性[1]，这些研究使模拟教育（simulation-based education, SBE）在许多医院的医护人员课程和在职培训中得以标准化[2-3]。越来越多的决策者和利益相关者要求给出使用模拟方法可以改善学习和病人预后的证据。通常问题并不是"SBE 是否能改善行为表现？"而是"SBE 是否比传统教育方法更有效和更高效？"毫无疑问基于模拟的研究有必要回答这个问题和其他一些类似的重要问题。因此，基于模拟的研究是促进 SBE 在医疗卫生领域发展的关键因素之一[4]。目前教育课程发展的最佳实践强调用六步法（表29.1）来识别问题，并进行全面的需求

评估，以确保教育和人力资源的合理配置，评估教育干预的影响，也从管理角度确保投入的回报最大化[5-6]。强调课程发展过程的每一步都需要评估、评价和特定的反馈，这很重要，因此，它们是教育和模拟研究的自然目标。

表 29.1　**六步法课程开发模型**[5]

第一步	识别问题和整体需求评估
第二步	目标学习者的需求评估
第三步	目的和特定可测量的目标
第四步	教育策略
第五步	实施
第六步	评价和反馈

用模拟作为一种调查方法的研究，是利用模拟提供的标准化，用来回答各种关于行为表现形成因素的研究问题，这些问题在临床环境中无法得到有效、安全、合乎伦理或及时的回答[1]。行为表现形成因素强化或减弱特定临床表现，随后影响患者安全和医疗质量。通过模拟的标准化可以对这些因素进行定量和定性的测量，从而提高安全性，减少临床医学中的错误。这些行为表现形成因素包括个人、团队、工作环境、技术因素、系统因素和患者因素[1, 7]。

模拟研究现状

近期一项 Meta 分析显示描述模拟干预的出版物数量在 2006 年后大幅增加[8]。一项 2011 年的 meta 分析结果表明，技术强化模拟（technology-enhanced simulation, TES）和无干预对照组相比，将模拟作为一种教育干预手段在模拟环境下的知识和技能掌握、以及临床表现和临床结果等方面均表现出中等到很大的影响效应[8]。2014 年一项关于 TES 和儿科教育的荟萃分析报告说，TES 治疗儿科房颤与无干预组相比，具有较大的有利影响[9]。然而，由于缺乏充分的比较研究，目前的文献报道对儿科应用 SBE 教学选择何种方法最

佳帮助很小。

SBE 干预研究应聚焦于比较有效性的框架：相对于无干预对照组，什么时候，对于什么类型的学习者，在何种情况下，模拟干预较其他干预方法更可取[9]。为了更清楚地描述这个过程，为概括研究而提出的 Sim-PICO 模型[10]被推广并普遍应用于模拟教育干预研究（表 29.2）。

表 29.2　模拟研究 Sim-PICO 模型[10]

谁 （对象）	什么 （方法/内容）	什么时候 （时间）	哪里 （环境）	为什么 （理论）
Sim: 描述模拟研究过程				
P: 人群				
I: 干预				
C: 比较对象				
O: 结果				

相比之下，模拟研究也可以作为一种调查方法，评价对个人/团队因素、临床环境和技术应用对标准化模拟条件下临床表现的影响。在这里，模拟作为一个研究环境，以评价医疗领域影响人类和系统表现的因素。例如包括有一项研究应用模拟去发现一个新建的儿科急诊潜在的安全威胁（如：资源，设备）[11]，一项研究比较可视喉镜和传统喉镜在儿科气管插管中成功率差别[12]，另一项研究评价在自动体外除颤器上安装声控决策支持系统是否增加对美国心脏协会（American Heart Association, AHA）心脏骤停抢救指南的执行力[13]。

解释和开展模拟研究是一种获得性的技能。从组织管理的角度，一个完善的模拟研究项目在提供研究为目的的环境以及支持能提高模拟研究者、团队和被训练者的必要活动和训练中起到重要的作用。在本章节，我们阐述开展一个完善的模拟研究项目的基本组成部分和组织架构，并讨论持续评估对维持一个高质量的模拟研究项目的重要性。

模拟研究项目的基本组成部分

模拟研究项目是学术研究机构的模拟中心基本元素。在这部分内容，我们要阐述成功开展一个模拟研究项目的几个基本要素。

使命、愿景和目标

每一个模拟中心都应该有明确的使命和愿景。使命是模拟中心存在的目的。它指导中心的所有决策，帮助组织内部所有成员和利益相关者知道什么决定和任务最符合模拟中心的使命。愿景可以为模拟中心提

供发展方向，同时也保证了卓越的医疗质量和培训质量。例如，在一个具有模拟中心的机构，一个模拟研究项目应该与机构的首要任务、愿景和发展目标保持一致。任务和愿景明确定位了模拟项目的意图和功能，包括：①促进整体系统的改进；②增强个别团队和组织的表现；③为病人创造更安全的环境和改善预后[14]。一个模拟研究项目可以成为一个模拟中心的重要组成部分，帮助中心实现其使命和基于使命的具体目标。以下是两家机构的例子。费城儿童医院的模拟中心对他们的使命和愿景进行了如下的陈述（来源于其网站和与医院管理部门的沟通，2015 年 6 月）。

使命

"通过发现、转化和实施创新高质量的专业教育以及开创性的研究去影响个人、团队和组织的行为结果，从而提高儿童医疗保健过程和系统的质量和安全性。"

愿景

"我们将成为顶级的儿科模拟培训、教育和研究中心，影响和促进模拟医学，以提高本地、全国乃至全球的医疗质量和安全。"

约翰·霍普金斯医学模拟中心将他们的使命和愿景与整个组织的使命宣言（http://www.hopkinsmedicine.org/about/mission.html）联系在了一起。

约翰·霍普金斯医学院的使命宣言（来源于其网站）是："通过制定医学教育、研究和临床医疗的优秀标准，提高社区和世界的健康水平。多元且包容，约翰·霍普金斯医学院教育医学生、科学家、医疗专业人员和公众；进行生物医学研究；并提供以病人为中心的疾病预防、诊断和治疗。"

约翰·霍普金斯医学模拟中心为其更广泛的项目提供了一个愿景，它与整个医疗系统的愿景一致，另一方面又特定于模拟研究项目，同时直接来源于更大组织的使命。（与伊丽莎白·A. 亨特医学博士的私人交流，约翰·霍普金斯医学模拟中心主任，2015 年 6 月 19 日）：

"整合个人、环境、技术、经验和专业知识，运用模拟理论和实践，有效地支持约翰·霍普金斯医学院去完成医疗、教育和研究三方面的任务。"

约翰·霍普金斯医学模拟中心的愿景是：

"成为跨学科医疗模拟研究前沿，同时将创新的培训方法和新的科学知识转化应用到临床，并分享我们的发现，从而提高世界各地的健康教育和病人安全。"

重点领域和设定目标

使命和愿景的陈述为一个模拟项目或中心整体，同时也为其内部各部门/子项目（例如一个研究项目）提供整体方向和指导。无论存在何种程度的任务和愿景，研究项目都应该努力建立重点研究领域，例如，复

苏、团队训练、急诊急救技能、非技术性技能等。由于这些重点研究领域是定格的，为每一项目制定短期和长期目标，比从使命／愿景水平设定组织目标，将有助于更具体地（和有目的地）指导进展。

例如，约翰·霍普金斯医学模拟中心：复苏。

约翰·霍普金斯的学生们，为大学成为心肺复苏（cardiopulmonary resuscitation，CPR）的诞生地而感到自豪。考恩（Kouwenhoven），尼克博克（Knickerbocker），和裘德（Jude）等人1960年7月9日首次在美国医学协会杂志（the Journal of the American Medical Association，JAMA）上发表论文介绍将胸部按压作为一种抢救心脏骤停患者的方法[15]。他们与彼得·沙法（Peter Safar）合作将呼吸复苏和胸部按压合成为现代CPR，后者当时正在巴尔的摩城市医院（现在被称为约翰·霍普金斯湾景医院）总结呼吸复苏的研究结果。沙法随后与阿苏墨德·挪度（Asmund Laerdal）合作开发了第一个模拟人用来培训CPR，即"复苏安妮"。他们很荣幸邀请到考恩（Kouwenhoven），尼克博克（Knickerbocker）教授参加约翰·霍普金斯模拟中心的正式开幕典礼，并定义模拟中心为复苏教育和研究的卓越中心。他们利用各种基于模拟的策略去更好地理解怎样将团队合作与精细化的院内CPR相结合以及理想的训练间隔[16]，确定当前除颤仪的设计缺陷[17]，研究认知辅助设备对团队表现的影响[18]，以及发展能提高复苏技能的创新训练方法[19-20]。他们还与其他儿科模拟研究项目合作，为多中心复苏研究作出贡献[21-22]。一些博士后研究员和模拟研究人员已经在项目中接受过培训，以培养其对研究方法的丰富理解，特别关注应用基于模拟的教育去发展复苏科学并转化研究成果。

发展重点领域，建立每个领域的短期和长期目标，有助于确保所有研究项目有一个整体性，而不是个别项目和研究缺乏关联性。理想的研究目标是在一个一个集中的领域内相互协同（或者至少是一致连贯的）；在集中的领域，研究方法可以相互影响。

模拟研究中的导师制

导师制是博士后培训的重要组成部分[23]。虽然学员对他们的事业负有主要责任，适当的导师指导是他们训练的重要组成部分。每一个模拟研究项目都应该建立一个研究指导架构，以加强和支持研究环境和强化学员。研究中的导师指导应该着眼于以下几点：

- 支持知识增长和发展。
- 支持学员的模拟研究技能发展。
- 利用个人的医学／科学技术发展独特或创新的技能组合。

- 通过自然的协同工作①在模拟研究中培养出卓有成效的学术事业；②培养学员成为下一代研究带头人；③专业发展和培养一个有成效的独立研究者，从而提高学员和导师的整体职业满意度。

研究中导师制的总体目标是首先培养健康、成功的个体，引导他们走上符合他们个人目标的职业道路，满足他们所在部门的使命，并利用他们最强大的资源。因此，一个模拟研究项目将努力建立、发展和促进积极、持久和互惠的导师-学员关系。恰当的导师制架构是非常重要的，要有明确的导师-学员关系，理想的应该包括文件记录教育目标和个人发展计划（individual development plan，IDP）[24]，定期的进度汇报和会议，以及学员特定的角色分配，比如组织和在模拟研究会议上发言，以及模拟文献报告会。

导师的职责

导师应该给予促进、支持引导、监督、建设性批评和评估。特别是他们将：

1. 确保学员知道在他们的研究领域什么样是最好的。

2. 针对学员制定的目的、目标和成功的衡量标准，定期会面以评估学员进展和实现情况。

3. 对学员获得的成就提供反馈和鼓励。导师应该积极致力于帮助学员成功。

4. 鼓励学员对导师进行开放的评价，特别注意客观评价导师是否满足或超过预期。

5. 发现学员学术和职业发展、合作和个人成长的机会。

对学员的预期

1. 参与研究设计、实施、分析和研究结果发表（论文撰写、会议海报／演讲／工作坊）。

2. 参与培训目标的设定，并发现获得实现目标所必需知识和技能的机会。

3. 在导师（主要研究者）的指导下，成为一名合作研究者，负责一个具体的，正在进行的研究项目和研究小组。

4. 寻求个人成长、学术和职业发展以及合作的机会。

定期小结和会议

模拟研究的学员和导师应该充分考虑，使用基于每个学员IDP的指导工作表。该指导工作表可以由学员开始，并在每月的学员、导师、教育者和管理人员参加的指导会议期间或之后完成（图29.1）。以下是五个可以组成每月模拟研究导师指导会议的重要方面：

- 创新研究中的研究／创造性活动—领导。

⑨H The Children's Hospital *of* Philadelphia®

CENTER FOR SIMULATION, ADVANCED EDUCATION & INNOVATION

进展更新工作表
请在每月指导会议前完成并和你的导师定期回顾

访问学者/住院总/学员 _____　　　会议日期 _____

导师： _____

1）教学	□超出预期	□达到预期	□低于预期
本月目标/预期			
成就			
障碍/阻碍			
下月新目标			
2）研究	□超出预期	□达到预期	□低于预期
本月目标/预期			
成就			
障碍/阻碍			
下月新目标			
3）自我发展	□超出预期	□达到预期	□低于预期
本月目标/预期			
成就			
障碍/阻碍			
下月新目标			
4）网络	□超出预期	□达到预期	□低于预期
本月目标/预期			
成就			
障碍/阻碍			
下月新目标			
5）工作/生活平衡	□超出预期	□达到预期	□低于预期
本月目标/预期			
成就			
障碍/阻碍			
下月新目标			

备注：

图 29.1　范例：费城儿童医院使用的最新版指导工作表（经允许使用）

模拟研究的开发和进展，报告和出版物，基金资助和申请，版权和专利，编辑和同行评审。

- 自我发展　教员发展活动，领导力项目，语言或演讲技巧的提高，参加专业学术协会或社团。
- 网络　发展和扩大专业联系和专业合作者，并在特定的重点领域利用额外的导师。

1. 工作／生活平衡　由导师和学员定义的工作，由学员定义的平衡，根据导师的经验和对实现策略的洞察避免问题。

2. 教学——卓越教育　医学生和／或住院医教

学，医学生辅导，医学继续教育（continuous medical education，CME）/课程，教学/参与，新课程开发等。

导师评价

导师评价是用来评估学员在导师辅导期间的体验。学员被问及一些具体的问题，关于导师和学员之间最初指导协议的完成情况，以及对导师指导的有效性评价。评价结果将被用来评估研究训练项目的有效性和模拟中心的导师氛围。通过这个过程，对导师指导方案进行了不断的改进。在费城儿童医院，受训者在培训期间至少需要进行2次这样的指导评价。评价表包括的题目有知识成长和发展、专业职业发展、技能发展、人际交往、榜样、指导计划质量，伙伴关系、个人成长、导师和学员关系（图29.2）。

研究委员会和会议

在许多模拟项目中，在模拟中心内进行的研究由研究委员会负责监督和审查，研究委员会由研究主任主持。建议每季度至少召开一次公开的研究委员会会议，并向有兴趣参加会议或展示他们研究的任何研究者，教员或工作人员开放。定期规律的模拟研究委员会会议是一个基于模拟的重要研究项目的必需活动。在会议上，对每一项积极的研究进行展示、回顾，并对项目进展情况和产出进行监测。模拟研究会议应该通过应用模拟手段鼓励创新和开拓性的研究。这些会议有助于集中精力去转化和实施研究，去改进模拟训练，床边培训和最终的病人预后。跨专业、跨学科、跨部门和多机构的研究活动受到高度重视，因为它们可以深入了解研究结果的普遍性。最后，研究主任、行政主管

The Children's Hospital of Philadelphia®

CENTER FOR SIMULATION, ADVANCED EDUCATION & INNOVATION

指导评价表

被指导者对主要导师完成评价；如有需求可提供对第二位导师的额外评价表。

被指导者：＿＿＿＿＿＿＿＿＿＿＿＿＿＿＿＿＿＿＿＿　日期：＿＿＿＿＿＿＿＿＿＿＿
主要导师：＿＿＿＿＿＿＿＿＿＿＿＿＿＿＿＿＿＿＿＿　指导起止时间：＿＿＿＿＿＿＿＿＿＿
助理导师：＿＿＿＿＿＿＿＿＿＿＿＿＿＿＿＿＿＿＿＿
本评价表用于：□主要导师　　　　□助理导师
　　选一项：1=强烈不同意　　2=不同意　　3=同意　　4=强烈同意

主题	评分	备注（在本表反面书写额外评论）
知识成长和发展		
鼓励我的创造力包括发现新的研究专题和发现新的方法	1　2　3　4	
帮助我发展提出问题和解释数据的能力	1　2　3　4	
帮助我严谨和客观对待自己的研究结果和设想	1　2　3　4	
帮助我在提出研究问题、开展研究和发表研究结果的过程中越来越独立	1　2　3　4	
对我的试验设计提供结构性反馈	1　2　3　4	
对我的研究进展和结果提供考虑周到的建议	1　2　3　4	
专业职业发展		
对重要的专业决策提供顾问	1　2　3　4	
为我提供与访问科学家、团队和同行会面的机会	1　2　3　4	
在支持他/她本人研究和发展我个人事业之间保持平衡	1　2　3　4	
帮助我对职业计划的设想	1　2　3　4	
对我发展研究项目以及向外部审查团队报告研究项目提供指导意见	1　2　3　4	
确保我一定基于伦理和科学责任感的原则	1　2　3　4	
技能发展		
帮助我和其他个体一起有效工作	1　2　3　4	

图29.2　范例：费城儿童医院使用的指导评价表（经允许使用）

和研究项目管理人员至少每隔一个月会面一次以监控正在进行的研究产出。

模拟文献报告会

模拟文献报告会可以给模拟教育者、管理者、导师和学员提供一个接触基于模拟研究新兴证据的平台。组织模拟文献报告会对模拟研究受训者来说是一个高度教育体验。准备文献报告会的报告需要批判性评价技能。项目管理技能在组织文献报告会的过程中也得到了发展。这些技能包括安排日程，协调会议场地（包括面对面会议和虚拟会议），确定和邀请演讲嘉宾，促进讨论，总结并宣传经验教训，记录活动内容，并确保后续跟进。

对固有偏见的审慎评价和考虑

审慎评价是将医学研究成果转化为临床实践的既定方法[25]。它的目的是帮助我们给病人提供基于现有最佳证据的医疗（即循证医学）[25]。这很容易应用于基于模拟的研究。我们使用三个基本问题来促进对模拟研究的讨论和审慎评价（表 29.3）。

表 29.3　对医学文献审慎评价的三个基础问题[26]

研究的结果是否有效？
这个问题帮助我们评估系统性偏倚的影响。所有研究结果测量都有系统偏倚，我们需要在解释每项研究时评估偏倚的影响和方向。在基于模拟的研究中，中途退出或随诊失访是一个挑战。当中途退出与每个学习者在自身水平上学习潜在相关时，应格外小心。在模拟研究中，由于技术挑战而无法获得可解释的结果测量数据也是一个重要问题
结果是什么？
这个问题帮助我们评估研究结果和结果测量精度的影响（即有效尺寸）
这些结果能帮助我最大化学员的教育体验吗？
这个基于模拟的干预对我们所在的环境是否会产生类似的教育影响呢？这个问题可以帮助我们概括考虑研究人群、背景、可行性和局限性

模拟中心内的研究管理架构

一个具有坚实基础设施和适当资源的研究项目，对于一个致力于高质量研究的模拟中心来说是至关重要的。一个研究项目理想化存在的代表性贡献成员包括研究主任、行政助理或主任、研究项目管理者和研究协调员等经典职位（表 29.4）。

表 29.4　研究委员会的功能、作用和责任

	功能 / 作用 / 责任
研究主任	与模拟中心领导协作，负责医学模拟和模拟研究项目的开发和监督。主任也将帮助制定和执行中心和机构的总体任务、愿景和战略目标
行政助理 / 主任	负责包括临床培训、研究、预算和筹款在内的日常运作
研究项目管理者	期望有足够的权力、适当的背景、知识、培训和责任，负责实施项目的所有方面包括承担财政责任，并且具有资质认定
研究协调员	资质认定，根据研究方案需要受训并执行流程操作，并且针对新的研究方案接受新的培训

值得注意的是，行政助理 / 主任负责研究项目的日常行政管理 / 运作的各个方面。可能会有一个单独的医学主任负责与模拟中心的总体方向和运作有关的决策，经常作为课程发展的主题专家和整个机构（即医学院、医院、卫生行政部门等）的联络者。这两个角色是独特的，通常独立于研究主任的角色。每一个角色都可能是研究计划的一部分，在研究项目的背景下都有不同的责任（图 29.3）。这是因为许多模拟研究项目并不是独立的研究项目，资金来源也通常是其他地方；行政主任需要监督资源利用和预期投资回报。其对研究项目的职责通常包括：

1．审查提出的模拟研究项目的优点，并对研究发起人提出方案修改意见。

2．确保所进行的研究项目具有科学性和符合伦理。

3．如果项目进展延迟需要寻求解决方案。

4．监控正在进行的研究生产力。

5．促进、审查和协助在当地、区域、国内或国际论坛以及在同行评议刊物上作研究报告。

6．为促进目前的研究项目、报告、出版物和捐赠活动提供资源。

7．基于模拟研究结果来促进模拟训练以改善医疗过程和患者预后。

8．监测正在进行中的多项研究项目参与者的交叉影响情况。

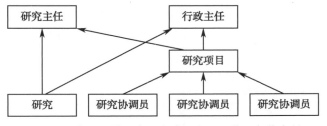

图 29.3　在一个模拟中心内的研究项目管理架构实例

当多项模拟研究在同一机构内同时进行的时候，研究对象交叉影响会成为一个问题。有些研究有不同的模拟应用方法，共同入组是可以接受的，但有时其他研究可能使用类似的模拟教育干预手段，这将对干预的影响产生正面或负面的干扰。在这种情况下，共同入组是不可接受的。建立短期和长期目标有助于对每个项目进行优先级别排序，这样就减少了招募同一研究对象的可能性。这个概念类似于多个研究共同招募病人。

资金来源（内部，外部）

财务可持续性是模拟研究项目的关键组成部分之一。为了实现可持续的商业模式，建议采用多维策略。这个策略包括：①将需要的模拟训练和伴随的研究纳入课程；②将模拟用于理想的实践开发和培训；③将模拟用于系统问题的诊断；④发展基于模拟的研究，走在国内和国际前沿；⑤开发模拟设备或相关技术[27]。内部资金主要由学科或临床特定的支持组成。例如，在费城儿童医院，儿童重症监护室护士会接受广泛的模拟整合课程。所有的医院员工都必须接受应用模拟教育手段的强制性职业安全培训。此外，在创伤复苏和新生儿复苏方面的职业模拟训练项目已经被纳入护理和住院医师培训课程。和这些教育课程有关的多个研究项目正在进行中。课程中 SBE 的紧密整合使得模拟中心成为内部资金的有力竞争者。

外部资助包括指定的研究奖励、特殊用途基金和慈善捐赠。这些依赖于更传统的外部筹资机制。表29.5 提供了一些为 SBE 提供资金资助的例子[28]。机构各部门也可能有行政研究支持经费，可以利用这些资源帮助确定那些非常适合模拟研究的申请项目。

表 29.5　外部资金来源[28]

NLN 研究经费

http://www.nln.org/researsh/grants.htm

NLN 研究基金可以用来研究包括模拟在内的护理教育主题

健康和人类服务组织的美国分部，HRSA

http://www.hrsa.gov/grants

HRSA 基金用于医疗主题的研究。通过访问它的主页发现基金申请机会和如何申请

Robert Wood Johnson 基金

http://www.rwjf.org/

Robert Wood Johnson 基金是为了改善整个美国的健康和医疗。

政府经费

http://www.grants.gov/

国家健康研究所

http://grants.nih.gov/grants/oer.htm

NLN 国家护理联盟，HRSA 健康资源和服务管理

与其他部门的协作

研究项目应该与大学和/或医院内其他部门共同开设和探索广泛但可管理的协作模拟研究计划。每个部门都有教育他们员工和以标准化方式评估其医疗护理过程的需要。通过与模拟研究项目的合作，每一个部门应该能够制定特定的需求评估、SBE 或将模拟作为一个调查方法来评估影响临床医疗质量的因素。例如，新生儿复苏计划（neonatal resuscitation program，NRP）是带教新生儿复苏的标准方法之一。模拟研究项目可以协助儿科、护理、呼吸科共同发展职业模拟教育，并将专业技术和非技术性技能评估作为培训前和培训后评估手段评价培训效果。另一个案例是病人交接模拟。在这里环境、实施者和影响病人交接质量的临床因素，在一个标准化的模拟场景下进行评估。模拟研究项目能协助开发一个交接工具或评估交接质量的具体指标。

多中心协作

模拟研究项目应该鼓励积极参与，并促进与项目外部的研究组织和网络的合作关系。多中心模拟研究是一项不管是后勤还是管理上都是紧张、耗时和具有挑战性的活动。然而，许多模拟研究项目的合作可能是通过模拟研究回答许多困难的临床或教育问题的唯一方法。模拟研究网络如儿科模拟创新、研究和教育国际网（International Network for Simulation-Based Pediatric Innovation，Research，and Education，INSPIRE）已经在各种学科和专业中形成，期望通过这种形式提高 SBE 的研究协作、指导和生产力[29]。另一个儿科 SBE 研究网络，使用网络进行儿科复苏教育，有报道说使用协作研究组使合作者能够简化多中心SBE 研究的管理。在一个单一的机构中，进行高质量的模拟研究存在着显著的障碍，例如有限的研究对象群体，普遍性和经费[30-31]。表 29.6 显示了研究协作的好处。许多这些好处有助于克服模拟研究的障碍。

表 29.6　研究协作的益处[30]

类别	潜在益处
招募研究对象	多中心研究招募样本量更大
普遍性	多中心协作包含了不同对象群体，从而扩展了研究的普遍性
经费	在进行多中心研究时，研究如涉及有相关研究背景的专家，更容易获得资助的机会
访问权限	访问其他有丰富经验和不同经验的网络成员有助于方案设计和实施
交流	定期有计划地网络沟通使团队建立基于共识的、信息通畅的、及时和相关的研究日程来指导网络项目进行

模拟研究专项培训

数个正式的模拟研究培训项目（模拟研究专项培训）（表 29.7）已经建立了。从模拟项目的角度来看，模拟研究专项培训项目是吸引有才华的新兴教育工作者和 / 或研究者的有效途径，是确保新研究项目和资金持续被纳入项目的极好方法，也是建立国家和国际认可的极好方法。从学习者的角度来看，一个正式的模拟研究专项培训是获得额外经验和专业知识的好方法，培训后将使他们更有市场竞争力，无论是作为模拟教育者还是研究者。这也包括撰写更复杂申请书的能力，无论是外部还是内部的基金项目。培训指导过程应遵循指导部分中描述的每个组成部分。值得注意的是，模拟研究专项培训目前尚未得到美国毕业后医学教育认证委员会（Accreditation Council for Graduate Medical Education，ACGME）的认可。

表 29.7　一些儿科模拟研究学员项目的机构列表

Alberta Children's Hospital/University of Calgary（Canada） 阿尔伯特儿童医院 / 卡尔加里大学（加拿大）
Boston Children's Hospital（USA） 波士顿儿童医院（美国）
The Children's Hospital of Philadelphia（USA） 费城儿童医院（美国）
The Hospital for Sick Children（Canada） 病童医院（加拿大）
The University of North Carolina（USA） 北卡罗莱纳大学（美国）

模拟研究项目的评估

模拟研究项目的质量评估对每个项目都是必要的，用来进行反馈，以确定优点和不足，并确定可进一步改进的部分。研究人员或任何参与任何阶段的研究的人员，可得到模拟中心支持的人员都应完成评估。研究计划的质量评估将被分发、审查，并由研究委员会成员进行每年至少一次的讨论。在费城儿童医院，对 8 个基本要素进行了评估（表 29.8）。

学术生产力

健康专业教育中重要和有用的学术成果可以以多种方式发表或呈现。表 29.9 列出了常见的学术成果[32]。表 29.10 列出了几个发表模拟研究的期刊。一个模拟研究项目应该考虑使用灵活的系统来跟踪和监测研究工作（过去、现在、将来）和任何相关的学术成果。在费城儿童医院的模拟研究项目中，这个更新是每月使用研究电子数据捕获系统（Research Electronic Data Capture，REDCap[33]）完成的。这个更新会和教育工作者、研究学员和主任在模拟运行会议上定期分享，并且是一个有用的基金申请书撰写、稿件准备和课程摘要管理工具。

表 29.8　评估研究有效性和质量的 8 个基本要素

1. 环境 / 氛围	为所有的研究和参与者提供安全、健康和学术气息浓厚的环境
2. 管理 / 组织	完善的基础设施和健全的财政管理，以支持和加强所有研究人员的有价值研究活动
3. 关系	开发、培养和维持员工、研究人员和合作者之间的积极关系和相互作用，以支持项目的目标
4. 人员 / 专业人士	招聘、雇用和培训不同的员工和调查人员，他们重视每一个参与者，了解他们的发展需求，并与管理人员、员工、研究人员和合作伙伴紧密合作，以实现项目目标
5. 管理 / 研究 / 合作伙伴关系	与研究组织建立强有力的伙伴关系，以实现项目目标
6. 项目可持续发展 / 成长	一个连贯的愿景 / 使命和一个可持续发展计划
7. 测量结果 / 评估	一个量化结果的系统，并利用该信息对项目持续计划、改进和评估
8. 传播的信息	能够通过地方、区域、国际会议和同行评议的出版物传达研究结果，将研究结果向更大的研究组织进行科学合理、无偏倚和及时地报告

表 29.9　健康科学教育的常见学术成果[32]

1. 杂志论文
2. 书本章节
3. 书或专著
4. 编辑图书（章节集合）
5. 文章
6. 评论或观点
7. 书（或媒体）综述
8. 信
9. 教学案例报道
10. 会议报告
11. 教学资料
12. 教学实践报告
13. 课程描述
14. 其他出版物格式（例如，视频）
15. 模拟（例如，实践经验，虚拟现实）
16. 模拟器（如任务训练器、人体模型、计算机程序）
17. 网络在线教程

表 29.10　发表模拟研究的刊物列表

Academic Medicine

Academic Emergency Medicine

American Journal of Surgery

American Journal of Emergency Medicine

Archives of Disease in Childhood: Fetal & Neonatal Edition

BMJ Simulation and Technology-Enhanced Learning

Canadian Journal of Emergency Medicine

Chest

Circulation

Critical Care Medicine

Clinical Simulation in Nursing

Current Opinion in Pediatrics

Family Medicine

Health Informatics Journal

JAMA

JAMA Pediatrics

Journal of Advanced nursing

Journal of Nursing Education

Journal of Pediatric Surgery

Journal of Perinatology

Journal of Perinatal & Neonatal Nursing

Medical Education

Medical Teacher

Pediatrics

Pediatric Anesthesia

Paediatrics & Child Health

Pediatric Emergency Care

Pediatric Critical Care Medicine

Resuscitation

Simulation in Healthcare

Teaching and Learning in Medicine

The Journal of Emergency Medicine

The Journal of Thoracic and Cardiovascular Surgery

Nurse Education Today

JAMA

Journal of the American Medical Association，BMJ British Medical Journal

研究学员培训结果

应该认识到，模拟研究学员的进展和培训结果是研究项目评估的重要组成部分。应该根据每个学员的 IDP 来得出可衡量的结果。

培训结果的例子包括：

- 由学员进行培训评估

  这个研究学员项目在以下几个方面有效：

  — 在模拟研究中获得一个职业的严谨和回报的清晰感受；

  — 提高对职业发展的期望值；

  — 与其他模拟成员建立融洽关系；

  — 从新的调查到职业中期和建立研究计划经历一个较短的过渡期。

- 受训者的学术成果

  手稿、出版物、全国或国际上的专业演讲、资助（书面、提交申请或获得基金）。

- 毕业学员的表现

  — 这需要被追踪并作为对项目的评估。

结论

模拟研究项目开展需要综合的知识和对模拟研究的优势和挑战的深入理解。这包括在教育和临床研究方面需要进一步的专业知识，包括心理测量学和定性方法、临床流行病学、卫生服务研究和评价以及病人转归研究。一个特定的组织结构是必需的，它可以使学员获得适当的指导和质量管理监督。对研究计划的持续评估是确保质量和遵守研究规则和指导方针的重要元素，并允许该计划负责地发展下去。这包括通过网络如 INSPIRE 进行多中心协作。将研究项目集中于确定的任务、愿景和目标；指导下一代模拟研究人员；而且，量化研究成果将会带来一个强大的研究项目，最终会对儿童健康产生重要影响。

（译者　费爱华）

参考文献

第六部分

儿科模拟研究

第30章

模 拟 研 究

30

本章要点

1. 通过模拟,研究人员可分离所研究的变量,尽可能标准化研究中的其他元素(例如学员、模拟器、模拟情境、导师、复盘、环境、资源等),以避免研究中的混杂因素。

2. 选择有效化的结果测量,如核查表。如果没有现成的,则考虑在更大规模的试验前,先进行研究来评价测量工具的有效性。

3. 考虑多种资金来源,如非营利基金会,内部风险管理部门,多中心合作或与公共机构建立合作伙伴关系。

4. 确保研究机构、学员或各相关人员关注的问题。避免将模拟教学与无任何干预,或明显劣势教学方式相比较。确保暴露于不同干预手段的实验对象,在任务上有相同的时间,并拥有均衡的教育层次。

模拟研究的类型

儿科模拟教学与模拟研究(simulation based research,SBR)可探索与婴儿和儿童临床医疗相关的重要问题。模拟研究分为两类。首先,模拟可以作为调查方法或环境,来探索与人为因素,系统因素和新技术等有关的问题。其次,模拟可以成为研究主题,来评估模拟教学干预的影响与效果。在本章中,我们将讨论两种不同类型的模拟研究,指出模拟研究的优缺点,描述模拟研究的标准化策略和结果变量,并提出获取研究资金的方法。

模拟作为研究方法

使用模拟作为研究方法,研究人员可以研究那些在临床环境中无法安全、及时且合乎伦理标准的问题[1]。模拟可以作为研究方法,既可以标准化环境,也可以作为标准化的结果变量。

模拟作为标准化的环境

模拟环境可以作为一个实验模型来研究影响个人和系统在临床实践中表现的因素。模拟实验室中的模拟设置可以模仿临床环境,例如复苏室、重症监护室或手术室。或可以使用模拟资源(例如药物或设备)帮助临床环境中的标准化评价(即原位模拟)。使用与计算机连接的模拟人,通过控制其生命体征,生理参数和体检结果等,从而为医疗专业人员提供较真实的临床体验。

人为因素

医疗人员之间的相互作用是临床过程中的关键因素,如果处理不当,也可能成为医疗事故和差错的重要原因。在个人和团队层面,通过模拟技术可对医疗过程中的人为因素进行无病人风险的评价或描述。大多数研究个人层面的文献都集中在疲劳、压力和衰老对医疗行为的影响。在一项研究中,研究者使用模拟情境来比较睡眠不足与充分休息的麻醉科住院医师,来评估睡眠缺乏对操作技能表现、情绪和困倦程度的影响[2]。模拟还用于研究团队表现(如领导力、沟通等)。例如,利用模拟来解决儿科重症监护和儿科急诊科医疗实践中层级相关的错误(上级医师做出明显错误的诊断或决定,下级医师能否指出)[3]。还有文献报道利用膝关节穿刺任务训练器对医学生的集体一致性错误行为进行研究(例如:目睹大多数人在错误的位置穿刺,医学生是否也会在相同的错误位置穿刺)[4]。大多数使用模拟的人为因素研究揭示了降低表现水平的因素。基于这些现有的文献,未来的研究应该考虑如何解决这些问题,例如怎样避免集体一致性错误或与医疗层级有关的错误。

环境因素

模拟技术可以用来研究周围环境对医疗人员临床表现的影响,比如噪音造成操作中断和分心。已有研究提示,分散注意力会影响模拟手术的表现[5]。此外,可以把模拟设备带到真正的医疗环境,这也被称为原位模拟（in-situ simulation）。研究者可以通过原位模拟，在真正患者发生不良事件之前，识别和纠正潜在的风险因素（如设备故障、抢救车上锁导致无法获取药物、环境过度拥挤）[6]。例如在开设新的儿科急诊室之前，原位模拟也用于测试可行性和改进流程[7]。未来的环境因素研究可以考虑探索工作环境的最佳设置（如：复苏室、设备布局）。

新技术

模拟为评估新技术的研究提供了一个理想的平台。例如，在婴儿正常和困难气道的模拟情境中，与标准喉镜相比，可视化喉镜并未改善儿科住院医师的气管插管表现[8]。有学者报道了儿科和急诊住院医师中进行的类似研究[9]。这些研究关于相对缺乏经验的医务人员（儿科和急诊科住院医师）使用新技术（可视化喉镜）完成抢救操作（插管）。如果不使用模拟环境，这些研究将很难通过伦理委员会审核，无法在临床环境中开展。

系统因素

离散事件模拟和计算机模型一起可以复制包含许多相互关联因素的复杂系统，这种方法可用于预测可能影响系统操作的因素。患者流动模型（Patient Flow Model，PFM）已用于预测在儿科急诊室增加志愿者、预检护士和 / 或额外医师，对患者在急诊科等待和停留时间的影响[10]。类似的技术还被用于比较两种不同的分诊方法对患者等待时间的影响[11]。除了传统的基于模型人的模拟技术，研究人员能够开发计算机模型和 / 或使用现有的模型来回答这些研究问题。通过模拟可以立即获得科室变化的结果，这些结果可以为医院管理人员提供依据来调整人员和资源的配置，以达到最佳效果。但是，这些结果的准确性取决于所建立模型的质量。此外，所建立的计算机模型可能需要一定的时间来和临床实际情况拟合，且需要额外的培训和专业知识。

患者因素

模拟可用于探究处理不常见病例时的表现差距，例如：儿童心脏骤停。一项研究[12]显示近三分之二的儿科住院医师未能在儿童心脏骤停的模拟情境中及时开始胸部按压，其中一半医师在 3 分钟后仍未能识别无脉性室性心动过速。这些研究大多是描述性的，但很有价值，结果有效地揭示了临床知识和技能方面的差距，而这在真实患者中进行研究的可行性很低且花费巨大。

模拟用作标准化结果

在干预性研究中测量期望的临床结果并不总是符合伦理或可行的。研究人员在许多情况下都将模拟环境下的结果作为合理的替代结果。评估心肺复苏质量（CPR）就是一个例子。尽管一些研究报道了真实患者的 CPR 质量，但更多研究都是以模拟人为基础的，因为可以在模拟人上获取心肺复苏（CPR）质量数据，可以对病例进行标准化，并且可以及时搜集多个参与者的数据。所以，模拟人已经广泛用于评估 CPR 质量（即按压深度、按压速率、和胸外按压比例）。例如，利用具有数据收集能力设备连接的 CPR 躯干训练器，研究了高频率、短时间的强化训练对 CPR 技能保留的有效性[13]。不少研究也评估了在训练期间使用实时反馈对 CPR 技能获取和维持的影响[14]。

以上所述的模拟研究分类并不是相互独立的。因为人为因素、环境因素、新技术和系统因素在医疗中常常有交互作用。这些相互作用可以通过模拟环境来研究。例如，当研究麻醉科住院医师对设备故障的反应[15]时，我们可以同时探索环境因素（设备故障）、人为因素（团队表现，危机资源管理）和系统水平因素（设备维护）。模拟也可以同时用作标准化环境和标准化结果。例如：一项多中心研究[16]探讨了在模拟儿童心脏骤停时（标准化环境），实时反馈装置（新技术）和即时训练（潜在的系统政策或环境因素）对心肺复苏质量的影响（替代性的方法和标准化结果）。

模拟作为研究的主题

自 20 世纪 70 年代第一项支持模拟技术用于操作教学的研究[17]发表以来，模拟作为培训或评价儿科医疗人员临床表现的研究呈指数增长。在过去的三十年中，许多研究已证实 SBE 是有效的，并且成为儿科医疗人员培训的有益补充。一项有关儿科各亚专科更全面的荟萃分析显示，SBE 与无干预相比具有更好的效果[18-19]。研究者注意到模拟与无干预相比，对知识、技能和行为有较大影响。在已进行的儿科 SBR 中，很少有严格设计的对照研究，如随机试验[18]。

目前许多模拟研究重复了之前的研究。这些研究多拘泥于探讨模拟教学与无干预相比的有效性，使用简单的前后对照设计，或者仅测量学员的满意度、知识、技能和态度相关的结果[20]。未来的研究需要在目前研究的基础上，在更创新的领域进行更严谨的设计。未来的模拟研究的问题需要从模拟教学"是否"有效，转变为"怎样"（How），"为何"（Why），"在哪些领域"（What），"在何时"（When），"在何地"（Where），"对何人"（Who）进行模拟教学。

怎样进行模拟教学的研究（How）?

许多儿科 SBR 利用其他研究领域的理论框架，如教学设计、认知心理学、工业工程、组织心理学和人为因素等。医学教育研究质量工具（Medical Education

Research Study Quality Instrument，MERSQI）等评价工具，可用于描述与评估医学教育研究质量的关键要素[21]。虽然此工具可应用于模拟教学研究，但在报告此类研究时还需考虑其他重要因素。这些内容包括对干预要素的详细描述，如：使用的模拟器的类型、病例情境的具体要素、所使用复盘技巧（优点/不足，主张-探询）、基础设施（音频和视频录制系统）和所需的人力资源（引导教师，技术人员）。若未能标准化或详细描述这些因素可能会影响教育结果。例如：在一项多中心研究中，若未能标准化各研究点的模拟设备的仿真度，可能会导致问题，因为一项儿科荟萃分析显示，具有较高物理仿真度的模拟器相比低物理仿真度的模拟器，对教学结果有中等程度的影响[18]。

为了实现教学法要素报告的一致性，需要制定 SBR 的框架或指导方针。标准化报告将指导可重复性的 SBR 干预措施开发。虽然已有越来越多的文献开始描述 SBR 的最佳实践，但仍需要进行严格的审查。表30.1 列出了一些常见的模拟设计及相关的优缺点。

为何进行模拟教学？（Why）

对 SBE 的研究必须建立在更广泛的医疗教育背景之上。医疗教育的目标是传播知识和技能，体现医学价值，从而改善健康结局[22]。SBE 是一种技术，可以用于医疗人员开发和维持知识和技能，并将其转化到临床实践，最终患者结局得到改善。能将儿科 SBE 与患者结局联系起来的研究是很有限的，并且主要在心跳呼吸骤停，插管和操作技巧领域进行[23-28]。尤其是，Andreatta 的工作表明，院内心脏骤停救治的存活率提高了50%。美国儿科学会的"帮助婴儿呼吸项目"显示，新生儿死亡率降低了50%[29]。总之，SBE 必须在广泛的医疗教育背景下开发，并不断反思教学对改善真实患者健康结局的潜在影响。

在哪些领域进行模拟教学？（What）

研究描述了有效的 SBE 特点，并提供了下列教育设计元素：反馈/复盘，重复和分布式练习，课程整合，难度范围，临床变异，主动和个体化学习以及涉及多种学习策略的设计[30-31]。需要对这些组成元素进行对照研究，以探究不同学习目的（如心理运动技能与团队训练），不同教员群体，不同学员群体以及不同学习环境下特定教学设计的影响。表30.2 描述了 SBR 对照研究检验教学设计的例子[32]。

模拟教学时机的研究（When）

将 SBE 纳入已有的儿科培训课程可能具有挑战性。由于工作时间的局限，寻找进行 SBE 的时机可能很难。比如，为了腾出时间进行模拟教学，应该将哪些内容从已有的完整课程中删除？与现有的教学技术相比，研究模拟教学的效率和有效性可以为这些决策提供依据。例如，可以将存在多年的早交班转变为 SBE，并作为未来培训计划的基石。培训开始时采用创新方法，例如本区域的新人训练，可以为所有受训人员进入项目提供同样的起点。持续培训应该根据学员的需求与临床经验而具有个性化。例如，如果学员在夏季进行临床轮转时，他们可能需要模拟支气管炎，因为这是冬季多见的季节性疾病。SBR 还必须探索与掌握知识、技能和态度相关的最佳培训频率和持续时间，以便

表 30.1 常见研究设计

研究设计	标识	优点	缺点
单一组，仅有干预后测量（描述性）	X-O	简单，经济，可用于记录过程（如：新项目/课程开发），可引出改进建议（预试验）	展现的效果可能是自然进程的结果。结果可能是由于预措施以外的因素造成的
单一组，干预前后测量（前后对照）	O1-X-O2	简单，经济，可以体现出干预的变化	效果可能是自然进程的结果。由于混杂因素，时间效应或霍桑效应（Hawthorne effect）而产生偏倚
带有对照组的干预前后测量（类实验研究）	E: O1-X-O2 C: O1-N-O2	可控制时间效应和可能影响结果的已知因素	相对复杂和消耗资源的设计，潜在的选择性偏倚，无法控制无意的混杂偏倚
带有对照组及随机分配的干预后测量（真实验研究）	E: X-O R O: N-O	控制潜在的混杂因素（有意或无意）。相比前后对照的设计来说，耗费的资源较少，但保留随机化的好处	复杂且消耗资源。无法显示两组基线的等同性，因此无法显示学习者发生的变化
带有对照组及随机分配的干预前后测量（真实验研究）	E: O1-X-O2 R C: O1-N-O2	控制潜在的混杂因素，最严谨的设计	最复杂和消耗资源

1. O：观察/测量（observation/measurement）；X：干预（intervention of interest）；N：无干预或对照干预（no intervention or comparative intervention）；E：干预组/实验组（experimental/intervention group）；C：对照组（control group）；R：随机（randomization）。

2. 霍桑效应：当被观察者知道自己成为被观察对象而改变行为倾向的反应。

医疗人员安全有效地医治患者。这类工作有可能改进培训的效率和效果，并适应每个人的临床经验和职业发展。

表30.2　儿科SBR监测教学设计元素

教学设计的特征	对照研究的例子
课程整合（Curricular Integration）	在急诊科轮转期间进行模拟操作培训对比非急诊轮转期间在模拟实验室里进行操作培训
分布式练习（Distributed Practice）	在一天内进行连续8小时的模拟培训对比将8个1小时的培训分布在较长的一段时间内
反馈（Feedback）	有脚本的复盘对比无脚本的复盘对团队合作及领导技巧的培训效果
重复练习（Repetitive Practice）	在一次培训中重复某一模拟病例多次对比一次模拟病例后，进行较长的复盘

模拟教学环境的研究（Where）

大多数SBR都是在模拟实验室等可控制的环境中进行的。许多研究人员开始探索如何最好地改变研究环境，使其更好地反映临床环境。越来越多的项目开始在现场进行（即现实中医治患者的场所，如：急诊室等）。尽管这最大可能保证了环境的真实性，但它也会对真实患者以及受试者的心理安全造成潜在的影响[33]。因此，模拟研究必须审视每个环境的学员（医疗人员），患者和医疗系统的利弊。例如，可以将模拟中心的CPR技能培训与现场环境中进行的培训相比较。初学者（医学生）很可能从模拟中心里重复刻意练习CPR技能中受益，而有经验的专科医师则需要在临床环境中练习技能，以获得最大的效果及更高真实感（不同环境对不同学员的影响）。未来还可以研究通过平板电脑或智能手机，进行虚拟环境（VR）和基于计算机程序的模拟。总之，SBE的环境应与预定的学习目标相匹配，以便最大限度地提高学习效果。

学员人群对模拟教学效果的影响（Who）

SBE涉及学员、教师和模拟器的交互。目前大部分的SBE专注于本科和毕业后培训；然而，关于其在继续教育中的应用知之甚少。此外，目前很少有文献描述学员的背景和经验水平的差异对SBE成果的影响。研究人员可以控制单个因素，也可以控制多个因素的组合。例如，如果我们想比较两种不同类型的模拟器，实验设计会尽可能保持使用两种模拟器的学员和教师的特点大致相同。但是，如果研究复盘的技巧，我们可能会改变学员和教师的互动，同时保持模拟/模拟器不变。研究必须考察学员和教师的特征和经历，以便最大限度地展示SBE对各种不同类型学员和教师的影响。

SBR的优点与缺点

有人可能会问："我为什么要进行SBR？"要回答这个问题，需要了解SBR的优点和缺点，特别是与临床研究相比时。在本节中，我们阐述SBR的主要优点，并描述可能会限制其在某些情况下适用性的一些缺点。

SBR的优点

迄今为止，大多数在儿科开展的SBR一直在评价以模拟人为基础的模拟（mannequin-based simulation，MBS）作为教育干预[18]。使用MBS可以让研究人员对特定的临床研究环境进行标准化，这在多中心（非模拟）临床试验中通常很难实现。例如，评估北美多个儿科重症监护病房的胸外按压质量的临床研究可能受到各种混杂因素的影响，如床垫类型/可压缩性，除颤器/监护仪类型，复苏药物的可用性和位置等。在模拟环境下进行的类似研究可轻松控制其中的部分或全部因素，从而有助于消除这些因素可能造成的潜在混杂性偏倚。

在临床科研中，通常需要招募符合入选标准的特定患者（例如年龄，临床表现，诊断）。因此，临床科研很难探索临床上罕见的情况。而SBR允许研究人员创建特定类型的患者（例如心脏骤停），并根据研究的需要调整年龄，临床状况和其他特征[32]。这样可以确保医务人员招募到的患者具有一致性和均衡性。此外，模拟患者可以按需提供，而临床研究往往受罕见情况（例如：心脏骤停），季节性变化（例如：冬季的支气管炎）或影响临床表现的其他变量的支配。

通过标准化模拟研究环境，研究团队可以仔细考虑所有可能的混杂变量，如临床诊断，临床进展，设备，教学演员（confederate）等[34]。这也为研究人员提供了创建独特儿科照护的机会，包括家庭成员和/或替代护理人员（如保姆，教师）的存在，患者的年龄和身材以及设备的大小[32]。临床研究和SBR最大的区别在于，对于大多数临床研究，受试者是患者，而对于SBR，受试者通常是医疗人员。因此，SBR的一个主要优势是招募个人和/或医疗团队通常比真实患者更具可预测性和可靠性。此外，在临床环境下，获得患者家属知情同意，对研究受试者的招募而言极具挑战性，但获得医疗人员的知情同意，往往不是非常困难与复杂的。最后，SBR对患者没有伤害风险，而许多临床研究中无法完全避免对患者安全的风险[32]。表30.3比较了SBR与临床研究的优点与缺点。

SBR的缺点

SBR也存在缺点或局限。模拟的临床环境常常缺乏真实感,这可能会对研究受试者的特定行为产生不利影响[32]。虽然模拟患者可以按需提供,但他们缺乏真实患者所能提供的生理变异性和反应。在 SBR 中,模拟患者的生理反应由操作者控制,这或许无法准确地表达真实患者的反应。这使得在模拟环境中进行某些类型的研究变得困难或不可能(例如药物对患者的影响)。最后,实施 SBR 需要对特定模拟资源投资,以及除临床研究专业以外的 SBR 专业知识,这在某些机构中可能会令人望而却步(表 30.3)。

SBR 的标准化策略

尽力使研究环境标准化,可以让研究人员分解研究的独立变量,并减少对研究内部有效性构成威胁的特定混杂变量。在最近的一篇综述中,Cheng 等详细描述了这些问题,并提供了解决问题的策略[32]。控制这些混杂变量对于多中心研究至关重要,因为在多中心研究中,研究点之间的变异可能会对结果产生负面影响。在 SBR 中要考虑的关键变量有:模拟器选择,情境设计,标准化病人/演员和复盘。

模拟器选择

SBR 中所使用的模拟器应合理选择,以确保其物理属性(即物理真实性)能提供研究所需的功能。由于儿科模拟器种类繁多,所有这些模拟器都具有不同程度的功能,因此研究人员应仔细检查并选择最合适的模拟器。例如,开展一项研究评价如何对低通气患者进行适当的球囊面罩通气,研究人员应该选择一个能够观察和执行球囊面罩通气操作的模拟人或模型。如

果模拟真实性和功能性没有仔细考虑,模拟器的选择可能会成为一个混杂因素,对研究结果产生偏倚[32]。

情境设计

将模拟临床情境作为研究背景的研究应确保模拟情境设计与运行的连贯性。确保情境标准化的有效策略包括:①限制情境的持续时间;②无论受试者的表现如何,按照预先确定的时间间隔设置临床状态转变;③根据受试者的表现,确定临床状态的转变;④设置详细的情境教案,通过试运行来检测潜在问题[32]。

标准化病人

标准化病人(standardized patients,SP)经常用于帮助受试者积极参与模拟情境,并增强模拟情境的情感真实度。当作为研究的一部分时,SP 行为应仔细编写和控制,以防止他们成为影响结果的混杂因素。SP 行为的几种潜在方法包括:①在模拟的临床情境中所有时间点对 SP 行为进行脚本编写;②在开始研究之前提供 SP 培训;③预测试方案,以确保 SP 符合预先编写的角色;④提示卡,以帮助 SP 演绎好自己的角色[32]。

复盘

复盘是 SBE 的一个关键组成部分,常常是作为模拟教育干预的一部分,成为研究的主题。在复盘文献综述中[35-36]将复盘的主要特征描述为 5W:Who,谁(进行复盘人员的特点);what,什么(复盘内容和方法);when,何时(时机);where,哪里(环境)和 Why,为何(理论)[36]。最近的一篇综述文章中详细描述了这些特征,该文章提出了所有这些特征的组成部分,都应

表 30.3　SBR 和临床研究的特点比较

研究特点	SBR	临床研究
标准化研究环境	能够对临床研究环境的各个方面进行标准化	使临床研究环境的各个方面标准化非常具有挑战性,特别是对于多中心研究
病人选择	患者/临床病例可以在需要时提供	患者/临床病例只有在出现之后才能招募,并且受到季节变化的制约
研究对象	通常医务人员(而不是患者)	可变,可能是患者,医务人员,家庭成员等
病患受伤害的风险	无	可能有潜在风险
招募	模拟人作为代理病人易于安排。可根据医务人员的时间表进行招募	招募患者可能受到多个因素的影响,通常不受研究人员控制招募医务人员时需要考虑临床医师的时间,并确保不影响临床医疗工作,可以根据时间表和可行性进行招募
真实性	模拟环境并不完全真实,这可能会影响受试对象的行为	临床环境始终是 100% 真实的(除霍桑效应外)
生理反应	生理反应由操作者控制,或模拟器的特点反映(胸廓回弹),或编程序控制(虚拟现实的算法)	生理反应是真实的,但不总是可以测量
资源与专业知识	需要模拟资源及模拟研究相关的专业知识	需要研究相关的专业知识

霍桑效应:当被观察者知道自己成为被观察对象而改变行为倾向的反应。

在所有包含复盘的模拟研究中进行描述[35]。例如，如果视频被用于复盘中，则应以相同的方式使用视频（例如：视频剪辑选择的标准，视频的持续时间，视频的数量等）。如果研究评估的是某一个复盘的元素（例如比较不同复盘方法的研究），这一点尤为重要。

选择结果变量

SBR 中的结果是由研究问题决定的。首先，结果变量与干预应该具有因果关系。另外，它们必须与正在研究的内容相关，否则研究的结果将毫无意义。最后，必须注意结果变量在信度和效度方面的可测量程度[32]。一般来说，结果变量的选择，取决于模拟是研究对象还是研究方法。在某些情况下，模拟技术甚至可能直接测量结果变量本身。

模拟作为研究对象时的结果变量

在研究模拟作为教育策略的有效性时，常应用柯克帕特里克（Kirkpatrick）的学习和培训评估理论。1959 年，Kirkpatrick 最早发表了评估培训或教育干预的四个等级[37]。就进行评估所需要的资源而言，通常每个级别都会比上一个级别更为复杂，但结果也被认为是干预成功的更有力证据。第一级最基础的评估级别是衡量学习者的反应和态度，例如对教学干预措施的满意程度或培训后的自信程度。第二级衡量学习效果，例如教学干预前后的知识测试。通过评估对知识的记忆或标注学习曲线可以更真实地了解教学干预措施如何影响学员的知识水平[38-39]。第三级评估测量学员的行为，尝试将所学的知识或技能在工作环境中应用。第四级提供了最终和最有力的证据，它衡量实际结果或由于教育干预而出现的临床结局。Kalet 等指出教育措施对临床结局的影响受到多方面的挑战，包括时间滞后，多重混杂的临床变量，患者动员以及学术机构的内在相关性。到目前为止，作者主张在纵向教育研究中，选择可以更直接地与教学干预相联系，并具有教育敏感性的结果[40]。临床操作技能从模拟培训干预中的转化是一个很好的例子，其结果在教育上是敏感的，与干预具有良好的相关性，生物学上可信，并且可以很容易地重复[41]。

在每一级评估中，都有不同的工具和方法可用来评估干预的效果（表 30.4）。一般来说，这些方法可以分为三个主要类别：①模拟技术作为结果测量工具；②观察核查表；③临床转化结果[32]。

模拟技术作为结果测量工具

技术增强型教育给模拟研究带来更多的益处。模拟器、虚拟游戏和其他工具等可为教师选择记录和分析学员表现的指标。大多数儿科模拟器能够记录学员的行为以及模拟器的生理状态。这可以使研究人员验证影响可记录结果的干预假说，如气道管理的表现或胸外按压的准确性。模拟的设置也可以用来研究干预措施对完成技能时间的影响[42-44]。

计算机或模拟器测量和计算的可靠性可能看起来不错，但如果制造商的研发部门没有提供效度的依据，研究人员可能需要进行小规模的预试验，以验证测量结果的可靠性及有效性。例如，胸外按压深度的准确度因记录该结果的产品技术及制造商的不同而差异巨大。此外，人们对模拟环境下测量的预测有效性，以及这种结果是否真正反映了他们所替代的现实世界的结果知之甚少。

观察性核查表（checklist）

观察性核查表通常用于表达难以用生物学或其他更具体测量捕捉的概念或构架。这些核查表在评估行为和人为因素研究中尤为常见[34]。使用核查表的另一个常见地点是评估临床或操作技能。在评价研究对象的行为、技能及知识时，如果没有现成已经过校验的评价工具，研究人员应采取系统的方法制定核查表，以确保其内部和外部的效度和信度[45-46]。

一些观察性核查表可在现场使用，而有些核查表专门用于视频审查。没有任何一种核查表是完美的，选择或设计核查表取决于研究的具体目标。第 7 章提供了用于模拟和 / 或真实临床环境的儿科评价工具的详细列表。

临床转化

观察临床结局在教学研究中并不总是可行的，甚至是不可能的。然而，教学干预措施对实际患者的影响却是最有意义的结果。通常情况下，这些研究只是理论上是可行，但由于实施这些研究的规模，成本或时间等因素，在现实中很难进行。发表的所有模拟研究中不到 2% 涉及临床结局[47]。除了资金外，没有足够的样本量也是难以达到临床结局统计学差异的挑战之一。随着多中心研究网络的发展，除了改善研究的外部有效性以外，已有部分研究实现足够的样本量来探索以患者为导向的结局[48]。

模拟作为研究方法的结果测量

当模拟被用作研究方法时，结果测量将取决于研究的内容。例如，在模拟环境中比较常规喉镜与可视化喉镜进行气管插管[49]。在这种情况下，插管时间被用作结果变量在三种儿科模拟人中测试，结果显示对儿童和新生儿模拟人气道进行气管插管时，常规喉镜插管时间更快，但在婴儿模拟人的比较中没有差异。

表 30.4　Kirkpatrick 分类的结果测量举例

层次	类型	描述	评估工具与方法举例	资源使用	文献举例
1	反应（Reaction）	测量参与者对干预或学习经历的感受	- 满意度调查（Likert评分） - 定性访谈 / 专题小组讨论	创建，收集与分析数据快速、简单、经济	在新的医疗设施中进行了 12 个模拟急救病例测试系统并熟悉空间。参与者中有 69% 表示培训是有益的[60]
2	学习（Learning）	测量知识，技能或态度的改变	- 知识测试（多选题） - 技能测量核查表 - 自我效能评分表（Likert评分）	创建工具较快速、简单、经济。但某些工具校验的过程较复杂、耗时、昂贵	三项新生儿复苏培训（NRP）模拟和随后的复盘后，学员 NRP 表现改进（培训前 82.5%，培训后 92.5%，平均差 10%[95% 可信区间，1.5-18.5]）[38]
3	行为（Behavior）	测量学习在实践中的应用	- 在模拟环境中观察到的行为作为替代 - 临床环境中的行为，通过： - 观察 - 病历审查 - 核查表 - 自我评价 - 病人评价 - 同行评价	- 模拟核查表需要进行校验的研究 - 临床研究较复杂，通常需要较大的样本量	比较由教师示范与在临床模拟体验期间自我学习这两种学习方法，通过行为评估工具（BAT）测量，发现学员的行为有改善[61]
4	结果（Results）	测量学习对临床环境和 / 或实际病人的影响	- 通过通常过程测量的临床结果： - 观察 - 病历审查 - 访谈	需要行政部门的协调与合作（更复杂及更消耗资源）	通过对中心静脉置管的模拟教学，住院医师在提高置管技能的同时，住院病人中心静脉置管并发症（导管相关性感染）的发生率也降低了[62]

对探索人为因素或环境设计要素感兴趣的研究人员可以同样使用模拟环境，来验证使用经校验的工具作为结果测量手段的理论[4]。总之，将模拟用作研究方法时的主要结果变量的选择与其他临床研究十分类似。

模拟研究的科研资金

模拟研究通常具有较大的前期设备或开发成本，否则无法进行研究。预先获得模拟设备很有帮助。但根据不同的研究目标，现有设备或软件可能不适合或不足。科研基金对于更大规模或更多资源密集型研究，尤其是那些延伸到多中心网络的研究而言至关重要。科研资助机构通常根据两个原则决定是否为研究提供资金支持。

负责研究与创新

负责研究与创新（responsible research and innovation，RRI）是一个应用于创新技术的概念，最早用于未来技术，如机器人技术，人工智能和虚拟现实[50-51]。RRI 原则意味着新技术的发现和应用能够反映社会需求并改善整个社会的发展[50]。使用这一原则的资金机构会基于模拟研究的创新性潜力，尤其是产品是否具有可能直接改善社会福利的潜力，来决定是否资助研究。

深远影响

深远影响是指研究应该尝试改善弱势群体的处境，并具可持续性[50]。关注弱势群体和儿童的基金会根据这一原则决定是否资助。例如：帮助宝宝呼吸（helping babies breathe）是基于深远影响这一原则的模拟研究例子[52]。它用低成本新生儿人体模型，在资源有限的环境下，进行新生儿出生后的基础复苏培训项目。能展现婴儿鼻腔和口腔呼吸道解剖结构的低成本模型，对于确保在资源有限的国家广泛、普遍地开展培训至关重要。

模拟作为研究方法的科研资助

当模拟用于探索医疗人员，患者或系统层面的问题和创新时，很多机构会对发现和甄别可能影响医疗安全的问题很有兴趣，更重要的是，如何解决或预防这些问题。典型的模拟研究使用这种方法集中探索病人的安全性，如潜在的安全威胁分析[53]。虽然患者的结局仍然是此类模拟研究的最终目标，但资助机构通常会专注于患者安全，医疗质量和系统问题。在美国，医疗保健研究和质量机构（AHRQ）以及对商业、政策或医院系统功能感兴趣的机构是主要的资金来源。

模拟作为研究对象的科研资助

这些研究测试或校验模拟培训项目，这些培训项目可改善与医疗人员相关的知识，技能或态度，从而改善患者或人群的结局。它被认为是一种教育干预。医学教育干预研究（包括基于非模拟的干预）目前，像美国国家卫生研究院等传统国家机构很少资助医学教育干预研究（包括基于非模拟的干预）[54-55]。然而，模拟作为教育干预的研究往往对基于 RRI 原则的基金会具有吸引力。美国心脏协会，其核心教育产品是心肺复苏模拟器，资助使用心肺复苏模拟作为教育干预的研究。代表模拟产品（例如挪度，珂马等）和医疗设备（例如爱惜康、卓尔、菲利普）的基金会也是申请模拟研究资金的优质来源渠道。专注于一般创新的资助者（例如谷歌等）也可能是有效的选择对象。

干预性的模拟研究必须是转化研究，这一点很重要。像传统的转化研究一样，在生物医学实验室环境（T1）中的发现需要用实际受试者（T2）进行测试，并且对患者、人群和系统的作用效果也要进行研究（T3）[56]。模拟教学在 T1 水平上已经被证实是有效的，因此，使用模拟教学作为干预的研究往往只有在 T2 或 T3 水平上才会得到资助。也就是说，资助机构对可衡量的医疗人员结局和患者结局更感兴趣，而不仅仅是一种新的干预措施。

资金来源

公共

基于政府的医疗保健资助机构主要看重广泛影响性原则，特别是对其管辖范围内的儿童。美国国家卫生研究院（National Institutes of Health，NIH），加拿大卫生研究院（Canadian Institute for Health Research，CIHR，加拿大），英国国家卫生服务（National Health Servies）和澳大利亚健康和福利研究所（Australian Institute of Health and Welfare）都是大型的国家公共资助机构。其他具有更侧重具体任务的机构或当地医疗机构也是潜在的资金来源。这些机构倾向于资助临床科学家和研究人员。由于经常使用整个管辖范围内广泛影响的原则，专注于儿童的模拟研究会比非儿科研究具有轻微的创新优势。

其他公共机构更多地关注技术和软件。如果开发新颖的模拟器，模拟软件或触觉模拟器，这些也可能是潜在的资金来源。例如，专家开发了一个由英国政府技术战略委员会资助的大型灾害分诊培训屏显模拟软件[21, 57]。

军方的资助机构可能使用 RRI 原则，接受资助模拟研究。他们希望某种程度的创新产品能够部署在军事医疗环境中，无论是为了平民还是军人。因此研究方案不一定需要将军人作为目标患者人群。

非营利组织

非营利基金会有非常具体的任务。有些根据深远影响原则，服务社会经济地位低的弱势群体。一般的非营利基金会倾向于围绕低水平的卫生保健服务研究，这可以通过模拟的干预来实现。例如，美国的 RBaby 基金会将资金用于改善医疗机构中的儿科急症救治[58-59]；这些都适合使用 RRI 原则进行模拟研究和干预。疾病特定的基金会也可能是研究的来源，可以将模拟教学干预措施与改善患者结局相结合，例如提高治疗 Crohn 病患者的结肠镜检查技能。又如，心脏骤停研究是由美国心脏协会资助的。

工商业资金

模拟人或模拟软件的制造公司及其合作伙伴也是模拟研究独特的资金来源，这是其他临床科学家无法获得的资金来源。这与制药公司赞助的研究类似。公司资金使用 RRI 原则，但不一定具有深远影响。这意味着企业的资金不一定需要测量患者的结局，尽管探索患者结局的研究仍然会得到资助。当对模型人的特定修改进行可行性和新颖性测试时，研究资金会更易获取。

多中心协作

多中心研究的样本规模优势也为资助机构提供了动力源。这意味着多中心研究网络为进一步的 SBR 提供基础支撑，并提高了获得资助的可能性。例如，教育研究的资助直接受到严格的研究设计的影响，其中包括抽样方法；一项多中心研究，如果执行得好，并进一步提高其严谨性，很可能会得到更大金额的资助。此外，一些特定的资助如 NIH U 系列的捐赠，仅面向大型网络群体提供基础基金。

（译者 林轶群）

参考文献

第七部分
儿科模拟的未来

第31章

儿科模拟的未来

本章要点

1. 儿科模拟前景光明，但在如何利用模拟技术优化医疗结果方面仍有许多改进空间。

2. 改进方面涉及：优化模拟资源、整合、创新、调查研究及激励未来的领导者。

3. 个体、项目及医疗机构间的合作对于确保儿科模拟医学未来的发展至关重要。

引言

在过去的 30 年间，涌现了大量推动模拟教育（simulation-based education，SBE）发展的因素。其中一些因素涉及医学教育改革、专业法规、专业职责及社会期望。人们发现，许多医学专业的实习生还未作好准备成为临床医师。除在许多技能操作上存在明显问题以外[1-4]，由于职业准备不充分，这些实习生还面临着巨大的压力[5]。这些技能不足的问题是随着医疗服务模式的转变而出现的，进而使医学本科生的临床经历产生了很大变化，同时也大大影响了跨专科实践[6-7]。医疗服务模式的改变提高了对医学生素质的要求，医学教育改革也因此提上日程。此外，人们普遍认识到，毕业后教育需采用更综合的教育方法，将培训延伸至继续医学教育[8]。

尤其是在医学教育领域，专业法规的演变也带来了一些变化，如工作时间限制以及毕业后培训更精简、时间更短[9-11]。尽管是出于好意，这些措施的出台仍导致人们对于医学生工作量的担忧持续增加，担心他们的临床培训量是否足以使其胜任临床工作[12-13]。医学生个人获取临床经验、医疗团队共同管理临床病例的机会减少，促使人们将模拟教育（SBE）纳入培训课程，以确保每位医学生都有足够的机会进行常规及少见情况／操作的刻意练习[14]。

随着专业职责及社会期望的持续增加，患者安全已成为医疗卫生行业中最重要的部分。由于人们不再接受医学生在真正病人身上进行练习，因此教育策略计划将临床学习曲线中的高难度部分进行转移，从患者身上转移到对患者及医护工作者都安全的环境中。依据这种思路，SBE 提供了理想的解决方案，一种可定制的教育策略，以满足不断发展的医疗系统的需求[15]。

从新手到专家，各层次的用户都可以使用 SBE 进行练习，提高技能和知识，即使犯错也不会遭受惩罚。这可以使学生尽早且尽可能多的接触大量可能的临床病例，从而加速学习曲线进程。此外，根据每个学生的需求进行滴定式的选择 SBE 的形式、频率和难度，可缓解传统医学教育时间和机会不足的问题。本章将回顾医学模拟的几个主要方面，并介绍模拟将来在提高新生儿、婴幼儿及儿童照护中的作用。由于对一体化跨专业模拟医学教育的需求日益增长，我们将对儿科模拟医学未来在以下几个专题领域的发展进行探讨：优化模拟资源、整合、创新、研究及愿景。

优化模拟资源

模拟人

近年来，人们对综合模拟人的关注，已经从以高科技才是高仿真的观念转变为适宜技术条件下的高仿真。这是因为人们相信，只要环境合适、模拟体验设计巧妙，较低技术水平的人体模型也能达到高仿真度的效果。这一重要观念的转变，使得高仿真模拟得以在全世界发达国家及发展中国家的各个医疗系统中实行。

目前，市面上的儿科和新生儿模拟人不能提供临床实践中常规使用的线索。比如评估灌注情况时最常出现的不足之一就是无法提供毛细血管再充盈时间和皮肤温度。另外，由于组织弹性特征不同，在气道操作时的触感也明显不同。而大量证据显示，在信息采集策略方面，初学者与专家对于线索的获取也存在差异。

因此，在仿真度方面还应该考虑的一个因素是学习者群体的专业水平[16]。此外，对于介入治疗和临床任务模拟，当前的儿童人体模型配置较低。当一些任务可以单独在任务训练器上进行时，许多培训教师会用部分任务训练器组成混合模拟来克服这一困难。但这经常会破坏模拟病人管理的流程，降低体验的逼真度。

为了促进人体模型设计和功能上的改进，领先的人体模型制造商需要对创新的想法进行测试和实施。模块化的人体模型制造方法是策略之一，针对特定学习者群体或教育课程的需要，依靠技术进行调整以达到最佳仿真度。其潜在的额外好处在于，能够在相同的产品范围内拥有更便宜的人体模型，从而使 SBE 的全球普及化成为可能。

感觉整合

学习者通过五种感官来与模拟环境互动。未来的模拟环境将整合触觉（触摸）、嗅觉（闻）、味觉、听觉以及视觉刺激，尽可能提供最逼真的模拟体验。尽管这些技术中许多已经存在，但还需要将它们以统一协调的方式进行整合。

增强或虚拟现实技术是一个快速发展的领域。虚拟现实技术完全模拟现实世界，而增强现实技术通过在已经存在的现实世界中嵌入计算机图形而加入线索（见第 9 章）。事实上，许多技术的特征介于增强现实和虚拟现实之间。增强和虚拟现实技术系统通常以下列三种方式之一来实现：头戴式显示器、环境固定显示器（environment fixed displays，EFDs）和手持式显示器（handheld displays，HHDs）。头戴式显示器需要精确追踪用户头部的位置和方向，它包括非透视、视频透视及光学透视设备。非透视显示器屏蔽了真实世界的所有线索，为虚拟现实提供了最真实的体验。相比之下，视频透视和光学透视显示器使计算机生成的线索被覆盖在视野上，并提供了理想的增强现实体验。

EFDs 可通过表面和扬声器提供图形和 / 或音频，无需移动头部。EFDs 有很多形式，从普通显示器到环绕式显示器都包括在内，尽管显示面多为平面，但可以使用更复杂的形状。EFDs 提供了完全沉浸的人造环境，而参与模拟的用户或学习者是现实世界的唯一线索。HHDs 是一种手持式追踪设备，不需要精确地对准眼睛或头部。随着智能手机和平板电脑的发展，手持增强现实技术的普及并呈指数增长。将此类技术协调整合入模拟环境及教育课程，可进一步增强逼真性。

提高教育质控及质量保障

历经漫长的酝酿过程后，目前的科技进展还表现在可提供能够负担得起的模拟技术，同样可逼真模拟临床的各种病例，从而使学生可以真实有效地参与其

中。而最近的文献显示，即便使用相似仿真度的资源，并非所有培训都能获得相同程度的教育影响和向临床实践转化[17-18]。仿真度只是模拟教育体验中影响学习质量的因素之一。其他因素包括（但不限于）：模拟课程的整合、模拟教材的开发和传播以及模拟培训中引导教师和复盘教师的素质[19]。

除教育体验的效率以外，模拟教育对学生的情绪影响也不容忽视。基于脑的学习理论把促进学习所需的元素阐述为：一种复杂经历下精心编排的沉浸状态（如，精心设计和推动的模拟情境），随后有机会在放松警觉的状态下对体验进行主动处理（如，复盘）。放松警觉被定义为一种消除恐惧但仍具有挑战性的教育氛围[20]。在《我们为什么会犯错》（*Being Wrong*）这本书里，作者探究了犯错这一现象。她的假设是，在我们意识到自己错了之前，犯错本身并没有情感上的影响。在模拟环境中，学员经常在复盘时意识到自己的错误，而这可能带来明显的情绪影响[21]。考虑到这些，就不难理解在模拟环境中成功的教育有赖于有技巧的导师，他们可以有效地说服学员暂时搁置怀疑，接受教育协议，全身心地投入到模拟体验中。精心设计一个模拟情境让学员沉浸在复杂的高仿真体验中，并帮助他们进行复盘，让学习者在没有恐惧的情况下挑战他们，这些提供了一个最适合于提高学习效果的学习环境[22-23]。

如果没有适当的质量保证程序来确保教育者提供高质量的开发和教育材料，就不可能保证每个学员获得足够的教育体验，从而更好地将新获得的知识、技能和态度转化为临床实践。在 SBE 早期应用阶段，常常会有未经培训的教学人员在没有质量控制和 / 或质量保障体系的情况下从事模拟培训。质量控制相关内容主要集中在教育输出方面，如师资培训以及课程开发、实施和复盘标准的设定。质量保障，换而言之，与行政和程序化的实施有关，用于确保培训目标及要求得以实现。与标准的监控程序相比，系统性检测和相应的反馈回路可使培训方法得到持续改进。

教育质量保障首先需要进行可靠的教育需求评估，其次是进行完善的、有具体产出和标准的课程及计划设置。在课程结束之后，从学员和项目小组收集反馈意见，反过来用于改进项目、教学、学习和评价方法。将来，儿科模拟培训计划将专注于质量控制和质量保障措施的实施，以便洞悉培训计划中需要修正的部分，优化对患者结局的影响。

共享模拟教育资源的开放式平台

慕课（massive open online courses，MOOC）的出现是近年来远程教育发展的产物，它通过网站或其他网络技术进行广泛的互动参与。慕课也是医疗教育全球

化趋势的一部分。由于不同中心间的联系加强，将来不仅实时、不同步参与模拟事件会成为现实，而且会具备在开放平台上开发和共享模拟资源的能力。这可使我们新建立的模拟项目学习曲线加速，避免重复循环学习。

因此，为了优化我们的现有资源，强调以下四点就显得非常必要：

1. 模拟教育者应与模拟行业合作，以进一步提高模拟人的仿真度。

2. 模拟项目应着重于高质量的师资培训策略，不断培养合格的模拟教育从业者。

3. 需要建立质量控制和质量保障体系，以确保满足教育活动的要求和目标，并定期回顾和更新。

4. 国际儿科模拟教师团体可以通过一些组织得到发展，如国际儿科模拟协会，可提供项目链接和现有资源共享。

整合

以往在发达国家，模拟技术通常仅被作为本科生和毕业后的教育工具。将来，科技发展和颠覆性模拟技术将带来模拟的全球化，模拟教育和研究方法将进一步发展，以改善医疗和患者安全。

临床管理和临床实践发展的整合

临床管理是一种体系，通过临床管理，医疗机构有责任持续改进服务质量，并创造一个卓越的临床医疗环境，以保障医疗服务的高水准[24]。该定义明确了三个关键愿望：高标准医疗、清晰的责任和标准的执行、以及为改进而持续努力。临床管理基础机构的主要支柱包括风险管理和患者安全、临床监控、临床疗效（循证医疗）、患者联络服务以及教育培训和持续专业发展体系。为优化这些基础机构的效能，在这些机构之间建立双向联系就显得尤为重要。而在许多情况下，部门或组织间的这种双向联系并不存在。

模拟为自己机构的团队创建一个临床情境，这可以有效地用于系统评估，明确医疗体系中存在的潜在威胁，结果经与临床管理结构中特定部门的负责人进行沟通来改进医疗体系。潜在威胁应通过机构风险报告系统进行上报，以进行风险管理通报并保障患者安全，同时与临床相关部门沟通，对威胁患者安全的因素进行审查，并对应医院的机构指南和／或流程方面进行改进。用这种方法进行的模拟整合可作为一种工具，主动识别威胁患者安全的潜在风险。

模拟提供了一个回顾临床实践和治疗方案的机会，而且是在对临床工作者和患者均安全的环境中实施的。通过这种方式，模拟在促进与当前最佳证据相符的机构方案和实践方面起到了积极有效反馈的关键作用。因此学习者可以将目前的方案和操作与最佳实践保持一致，而且会定期更新。另外，当他们认为目前的方案和操作与最佳实践不一致时，则可能带来机构流程的更新变革。除此之外，模拟技术还可以在医疗背景下评估新的医疗举措用于临床实践的可行性。将跨专业模拟技术整合纳入医院的改革管理计划，便于决策层为临床实践广泛采纳新的方案和标准。

模拟与以家庭为中心的医疗的整合

在儿科，患者教育、父母教育以及以家庭为中心的医疗，都是让家庭参与病人全方位医疗非常重要的方法。而这对于遭受慢性疾病困扰的儿童而言尤为重要，因为在出院之后，家庭成员以及提供照护的人员都需要进行相应的准备。出院前教育包括日常技能培训如气管造口护理或吸痰，也包括紧急事件的处理，如癫痫[25]、低血糖发作、气管造口阻塞或家用呼吸机故障。将来，模拟教育必然将患者、父母及看护者的教育作为关键要素整合纳入以家庭为中心的医疗模式。

模拟整合作为评价工具

在医疗教育以及管理机构的各个领域，人们对将模拟技术作为评价工具的兴趣日益增加。尽管模拟技术作为形成性评价手段已经较为成熟，仍有许多教育者对引入模拟技术作为终结性评价工具持保留态度。这是由于这种终结性评价的结果是与被考核者高度利益相关的，结果可能会影响被考核者课程的通过、证书的获得／重新认证或执业许可证的获取。因此这就需要考核的数据具有非常高的信度和效度，真实反应被考核者在这方面的胜任力水平。要达到这一目的的前提就是采用专业的方法设计和实施标准化的模拟评价情境。要将模拟技术作为终结性评价工具的话，一定需要那些同时在评价领域和模拟教育领域都擅长的专家或机构来完成。

从 20 世纪 70 年代起，人们就已经在医疗教育中建立了完善的终结性评估体系，这种评估体系使用部分任务训练器、仿真度低的模拟器和模拟患者作为客观结构化临床考试（objective structured clinical examinations，OSCEs）的一部分[26]。然而，大多数的评价主要针对基本心理运动技能及沟通技巧。而要在模拟的环境中对专业方面高水准的可靠评价仍然非常困难[27]。技能越复杂，模拟环境中的评价也越具挑战性。尽管如此，仍有大量证据显示这种评价策略获得了成功[28-30]。随着科技的进步以及专业模拟教育者数量的增加，测量方法也变得更加精确有效，模拟技术在高标准医疗评价体系中的应用也将呈指数级增加[31]。

创新

全球信息技术（information technology，IT）产业的急速发展连同社会科技化发展，为模拟教育的加快传播创造了机会。同样，由于消费者期望使然，人们对于结合最新 IT 进展的教材的研发需求也在增加。而这创造了一个全新的知识经济，以及一个通过计算机学习、在线学习、电子学习以及远程学习展现的全新学习世界。医疗教育系统及模拟课程必须学习如何最大化利用 IT 的潜能以扩大其覆盖面，使学习者可以进入更广阔的知识库。IT 在教育领域的应用仅受限于教育者的想象力以及他们对于新技术的认识。为优化儿科模拟课程的效果，改善患者预后，儿科模拟协会需探索新的方法，将 IT 解决方案纳入教育计划之中。在本节中，我们分享了几个用 IT 方法增强 SBE 影响的案例。

同步及非同步教育的融合

在医疗教育中，人们对于终身学习的关注度持续增加。这就需要人们有能力将教育传播给大量繁忙的临床工作者。因此，也需要在学习者学习时间有限的情况下进行 SBE 授课。传统的课堂教育方法无法迎接这些挑战，因此人们更多关注创新性教育模式，即将同步与非同步医疗教育相融合。同步教育指的是教师在课堂上实时传播的教育，学习节奏和时间由教师决定，所有学生必须同时出席，学生可以直接与教师和同学交流。相反，非同步教育不需要教师（或其他学生）亲临教室，学生通过在线公告栏、讨论小组和 / 或电子邮件与教师（以及其他同学）进行虚拟接触。课程内容借助互联网技术在线视频播放进行传播，由学生决定学习的节奏和时间。学生学习的提高不是由科技本身所带来，而是取决于教师如何营造学习氛围以更好地利用现代科技的特征[32]。

信息与信息处理是大多数学习观念的核心，包括三个主要阶段：信息表达，信息处理和信息整合[33-34]。在信息表达过程中，学习者选择信息并将信息存储入短期记忆中。信息处理涉及在工作 / 短期记忆中的信息组织，随后的信息整合涉及认知结构（也被称为心理模式或思维模式）的构建。通过 IT 将模拟教育传播和非同步信息传播结合，可以创造出一种同步、灵活的临床体验，允许学生在复盘时实现信息处理和整合。按照这种方法，将同步与非同步学习结合，可有助于增强教育效果。

建立模拟教育管理体系

为了将非同步教育和同步模拟技术传播结合，需要一套有效的学习管理体系（learning management system，LMS）。目前已有许多商业用途的 LMS 在售，作为软件应用程序用于电子教育技术、课程或培训项目的管理、记录、追踪、报告和传播。此外，还有利于教材开发的项目管理软件解决方案。表 31.1 对这类系统理想的功能进行了描述。

由英国西南部英格兰健康教育开发的师资创新与分享平台（Instructor Resource Innovation and Sharing，iRIS），就是一个有意识地将传统 LMS 特点与项目管理功能结合的范例。它满足了表 31.1 列出的各项条件，而且重点在于它可以确保英格兰西南部所有的医护工作者都有均等机会进入模拟培训计划。它可使教师以非同步的方式协作开发和分享教育资源，并且提供一个平台让经验丰富的模拟培训教师与初涉培训计划者共享资源。这种合作方式可使新项目的课程开发和实施大大加快。如果我们想最大限度地发挥模拟教育对患者预后的影响，必须在全球各地区、国家和国际层面实施这样的举措。

远程学习

21 世纪的健康教育面临着许多挑战，这给一百年来传统的学徒式教育模式带来了不小的冲击。工作时间减少，加上对安全高效的医疗的需求，减少了医学生在工作中体验学习的机会。由于医学生在工作中学习的机会减少，加之互联网创新技术的发展和全球医疗保健协会对于知识交流的关注，使得远程教育被推向了医疗教育探讨的风口浪尖[35]。

尽管大多数的远程学习仍然是纸上的，颠覆性平价科技的发展有可能影响未来的快速变化。开放儿科（OPEN-Pediatrics），一个开放的、同行评审、非营利的基于互联网的学习应用程序，就是这类举措的一个范例。在世界儿科重症监护和重症医学会联盟以及哈佛医学院的共同努力下，该平台致力于促进世界范围内的医师、护士及其他重症患儿护理人员的继续教育知识交流[35]。

尽管有一些远程学习应用于模拟教育的轶事报道，但这种方式并未得到广泛应用。为了跟上全球医疗行业知识交流的步伐，模拟项目必须寻求新方法将远程学习应用于模拟教育。应用视频链接可以让 A 机构的学生观看到发生在 B 中心的模拟临床情境。合法的边缘参与（legitimate peripheral participation，LPP）的教育原理意味着远程观看模拟临床事件的学生也成为团队成员，熟悉任务、专业词汇以及团队组织原则[36]。但是，需要特别注意确保学员的心理安全。为进一步个体化学员的学习体验，两个站点的学员都必须参与案例的复盘。

至于操作技术性技能，一些机构使用廉价的网络语音视听技术进行刻意练习教育，让学员在进行操作之前先观摩老师的做法。反过来，教师也可以观察学生的操作，并指出他们操作中的问题。在体育训练中通过视频对运动员的表现进行回顾已经司空见惯，这一做法有助于技术的刻意练习以及掌握学习，但在医疗教育界还未被广泛采用。为迎接 21 世纪的挑战，医疗教育者应主动寻求方法应用此类技术以改善 SBE 的质量和宽度。

表 31.1　模拟学习管理系统的理想功能

模拟学习管理系统	
教师关注	学员关注
1. 教材和教育资源	1. 预习 / 信息呈现
a. 用于教材和教育资源的非同步协作开发的设施	电子讲座讲稿
	2. 交流系统
	a. 共同学习：学员间的联系
b. 共享已完成的教材和教育资源的设施	b. 可实现实时交流或在线讨论
c. 回顾更新教材和教育资源的设施	c. 师生交流，可在事后进行反思
2. 课程管理	3. 学员反馈
整理教材的数据管理系统	4. 自我评价
3. 教育质量保证	
a. 有保证高质量教材持续开发的指南	
b. 经常审查以保证教材更新	
c. 审查更新路径并阐述依据	
4. 学员管理	
a. 整理学员信息的数据管理系统	
b. 追踪单个用户以提供个性化服务	

开创更安全的未来医疗环境

模拟技术联合人力因素已成为评估医疗系统的具体要素，包括在投入临床使用之前对新建成的医疗环境进行评估。在对患者开放前模拟一个具备相应功能的临床环境，目的是明确环境中的潜在风险，以便在患者安全受到威胁之前将其进行处理[37-39]。尽管人力因素和团队建设是大多数模拟培训的主要部分，但很少应用人为因素理论来整合新技术和医疗设备。我们相信，在未来的全新医疗环境及设备设计过程中模拟技术将会成为主要部分。

调查研究

儿科模拟协会已成为应用模拟技术改善患者照护和预后的领导者。国际模拟儿科创新、研究和教育

网（International Network for Simulation-based Pediatric Innovation，Research and Education，INSPIRE）的建立使志趣相投的研究者汇聚在一起，进行可靠的多中心研究，以解决一些与临床医疗最相关又难以通过临床研究回答的问题。将模拟技术作为研究工具的好处很多，包括：①可再现并研究所有临床表现；②可根据研究需要定制临床表现；③便于临床学科更新；④在设施具备的前提下便于在已有研究网络中开展合作；⑤无须担心患者隐私等相关问题。目前儿科模拟研究已呈井喷式发展，每年都有越来越多的关于临床相关问题处理的研究发表[40]。

儿科模拟研究可分为两大类别：一类是作为教学手段，旨在改善患者医疗的具体问题；另一类是被当作研究的环境[41]。最近的一篇综述在对一系列研究进行分析后指出，模拟技术作为教育工具在儿科医务工作者的培训方面具有积极影响[40]。这些研究包括应用模拟技术培训小儿心肺复苏和生命支持、新生儿生命支持、创伤管理、团队训练和操作技巧。此外，相对于非干预组，模拟技术可以有效地提高知识、技能和行为的获取[40]。该领域未来的工作旨在寻求模拟教育方法的最佳设计方式，包括如何使真实度更贴合学习需求以及学习内容。

其他的研究将模拟作为研究的环境。在这些研究中，模拟环境用于评估新的方案、设备、患者医疗程序或医疗空间[41]。模拟环境可以作为一个场所，用于描述或记录医务工作者的具体表现，及其如何与环境相互影响。随着医疗创新的不断发展，模拟技术将扮演着非常重要的角色，它可以决定这些创新通过何种方式影响医务工作者和医疗程序，以及这些创新是否真的对于患者的预后具有积极影响。

儿科是一个非常适合进行模拟研究创新的领域。未来的儿科研究包括将模拟技术应用于知情同意、医疗错误告知、关于死亡或临终的谈话培训。由于儿科患者的体型差异较大，未来的研究还将致力于明确如何才能最好地教授操作技能，以确保医务工作者面对不同年龄患儿时胜任这些技能。最后，这个领域的工作会有助于解决设计模拟教育加快小儿专科能力学习曲线的问题。

愿景：SBE 将在全球范围内产生积极影响

近年来，开发医疗模拟方案以解决全球健康问题引起了人们的持续关注。儿科 SBE 凭借"帮助婴儿呼吸"等项目在该领域处于领跑地位。该项目作为教育计划的范例，同时作为一项持续性项目，与当地一些

提供持续培训和指导的医务工作者共同合作，以改进临床管理和患者预后。该项目的实施使一些地区的新生儿死亡率下降47%，死产率降低24%[42]。进一步的证据表明，个人与协会间的合作正在逐步增加，以帮助全球同行开发模拟教育资源，如国际儿科模拟协会（International Pediatric Simulation Society，IPSS）、世界儿科和重症监护协会联合会（World Federation of Pediatrics and Critical Care Societies，WFPICS）与马拉维卫生部之间的合作。这些组织正在实施一项基于模拟的计划，遵循"帮助婴儿呼吸"计划的原则，以期降低马拉维新生儿及五岁以下儿童的死亡率[43]。我们应向这些项目学习，同时记住模拟是一种教育模式，以体验式学习的教育理念为支撑，其在改善全球儿童健康方面的应用远远超出我们的想象[44]。

为了使儿科模拟能在全球范围内更有效地影响儿童健康，需要解决以下问题：

1. 资源限制　由于一些地区的培训面临财政紧缩的问题，儿科模拟协会有必要关注模拟技术应用的场合，以一种高性价比的方式达到教育影响。而这需要整个医疗系统的医疗专家、教育工作者以及研究人员成为合作伙伴，确定 SBE 发展的优先事宜。明确 SBE 的优先级可以降低课程开发的冗余度和为具体的专业或专科培训计划量身定制课程，并带来可观的经济效益以助其推广。此外，人们对于本土 SBE 推广的关注将有利于教育过程的整合和多专业及跨专业教育的发展。

2. 合作　通过 IPSS 和 INSPIRE 网络，儿科模拟教育工作者的社区得以建成和发展，它对于保障小儿 SBE 及其研究潜力的开发十分重要。IPSS 和 INSPIRE 网络通过年会的方式为模拟教育工作者提供了聚集、合作和创新的平台，而且可以以非同步的方式开发和共享教育资源。此外，IPSS 和 INSPIRE 还创立了一些项目，使得那些经验丰富的模拟培训教师可以将他们的资源分享给那些还处在发展早期的同行们。

3. 技术限制　考虑到真实度、多样化（如型号和皮肤颜色）以及费用，目前的模拟器大多难以满足儿科的具体需求。这些模拟器不能覆盖真正的儿科患者的年龄、解剖和生理范围。此外，高科技模拟器往往过于昂贵，而且通常不耐用或不适合严苛的环境。另一个重要的顾虑就是，现有的模拟器和医疗设备之间存在许多不兼容之处，不利于将新技术的模拟测试应用到临床中。

协会或消费群体应共同努力，通过共享购买模型来控制高昂的成本。政策制定者应鼓励研究和发展，激励产业与学术中心的产业合作。学科间和机构间合作的发展可以优化成本效益比。通过研究确定具体适合 SBE 应用的真实度也有助于减少成本。明确并校正

医疗设备与医疗模拟设备之间的兼容性，可使系统整合性、延展性和真实性更加完美。最关键的是，无论是模拟器本身还是具备教育体验的医疗环境技术，它们的精细化发展都是为了最大限度地影响临床结果。

4. 研究合作　和教育一样，儿科模拟协会必须明确未来该领域的研究重点。这样可以为协会的发展制订共同计划，使最重要的研究热点能够以系统化和合作的方式开展。可通过 INSPIRE 和其他研究网络可以组织和开展多中心试验，以确保有足够的样本量来促成有意义的结果，并在各地区和国家推广。

5. 转化研究证据缺乏　尽管支持模拟教育的证据正在增多，仍然鲜有研究将模拟技术与提高临床技能、医疗安全流程、患者预后或成本效益相关联。研究者应制定方法、建立基本构架以评估模拟技术与临床医疗之间的转化。未来的研究应对这种复杂医疗系统中潜在的影响患者预后的混杂因素加以控制，以便我们更好地了解模拟技术对患者预后的影响。久而久之，从以患者为中心的角度，研究者一定会开发并严格评估出模拟干预措施中最有用的部分。进行分析并确定最具成本、效益的方法，以此来部署模拟资源，并探讨与技能衰退率和再训练间隔时间相关的问题。此类研究的资助对于确定哪些是可以改善临床预后的最佳模拟实践是非常重要的，并可为后续资助提供依据。

6. 整合、实施及可持续性发展　由于医疗领域内模拟技术的系统整合及长期可持续性发展考虑的欠缺，SBE 的发展受到了限制。这可能与 SBE 的影响、成本和投资回报尚不够明确有关。为了将 SBE 的收益持续地带给患者和一线医务工作者，SBE 必须成为优化医疗服务的主要部分，而不再只作为补充。

一篇综合了 19 项经验医疗相关研究的综述指出了影响可持续性发展程度的五个重要因素：①计划修正；②有拥护者；③与机构宗旨及战略规划一致；④成员和 / 或客户感受到获益；⑤投资者支持。为了获得重要投资人的支持，有必要在展现 SBE 培训效果优于传统培训方式的同时，作为领军人物积极参与到领导工作中来。向机构提供由相关信息得出的成本、效益数据，进行财务决策并向 SBE 调拨适当的教育资源。此外，与机构领导者直接合作，使模拟课程或研究与机构目标一致，可以促进两者的契合度。最后，考虑到成人的学习理论原则，模拟课程必须做到及时、易得，同时与一线医务工作者直接相关。

结论

儿科模拟医学的未来取决于协会召集并解决领域关键问题的能力，这包括相互合作，以便①优化资源；

②寻求新方法将模拟技术整合纳入医疗系统;③应用模拟技术创新发展新的技术和方法以改善医疗预后;④应用最有可能给患者预后带来积极影响的模拟方法解决医疗热点问题;⑤通过推进我们的领域对全球健康的积极影响来达到激励并领导医疗协会的目的。

(译者 颜璐璐 屈双权)

参考文献

索　引